“十四五”职业教育国家规划教材
全国中医药行业高等职业教育“十四五”规划教材
全国高等医药职业院校规划教材（第六版）

中医外科学

（第三版）

（供中医学、针灸推拿、中医骨伤等专业用）

主　编　谭　工　徐迎涛

全国百佳图书出版单位
中国中医药出版社
·北　京·

图书在版编目（CIP）数据

中医外科学 / 谭工，徐迎涛主编 .--3 版 .-- 北京：中国中医药出版社，2025.5--（全国中医药行业高等职业教育“十四五”规划教材）.

ISBN 978-7-5132-9412-6

I.R26

中国国家版本馆 CIP 数据核字第 20254KJ416 号

融合出版数字化资源服务说明

全国中医药行业职业教育“十四五”规划教材为新形态融合教材，各教材配套数字教材和相关数字化教学资源（PPT 课件、视频、复习思考题答案等）仅在全国中医药行业教育云平台“医开讲”发布。

资源访问说明

到“医开讲”网站（jh.e-lesson.cn）或扫描教材内任意二维码注册登录后，输入封底“激活码”进行账号绑定后即可访问相关数字化资源（注意：激活码只可绑定一个账号，为避免不必要的损失，请您刮开序列号立即进行账号绑定激活）。

资源下载说明

如您在使用数字资源的过程中遇到问题，请扫描右侧二维码联系我们。

中国中医药出版社出版

北京经济技术开发区科创十三街 31 号院二区 8 号楼

邮政编码　100176

传真　010-64405721

保定市西城胶印有限公司印刷

各地新华书店经销

开本 850 × 1168　1/16　印张 23.25　字数 625 千字

2025 年 5 月第 3 版　2025 年 5 月第 1 次印刷

书号　ISBN 978 - 7 - 5132 - 9412 - 6

定价　89.00 元

网址　www.cptcm.com

服务热线　010-64405510

购书热线　010-89535836

维权打假　010-64405753

微信服务号　zgzyycbs

微商城网址　https://kdt.im/LIdUGr

官方微博　http://e.weibo.com/cptcm

天猫旗舰店网址　https://zgzyycbs.tmall.com

如有印装质量问题请与本社出版部联系（010-64405510）

“十四五”职业教育国家规划教材
全国中医药行业高等职业教育“十四五”规划教材
全国高等医药职业院校规划教材（第六版）

《中医外科学》编委会

主　编

谭　工（重庆健康职业学院）　　徐迎涛（山东中医药高等专科学校）

副主编

廖运龙（四川中医药高等专科学校）　　王　兴（湖北中医药高等专科学校）
刘　洋（重庆三峡医药高等专科学校）　　姜　蕾（山东中医药高等专科学校）
来卫东（山东医学高等专科学校）

编　委（以姓氏笔画为序）

寸鹏飞（保山中医药高等专科学校）　　王镇澜（重庆市开州区人民医院）
丰建英（广安职业技术学院医学院）　　史艳平（南阳理工学院张仲景国医国药学院）
刘峻江（重庆健康职业学院）　　邢　舸（南阳医学高等专科学校）
李怡蒙（昆明卫生职业学院）　　吴成臣（江西中医药高等专科学校）
张　亮（湖南中医药大学）　　张英军（邢台医学院）
信建军（安阳职业技术学院卫生学院）　　敖　翔（重庆市大足区中医院）
徐　丹（湖南中医药高等专科学校）

学术秘书

罗红柳（重庆三峡医药高等专科学校）　　姜　蕾（山东中医药高等专科学校）（兼）

“十四五”职业教育国家规划教材
全国中医药行业高等职业教育“十四五”规划教材
全国高等医药职业院校规划教材（第六版）

《中医外科学》融合出版数字化资源编创委员会

主　编

谭　工（重庆健康职业学院）　　徐迎涛（山东中医药高等专科学校）

副主编

廖运龙（四川中医药高等专科学校）　　王　兴（湖北中医药高等专科学校）
罗红柳（重庆三峡医药高等专科学校）　　姜　蕾（山东中医药高等专科学校）
来卫东（山东医学高等专科学校）

编　委（以姓氏笔画为序）

寸鹏飞（保山中医药高等专科学校）　　王镇澜（重庆市开州区人民医院）
丰建英（广安职业技术学院医学院）　　史艳平（南阳理工学院张仲景国医国药学院）
刘峻江（重庆健康职业学院）　　刘　洋（重庆三峡医药高等专科学校）
邢　舸（南阳医学高等专科学校）　　李怡蒙（昆明卫生职业学院）
信建军（安阳职业技术学院卫生学院）　　吴成臣（江西中医药高等专科学校）
张　亮（湖南中医药大学）　　张英军（邢台医学院）
敖　翔（重庆市大足区中医院）　　徐　丹（湖南中医药高等专科学校）

学术秘书（兼）

罗红柳（重庆三峡医药高等专科学校）　　姜　蕾（山东中医药高等专科学校）

前 言

“全国中医药行业高等职业教育‘十四五’规划教材”是为贯彻党的二十大精神和习近平总书记关于职业教育工作和教材工作的重要指示批示精神，落实《中医药发展战略规划纲要（2016—2030年）》等文件精神，在国家中医药管理局领导和全国中医药职业教育教学指导委员会指导下统一规划建设的，旨在提升中医药职业教育对全民健康和地方经济的贡献度，提高职业技术院校学生的实践操作能力，实现职业教育与产业需求、岗位胜任能力严密对接，突出新时代中医药职业教育的特色。鉴于由中医药行业主管部门主持编写的“全国高等医药职业院校规划教材”（三版以前称“统编教材”）在2006年后已陆续出版第三版、第四版、第五版，故本套“十四五”行业规划教材为第六版。

中国中医药出版社是全国中医药行业规划教材唯一出版基地，为国家中医、中西医结合执业（助理）医师资格考试大纲和细则、实践技能指导用书，全国中医药专业技术资格考试大纲和细则唯一授权出版单位，与国家中医药管理局中医师资格认证中心建立了良好的战略伙伴关系。

本套教材由50余所开展中医药高等职业教育的院校及相关医院、医药企业等单位，按照教育部公布的《高等职业学校专业教学标准》内容，并结合全国中医药行业高等职业教育“十三五”规划教材建设实际联合组织编写。本套教材供中医学、中药学、针灸推拿、中医骨伤、中医康复技术、中医养生保健、护理、康复治疗技术8个专业使用。

本套教材具有以下特点：

1. 坚持立德树人，融入课程思政内容和党的二十大精神。把立德树人贯穿教材建设全过程、各方面，体现课程思政建设新要求，发挥中医药文化的育人优势，推进课程思政与中医药人文的融合，大力培育和践行社会主义核心价值观，健全德技并修、工学结合的育人机制，努力培养德智体美劳全面发展的社会主义建设者和接班人。

2. 加强教材编写顶层设计，科学构建教材的主体框架，打造职业行动能力导向明确的金教材。教材编写落实“三个面向”，始终围绕中医药职业教育技术技能型、应用型中医药人才培养目标，以学生为中心，以岗位胜任力、产业需求为导向，内容设计符合职业院校学生认知特点和职业教育教学实际，体现了先进的职业教育理念，贴近学生、贴近岗位、贴近社会，注重科学性、先进性、针对性、适用性、实用性。

3. 突出理论与实践相结合，强调动手能力、实践能力的培养。鼓励专业课程教材融入中医药特色产业发展的新技术、新工艺、新规范、新标准，满足学生适应项目学习、案例学习、模块化学习等不同学习方式的要求，注重以典型工作任务、案例等为载体组织教学单元，有效地激发学生的学习兴趣和创新潜能。同时，编写队伍积极吸纳了职业教育“双师型”教师。

4. 强调质量意识，打造精品示范教材。将质量意识、精品意识贯穿教材编写全过程。教材围绕“十三五”行业规划教材评价调查报告中指出的问题，以问题为导向，有针对性地对上一版教材内容进行修订完善，力求打造适应中医药职业教育人才培养需求的精品示范教材。

5. 加强教材数字化建设。适应新形态教材建设需求，打造精品融合教材，探索新型数字教材。将新技术融入教材建设，丰富数字化教学资源，满足中医药职业教育教学需求。

6. 与考试接轨。编写内容科学、规范，突出职业教育技术技能人才培养目标，与执业助理医师、药师、护士等执业资格考试大纲一致，与考试接轨，提高学生的执业考试通过率。

本套教材的建设，得到国家中医药管理局领导的指导与大力支持，凝聚了全国中医药行业职业教育工作者的集体智慧，体现了全国中医药行业齐心协力、求真务实的工作作风，代表了全国中医药行业为“十四五”期间中医药事业发展和人才培养所做的共同努力，谨此向有关单位和个人致以衷心的感谢。希望本套教材的出版，能够对全国中医药行业职业教育教学发展和中医药人才培养产生积极的推动作用。需要说明的是，尽管所有组织者与编写者竭尽心智，精益求精，本套教材仍有一定的提升空间，敬请各教学单位、教学人员及广大学生多提宝贵意见和建议，以便修订时进一步提高。

国家中医药管理局教材办公室
全国中医药职业教育教学指导委员会
2024 年 12 月

编写说明

《中医外科学》是“全国中医药行业高等职业教育‘十四五’规划教材”之一，同时也被选为国家职业教育“十四五”规划教材。该教材由全国中医药职业教育教学指导委员会和国家中医药管理局教材办公室统一规划和宏观指导，中国中医药出版社具体组织编写。编写团队由来自全国十余所本科、高等职业院校及医院的中医外科学教师和临床一线专家组成，旨在为全国医药卫生高等职业院校中医学、针灸推拿、中医骨伤等专业提供教学资源。

中医外科学是我国高等职业教育中医学等专业的核心课程。本次教材的修订工作基于前一版“全国中医药行业高等职业教育‘十三五’规划教材”《中医外科学》，针对高等职业教育层次中医学专业的特点和人才培养目标，力求内容精练、重点突出、理论系统、病种常见、语言通俗。教材以辨证论治和实践操作为核心，将实用内容融入各模块疾病中，实现有机结合。

在编写过程中，教材不仅体现了素质教育、创新能力和实践能力的培养，为学生知识、能力、素质的协调发展创造条件，而且在内容上保持了中医药的特色，体现了继承性、科学性、权威性、时代性、简明性、实用性和理论联系实际的原则。教材紧密围绕立德树人根本任务，体现了党的二十大精神，适当地融入了课程思政元素。在做好纸质教材修订的同时，适应新形态教材建设需求，本版教材还加强了教材数字化建设，具有较丰富的数字化教学资源。

本教材分为总论和各论两部分。总论部分介绍中医外科的发展概况、学科范围、疾病命名原则，以及中医外科疾病的病因病机、辨证、治法、外科诊疗技术操作和外科调护等。各论部分则根据疾病的性质和部位，分为疮疡、乳房疾病、皮肤及性传播疾病、肛门直肠疾病、泌尿男性疾病、瘿、周围血管疾病及其他外科疾病等模块，详细论述了各疾病的定义、范围、病因病机、诊断、鉴别诊断、治疗方法、预防护理等。其中，诊断和辨证论治的内容是重点，同时纳入了西医学的物理和实验室检查方法。病名主要采用中医名称，西医病名则置于概述中以供对照，反映了临床研究的新成果。

本教材的编写分工如下：模块一至模块三由谭工、刘洋编写；模块四由王兴、吴成臣编写；模块五、模块六由徐迎涛、姜蕾编写；模块七由来卫东编写；模块八由徐丹、张英军、敖翔编写；模块九由廖运龙、寸鹏飞编写；模块十由王镇澜、丰建英编写；模块十一由谭工编写；模块十二由张亮、邢舸编写；模块十三由史艳平、李怡蒙编写；模块十四由信建军、刘峻江编写。

在本教材编写过程中，我们参阅借鉴了部分专家、学者的论著和研究成果，编者所在院校在人力、物力等方面给予了大力支持并创造了良好的工作环境，在此一并表示衷心的感谢！

尽管所有编写人员都秉持严谨的治学态度并付出了巨大努力，但由于时间紧迫、任务繁重及编者水平所限，书中难免存在不妥之处。我们诚挚地希望广大师生和读者提出宝贵意见，以便再版时进一步修订完善。

《中医外科学》编委会

2025年1月

目录

总论

各论

总 论

扫一扫，查阅本模块 PPT、视频等数字资源

模块一　中医外科学发展概况

【学习目标】

1. 掌握：中医外科学术流派及其代表人物、代表著作、学术思想。
2. 熟悉：各历史时期中医外科名医名著。
3. 了解：中医外科学发展的历史轨迹。

中医外科学是研究外科疾病的病因病机、诊断和治疗及预防的一门临床学科。本学科是以人体体表症状为主的外科疾病为研究对象，讨论其证治规律及预防保健，是中医学的重要组成部分，有着悠久的历史和丰富的内容。中医外科学是在整个医学的历史发展过程中逐渐形成的，几千年来经历了起源、形成、发展、成熟等不同阶段，日渐成为具有成熟的学科体系、鲜明的学科特色的临床学科。

一、起源

人类自从有了对疾病所致痛苦的表达，就产生了解除这种痛苦的愿望，从而开始了医疗活动，外科的起源也是如此。在原始社会，由于生存环境的恶劣，人类为求生存，既要与恶劣的自然环境抗争，又要与野兽搏斗，再加上使用简单的劳动工具，所以在日常劳动和生活中受创伤的机会较多。人类对自身机体的伤病必然要想办法解除，于是就产生了用植物包扎伤口、拔出体内异物、压迫伤口止血等治疗方法，这就是最早的外科治疗方法，也是外科的起源。考古研究发现，在新石器时代，我们的祖先已创制了“砭石”。《山海经·东山经》云：“高氏之山，其下多箴石。”郭璞注云：“砭针，治痈肿者。”在当时，砭针是用来切开排脓的工具，这是最早的外科手术器械，是刀针的前身。

远在公元前 14 世纪，殷商时代的甲骨文中就有外科病名的记载，如疾自（鼻）、疾耳、疾止（趾或指）、疾舌、疾足、疥等。到了周代，外科已成为独立的专科，在《周礼·天官》中将医分为疾医、食医、疡医和兽医，其中的疡医即指外科医生，主治肿疡、溃疡、金创和折疡。1973 年马王堆汉墓出土的帛书《五十二病方》是我国现存最早的一部医学文献。书中载有感染、创伤、冻疮、诸虫咬伤、痔漏、肿瘤、皮肤病等 38 种外科疾病。在疽病下，有骨疽倍白蔹、肉疽（倍）黄芪、肾疽倍芍药之说，针对不同的疽病，调整药物的剂量，由此可见中医外科辨证施治思想的萌芽。在“牡痔”中，具体记载了割治疗法，尚有小绳结扎“牡痔”、用地胆等药物外敷“牡痔”（类似枯痔疗法），用滑润的“铤”作为检查治疗瘘管的探针的记载，可见当时外科的治疗已有相当的水平。战国时期出现了著名的外科医生医竘，是有记载的第一个外科名医。

据《尸子》记载，其为宣王割痤，给惠王割痔，皆愈。

二、形成

至汉代，中医外科已初步形成了一个独立的学科，表现在有了系统的理论体系，外科实践的内容日益丰富，并有杰出的外科医家及著作的问世。《黄帝内经》(以下简称《内经》)是我国最早的医学典籍，该书为中医外科的发展奠定了理论基础。如在痈疽的病因病机、诊断方面，《素问·生气通天论》云:"高粱之变，足生大丁""营气不从，逆于肉理，乃生痈肿"。《灵枢·痈疽》篇专述痈疽的病因证治，载外科病名17种，并最早提出用截趾术治疗脱疽，这是世界上最早关于截肢术的记载。汉代出现了史称外科鼻祖的华佗，精通内、外、妇、儿、针灸各科，尤其擅长外科技术，发明了全身麻醉药——麻沸散，并用酒服麻沸散作为全身麻醉剂，行剖腹术、死骨剔除术。虽然麻沸散的配方没有传世，但华佗的麻醉思想对后世产生了深远的影响。张仲景《伤寒杂病论》的辨证论治理论对外科疾病的证治同样有重要的指导意义，其中对肠痈、寒疝、蛔厥、狐惑病、浸淫疮等外科疾病的诊治做了详述，所载大黄牡丹汤、薏苡附子败酱散、乌梅丸至今仍为临床所采用。另外，张仲景对外治法有进一步发展，外治中采用佩戴、烟熏、洗浴、涂抹等，还有脐疗、足疗、滴鼻、滴耳等法，并发明了肛门栓剂、阴道栓剂、灌肠等，对后世外治法的发展产生了深远的影响。西汉前后的《金创瘈瘲方》是我国第一部外科专著，可惜已失传。由此可见，到了汉代，从理论、临床实践、药物应用、手术治疗、著作传世诸方面看，中医外科已逐步成为一门独立的学科。

三、发展

在两晋、南北朝、隋唐五代、宋金元时期，中医外科有了全面的发展。

晋代葛洪所著《肘后备急方》总结了许多有科学价值的外科治疗经验。如用海藻治疗瘿病，是世界上最早用含碘的药物治疗甲状腺疾病的记载；用狂犬的脑浆敷贴咬伤创口治疗狂犬病，是外科被动免疫疗法，是世界免疫学的先驱。

南北朝时期，南齐龚庆宣所著《刘涓子鬼遗方》是我国现存最早的外科专著，它总结了古代的外科成就和医疗经验，主要内容有金疮、痈疽、疥癣及其他皮肤疾患，载有内、外治处方100余种。其中对脓的有无的辨证、内治大法、外用药物的剂型及手术治疗均有较详细的记载，为外科学的发展奠定了基础。

隋代由巢元方等人集体编写的《诸病源候论》是我国第一部病因证候学专书。其中有6卷专门阐述外科疾病的病因病机，包括金疮、痈疽、疔疮、毒肿、皮肤病等，尤其对皮肤病论述较详，病种达40余种，如提出漆疮与个体素质有关，疥疮是由疥虫引起；另外，书中还有血管结扎、拔牙、人工流产术、肠吻合术的记载。

唐代孙思邈的《备急千金要方》是我国现存最早的临床百科全书，记载了许多外科的治疗方剂和外科疗法。书中提倡饮食疗法，如用动物的肝脏治疗夜盲症，吃牛羊乳治疗脚气病，吃羊靥、鹿靥治疗瘿病。书中关于用葱管导尿的论述是世界上关于导尿术的最早记载，比1860年法国发明的橡皮管导尿早1200多年。这一时期王焘的《外台秘要》也是外科方药的重要文献。

宋代我国医学出现了较快的发展，外科学家从理论上更加重视整体和局部的关系，治疗上注重扶正和祛邪相结合。如《太平圣惠方》中第一次提出了"五善七恶"学说，在治疗上提出内消和托里的方法，并首先提出用烧灼法消毒手术器械。另外，东轩居士的《卫济宝书》、李迅的《集验背疽方》、陈自明的《外科精要》，还有《窦氏外科全书》《杨氏家藏方》《魏氏家藏方》

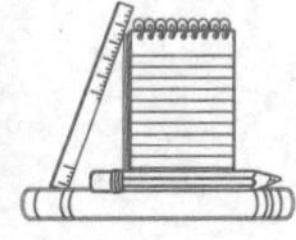

均有较大的影响。

金元时期出现了金元四大家，对当时外科的发展产生了巨大的影响。这一时期的外科著作有朱震亨的《外科精要发挥》和危亦林的《世医得效方》。其成就以齐德之的《外科精义》为代表，该书总结了元以前各种方书的经验，从整体出发，指出外科病是由阴阳不和、气血凝滞所致。危亦林的《世医得效方》是一部创伤专书，论述骨折、脱臼、残伤等的诊治，该书对全身麻醉药的组成、剂量、适应证均有详细的记载，是世界上最早的麻醉文献，比日本的华冈青州在1805年用曼陀罗汁麻醉要早450年；书中记载用悬吊复位法治疗颈椎骨折获得成功，是世界创伤治疗史上的创举。

四、成熟

明清时期，中医外科的发展进入逐渐成熟时期，主要表现在名医名著增多，专科分工愈来愈细，有专病专治的著述，更重要的是出现了不同的学术流派。明清时期外科名医辈出，著述较多。据统计，明代外科专著有60多种，清代专著多达100多种。其中，薛己的《外科枢要》记载了有关外科疾病的理论、经验方药，第一次详述了新生儿破伤风的诊治。汪机的《外科理例》倡导"治外必本诸内"的思想，在其前序中指出："外科者，以其痈疽疮疡皆见于外，故以外科名之。然外必本于内，知乎内，以求乎外，其如视诸掌乎。"申斗垣的《外科启玄》、陈文治的《疡科选粹》、窦梦麟的《疮疡经验全书》等均为这一时期的外科名著。清代陈士铎的《洞天奥旨》、顾世澄的《疡医大全》、吴谦等人编写的《医宗金鉴·外科心法要诀》内容丰富，各有特点，都有较大的影响。

这一时期外科的分科愈来愈细，标志着外科这一学科的成熟。医家注重专科专病的研究。其中陈司成的《霉疮秘录》是我国第一部梅毒学专书，指出此病由性交传染且会遗传；书中应用雄黄、朱砂等药物制成丸丹内服，是世界上最早用含汞、砷的药物治疗梅毒的记载。另外，外科的特有疗法进一步完善和系统化。例如吴师机的《理瀹骈文》是我国第一部外治法专著，专论膏药应用于内、外、妇、儿、骨伤、五官等科，总结了许多民间治疗学上的新成就。

明清时期外科出现了具有代表性的三大学术流派：正宗派、全生派、心得派。

正宗派代表人物是明代陈实功，代表著作为《外科正宗》。该书是陈实功外科临床经验的总结，体现了自唐到明代外科的最高水平，后人称其"列证最详，论治最精"。该学派注重全面掌握外科传统理论和技能，临证以脏腑、经络、气血为辨证纲领，内外并重，内治以"消、托、补"为主，外治讲究刀、针、药蚀等治法。其在外治和手术方面的成就比较突出，手术方法记载有14种之多，如气管缝合术、腹腔穿刺排脓术、鼻痔摘除术等，且善用腐蚀药，用刀针清除坏死组织，放通脓管，使毒外泄；对脓肿主张开放性治疗，脓成则切，位置宜低，切口够大，腐肉不脱则割，肉芽过长则剪，这些操作沿用至今。其在学术上重视脾胃，指出：脾胃盛则多食而易饥，其人多肥，气血亦壮；脾胃弱者则少食难化，其人多瘦，气血亦衰。故外科尤以调理脾胃为要。

全生派代表人物是清代王维德（又名王洪绪），代表著作为《外科全生集》。其在学术上创立以阴阳为主的辨证论治法则，把外科疾病分为阴阳两类，如痈阳、疽阴，治疗上主张"以消为贵、以托为畏"，反对滥用刀针、蚀药，对阴疽应用"阳和通腠""温补气血"的法则，公开家传秘方阳和汤、醒消丸、犀黄丸、小金丹等，至今在临床上仍被广泛应用。

心得派代表人物是清代高秉钧，代表著作为《疡科心得集》。其立论以鉴别诊断为主，每以两证互相发明，辨证立法受温病学派的影响，应用犀角地黄汤、紫雪丹、至宝丹治疗走黄、内

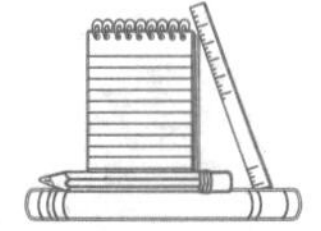

陷，开拓了治疗思路。书中提出了部位求因的理论，认为“外科之证在上部者俱属风温、风热；在中部者多属气郁、火郁；在下部者俱属湿火、湿热”，论述了外科致病原因与发病部位的联系。对疽毒的内陷分火陷、干陷、虚陷，至今仍为临床辨证所应用。

新中国成立以后，党和政府非常重视中医药事业的发展，中医外科进入了一个全新的发展时期，中医教育、临床研究取得了显著成就。1954 年，北京成立了中医研究院。从 1956 年开始，全国各地相继建立了中医学院，开始了中医外科理论和临床的教育。1988 年，南京中医学院首次开设中医外科专业，使国内中医外科的教育走上了较高层次。近年来国内的中医研究和医疗机构均设有中医外科，许多地方设立了中医外科专病研究所及医院。中华全国中医外科学会分设疮疡、皮肤病、肿瘤、乳房病、男性病等专业委员会，促进了中医外科的学术研究和临床发展。如今，中医外科在临床医疗方面取得了可喜的发展，某些领域已走到了世界的前列，例如中西医结合治疗急腹症的研究成果，烧伤的中药制痂法和湿润疗法的临床研究，肛肠病的结扎、注射、挂线疗法的改良应用，男性病中的前列腺炎、尿石症、男性不育症的临床研究等。

总之，中医外科的发展历史悠久，源远流长，有着丰富的内涵和广阔的发展前景，我们应当努力学习并继承发扬，为人类健康事业作出更大的贡献。

复习思考

一、单项选择题

1. 中医外科学的起源最早可以追溯到哪部著作（　　）

A.《伤寒杂病论》　　B.《黄帝内经》　　C.《外科正宗》

D.《金匮要略》　　E.《千金方》

2. 中医外科学在哪个时期开始形成独立的学科体系（　　）

A. 先秦时期　　B. 汉代　　C. 唐代

D. 宋代　　E. 明代

3.《外科正宗》是中医外科学成熟阶段的重要著作，其作者是（　　）

A. 张仲景　　B. 孙思邈　　C. 陈实功

D. 李时珍　　E. 华佗

4. 中医外科学在哪个朝代得到了进一步系统化和规范化（　　）

A. 汉代　　B. 唐代　　C. 宋代

D. 明代　　E. 清代

5.《医宗金鉴·外科心法要诀》是哪个朝代的著作（　　）

A. 唐代　　B. 宋代　　C. 明代

D. 清代　　E. 元代

6. 中医外科学中“金创”治疗的理论基础最早见于（　　）

A.《黄帝内经》　　B.《伤寒杂病论》　　C.《千金方》

D.《外科正宗》　　E.《医宗金鉴》

7. 华佗在中国医学史上的主要贡献之一是（　　）

A. 创立外科手术疗法　　B. 撰写《外科正宗》　　C. 提出“六经辨证”

D. 发明针灸疗法　　E. 撰写《黄帝内经》

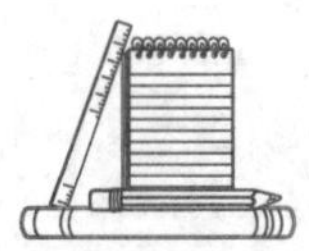

8. 唐代孙思邈的《千金方》对中医外科学的主要贡献是（　　）

A. 系统总结外科疾病的治疗方法

B. 提出“清热解毒”的理论

C. 创立外科手术技术

D. 撰写《外科正宗》

E. 提出“辨证论治”原则

9. 中医外科学在哪个时期开始广泛使用外用药物和手术疗法（　　）

A. 先秦时期　　B. 汉代　　C. 唐代

D. 宋代　　E. 明代

10.《外科精义》是哪个朝代的外科学著作（　　）

A. 唐代　　B. 宋代　　C. 明代

D. 清代　　E. 元代

二、简答题

1. 简述中医外科学的起源阶段。

2. 中医外科学在汉代的主要发展特点是什么？

3. 简述唐代中医外科学发展的主要成就。

4. 明代中医外科学的成熟标志是什么？

5. 简述明清时期三大外科学术流派的代表人物、代表著作及其学术思想。

扫一扫，查阅
复习思考题答案

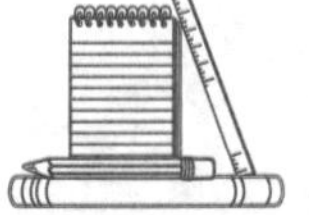

扫一扫，查阅本模块 PPT、视频等数字资源

模块二 中医外科范围和疾病命名及分类

中医外科学是在中医药理论指导下，研究和阐述发生在人体表面疾病的发生发展规律及预防、治疗、康复、保健的一门临床学科。

项目一 中医外科的范围和外科疾病的命名

【学习目标】

1. 掌握：中医外科疾病的命名规律。
2. 了解：中医外科的范围。

一、中医外科研究的范围

随着时代的发展，中医外科研究的范围在不断地变化，历代医事制度上分科的变动亦多。学习中医外科需要掌握该学科的研究范围，明确外科医生的工作对象，通晓外科与其他各科的联系，进而了解中西医外科之间治疗对象的不同之处。

中医外科历史悠久，外科的独立分科始于周代，在《周礼·天官》中将医分四科，其中疡医即指外科，主治肿疡、溃疡、金疡和折疡。未溃为肿疡；已溃为溃疡，包括痈、疽、疖、流注等。金疡是指被刀斧剑矢等所伤，折疡是击仆、坠跌等所伤。唐代将医分五科，外科称疮肿科，其治疗范围包括一切肿毒、脓疡、创伤、骨伤、皮肤病。历代骨伤科一直隶属于外科，到了元代危亦林著《世医得效方》专辟正骨兼金镞科，外科始与骨伤科分家。明清时期外科称疮疡科，对外科的释义见于明代汪机《外科理例》，云："以其痈疽疮疡皆见于外，故以外科名之。"可见，外科之名是从痈疽、疮疡发于人体外部这个特点而来，是与内科相对而言。从历代外科的著述来看，也大多论述人体外部的疾病。包括五官科疾病、一般外科疾病、肛肠疾病、伤科疾病、内痈及杂病。所以中医外科的范围是包括生于人体体表、能够用肉眼直接诊察到的且局部有症状可凭的病证，包括疮疡、皮肤病、肛肠病、乳房疾患、男性前阴病、瘿、瘤、岩、外周血管病、外伤、水火烫伤、虫兽咬伤等。形症俱备是外科学科界限划分的依据，也是外科病的临床特点。

由于医学的发展，临床分科日趋完善。目前五官科已单独分科，可分为眼科、耳鼻喉科；跌仆损伤、骨折已归骨伤科；肺痈归内科等。

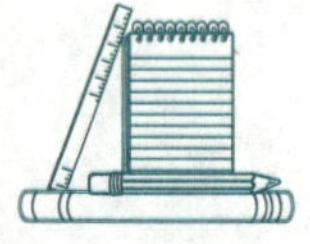

二、中医外科疾病的命名

早在甲骨文中就有外科专有病名的出现，但由于我国历史悠久，幅员辽阔，地域有别，方言不同，再加上古代的门域观念、师承家传，医家对疾病的认识角度不同，所以外科疾病的命名繁多而不统一，有一个病名包括多种疾病、同一疾病又存在多种病名的情况，给后学者造成一定的困难。但中医外科比较强调对病的认识，疾病的命名取决于从不同的角度来认识疾病，所以也有一定的规律可循。一般是依据部位、穴位、脏腑、病因、形态、颜色、特征、范围、大小、传染性、病程等加以命名。

以部位命名：如乳中结核、乳痈、肛裂、唇疔、脑疽等。

以穴位命名：如迎香疔、委中毒、三里发、人中疔等。

以脏腑命名：如肝痈、肺痈、肠痈等。

以病因命名：如破伤风、烧伤、冻疮、漆疮等。

以形态命名：如蛇头疔、鹅掌风、猫眼疮等。

以颜色命名：如丹毒、白癜风等。

以疾病特征命名：如流注、烂疔等。

以范围大小命名：如小者为疖，大者为痈，更大者为发。

以传染性命名：如疫疔、天疱疮、大头瘟等。

以病程长短命名：如千日疮等。

项目二　中医外科疾病的分类

【学习目标】

熟悉：外科疾病的分类。

外科疾病的分类是基于对外科疾病的认识。在外科疾病的范畴内进一步分化归类，有利于研究探索同一类疾病发展的共同规律，从而指导临床以提高疗效，同时能进一步规范外科疾病的命名，阐明其准确统一的概念。《周礼·天官》中记载："疡医掌肿疡、溃疡、金疡、折疡之祝药、劀杀之齐。"由此界定了外科当时的范畴，也做了最初的归纳分类；疡是一切外科疾病的总称。《内经》以痈疽概括外科疾病的分类，并以脏腑隶之。后世又以疮疡两类概括一切外科疾患，以病变在皮、肉、筋、骨、脉的不同解剖部位来分表里、阴阳，又依据疮疡的病程发展分肿疡和溃疡，凡属未溃的疮疡皆谓之肿疡，已溃的疮疡谓之溃疡。从历代外科医家的著述来看，后世医家多依自己的认识和经验增入病名，并加以分类，但均不统一。现代的中医外科疾病通常采用以下的分类方法：

1. 疮疡类　指一切感染因素引起的体表的化脓性疾患，包括急性感染和慢性感染两大类。根据疾病性质分阴、阳两大类：阳证包括疖、痈、发、疔、有头疽、丹毒、走黄、内陷等；阴证包括瘰疬、流痰等。

2. 乳房病类　包括感染和肿瘤两类。感染分急性感染和慢性感染，感染中阳证包括乳头破碎、乳痈、乳发等，阴证如乳痨。肿瘤良性者包括乳核、乳癖、乳疬等，恶性者如乳岩。

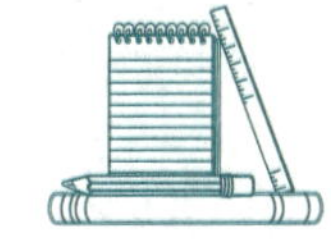

3. 皮肤病类 指皮肤及其附属器病变，包括性传播疾患。

4. 肛肠病类 指与肛门、直肠有关的一系列疾病，包括感染、肿瘤、脏器脱垂等，如痔、肛痈、肛瘘、脱肛、锁肛痔等。

5. 泌尿男性病类 指男性外生殖器及前列腺疾病。包括囊痈、子痈、水疝、精隆、精浊等。

6. 瘿病 是甲状腺疾患的总称，包括气瘿、肉瘿、石瘿、瘿痈等。

7. 瘤 指瘀血、痰饮、浊气停留于人体组织中所形成的赘生物，多为体表的良性肿瘤，包括气瘤、肉瘤、筋瘤等。

8. 岩 是发生于体表的恶性肿瘤的总称，因其质地坚硬、表面不平、形如岩石故名，包括肾岩、舌岩、失荣等。

9. 外周血管病类 指躯干、四肢各种血管疾病的总称，包括脱疽、股肿、青蛇肿等。

10. 外伤性病类 指由外部因素（包括机械、物理、化学、生物性因素等）直接作用于人体而引起的体表受损，甚至脏腑功能失调的一类病患，包括烧伤、冻伤、虫蛇咬伤等。

复习思考

一、单项选择题

1. 中医外科学的范围不包括以下哪一项（　　）

A. 疮疡　　B. 皮肤病　　C. 骨折
D. 内科杂病　　E. 痔瘘

2. 中医外科疾病"痈"属于以下哪一类（　　）

A. 皮肤病　　B. 疮疡病　　C. 骨折
D. 内脏疾病　　E. 外伤

3. 中医外科疾病"疔疮"多由哪种邪气引起（　　）

A. 风邪　　B. 湿邪　　C. 火邪
D. 寒邪　　E. 燥邪

4. 中医外科疾病"瘰疬"相当于西医学的哪种疾病（　　）

A. 淋巴结结核　　B. 皮肤癌　　C. 骨折
D. 烧伤　　E. 糖尿病足

5. 中医外科疾病"脱疽"相当于西医学的哪种疾病（　　）

A. 糖尿病足　　B. 骨折　　C. 烧伤
D. 皮肤病　　E. 淋巴结结核

6. 中医外科疾病"乳岩"相当于西医学的哪种疾病（　　）

A. 乳腺癌　　B. 乳腺炎　　C. 乳腺增生
D. 乳腺纤维腺瘤　　E. 淋巴结结核

7. 中医外科疾病"痔疮"多由哪种邪气引起（　　）

A. 风邪　　B. 湿邪　　C. 火邪
D. 寒邪　　E. 燥邪

8. 中医外科疾病"金创"指的是（　　）

A. 刀剑伤　　B. 烧伤　　C. 骨折
D. 皮肤病　　E. 内脏疾病

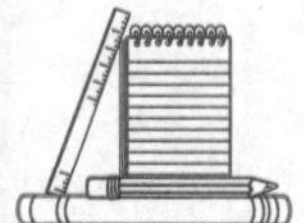

9. 中医外科疾病“疖”属于以下哪一类（　　）

A. 皮肤病　B. 疮疡病　C. 骨折

D. 内脏疾病　E. 外伤

10. 中医外科疾病“丹毒”属于以下哪一类（　　）

A. 皮肤病　B. 疮疡病　C. 骨折

D. 内脏疾病　E. 外伤

扫一扫，查阅复习思考题答案

二、简答题

1. 简述中医外科学的范围。
2. 中医外科疾病命名的主要依据是什么？
3. 中医外科疾病“痈”和“疽”的区别是什么？
4. 中医外科疾病“疔疮”的病因病机是什么？
5. 中医外科疾病有哪些命名方法？试举例说明。

扫一扫，查阅本模块 PPT、视频等数字资源

模块三　中医外科疾病的病因病机

项目一　中医外科疾病的致病因素

【学习目标】

熟悉：外科常见致病因素的特点。

一、外感六淫

六淫均可导致外科疾病的发生，其中尤以“热毒”“火毒”最为常见。六淫致病只有在人体抵抗力低下时才能成为发病条件，如“正气存内，邪不可干”，是不会发病的。六淫所致外科病有以下特点：

1. 时令性　六淫所致外科病多具有一定的季节性，例如春季多风温、风热，临床多发时毒、颈痈等；夏季多暑热、暑湿，临床多发暑疖、暑湿流注等；秋季多燥，临床多发皮肤皲裂、干燥、脱屑等；冬季多寒，临床多见冻疮、脱疽等。

2. 六淫致病受不同地域的影响　例如北方多风寒，临床上脱疽发病率高；南方多湿热，患足湿气者居多。

3. 六淫所致外科病呈现不同的临床特点

（1）风　风为春季主气。风为阳邪，其性开泄，易袭人体的阳位，且善行而数变。风邪上行多侵袭人体上部，发为颈痈、颜面部丹毒等病。风袭腠理，营卫失和，气血运行失常而致皮肤病。如瘾疹，症见风团呈游走性，发生快，消退快，消退后不留任何痕迹；风邪兼寒湿之邪客于经络关节则为痹证，风胜则发为行痹，呈游走性的疼痛。风邪所致外科病的特点主要为：多发于人体上部或皮腠，其肿宣浮，患部皮色发红或不变，病情走注迅速，常伴有恶风、头痛等全身反应。

（2）寒　寒为冬季主气。寒为阴邪，“寒主收引”“寒胜则痛”，侵袭人体而致局部气血凝滞、经络受阻，故易生冻疮、脱疽、流痰等病。寒邪常袭人体筋骨关节，其病一般多为阴证，局部肿势散漫，皮色紫暗，痛有定处，得温则减，化脓迟缓；全身伴有恶寒、四肢不温、小便清长等症。

（3）暑　暑为夏季主气。暑为阳邪，多伤于人体头面、肌腠，致营卫失和，气血阻滞，化腐成脓而为疖肿。暑多夹湿，外感暑邪，汗出不畅，暑湿停留而生痱，复加挠抓破损染毒，暑湿毒邪客于营卫、流注全身各处而发暑湿流注。夏季炎热，汗出过多，皮肤浸渍，影响阳气通达，局部防御功能下降，再加睡眠不足，纳谷减少，人体抵抗力下降，所以夏季是体表感染的

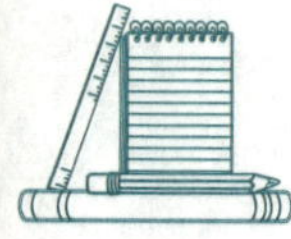

高发季节。总之，暑邪致病多为阳证，症见焮红灼热、肿胀、糜烂、流脓或伴滋水，或痒或痛，遇冷则减；常伴口渴、胸闷、神疲乏力等全身症状。

（4）湿　湿为长夏主气。久居湿地，冒雨涉水，易感此邪。湿为阴邪，其性重浊黏腻，多趋人体下部且多与热邪相合。湿热下注，外科多发囊痈、下肢丹毒、青蛇肿、臁疮等病。湿邪外袭肌肤，症见肿胀光亮、疱疹、糜烂，病程缠绵日久，如湿疮、脓疱疮等。湿邪留滞于筋骨关节，则关节沉重疼痛而成为着痹。总之，湿邪致病肿胀明显，沉重如裹，水疱迭现，化热成脓，有渗出倾向，瘙痒；常伴有食欲不振、胸闷、腹胀、大便黏滞等。

（5）燥　燥为秋季主气。燥有温燥、凉燥之分，在外科发病中温燥致病较多。“燥胜则干”，燥邪外袭，易伤津液，肌肤失润，则肌肤干燥皲裂。营卫受损，皮肤失养，则脱屑瘙痒。燥伤营血，血燥生风，则瘙痒无度，病程缠绵，如白屑风、老年性风瘙痒、肛裂等。总之，燥邪致病，患处可见干燥、脱屑、皲裂、瘙痒、毛发干枯；常伴口干唇燥、咽喉干燥、大便秘结等。

（6）火　火为阳邪，为阳盛所致。热为温之渐，火为热之极，二者性质相同，程度不同。火邪致病，其性炎上，发病迅速，蕴结肌肤则发为疖、痈、丹毒、有头疽等；热结肠胃则发肠痈、胆道感染等。火邪致病多为阳证，患处多焮红肿胀、灼热、疼痛，易化脓腐烂；全身常伴口渴喜饮、便秘、溲赤等。火毒炽盛，内攻脏腑，临床则见疔疮走黄、疽毒内陷等。六气皆能化火，五志过极均能化热生火，所以火毒、热毒之邪是外科最主要的致病因素。正如《医宗金鉴·外科心法要诀》所说：“痈疽原是火毒生。”

二、外来伤害

凡跌打损伤、沸水、火焰、寒冷、金刃、竹木创伤，以及强酸、强碱等一切物理、化学因素，均可引起对人体的伤害。这些因素一方面可以直接伤害人体，引起局部气血凝滞、化热成脓等，如肌肤创伤、瘀血流注、烧伤、冻伤等；另一方面可间接引起外科疾病，如肌肤受伤后再染毒邪而引起手足生疔、破伤风等。

三、感受特殊之毒

毒邪致病学说是中医病因学说的一个重要组成部分。前人在长期的医疗实践中观察到有些致病因素不能概括在六淫之中，从宏观理论出发，创立了毒邪致病学说。特殊之毒包括虫蛇毒、疯犬毒、漆毒、药毒、食物毒及疫疠之毒。在外科疾病中可由虫兽咬伤感受特殊之毒而发虫蛇咬伤、狂犬病等；由于禀赋不耐，接触某种物质而引起漆疮、膏药风（接触性皮炎）；摄入某种食物引起荨麻疹等；通过口服、注射、外用某种药物引起药毒等；接触疫死之牛、马、猪、羊而感染疫毒而发疫疔等。另外，凡未能找到明确致病的病邪者，称为毒，如无名肿毒。毒邪致病在临床上具有发病急、病势重、部分具有传染性的特点。局部焮红、灼热、疼痛剧烈或麻木不仁，有时很快侵及全身，全身常伴发热、口渴、便秘、溲赤等症。病重者可危及生命，尤其是机体不胜克伐的，如动物毒（毒蛇咬伤、蜈蚣螫伤、毒蜂螫伤等）、疫疠毒。

四、饮食所伤

饮食所伤包括饮食不节、饮食偏嗜、饮食不洁三方面，均可导致外科疾病的发生。《内经》首论饮食与外科发病的关系，曰：“高梁之变，足生大丁。”恣食膏粱厚味、醇酒炙煿、肥甘辛辣之品，可使脾胃功能失调，生湿生热，湿热火毒内蕴而发痈疽、疔疮等。湿热下注肛门则发肛

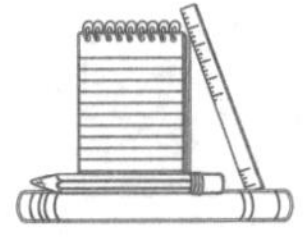

门直肠周围脓肿、痔疮等；湿热下注肠间，气血不和，致使湿热瘀血壅结肠道而发肠痈。饮食不洁，肠道染虫，往往虫积腹痛，导致肠结、蛔厥等外科急腹症。由饮食所伤所致外科疾患常伴脘腹饱胀、纳差、大便秘结、舌苔黄腻等症状。

五、情志内伤

喜、怒、忧、思、悲、恐、惊本是人体正常的精神活动，七情太过即可变为致病的因素，超过人体生理正常调节范围而使人体气机紊乱，脏腑功能失调而引发外科疾患。例如，郁怒伤肝，肝气郁结，郁而化火；忧思伤脾，脾失健运，痰湿内生，致使气郁、火郁、痰湿阻于经络，气血凝滞，结聚成块而成外科结核之症，如瘰疬、瘿、瘤、乳岩、乳癖等。再如肝主疏泄，能调节乳汁的分泌，如果产妇过度精神紧张，易致肝胃不和，使乳汁积聚，郁而化热，变生乳痈。

总之，由情志内伤所导致的外科疾病大多发生在颈之两侧、胸胁、乳房等肝胆经循行部位，患处结块肿胀或软如馒，或坚硬如石，常皮色不变，疼痛剧烈，伴精神抑郁、性情急躁易怒、喉间梗塞等症。

六、劳伤虚损

小儿由于先天不足，肾精不充；成人由于早婚、房劳、妇女生育过多等因素，可致肾气亏损、冲任失调，这些因素均能引起身体衰弱，易为外邪所侵而发外科疾患。肾藏精、主骨，肾亏则骨髓空虚，风寒痰浊乘隙侵入骨骼而发流痰。肝肾不足，寒湿外受，凝聚经络，梗塞不通，气血不运而发脱疽。肾阴不足，虚火内生，灼津为痰，痰火互结，结于颈颐而成瘰疬。瘰疬治愈后每由体弱而复发，尤以产后多见，亦与肾虚有关。劳伤虚损所致外科病大多呈慢性，多发于骨、关节，以虚寒证居多。

以上各种致病因素可以单独致病，亦可相兼致病，并且内伤与外感常相合而成。所以对每一种外科疾病的致病因素都应该具体分析、分别对待。另外，发病原因与发病部位有一定的联系。例如发于人体上部（头面、颈、上肢）多由风温、风热所引起；凡发于人体中部（胸腹、腰背）多由气郁、火郁所引起；发于人体下部（臀、腿、胫、足）多由寒湿、湿热下注所致。以上是一般的情况，临证时须四诊合参，对局部和全身症状进行全面综合分析，方能审清病因，推断病机。

项目二　中医外科疾病的发病机理

【学习目标】

掌握：中医外科疾病总的发病机制。

外科疾病的特点为形症俱备。但人是一个有机的整体，有形于外必本诸内，因此外科疾病的发病机理与气血、脏腑、经络有密切的关系。

一、外科疾病与气血的关系

（一）气血与外科疾病的发生、发展及预后

外科疾病发病与否与人体气血的盛衰有着密切的关系，其基本的病理变化是邪正交争。气血旺盛者，内外致病因素作用于人体则不易发病，即使发病，由于正气的作用，病势表现亦轻；气血不足者，内外致病因素作用于人体则容易发病，在邪正交争的过程中由于正不胜邪，病势表现较重。从外科疾病的病程发展来看，亦受到气血盛衰的影响。一般来说，如果气血充足，外疡不仅易于起发破溃，而且容易生肌收口；气血不足对外疡的病程发展亦有影响，如气虚者难于起发破溃，血少者难于生肌收口。因此，治疗过程中常用扶正托毒、补益气血法，以促进疾病早日愈合。外科疾病的预后也受到气血的影响。气血旺盛者在邪正交争中正能胜邪，临床多为阳证、实证，局部按顺序出现应有症状，发展顺利，预后良好；气血不足者正不胜邪，表现为阴证、虚证，局部不按顺序出现应有症状而表现为不良症状，预后较差。

（二）气血凝滞是外科发病的病理基础

人身的气血循环不息、周流全身。由于各种致病因素的作用，破坏了气血的正常运行，形成局部的气血凝滞，或阻于肌肤，或留于筋骨，或使脏腑失和，从而产生各种外科疾病。当各种致病因素引起局部气血凝滞后，会形成经络阻塞，毒邪壅于局部，使病变部位出现红、肿、热、痛和功能障碍。当毒邪炽盛时，通过经络的传导，由外传里，内侵脏腑；或脏腑内在的病变由里达表，在邪正交争的过程中产生一系列全身症状，如恶寒、发热、头痛、骨节酸痛、纳差、便秘、溲赤等症，严重者表现为烦躁不安、神昏谵语等。所以外科疾病总的发病机理是由于各种致病因素的作用，形成气血凝滞、经络阻塞、营气不从、脏腑功能失和等一系列病理变化，从而产生各种外科疾患。

（三）气血凝滞在病理过程中的转化

疾病的发生发展为动态的变化。疾病在气血凝滞阶段如治疗祛因，使气血流通，则病变可消散吸收。如果局部邪毒郁而化热，热盛肉腐，血肉腐败，蒸酿液化而成脓，这是气血凝滞进一步发展的病理过程。当脓肿形成，若治疗得当，及时切开引流；或正气不虚，逼毒外出，自溃出脓，脓液畅泄，其毒外排，则形成溃疡，腐肉渐脱，新肉生长，疮口愈合。

二、外科疾病与脏腑的关系

人体是一个完整统一的机体，外科疾病绝大多数发于体表的皮、肉、筋、骨、脉之某一部位，但与脏腑有密切的联系。一方面，表现在脏腑功能失调可致外疡的发生，如肝脾失调，气火郁滞，痰湿内生，将循体表肝胆经而发外疡，在颈之两侧、胸胁、乳房等部位出现瘰疬、瘿、乳中结核等病。而脏腑功能失调可引起脏腑本身病变，如肠道运化失司，气血凝滞，导致肠痈的发生。另一方面，体表毒邪亦可引起脏腑发病，如颜面部疔疮走黄、有头疽内陷等，均由毒邪炽盛或正不胜邪，邪毒内攻脏腑而成。邪陷心包症见神昏、谵语；毒邪犯肺而见咳嗽、胸痛、痰血等多种脏腑危重症状。在外科疾病发展的过程中，脏腑受害与否可作为判断外科疾病预后的一个重要依据。古代医家总结的“五善”“七恶”是判断外科疾病预后的重要指标。

三、外科疾病与经络的关系

局部经络阻塞是外科疾病发病的病理之一，同时经络受邪亦可作为外科疾病发病的条件。如外伤瘀阻后形成瘀血流注，斑秃的发生与头皮局部的外伤史有关，某一部位损伤后复加毒邪

外侵而成痈肿等。此外，经络也是传导毒邪的通道。生理情况下，它具有运行气血、联系人体内外各组织器官的作用。但在病理的情况下，体表的毒邪由外传里、内攻脏腑，脏腑内在的病变由里达表，均可通过经络的传导而形成。可见经络与外科疾病的发生、发展有着密切的联系。

总之，从外科疾病的发生发展变化来看，它与气血、脏腑、经络有密切的关系。局部的气血凝滞、经络阻塞、营气不从及脏腑功能失调等虽是总的发病机理，但概括而言，脱离不了阴阳的失调或偏胜，因为阴阳失调是疾病发生、发展的根本原因。气血、脏腑、经络均寓于阴阳之中。因此，疾病的临床表现尽管千变万化，总是能以阴阳来分析疾病的基本性质，属阴证或阳证。在辨证求因的过程中要抓住八纲辨证的总纲，才不致有误。

复习思考

一、单项选择题

1. 中医外科疾病“痈”的主要病因是（　　）

A. 风邪　　B. 湿邪　　C. 火邪

D. 寒邪　　E. 燥邪

2. 中医外科疾病“疔疮”的主要病机是（　　）

A. 气血两虚　　B. 火毒内蕴　　C. 寒湿凝滞

D. 风热外袭　　E. 痰湿阻滞

3. 中医外科疾病“乳岩”的主要病因是（　　）

A. 风邪　　B. 湿邪　　C. 火邪

D. 情志不畅　　E. 寒邪

4. 中医外科疾病“冻疮”的主要病因是（　　）

A. 风邪　　B. 湿邪　　C. 火邪

D. 寒邪　　E. 燥邪

5. 中医外科疾病“疖”的主要病因是（　　）

A. 风邪　　B. 湿邪　　C. 火邪

D. 寒邪　　E. 燥邪

二、简答题

扫一扫，查阅
复习思考题答案

1. 中医外科疾病“痈”的病因病机是什么？
2. 中医外科疾病“疔疮”的病因病机是什么？
3. 中医外科疾病“瘰疬”的病因病机是什么？
4. 中医外科疾病的致病因素有哪些？

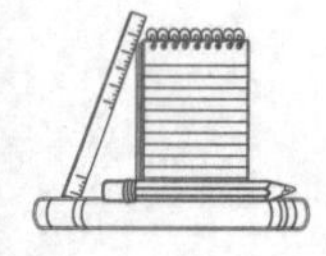

模块四　中医外科疾病的辨证

扫一扫，查阅本模块 PPT、视频等数字资源

项目一　诊　法

【学习目标】

熟悉：四诊在外科疾病诊断中的应用。

望、闻、问、切四诊是诊断外科疾病的重要手段，通过四诊获得疾病的诊断性资料，进而四诊合参、综合分析，方能对疾病做出正确的诊断和辨证。

一、望诊

望诊是指医生运用视觉观察患者的全身和局部及排出物的情况，包括望局部、望精神、望形态、望舌等几个方面。外科疾病局部多出现有形之症，所以望局部是望诊的重点。

（一）望局部

首先观察局部颜色的变化。青色多为瘀血，如外伤皮下瘀血等；赤色为火热，如疖、疔等；白色为寒为阳虚，如脱疽、冻疮等；黑色为肾亏、为死肌，如黧黑斑、脱疽坏疽期等。另外须观察局部形态。如高肿局限、焮红为阳证；平塌漫肿、皮色不变为阴证。疔疮疮顶高突、皮色鲜红，忽见疮顶陷黑、肿势扩散为走黄。溃疡疮面状如翻花或如岩穴，为岩证表现；臁疮溃疡形如“缸口”，皮肤乌黑；有头疽溃后疮面状如蜂窝。还有某些外科疾病有其好发部位。如暑疖多发于头面部；蛇串疮多发于胁肋部；脱疽好发于四肢末端，以下肢为多。

（二）望神色

神是人体生命活动的外在表现。望神主要包括观察眼神、语言、呼吸、动作反应等。若患者精神振作、目光有神、呼吸均匀、体态自如，为虽病但正气未衰，预后良好；若精神委顿、目光黯然、呼吸急促或不均匀、面容憔悴，是正气已衰，无论急、慢性疾病，均预后不良。若神昏谵语、烦躁不安，为邪入心包，多见于疔疮走黄、疽毒内陷，症属凶险。

望色主要观察面色，对异常面色应引起注意。如疮疡高热时，面色多红赤；剧痛时，面色青白；颜面色白不泽见于严重疮痨及岩肿后期；面色苍白见于大量失血或晕厥患者；久病气血大亏则见患者面色萎黄；岩肿晚期多见面色晦暗不泽。

（三）望形态

主要观察患者的外形及体态。形体健壮、发育正常者为体质强；形体消瘦、发育不良者为体质弱。肥胖之人多痰湿，瘦人多虚火。在体态方面，注意观察患者的被动体态及功能障碍而知病之所在。如行走脚跷者为下肢的骨关节有病；颈项强直不能转侧者为颈项部有病变；腰挺

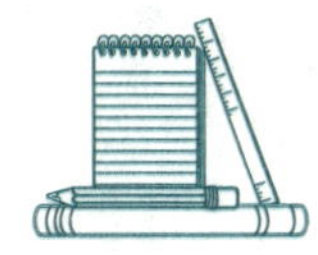

直如板，不能弯腰拾物者多为腰椎流痰；患者以手托乳房缓慢而行，多为患有乳痈。

（四）望舌

舌为心之苗，胃气熏蒸谷气上承于舌面而成舌苔。五脏六腑之气禀受于胃气，故脏腑气血之虚实、病邪之深浅、津液之盈亏，均在舌象上表现出来。

1. 望舌质 舌质红在外科急性病中多属热证，慢性疾病见之则多属阴虚。舌质红而起刺者属热极；舌质红而干燥者属热盛而乏津；舌绛为邪热入于营分，多见于疔疮走黄、疽毒内陷、烧伤后期等。舌质淡而白一般均为气血两虚；如果淡嫩而胖，多属阳虚，常见于疮疡溃后脓出过多者，或为慢性消耗性疾病（流痰）；舌胖嫩而舌边有齿痕，多属气虚、阳虚，如系统性红斑狼疮后期或应用大量激素后常见到此舌象。舌光如镜，舌质红绛，伴有口糜，为病久阴伤胃虚，应用抗生素后亦可见到此舌象。青紫舌为瘀血，常见于瘀血流注。

2. 望舌苔 白苔见于外科疾病兼有表证，或属寒证，或属脾胃有湿。黄苔多为邪热蕴结，外科疮疡在化脓阶段多见此苔。腻苔多为湿重征象，白腻为寒湿，黄腻为湿热。若黄腻不化，舌绛起刺，体温升高，疮疡兼见疮陷色暗，则为病情恶化或并发走黄、内陷之象。黑苔有寒热之分：热者是苔黑乌燥，为热极似火，犹如火过炭黑；寒者见苔黑而湿润，为阳虚、命门火衰所致。望舌苔时应注意因服药或饮食而染色的假苔；另外，某些患者有刷牙时刷舌苔的习惯，尤其是舌苔与证不相符时，应注意询问。

二、闻诊

闻诊包括听与嗅两方面的内容。听主要听患者的语言、呼吸、呕吐、呃逆及疮面音等；嗅主要包括患者的体臭及分泌物的气味，如脓液、痰涕等。

（一）耳闻

患者谵语、狂言，多为疮疡热毒炽盛而走黄或内陷之候；呻吟呼号多为疮疡酿脓或溃烂时的剧烈疼痛；气粗喘急是走黄或内陷毒邪传肺的危险证候。气息低微是正气不足的虚脱之象，如岩证晚期、系统性红斑狼疮脾肾阳虚时的久病患者。若急性患者由气粗喘急转为气息低微，为病情转危之象。呕吐、呃逆出现在肿疡初起且声高有力，为邪热炽盛；出现在溃疡后期且声低无力，为阴伤胃虚；若大面积烧伤、岩证后期见之，多为胃气已绝，预后不良。另外，须注意听疮面发出的声音。如烂疔疮面发出捻发音；附骨疽溃后探之内有骨摩擦音，为有死骨的存在；胸腹疮疡透膜后可有儿啼音或气泡破碎音。

（二）鼻嗅

有头疽、疖、痈患者若伴有烂苹果样的呼吸气味，应注意伴有消渴病；疮疡患者发出口臭，多为内有肺胃积热；患者腋下发出异味为腋臭。咳唾黄色腥臭痰常提示有肺痈；肛周脓肿溃破臭秽则易成瘘管；儿童头部糜烂结黄痂、发出鼠尿味是肥疮；指疔损骨、脂瘤等，其脓液及分泌物多臭秽。总之，溃疡脓液无异常气味者容易治愈；若脓液腥臭难闻，病在深里，则较难愈。

三、问诊

问诊是通过医患之间的交流以获得病史资料的诊断方法。可以通过询问患者或患者家属以了解疾病的发生经过和自觉症状，这是诊断疾病的首要方法之一。问诊包括问主诉、现病史、既往史、个人史、家族史、经孕胎产史等内容。

主诉即患者此次发病最主要的疾苦或最明显的症状或体征，如“颈部结块红肿疼痛已 2 天”。现病史是指患者患病后的全过程，即发生、发展、治疗经过等。此外，还要收集与现病有关的旧病、家族病史及个人的职业、经孕胎产等情况。《景岳全书》总结了问诊的 10 项重要内容，今选取与外科有关的各项分述之。

（一）问寒热

形寒发热是人体与疾病抗争的反应，外科疾病有寒热的反应标志着病邪鸱盛。阳证疮疡病起恶寒、发热，是由火毒内发、外感风寒所致；中期高热不退，处于酿脓阶段；溃后脓毒外泄则发热渐降。若脓泄而发热不退，是毒邪未去、正不胜邪。若疮疡中后期出现寒战高热，多为毒邪走黄或内陷。阴证疮疡初起一般不发热，中期可有低热，后期往来潮热。

（二）问汗

疮疡患者自汗为气血不足，盗汗为阴虚火旺。若汗出如油、气粗者，当防虚脱。痈者汗出而热退，邪随汗解，有消散趋势；痈者汗出热不退，则仍有继续发展的可能。

（三）问二便

有大、小便改变先考虑泌尿生殖、肛肠病变。如血尿常由血热妄行所致，注意有无石淋；小便次数增多，排尿困难，尿淋沥或小便不通，多为精隆；尿道常有白浊排出，可为精浊；尿急、尿频、尿痛、会阴疼为急性前列腺炎的表现。大便带血、鲜红不痛多为内痔、息肉出血；大便带脓血，大便变扁变细，排便习惯改变，为锁肛痔的表现。另外，外科疾患兼见大便秘结、小便短赤黄浊，为火毒湿热内盛的表现；若兼见大便溏薄、小便清长，为寒湿内蕴的表现。肠痈出现大便次数增多，似痢不爽，小便频数似淋，是酿脓内溃的表现。

（四）问饮食

一方面，注意询问外科疾病发病后对患者饮食的影响。一般外疡患者纳食有味为脾胃无恙，病轻预后佳；若病后纳谷不思为脾胃已衰，病情较重。另一方面，注意询问饮食与外科疾病发病的关系，如瘾疹常与食海鱼、虾蟹有直接的关系。

（五）问病因

漆疮是由禀赋不耐，接触油漆而发；药毒是由禀赋不耐，口服、肌注、外用某种药物而发。手足部疔疮多由外伤引起；面部疔疮因挤压、碰撞、挑刺后可出现走黄。乳中结核多由长期情志所伤而引起。长期不良的饮食习惯如过度饮酒、过食肥腻可诱发胆瘅等。

（六）问旧病

主要询问患者既往宿病与现病的关系。如肛漏、瘰疬、流痰患者曾患过肺痨，治疗较困难；有头疽、疖病、皮肤瘙痒、外伤引起感染而发生湿性坏死与消渴病有关，病情多顽固难愈；男子乳房异常发育部分与肝、肾宿疾有关。另外，有肝肾宿疾而功能不佳者对砒制剂的外用、内服及黄药子的内服均属禁忌。

（七）问家族史

主要意义在于现病是否具有家族遗传性及传染性。如头癣、疥疮可由家人相互传染；乳岩、白疕具有明显的家族遗传倾向；梅毒可由先天遗传而得。

（八）问职业

许多外科病与职业有关。如畜牧业、皮毛制革业工人易发疫疔；长期站立工作者易发筋瘤；久坐伏案者易便秘，进而发生痔疮。

（九）问经孕胎产史

外科疾病部分与妇女经孕胎产有关。如某些瘾疹常于月经来潮前发作，经后则自愈；乳癖

的乳房肿块、胀痛经前加重，经后减轻，常伴月经不调；经产妇易发脱肛、肛裂。另一方面，月经妊娠属妇女特殊生理时段，外科用破瘀活血、行气通络之品有碍胎气和影响月经，应注意外科用药上的月经、妊娠禁忌，临证时应审慎。

四、切诊

切诊包括切脉和触诊两大类。

（一）切脉

外科疾病的发生、发展与脏腑功能、气血盛衰有密切关系，脉象的变化可以反映人体脏腑气血的变化。通过切脉能了解疾病的深浅、邪气的盛衰、正气的强弱，从而对疾病作出准确的判断，所以切脉对外科疾病的诊断有重要意义。外科常见脉象有浮脉、沉脉、数脉等。

1. 浮脉 肿疡脉浮有力，为风寒、风热在表或风热邪毒客于上焦；脉浮无力为气血不足；溃疡脉浮为外邪未尽，有续发的可能；若外感之邪已散，疡无续发的可能时出现脉浮，为气从外泄，是正虚而邪未去。

2. 沉脉 肿疡脉沉是邪气深闭，病在深部，为寒凝脉道、气血壅塞；溃疡脉沉是毒邪深闭内伏，气血凝滞未解。

3. 数脉 肿疡脉数为热毒蕴结、邪热炽盛，或为酿脓；溃疡脉数为邪热未尽，毒邪未化。

4. 迟脉 肿疡脉迟为寒邪内蕴，气血衰少；溃疡脉迟为脓毒已泄，邪去正衰。

5. 滑脉 肿疡脉滑为邪盛为主，滑而数为痰热，滑而洪数为酿脓，脉滑而迟为有寒凝；溃疡脉滑为邪热未退或痰多气虚。

6. 涩脉 肿疡脉涩为寒邪壅塞、气血凝滞；溃疡脉涩为阴血不足。

7. 大脉 肿疡脉大为邪盛正实；溃疡脉大为邪盛病进，其毒难化。

8. 小脉 肿疡脉小为正不胜邪；溃疡脉小而细，属气血两虚。

浮、沉、迟、数、滑、涩、大、小等几种脉象为中医外科临床上常见的脉象。浮沉属浅深，表明病位；迟数属速度，说明寒热；滑涩属充盈度，反映正邪相搏强弱；大小属幅度，标志气血的盛衰。浮数滑大脉为有力之脉，多属热证、实证、阳证；沉迟涩小脉为不足之脉，多属寒证、虚证、阴证。一般来说，疮疡在未溃前邪盛正实，应见有余之脉；溃后邪去正衰，应见不足之脉。若未溃见不足之脉，则为气血衰弱，毒深邪盛；溃后见有余之脉，则为邪盛气滞难化。若疮疡在未溃或已溃之时见到结、代、散、促脉，则为不良征象。

（二）触诊

触诊是通过触摸病变部位，以了解病灶的深浅及范围、局部温度变化、疼痛、是否化脓或功能障碍等病理变化，从而对疾病作出进一步的判断。疮疡肿高、局限、灼热，轻按即痛，重按剧痛拒按者，为阳证；如触之平塌漫肿，不热或微热，重按隐痛或不痛或喜按者，多为阴证。若疮疡按之大坚而无应指感者，为无脓；按之软陷而应指者，为有脓。肿瘤触之坚硬如石，表面高低不平，推之不动，皮核粘连者，多为恶性；触之质韧或软如棉或有囊性感，表面光滑，推之活动，多为良性。按触皮肤麻木不仁而无感觉者可能为麻风；按触指（趾）发凉且趺阳脉弱或消失，可能为脱疽。肛门指诊对肛门直肠癌的早期发现有非常重要的意义。

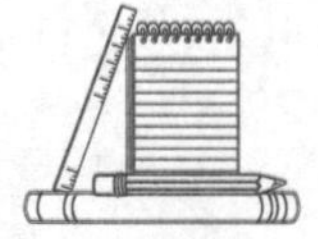

项目二　辨阴证阳证

【学习目标】

掌握：外科疾病的阴阳辨证。

阴阳是八纲辨证的纲领。外科疾病的辨证应通过分析患病局部表现与全身症状，首先辨别它的阴阳属性。

发病缓急：急性发作属阳；慢性发作属阴。

病位深浅：发于皮肉属阳；发于筋骨属阴。

皮肤颜色：红活焮赤属阳；紫暗或皮色不变属阴。

皮肤温度：灼热的属阳；不热或微热属阴。

肿形高度：高肿突起属阳；平塌下陷属阴。

肿胀范围：根盘收束属阳；根盘散漫属阴。

肿块硬度：软硬适度、溃后渐消属阳；坚硬如石或柔软如棉属阴。

疼痛感觉：疼痛剧烈属阳；不痛、隐痛、酸痛或抽痛属阴。

脓液稀稠：脓质稠厚属阳；脓质稀薄或纯血水属阴。

病程长短：阳证的病程比较短；阴证的病程比较长。

全身反应：阳证疮疡病起常伴有形寒发热、口渴、纳呆、便秘、溲赤，溃后症状逐渐消失；阴证病起一般无明显症状，酿脓时有骨蒸潮热、颧红，或面色白、神疲自汗、盗汗等症状，溃脓后尤甚。

预后顺逆：阳证易消、易溃、易敛，预后多顺；阴证难消、难溃、难敛，预后多逆。

项目三　辨局部常见症状

【学习目标】

掌握：外科疾病局部常见症状辨证。

局部症状的存在是外科疾病最显著的特征，肿胀、疼痛、瘙痒、化脓、麻木是外科局部的常见症状。通过对局部症状的辨证分析，并与全身辨证有机结合，从而对外科疾病做出准确的诊断。

一、辨肿

肿是由各种致病因素引起经络阻塞、气血凝滞而成。肿势的缓急、集散常为诊断病情虚实、轻重的依据。由于患者体质强弱与致病原因的不同，发生肿的症状也有所差异。

（一）辨肿形

1. 局限性　红肿高突，根围收束，不甚平坦，多为阳证实证。

2. 弥漫性 肿势平坦，散漫不聚，边界不清，阳证见之为邪盛毒势不聚，阴证见之为气血不充。

3. 全身性 疮疡溃后见头面、手足虚浮，为脓出过多，患者气血大耗、脾阳不振所致。

（二）辨成因

1. 风肿 漫肿宣浮，或游走不定，不红微热，微痛兼痒。

2. 寒肿 肿而不硬，皮色不泽，不红不热，常伴酸痛。

3. 湿肿 肿而皮肉重坠胀急，深则按之如烂棉不起，浅则光亮如水疱，破流黄水。

4. 火肿 肿而色红，皮薄光泽，焮热疼痛。

5. 痰肿 肿势软如棉馒，不红不热。

6. 气肿 肿势皮紧内软，不红不热，随喜怒而消长。

7. 郁结 肿势坚硬如石，或边缘有棱角，形如岩穴，不红不热。

8. 瘀血 肿而胀急，色初暗褐，后转青紫，逐渐变黄消退。

（三）辨部位、形色

肿发生的部位有深部、浅部及疏松、致密的不同，肿的情况亦有差别。凡病发生在皮肤浅表、肌肉之间者，肿势高突而焮红，发病较快，并易脓、易溃、易敛；凡病发在筋骨、关节间者，肿势平坦而皮色不变，发病较缓，并难脓、难溃、难敛。若病发在组织疏松部位，肿势易于蔓延；发生于组织致密部位，肿势不甚，但疼痛剧烈。大腿部由于肌肉丰厚，肿势虽甚，但外观不明显。一般浅表的疮肿以赤色为多；而患在深部的则以皮色不变者居多，乃至脓熟仅透红一点。颜面部疔疮、有头疽等病在未溃时，由红肿色鲜转向暗红而无光泽，由高肿转为平塌下陷，这是走黄或内陷之象。

二、辨痛

不通则痛，痛主要由于气血凝滞、阻塞不通而致。痛为外科疾病常见的自觉症状，其增剧与减轻常为病势进退的标志。

（一）辨成因

1. 风痛 痛无定处，忽彼忽此，走注甚速。

2. 寒痛 皮色不变，不热酸痛，得温则痛缓。

3. 热痛 皮色焮红，灼热疼痛，遇冷则痛减。

4. 气痛 攻痛无常，时感抽掣，喜缓怒长。

5. 瘀血 初起隐痛、微胀、微热、皮色暗褐，继则皮色青紫而胀痛。

6. 化脓 肿势急胀，痛无止时，如同鸡啄，按之中软应指。

（二）辨发作情况

1. 卒痛 突然发作，疼痛剧烈，多见于急性疾患。

2. 阵发痛 忽痛忽止，发无定常，时轻时重，多见于石淋及胆道疾患、胃肠道寄生虫病。

3. 持续痛 痛无休止，持续不减，多见于阳证未溃；病势和缓、持续较久者多见于阴证初起。

（三）辨性质

1. 刺痛 痛如针刺，病变多在皮肤。

2. 灼痛 痛而有灼热感，病变多在肌肤。如疖、丹毒、有头疽等。

3. 裂痛 痛如撕裂，病变多在皮肉。如手足皲裂较深、肛裂等。

4. 钝痛　疼痛滞钝，病变多在骨与关节间。如流痰、附骨疽转入慢性阶段。

5. 酸痛　又酸又痛，病变多在关节。如流痰等。

6. 抽掣痛　除疼痛有抽掣外，并伴有放射痛，传导于邻近部位。如乳岩、石瘿、失荣的晚期等。

7. 啄痛　痛如鸡啄，并伴有节律性疼痛，病变多在肌肉，多在阳证疮疡化脓阶段出现。如手部疔疮、乳痈等。

（四）疼痛与肿结合辨

1. 先肿后痛，其病浅在肌肤。如颈痈。

2. 先痛后肿，其病深在筋骨。如附骨疽。

3. 痛发数处，同时肿胀并起，或先后相继者。如流注。

4. 肿势蔓延而痛在一处者，是毒已渐聚；肿势散漫而无处不痛者，是毒邪四散，其势鸱张。

三、辨痒

痒的外因是由于风、湿、热、虫、毒客于肌肤，引起皮肉间气血不畅所致；内因是由于血虚生风生燥，肌肤失养而成。痒多为皮肤病的自觉症状，疮疡在病程的发展中亦可出现痒。由于痒发生的原因不一，病变的过程不同，故其表现也各异。

（一）按成因辨痒

1. 风胜　走窜无定，遍体作痒，抓破血溢，随破随收，不致化腐，多为干性。如瘾疹、牛皮癣等。

2. 湿胜　浸淫四窜，黄水淋漓，易沿表皮蚀烂，越腐越痒，多为湿性，或有传染性。如急性湿疮、黄水疮等。

3. 热胜　皮肤瘾疹，焮红灼热作痒，或只发于暴露部位，或遍布全身，甚则糜烂，滋水淋漓，结痂成片，常不传染。如接触性皮炎。

4. 虫淫　浸淫蔓延，黄水频流，状如虫行皮中，其痒尤甚，最易传染。如手足癣、疥疮等。

5. 毒　皮肤红肿、丘疹、水疱、风团、糜烂等多种形态，瘙痒或痛，轻则局限一处，重则泛发全身，来去甚速。有明显某种物质接触史或毒虫叮咬史。

6. 血虚　皮肤变厚、干燥、脱屑、作痒，很少糜烂滋水。如牛皮癣、慢性湿疮等。

（二）疮疡辨痒

1. 肿疡作痒　疔疮、有头疽病起时患处作痒是因毒邪炽盛，病势有发展趋势；如乳痈等经治疗后患处作痒，是经治疗后毒势已衰，气血畅通，病变有消散的趋势。

2. 溃疡作痒　如痈疽溃后肿痛渐消，局部作痒，常由脓区不洁、脓液浸渍皮肤、护理不善所致，或因应用汞砷剂、敷贴膏药等引起皮肤过敏所致，或因顶风换药而致。如疮疡溃后经治疗脓流已畅、四周余肿未消之时，或于腐肉已脱、新肌渐生之际而皮肉间感觉微微作痒，这是毒邪渐化，气血渐充，助养新肉，将要收口的佳象。

四、辨脓

脓因皮肉之间热胜肉腐、蒸酿液化而成，由气血所化生，是疮疡早期不得消散，发展到中期所形成的病理性产物。疮疡的出脓是正气载毒外出的现象，所以疮疡局部辨脓的有无至关重要。脓成后再辨脓位置的深浅，以便进行适当处理。出脓后须对脓的形质、色泽、气味进一步辨析，以判断体质的盛衰、病情的转归。

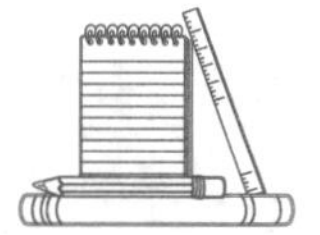

（一）辨脓之有无

1. 有脓 按之灼热痛甚，指端重按一处其痛最甚，肿块已软，指起即复（即应指），脉数者，为脓已成。

2. 无脓 按之微热，痛势不甚，肿块仍硬，指起不复，脉不数者，为脓未成。

（二）辨脓的操作方法

1. 按触法 把两手食指的指端轻放于脓肿患部，相隔适当的距离，然后以一手指端稍用力反复按压，另一手指端即有一种波动的感觉，这种波动感称为应指。经多次及左右相互交替试验，若应指明显者为有脓。在检查时注意两手指端应放于相对的位置，并且在上、下、左、右四处互相垂直的方向检查。若脓肿范围较小，用左手拇指、食指两指固定于脓肿的两侧，以右手的食指按压脓肿中央，如有应指为有脓。

2. 透光法 医生用左手遮住患指（趾），同时用右手把手电筒放在患指（趾）下面，对准患者指（趾）照射，然后注意观察指（趾）部上面，如见深黑色的阴影为有脓。不同部位的脓液积聚则其阴影可在不同的部位显现。如蛇眼疔甲根后的脓液积聚可在指甲根部见到轻度的遮暗；蛇头疔脓液在骨膜部，则沿指骨的行程有增强的阴影，而周围则清晰；脓肿在骨部的，沿着骨有黑色遮暗，并在感染区有明显的轮廓；脓肿在腱鞘部的，有轻度遮暗，其行程沿整个手指的掌面；全手指尖部、整个手指的脓肿则呈一片显著遮暗。如尚未化脓时，则见清晰潮红。此法仅适用于指、趾部的辨脓。

3. 点压法 手指部的脓肿在脓液很少的情况下可用点压法检查，简单易行。用大头针尾或火柴头等小的圆钝物在感染区域轻轻点压，如测得有局限性的剧痛点，显示有脓肿形成，而剧痛的压痛点即为脓肿部位。

4. 穿刺法 针对深部疮疡，当脓已成而脓液不多，用按触法辨脓有困难时，可采用注射器穿刺抽脓的方法。这种方法不仅可以用来辨别脓的有无，而且可以用来采集脓液标本。在操作时，必须注意严格消毒及穿刺部位进针的深度等。

（三）辨脓之深浅

辨脓位置的深浅，对于准确把握切开引流进刀的深浅有重要的指导意义。

1. 浅部脓 肿块高突坚硬，中有软陷，皮薄灼热焮红，轻按便痛而应指。

2. 深部脓 肿块散漫坚硬，按之隐隐软陷，皮厚，不热或微热，不红或微红，重按方痛而应指。

（四）辨脓的形质、色泽和气味

1. 脓的形质 脓稠厚者，为元气充盛；淡薄者，为元气虚弱。如先出黄色的稠厚脓液，次出黄稠滋水，为将敛佳象；如脓由稠厚转为稀薄，为体质渐衰，一时难敛。如脓成日久不溃，一旦溃破，脓质虽如水直流，但其色不晦，其气不臭，未为败象；如脓稀似粉浆污水，或夹有败絮状物质而色晦腥臭者，为气血衰竭，是属败象。

2. 脓的色泽 脓黄白质稠，色泽鲜明，为气血充足，属于佳象。如黄浊质稠，色泽不洁，为气火有余，尚属顺证；如黄白质稀，色泽洁净，气血虽虚，未为败象。如脓色绿黑稀薄，为蓄毒日久，有损筋伤骨的可能。如脓中夹有瘀血，色紫成块者，为血络损伤。如脓色如姜汁，则每多兼患黄疸，病势较重。

3. 脓的气味 脓液一般略带腥味，脓液稠厚，大多是顺证；脓液腥秽恶臭的，其质必薄，大多是逆证，而且常是穿膜损骨之征。

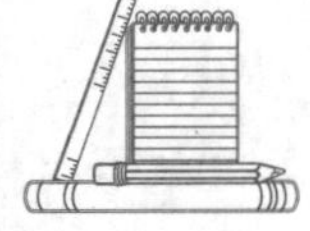

五、辨麻木

麻木是由于气血不运或毒邪炽盛以致经脉阻塞而成。如疔疮、有头疽坚肿色褐，麻木不知痛痒，伴有较严重的全身反应，为毒邪炽盛，常易导致走黄和内陷。而脱疽早期患肢麻木且冷痛，为气血不运、脉络阻塞所致，后期易致指（趾）节坏死、脱落。

六、辨溃疡

（一）辨溃疡的色泽

阳证疮疡的溃疡色泽红活鲜润，脓液稠厚黄白，腐肉易脱，新肉易生，疮口易敛；阴证溃疡疮面色泽灰暗，脓液清稀，或时流血水，腐肉难脱，新肉不生，疮口难敛。如疮顶突然陷黑无脓，四周皮肤暗红，肿势扩散，多为疔疮走黄之象。如疮面腐肉已脱而脓水灰薄，新肉不生，状如镜面，光白板亮，为虚陷之象。

（二）辨溃疡的形态

阳证疮疡溃后肿势聚而渐退，疮顶随脓泄而渐低，腐肉渐脱，脓水渐少，新肌渐生而愈，为顺证；若溃而根盘不束、肿势不聚、脓水污秽、腐肉难脱，或疮顶陷凹、干枯，则为逆证。阴证溃疡则多见疮色紫滞、出脓水或夹血水、秽浊不清，或疮口凹陷，或如翻花，或出败絮，或腐不脱，或如空壳，或僵硬不消，坚如岩石，经久不敛。另外，缺血性溃疡如臁疮，疮痨性溃疡如瘰疬，还有梅毒性溃疡、岩性溃疡、麻风溃疡等，由于疾病性质的不同，溃疡的形态各有其特性。

项目四　辨经络部位

【学习目标】

了解：外科疾病辨经络部位。

人体是一个有机的整体，局部的外科表现与脏腑经络有密切的联系，通过辨病变部位的经络所属，掌握其特性，可以按经络给药，提高疗效。

一、人体各部所属经络

头顶：正中属督脉，两旁属足太阳膀胱经。

面部、乳部：属足阳明胃经，乳外属足少阳胆经，乳头属足厥阴肝经。

耳部前后：属足少阳胆经和手少阳三焦经。

手、足心部：手心属手厥阴心包经，足心属足少阴肾经。

背部：总属阳经（因背为阳，中行为督脉之所主，两旁为足太阳膀胱经）。

臂部：外侧属手三阳经，内侧属手三阴经。

腿部：外侧属足三阳经，内侧属足三阴经。

腹部：总属阴经（因腹为阴，中行为任脉之所主）。

其他：如生于目部，为肝经所主；生于耳内，为肾经所主；生于鼻部，为肺经所主；生于

舌部，为心经所主；生于口唇，为脾经所主。

二、经络辨证的应用

（一）引经报使

辨别外科疾病的经络所属，可以选用引经药，使药力直达病之所在，提高疗效。如手太阳经用黄柏、藁本；足太阳经用羌活；手阳明经用升麻、石膏、葛根；足阳明经用白芷、升麻、石膏；手少阳经用柴胡、连翘、地骨皮（上）、青皮（中）、附子（下）；足少阳经用柴胡、青皮；手太阴经用桂枝、升麻、白芷、葱白；足太阴经用升麻、苍术、白芍；手厥阴经用柴胡、牡丹皮；足厥阴经用柴胡、青皮、川芎、吴茱萸；手少阴经用黄连、细辛；足少阴经用独活、知母、细辛。

（二）经络特性

由于十二正经循行气血多少不同，发于各经的外科疾病各有特性。手阳明大肠经、足阳明胃经为多气多血之经，发于此二经的外科疾病实证居多，多易溃易敛，治宜注重行气活血；手太阳小肠经、足太阳膀胱经、手厥阴心包经、足厥阴肝经为多血少气之经，因血多则凝滞甚，气少则外发缓，发于这些经络的外科疾病，治宜注重破血补托；手少阳三焦经、足少阳胆经、手少阴心经、足少阴肾经、手太阴肺经、足太阴脾经为多气少血之经，发于这些经络的外科疾病因气多则结甚，血少则难敛，治宜注重行气、滋养。

项目五　辨善恶顺逆

【学习目标】

了解：外科疾病辨善恶顺逆。

外科疾病的预后是通过局部与全身症状的综合指标进行判断。全身表现分善证、恶证，局部表现分顺证、逆证。所谓善是指好的现象，恶是指坏的现象。历代医家总结有“五善”“七恶”的辨证方法。局部按顺序出现应有症状者称顺证；凡不按顺序而出现不良症状者为逆证。善、顺证预后良好，恶、逆证预后不良。

一、善证、顺证

（一）五善

1. 心善　精神爽快，言语清亮，舌润不渴，寝寐安宁。

2. 肝善　身体轻便，不怒不惊，指甲红润，二便通利。

3. 脾善　唇色滋润，饮食知味，脓黄而稠，大便和调。

4. 肺善　声音响亮，不喘不咳，呼吸均匀，皮肤润泽。

5. 肾善　并无潮热，口和齿润，小便清长，夜卧安静。

（二）顺证

1. 初起　由小渐大，疮顶高突，焮红疼痛，根脚不散。

2. 已成　顶高根收，皮薄光亮，易脓易腐。

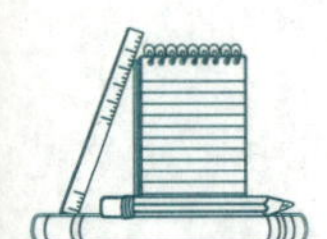

3. 溃后　脓液稠厚黄白，色鲜不臭，腐肉易脱，肿消痛减。

4. 收口　疮面红活鲜润，新肉易生，疮口易敛，知觉正常。

二、恶证、逆证

（一）七恶

1. 心恶　神志昏糊，心烦舌燥，疮色紫黑，言语呢喃。

2. 肝恶　身体强直，目难正视，疮流血水，惊悸时作。

3. 脾恶　形容消瘦，疮陷脓臭，不思饮食，纳药呕吐。

4. 肺恶　皮肤枯槁，痰多音喑，呼吸喘急，鼻翼扇动。

5. 肾恶　时渴引饮，面容惨黑，咽喉干燥，阴囊内缩。

6. 脏腑衰败　身体浮肿，呕吐呃逆，肠鸣泄泻，口糜满布。

7. 气血衰竭　疮陷色暗，时流污水，汗出肢冷，嗜卧声低。

（二）逆证

1. 初起　形如黍米，疡顶平塌，根脚散漫，不痛不热。

2. 已成　疮顶软陷，肿硬紫暗，不脓不腐。

3. 溃后　皮烂肉坚无脓，时流血水，肿痛不减。

4. 收口　脓水清稀，腐肉虽脱，新肉不生，色败臭秽，疮口经久难敛，疮面不知痛痒。

临床上应注意，即使见到预后良好的善证、顺证也不能疏忽，应时刻预防转成预后不良的恶证、逆证；若见到恶证、逆证也不可惊慌，应及时进行救治，如治疗得当，也能转为善证、顺证。

复习思考

一、单项选择题

1. 实证疮疡的局部表现多为（　　）

A. 坚硬平塌，根盘散漫　　B. 肿势局限，根脚收束　　C. 皮肤微红微热

D. 溃后脓稀淋漓　　E. 发病缓慢，病程较长

2. 下列哪项不属于阴证的特点（　　）

A. 起病缓慢，病程较长　　B. 局部肿胀，不红不热　　C. 溃后脓稀淋漓

D. 疮口难敛，或胬肉高突　　E. 局部灼热，疼痛剧烈

3. 下列哪项不属于风热邪毒致病的特点（　　）

A. 发病急骤，初起局部焮红灼热

B. 肿势局限，根脚收束

C. 易于化脓，溃后脓稠黄

D. 病变部位皮肤焮红、灼热、疼痛

E. 可伴有发热、恶寒、口渴等全身症状

4. 下列哪项不属于气血两虚型疮疡的表现（　　）

A. 病程较长，难以收口　　B. 局部疮口流脓清稀　　C. 疮面色淡或灰暗

D. 神疲乏力，食欲不振　　E. 局部红肿热痛明显

5. 湿热火毒证常见于哪种疾病（　　）

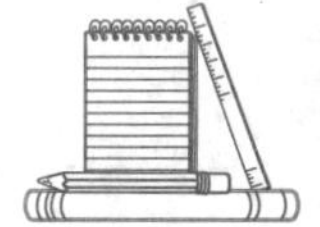

A. 疖　　B. 痈　　C. 丹毒

D. 瘰疬　　E. 褥疮

扫一扫，查阅复习思考题答案

二、简答题

1. 试述外科疾病阴证、阳证的辨证要点。
2. 脓的形成机理是什么？辨脓的内容和临床意义有哪些？
3. 简述外科疾病顺证的表现。

扫一扫，查阅本模块 PPT、视频等数字资源

模块五　中医外科疾病的治法

外科疾病的治疗分内治和外治两大类。内治之法与内科基本相同，只是针对外科疾病病程发展的特点应用透脓、托毒等法，与内科又有不同。外治法则是针对不同病变应用药物疗法、手术疗法和其他一些物理疗法，为外科所独有。临证时须内治与外治并重，根据疾病的不同表现，辨证分析，准确用药。或内治与外治有机结合，或单纯应用内治或外治之法。

项目一　内治法

【学习目标】

1. 掌握：内治法的总原则。
2. 熟悉：内治法的应用。
3. 了解：内治法的临床意义。

理、法、方、药是辨证施治的具体操作，从整体观念出发，根据外科疾病发生、发展的过程，明晰各个阶段的发病机理，从而采用不同的治疗原则，然后循此治则确定治法，选方用药。外科疾病按照初起、成脓、溃后三个不同阶段，确立了消、托、补三大治则，是外科总的治疗原则。

一、内治法的三个总则

（一）消法

消法是运用不同的治疗方法和方药，使初起的肿疡得到消散吸收，是一切肿疡初起的治疗总则。适用于尚未成脓的初期肿疡、外科非化脓肿块性疾患及皮肤病。具体可用解表、通里、清热、温通、祛痰、理湿、行气、和营之法。若疮形已成脓，则不可概用此法，以防毒散不收，气血受损，迁延难愈。

（二）托法

托法是用补益气血和透脓的药物扶助正气，托毒外出，以免毒邪内陷的治疗法则。本法适用于外疡中期成脓阶段，局部血肉在热毒作用下腐肉成脓、尚未溃破，或由于正气虚弱，不能托毒外出，采用透托和补托的方法使脓毒外出，肿消痛减。补托法适用于正虚毒盛，不能托毒外达，疮形平塌，根脚散漫，难溃难腐之虚证；透托法适用于邪盛正气未衰者，应用透脓的药物促其出脓毒泄，以免脓毒旁窜深溃。如毒邪炽盛，加用清热解毒之品。

（三）补法

补法是用补养的药物扶助正气，助养新生，促进疮口早日愈合的治疗法则。此法适用于溃疡后期邪去正衰、疮口难敛者，症见精神衰疲、元气虚弱、脓水清稀、疮色不泽等。凡气血虚

弱者，宜补养气血；脾胃虚弱者，宜理脾和胃；肝肾不足者，宜补养肝肾等。若毒邪未尽，切勿遽用补法，以免留毒为患，助邪鸱张而犯“实实之戒”。

二、内治法的具体应用

（一）解表法

解表法是用解表发汗的药物使表邪从汗而解的治法。适用于疮疡初期或皮肤病有表证者。解表法分辛凉解表和辛温解表两大类。

1. 辛凉解表 常用方如银翘散、牛蒡解肌汤，常用药物如薄荷、桑叶、蝉衣、牛蒡子、连翘等。该法用于外感风热之证，症见疮疡局部焮红肿痛，或皮肤病皮疹泛发、色红瘙痒伴风热表证，如颈痈、乳痈初起及头面部丹毒、瘾疹、药毒等。

2. 辛温解表 常用方剂如荆防败毒散、万灵丹等，常用药物如荆芥、防风、麻黄、桂枝、羌活等。用于外感风寒证，症见疮疡局部肿痛酸楚，或皮肤出现急性泛发性皮疹、色白，或皮肤麻木伴风寒表证。如瘾疹风寒证、麻风病初起等。

解表法在应用时应注意：凡疮疡溃后，日久不敛，气血虚弱者，即使有表证亦不宜发汗太过，否则汗出过多可引起痉厥。

（二）通里法

通里法是用泻下的药物使蓄积在脏腑内部的毒邪得以疏通、排出的治疗方法。通里法分攻下和润下两大类。

1. 攻下法 常用方如大承气汤、内疏黄连汤，常用药物如大黄、芒硝、枳实、番泻叶。该法用于表证已罢、热毒入腑、便结里实证，如外科疾病局部焮红、肿胀、剧痛，皮肤病焮红、灼热，伴口干饮冷、壮热烦躁、腹痛便秘者。

2. 润下法 常用方如润肠汤，常用药物如火麻仁、桃仁、肉苁蓉等。该法用于阴虚肠燥便秘，如肛肠病、疮疡，以及皮肤病等阴虚火旺、肠燥便秘之证。

应用通里攻下之法应严格掌握适应证，尤以年老体弱、妇女妊娠或月经期更宜慎用，且宜中病即止，不可过剂。

（三）清热法

清热法是用寒凉的药物使内蕴的热毒得以清解的方法。根据热之盛衰、火之虚实可分为清热解毒、清气分热、清营血分热、养阴清热四大类。

1. 清热解毒 常用方如五味消毒饮，常用药物如金银花、紫花地丁、蒲公英、菊花、连翘等。该法用于热毒之证，如疔疮、疖、痈等，症见局部红、肿、热、痛，伴发热烦躁、口燥咽干、舌红苔黄、脉数等症。

2. 清气分热 常用方如黄连解毒汤，常用药物如黄连、黄芩、黄柏、石膏等。该法用于颈痈、流注、附骨疽、接触性皮炎、脓疱疮等，症见局部色红或皮色不变、灼热肿胀或皮损焮红、灼热、脓疱、糜烂，伴壮热、口渴喜冷饮、溲赤便干、舌红苔黄糙或黄腻、脉洪数者。

3. 清营血分热 常用方如清营汤、犀角地黄汤，常用药物如水牛角、生地黄、赤芍、牡丹皮、紫草等。该法用于热入营血证，如烂疔、发、大面积烧伤或皮肤丹毒、白疕血热型、红蝴蝶疮等，伴高热、口渴不能饮、心烦不寐、舌质红绛、苔黄脉数等。

4. 养阴清热 常用方如知柏地黄汤、清骨散，常用药物如玄参、生地黄、麦冬、知母、地骨皮、青蒿、鳖甲、银柴胡等。该法用于慢性炎症、红蝴蝶疮，或走黄、内陷后阴伤有热者，或瘰疬、流痰等虚热不退的疾病。

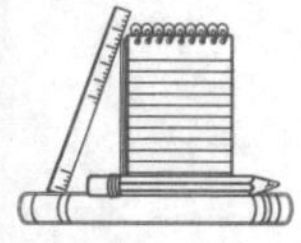

在临床上清热解毒与清气分热有时不能截然分清，常相互合并应用，而清实火、清气分热、清营血分热在热毒炽盛时可相互同用。若邪陷心包，宜配合清心开窍法。应用清热药物切勿太过，必须兼顾胃气，若过用苦寒，势必损伤胃气而致纳呆、泛酸、便溏等症状，尤在疮疡溃后勿过投寒凉而影响收口。

（四）温通法

温通法是用温经通络、散寒化痰的药物以驱散阴寒凝滞之邪，为治疗寒证的主要治则。临床分温经通阳、散寒化痰和温经散寒、祛风化湿两大法。

1. 温经通阳，散寒化痰　常用方如阳和汤，常用药物如附子、肉桂、干姜、桂枝、麻黄等。该法用于体虚寒痰阻于筋骨，症见患处隐隐酸痛、漫肿不显、不红不热、口不作渴、形体恶寒、小便清利、苔薄脉迟等内寒之象，如流痰、脱疽等病。

2. 温经散寒，祛风化湿　常用方如独活寄生汤，常用药物如桂枝、细辛、羌活、独活、寄生、防风等。该法用于风寒湿邪客于筋骨，症见患处酸痛麻木、漫肿、皮色不变、恶寒重、发热轻、苔白腻、脉沉紧等外寒之象，如痹证风寒湿证等。

以上两法在临床应用时如症见阴虚有热，不可施用。因温燥之药能助火劫阴，用之不当能造成其他变证。

（五）祛痰法

祛痰法是用咸寒软坚化痰的药物，使因痰凝聚之肿块得以消散的法则。临证分疏风化痰、清热化痰、解郁化痰、养营化痰等法。

1. 疏风化痰　常用方如牛蒡解肌汤合二陈汤，常用药物如牛蒡子、薄荷、菊花、夏枯草、陈皮、杏仁、茯苓、半夏等。该法用于风热夹痰之证，如颈痈结块肿痛，伴恶风发热、咽喉肿痛。

2. 清热化痰　常用方如清咽利膈汤合二母散，常用药如金银花、茯苓、贝母、桔梗、瓜蒌、玉竹、黄连、连翘等。该法用于痰火凝聚之证，如锁喉痈红肿坚硬、灼热疼痛，伴气喘痰壅、壮热口渴、便秘、溲赤、舌质红绛、苔黄腻、脉弦滑数等。

3. 解郁化痰　常用方如逍遥散合二陈汤，常用药如柴胡、郁金、川楝子、海藻、昆布、白芥子等。该法用于气郁夹痰之证，如瘰疬、肉瘿结块坚实，色白不痛或微痛，伴胸闷憋气、性情急躁等。

4. 养营化痰　常用方如香贝养荣汤，常用药如贝母、茯苓、当归、白芍、首乌、川芎等。该法用于体虚夹痰之证，如瘰疬、流痰后期形体消瘦、神疲肢软等。

因痰而致外科病每与气滞、火热相合，故一般很少应用温化之品，以免助火生热。

（六）理湿法

理湿法是用燥湿或淡渗的药物祛除湿邪的治法。临床分清热利湿、祛风除湿、健脾燥湿几个方面。

1. 清热利湿　常用方如五神汤、萆薢渗湿汤，常用药物如茯苓、车前子、黄柏、萆薢、苍术、金银花、滑石等。该法用于湿热交并之证，如湿疮、臁疮等，症见局部肿胀疼痛、焮红灼热，或皮肤糜烂、渗液、滋水淋漓，伴肢酸沉重、小便短赤、舌苔黄腻、脉滑数等。

2. 祛风除湿　常用方如羌活胜湿汤、豨莶丸等，常用药物如羌活、威灵仙、厚朴、苍术、薏苡仁、泽泻、白鲜皮、豨莶草等。该法用于风湿袭于肌表之证，如白驳风。

3. 健脾燥湿　常用方如平胃散，常用药物如苍术、藿香、半夏、陈皮。该法用于湿邪兼有脾虚不运证，如外科疾患伴有胸闷呕恶、脘腹胀满、纳差、舌苔厚腻等。

理湿之药过用每能伤阴，故体弱阴虚、体液亏损者宜慎用本法。

（七）行气法

行气法是用行气的药物宣通气机、调和气血，以达到解郁散结、消肿止痛目的的一种治法。临床分理气活血法、疏肝解郁法。

1. 理气解郁 常用方如逍遥散，常用药物如柴胡、茯苓、薄荷、半夏、香附、枳壳等。该法用于肝胆两经循行部位出现的病证，如乳癖、乳岩等，症见肿块坚硬或质软，随喜怒而消长。

2. 理气活血 常用方如舒肝溃坚汤、十全流气饮，常用药物如柴胡、夏枯草、芍药、陈皮、僵蚕、红花、香附等。该法用于肿疡初起时气滞而致血壅结肿。

凡行气药物多辛温香燥，易耗气伤阴，故气虚、阴伤或火盛者须慎用或禁用。气滞则血瘀，气郁则水停生痰，在临床应用时行气法多与祛痰、和营法配合应用。

（八）和营法

和营法是用调和营血的药物，使经络疏通、血脉调畅，从而达到疮疡肿消痛止的目的。适用于疮疡、肿瘤、皮肤病有气血凝滞之证候者。

常用方剂如桃红四物汤、活血散瘀汤等。常用药物如桃仁、红花、当归、赤芍、丹参、川芎、泽兰等。该法用于肿疡或溃后肿硬不减、结块色红较淡或青紫者；皮肤病表现为结节、赘生物、肿块、紫癜、肥厚、发硬，如硬皮病、血瘀型白疕、结节性红斑等。

和营法在临床应用时，根据疾病的不同原因，多与其他治法合并应用。如有寒邪者，宜与祛寒法同用；血虚者，宜与养血药合用。毒邪阻滞夹有血瘀者，宜和营解毒；气虚血瘀者，宜益气和营。临证应辨析后灵活应用。和营祛瘀药一般多温燥，所以火毒炽盛者不宜使用，以防助火；对气血亏损者，破血药亦不宜过用，以免伤血。

（九）内托法

内托法是用透托和补托的药物扶正托毒，使疮疡毒邪移深就浅，早日液化成脓，并使病灶趋于局限化，邪盛者不致脓毒旁窜深溃，正虚者不致毒邪内陷，从而达到脓出毒泄、肿消痛减的目的。

1. 透托法 常用方如透脓散，常用药物如川芎、穿山甲（代）、皂角刺、当归、黄芪。该法用于肿疡已成，邪盛正实，尚未溃破或脓出不畅之实证。

2. 补托法 常用方如托里消毒散、薏苡附子败酱散，常用药物如黄芪、白术、人参、当归、白芍、川芎、生地黄、金银花、甘草、白芷、皂角刺、茯苓等。该法用于肿疡毒势亢盛，正气已虚，不能托毒外出者。其中托里消毒散偏于益气托毒，薏苡附子败酱散偏于温阳托毒。

透脓法不宜用之过早，肿疡初起未成脓时不宜用；补托法邪盛正实的情况下不可施用，以免犯“实实之戒”，此外，脓乃气血凝滞、热盛肉腐而成，故内托法多与和营、清热等法同用。

（十）补益法

补益法是用补虚扶正的药物消除虚弱，恢复正气，助养新肉生长，使疮口早日愈合的重要治法。通常分益气、养血、滋阴、温阳几方面。

1. 益气 常用方如四君子汤，常用药如党参、黄芪、白术。该法用于肿疡疮形平塌、散漫、顶不高突，成脓迟缓、破溃困难，或兼见呼吸气短、语声低微、疲倦乏力、自汗、纳差、舌淡苔少、脉虚无力者。

2. 养血 常用方如四物汤，常用药如当归、熟地黄、白芍、鸡血藤。该法用于溃疡脓水清稀，难以生肌收口，或兼见面色苍白、头晕眼花、心悸失眠、手足发麻、舌淡、脉虚无力者。

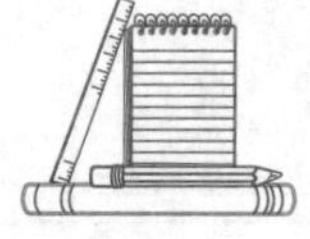

3. 滋阴 常用方如六味地黄丸，常用药物如玄参、生地黄、麦冬、女贞子、旱莲草等。该

法用于外科病兼见口干咽燥、耳鸣目眩、手足心热、午后低热、形体消瘦、舌红少苔、脉细数者。

4. 温阳　常用方如肾气丸或右归丸，常用药物如附子、肉桂、仙茅、淫羊藿、巴戟天、鹿茸等。该法用于疮形肿胀软漫，不易酿脓腐烂，溃后肉色灰暗、新肉难生，伴大便溏薄、小便频数、肢冷自汗、少气懒言、倦怠嗜卧、舌质淡、苔薄、脉象微细者。

补益法在应用时应以“虚则补之”为原则，一般阳证溃后多不应用补法，如需应用，多以清热养阴醒胃之法，当确显虚象时方加补益。若火毒未消而显虚象者，当以清理为主，佐以补益之品，切忌大补。若元气虽虚、胃纳不振者，应先以健脾醒胃为主，而后再行补益。另外，疾病有气虚或血虚，阴虚或阳虚，也有气血两亏、阴阳两虚的情况，应用补法时也宜灵活应用。

（十一）养胃法

养胃法是用调补脾胃的药物，使纳谷旺盛，从而促进气血生化的治法。凡外科疾病在发展过程中出现脾胃虚弱、运化失司，须及时调理脾胃，以助生化之源。特别是疮疡溃后，若胃纳不佳，生化乏源，气血不充则疮口难收。故治疗外科疾病须始终顾护胃气。一般分理脾和胃、和胃化浊和清养胃阴等法。

1. 理脾和胃　常用方如异功散，常用药物如党参、白术、茯苓、陈皮、砂仁等。该法用于脾胃虚弱、运化失职，如溃疡兼见纳呆食少、大便溏薄、舌淡、苔薄、脉滑者。

2. 和胃化浊　常用方如二陈汤，常用药物如陈皮、半夏、茯苓、厚朴、竹茹、麦芽等。该法用于湿浊中阻、胃失和降，如溃疡后期、手术后期兼见胸闷欲呕、胃纳不佳、苔薄黄腻、脉濡滑者。

3. 清养胃阴　常用方如益胃汤，常用药物如沙参、麦冬、玉竹、天花粉、生地黄。该法用于走黄、内陷、急腹症恢复期、大面积烧伤，症见口干少津而不喜饮、胃纳不香，或伴口糜、舌光红、脉细数者。

理脾和胃、和胃化浊两法的适应证中均有胃纳不佳之症，但前者适用于脾虚而运化失常，后者适用于湿浊中阻而运化失常，区别在于舌苔是否腻与厚薄，舌质之淡与不淡，以及有无便溏、胸闷欲恶；而清养胃阴之法重点在于抓住舌光质红之症。假若三法用之不当，则更增胃浊或重伤其阴。

以上各种内治法虽各有适应证，但临证时须根据全身、局部情况及病程阶段，按病情的变化和发展选法用药，或单独应用或数法合用，才能取得较好的疗效。

项目二　外治法

【学习目标】

1. 掌握：外治法的总原则。
2. 熟悉：外治法的应用。
3. 了解：外治法的临床意义。

外治法是运用药物、手术或配合一定器械，直接作用于病变部位或身体体表某部以达到治疗目的的疗法。常用方法有药物疗法、手术疗法和其他疗法三大类。

一、药物疗法

药物疗法是依配方将药物加工成不同的剂型，施于患处，使药物的作用直达病之所在，以达到治疗目的的疗法。常用的有膏药、油膏、箍围剂、掺药、草药等。

（一）膏药

1. 制作 依配方将药物共用捣烂成膏或将药物置入植物油内煎炸，捞出枯渣，加入黄丹，使黄丹在高热下发生物理变化凝合成膏，将膏（药肉）用竹签摊于布上或纸上而成。

2. 作用 膏药富有黏性，敷贴患处起到固定作用；隔离疮面以避免二重感染；药肉敷贴患处可缓释药物效能；使用前加温软化对患处具有热疗效应，可促进局部循环。其具体功能依配方的组成而不同，对肿疡可消肿定痛，对溃疡起到提脓祛腐、生肌收口的作用。

3. 适应证 一切外科疾病初起、已成、溃后各个阶段均可应用。

4. 应用

（1）太乙膏 性偏清凉，具有消肿、清火、解毒、生肌的功能。适用于阳证，为肿疡、溃疡通用之方。

（2）千捶膏 性偏寒凉，具有消肿、解毒、提脓、祛腐、止痛的功能。初起贴之能消，中期贴之能溃，后期贴之能敛。适用于阳证。

（3）阳和解凝膏 性偏温热，具有温经和阳、祛风散寒、调气活血、化痰通络的功能。适用于阴证未溃者。

（4）咬头膏 具腐蚀性，具有蚀破疮头的功能。适用于肿疡脓成不能自破，以及患者不愿行切开排脓者。

膏药厚摊适用于肿疡，3～5天一换；薄摊适用于溃疡，宜勤换。

5. 注意点 膏药使用过程中局部出现皮肤焮红或起丘疹，或发生水疱，甚则湿烂，伴瘙痒，是过敏现象（膏药风）；膏药不吸脓水，故溃疡脓水过多、皮肤渗液多时不宜使用；膏药不宜去之过早，否则易再次感染或形成红色瘢痕而不易消退。

（二）油膏

1. 制作 依配方将药物置入植物油内煎炸，捞出枯渣，加入基质凝合成膏；或将药物加工成极细粉，加入基质捣匀而成。目前常用的基质有黄蜡、白蜡、猪脂、羊脂、松脂、麻油及凡士林等。

2. 作用 因其柔软、润滑，无板硬黏着不适的感觉，尤其对病灶凹陷折缝之处或大面积溃疡更为适宜。涂于病灶局部可隔离疮面，缓释效能；保持疮面湿润，有利于组织生长。

3. 适应证 肿疡、溃疡，皮肤病糜烂、结痂、渗液不多者及肛门病。

4. 应用

（1）金黄膏、玉露膏 具有清热消肿、散瘀化痰的功能。适用于阳证肿疡、肛门直肠痈疽等病。

（2）冲和膏 具有疏风活血、消肿定痛、祛寒软坚的功能。适用于半阴半阳证。

（3）回阳玉龙膏 具有温经活血、散寒化痰的功能。适用于阴证。

（4）生肌玉红膏 具有活血祛腐、解毒止痛、润肤敛疮的功能。适用于一切溃疡腐肉未脱、新肉未生之时，或日久不能收口者。

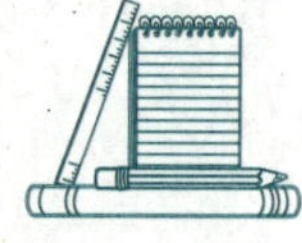

（5）生肌白玉膏 具有润肤、生肌、收敛的功能。适用于溃疡腐肉已脱、疮口不敛者，以及乳头皲裂、肛裂等病。

（6）红油膏　具有防腐生肌的功能。适用于一切溃疡。

（7）疯油膏　具有润燥、杀虫、止痒的功能。适用于牛皮癣、慢性湿疮、皲裂等。

（8）青黛散油膏　具有收涩止痒、清热解毒的功能。适用于蛇串疮及急、慢性湿疮等皮肤焮红瘙痒、渗液不多之症。

（9）消痔膏、黄连膏　具有消痔、退肿、止痛的功能。适用于内痔、赘皮外痔、血栓外痔等出血肿痛之症。

5. 注意点　若有过敏，宜改用他药；油膏不吸脓水，凡皮肤湿烂，疮口腐肉已尽，应用油膏宜薄摊勤换。用于腐肉已脱、新肉生长之时宜薄摊，以免影响新肉生长。

（三）箍围药

1. 制作　依配方将药物加工成药粉，再加入调剂共成糊状的制剂，敷贴患处。

2. 作用　具有箍集围聚、收束疮毒的作用，使肿疡初起得以消散；若毒已结聚，能促其疮形缩小，趋于局限，早日成脓溃破；若溃后余肿未消，亦可用来消肿，截其余毒。

3. 适应证　凡外疡不论初起、成脓或溃后，肿势散漫不聚而无集中之肿块者，均可应用。

4. 应用

（1）金黄散、玉露散　性偏寒凉，具有清热消肿、散瘀化痰的功能。适用于红肿热痛明显的阳证，其中金黄散对肿而结块或急性炎症控制后形成的慢性炎症尤宜，玉露散对焮红、灼热、漫肿效果更佳。

（2）冲和散　药性平和，适用于半阴半阳证。

（3）回阳玉龙散　药性偏温，适用于阴证。

箍围药所用调剂与药物的效能是协同的。一般阳证多用菊花汁、银花露或冷茶汁调制；半阴半阳证多用葱、姜、韭捣汁或用蜂蜜调制；阴证多用醋、酒调敷。敷贴时肿疡宜敷满肿势并超过肿势；若毒已结聚或溃后，宜敷于四周且超过肿势。

5. 注意点　箍围药应用时应一直保持其湿润状态，以利于药物的吸收，避免药物剥落或干板不舒；肿块未局限者，宜围敷于四周。

（四）掺药

1. 制作　依配方将药物研成极细粉或用炼丹法制成结晶体粉末。用时掺布于膏药或油膏上或直接掺于疮面，或黏附于药捻上插入疮内。近年来经过剂型改革，亦可将药粉混于水或浸入乙醇中应用。

2. 作用　依配方的不同而能消肿散毒、提脓祛腐、腐蚀平胬、生肌收口、定痛止血、收涩止痒、清热解毒。

3. 适应证　疮疡各期、皮肤病、小出血等。

4. 应用

（1）消散药　具有渗透和消散的作用。将药物掺于膏药或油膏上，贴于患处，使疮疡蕴结之毒移深居浅，肿消毒散。适用于肿疡初起而肿势局限尚未成脓者。阳毒内消散、红灵丹具有活血止痛、消肿化痰之功效，适用于阳证；阴毒内消散、桂麝散、黑退消具有温经活血、破瘀化痰、散风逐寒之功，适用于阴证。

（2）提脓祛腐药　具有提脓祛腐的作用。能使疮疡内蕴之脓毒早日排出，腐肉迅速脱落，是处理溃疡早期的一种基本方法。适用于溃疡初期，脓栓未脱，腐肉未尽，或脓水不净，新肉未生阶段。

提脓祛腐的主药是升丹，有大升丹和小升丹之分，目前多采用小升丹。使用时若疮口大者，

可掺布于疮口上；若疮口小者，可黏附于药线上插入；亦可掺于膏药、油膏上盖贴。升丹药性较猛，应用时须加赋形药，制成九一丹、八二丹、七三丹、五五丹等。在腐肉已脱，脓水已少的情况下，更宜减少升丹的用量。应用时应注意过敏与中毒，对升丹过敏者可用黑虎丹。病变在眼部、唇部者不宜应用。另外，升丹以陈品为佳，且宜避光封闭保存。

（3）腐蚀与平胬药　腐蚀药具有腐蚀恶肉的作用，掺布患处能使疮疡不正常组织腐蚀枯脱；平胬药具有平复胬肉的作用，能使疮口增生的胬肉平复。凡疮疡脓成未溃时，或痔疮、瘰疬、赘疣、息肉等病溃后疮口太小、出脓不畅，或疮口僵硬、胬肉凸出、腐肉不脱等有碍收口时，均可应用。

①白降丹：适用于疮口太小、脓腐难去者。用桑皮纸或丝绵纸做成裹药插入疮口，蚀大疮口使脓腐易出；赘疣点之可以腐蚀枯脱；以糊做条用于瘰疬可以攻溃拔核。

②三品一条枪：插入漏管可以蚀去管壁，也可用于攻溃瘰疬、蚀去内痔。

③枯痔散：涂敷于痔疮表面能使其焦枯脱落。

④平胬丹：适用于疮面胬肉凸出，掺于其上可使胬肉平复。

腐蚀药含有汞、砒成分，腐蚀力大，应用时须谨慎，以不伤及正常组织为原则。头面、指趾等肉薄近骨处不宜使用过烈腐蚀药，若需应用，必须加赋形药，以降低药力，以免损伤筋骨。若腐蚀目的已达，即改用提脓祛腐或生肌收口药。使用过程中不宜长期使用，以免引起中毒，对汞、砒过敏者禁用。

（4）生肌收口药　具有解毒、收涩、收敛、促进新肉生长的作用，掺布于疮面能促进疮口愈合，不论阴证、阳证，凡溃疡腐肉已脱、脓水将尽之时均可使用。常用的生肌收口药如生肌散、八宝丹等。应用时须把握适应证，不宜用之过早；若溃疡肉色灰淡而少红活，新肉生长缓慢，则宜配合内服补益剂，增加食物营养，内外结合，以助新生；若臁疮日久难敛，宜配合绑腿缠缚，改善局部血液循环。

（5）止血药　具有收敛凝血止血的作用，掺布于出血之处，外加敷料固定，使疮口血液凝固，达到止血的目的。适用于溃疡及创伤出血。桃花散一般用于溃疡出血；圣金刀散一般用于小创伤出血；三七粉调成糊状外敷亦有很好的止血效果。但遇大出血，则须配合手术等法。

（6）清热收涩药　具有清热收涩止痒之功效，掺布于皮损处可达到消肿、干燥、止痒的目的。适用于一切皮肤病急性、亚急性阶段而渗液不多者。青黛散具有较强的清热止痒作用，可用于皮肤大片潮红、丘疹而无渗液者；三石散具有收涩生肌作用，一般用于皮肤糜烂、稍有渗液而无红热者。皮肤糜烂、渗液多者不宜使用，毛发生长处亦不宜应用。

（7）洗剂　依配方将药物加工成极细粉，与水混合制成混悬液，用时振荡后外涂。一般用于急性、过敏性皮肤病。三黄洗剂有清热止痒的功效，用于一切急性皮肤病，如湿疮、接触性皮炎等；颠倒散具清热散瘀之功，用于酒齄鼻、粉刺。亦可在上方中加入1%～2%的薄荷或樟脑以加强止痒之力。对皮肤糜烂渗液多或脓液结痂，或深在性皮肤病不宜使用。

（8）酊剂　将药物置于乙醇中浸泡，倾取其药液即为酊剂，多用于疮疡未溃及皮肤病。红灵酒可活血消肿止痛，适用于冻疮、脱疽未溃时。复方土槿皮酊、10%土槿皮酊可杀虫止痒，适用于手、足癣。白屑风酊可祛风杀虫止痒，适用于白屑风。酊剂多具有刺激性，溃疡或皮肤糜烂者不宜使用。酊剂应盛于遮光密闭容器中，充装宜满，置阴凉处保存。

（五）草药

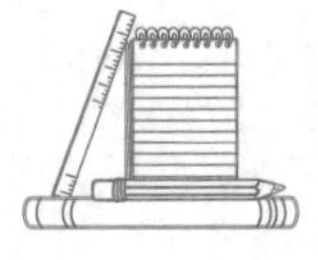

1. 制作　采集新鲜的植物药，以野生者为佳。先洗净，再用1∶5000高锰酸钾浸泡后捣烂，直接敷于患处。

2. 作用　具有清热解毒、消肿止痛、收敛止血的功能。

3. 适应证　一切外科疾病阳证，症见红肿热痛者；浅表创伤出血、皮肤病瘙痒、毒蛇咬伤等。

4. 应用　马齿苋、蒲公英、紫花地丁、丝瓜叶、芙蓉花叶、仙人掌具有清热解毒消肿之功效，适用于阳证疮疡；白茅根、旱莲草、丝瓜叶等具有止血之功效，适用于浅表创伤出血；地肤子、蛇床子、徐长卿等可解毒止痒，适用于急、慢性皮肤病以瘙痒为主症者；半边莲捣敷可治毒蛇咬伤。

5. 注意点　一直保持敷药之湿润，药物干燥后即更换药物或用冷开水淋湿，便于药力渗透。

二、手术疗法

手术疗法是运用器械和手术操作来进行治疗的方法，是外科治疗的重要组成部分。常用的手术疗法有切开法、烙法、砭镰法、挂线法、结扎法等。手术需要选好适应证，在无菌条件下实施满意麻醉，严格按照操作步骤进行，并须注意防止出血和刀晕的发生。

（一）切开法

切开法是运用手术刀切开脓肿，使疮疡脓液排出，达到毒随脓泄、肿消痛减、逐渐向愈的目的。

1. 适应证　凡一切外疡已成脓者，不论阴证、阳证均可应用。

2. 用法　在术前应当辨清脓成熟的程度，脓肿位置的深浅及血脉经络的位置，然后确定相应的操作。当肿疡成脓之后，脓肿中央出现透脓点（脓腔中央最软的一点），即为脓已成熟，此时是切开的最佳时机。具体运用如下：

（1）切开位置　以离脓腔最近为原则。为便于引流，可选择在脓肿稍低位置或脓肿波动感最明显处进刀，可使引流通畅，不致造成袋脓。

（2）切开方向　一般疮疡宜循经直切，免伤血络；乳房部脓肿应以乳头为中心做放射状切口，以免伤及乳络；面部脓肿尽量沿皮肤自然纹理切开；手指脓肿从侧方切开；关节区附近脓肿的切开尽量避免越过关节；关节区脓肿行横切口；肛旁浅在脓肿以肛门为中心做放射状切口。

（3）切口的深浅　以得脓为度。浅部脓肿先确定进刀位置，用刀尖刺入脓腔，扩大创口，分开腔隔，充分引流；深部脓肿必须依解剖层次逐层切开，逐层止血，切开皮肤、皮下组织后以血管钳行钝性分离，达脓腔壁时用血管钳插入脓腔后把血管钳分开，放出脓液。

（4）切口长度　切口应足够长，以引流通畅为度。具体应视脓肿范围大小及病变部位的肌肉厚薄而定。脓肿范围大、肌肉丰厚而脓腔较深者切口宜大；脓肿范围小、肉薄而脓肿较浅者切口宜小。切口长度不能超过脓腔的直径。

（5）操作方法　手术时以右手握刀，刀锋向外，拇指、食指二指夹住刀口要进刀的尺寸，其余三指把住刀柄，并把刀柄末端顶住鱼际上 1/3 处，左手拇指、食指二指按住所要进刀部位的两侧。进刀时刀口向上，在脓点部位直刺，如有落空感，即进入脓腔，可直出刀。如需扩大则将刀口向上或向下轻轻延伸。如采用西医手术刀，可应用小号尖角刀以反挑式执刀法进行直刺，如欲刀口开大，可将刀口向上或向下轻轻延伸。

3. 注意点　在筋脉和关节部位宜谨慎开刀，不要损伤筋脉致使关节不利。如患者体质过于虚弱，应先内服调补药物，然后开刀，以免晕厥。凡颜面部疔疮，尤其是发于鼻唇部位者忌早期切开，以免疔毒走散，并发走黄危证。切开后由脓自流，切忌用力挤压，以免邪毒扩散，内攻脏腑。

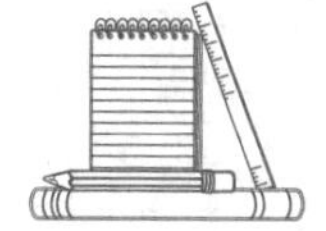

（二）烙法

烙法是应用针或烙器在火上加热后进行手术操作的一种方法。烙法分火针烙法和烙铁烙法，目前烙铁烙法多以电灼器替代。

1. 火针烙法用具　粗针形如细筷，系铁或铜制成，长 18 ～ 21cm，针头细而圆，针柄较粗，或圆或方。它是借着灼烙的作用来代替开刀，使脓肿溃破引流，且能防止出血。

2. 适应证　附骨疽、流痰等肉厚脓深的阴证，脓熟未溃或溃而疮口过小、脓出不畅者。

3. 操作　将针头蘸麻油在炭火或酒精灯上烧红，从脓腔低处向上方斜入烙之，脓即随之流出（需要疮口开大可在拔针时向上一拖，取斜出方向；需疮口开小则拔针时直向取出），一烙不透可以再烙。烙后插入药线引流。至于开口大小、深度及消毒麻醉均同切开法。

4. 注意点　对红肿热痛之阳证不宜使用；筋骨关节处用之恐伤筋灼骨；胸胁、腰、腹部不可深刺，易伤及内膜；头面部为诸阳之首，且皮肉较薄，故禁用。

（三）砭镰法

砭镰法俗称飞针，是用三棱针或刀锋在疮疡患处浅刺皮肤或黏膜，放出少量血液，使内蕴之毒随血外泄的疗法。

1. 适应证　适用于急性阳证，如丹毒、红丝疔等。

2. 操作法　局部常规消毒，然后用三棱针或刀锋直刺皮肤或黏膜，并按一定规律移动击刺多点，使患部微微出血为度。刺毕用消毒棉球按压针孔。红丝疔用挑刺手法，先刺红丝尽头，令微出血，继而沿红丝走向寸寸挑断。下肢丹毒、疖、痈初起可用围刺手法，用三棱针围绕病灶周围点刺放血。

3. 注意点　必须无菌操作，以防感染；刺宜轻、浅、快，出血不宜过多；应避开较大血管；对慢性阴证、虚证及有出血倾向者不宜使用此法。

（四）挂线法

挂线法是用普通丝线，或药制丝线，或纸裹药线，或橡皮筋等挂断瘘管和窦道的方法。原理是依靠线的紧力使局部气血阻绝，肌肉坏死，最终达到慢性切开的目的。

1. 适应证　瘘管、窦道或疮口过深或生于血络丛处不宜切开者。

2. 操作法　先用球头银丝自甲孔探入管道，使银丝从乙孔穿出（如没有乙孔，可在局部麻醉下用硬性探针顶穿，再从顶穿处穿出），然后用丝线做成双套结，将橡皮筋线一根结扎在自乙孔穿出的银丝球头部，再由乙孔回入管边，从甲孔抽出，使橡皮筋与丝线贯穿瘘管管道两口；此时将球头上的丝线与橡皮筋剪开（丝线暂存在管道内，以备橡皮筋在结扎折断时用以引橡皮筋线作更换之用），然后收紧橡皮筋两端，并以止血钳紧贴皮肤夹紧，以粗丝线在钳下再将橡皮筋扎紧；最后抽出管道内的丝线，外盖纱布。如用普通丝线或纸裹药线挂线法，须每隔 2 ～ 3 天解开线结，再行紧线。橡皮筋因有弹性无须再行紧线，故目前多用橡皮筋挂线法。

3. 注意点　探针穿过瘘管时必须动作轻柔，以免造成假道，必要时可做造影，以明确瘘管走向。若瘘管管道较长，发现挂线松弛时，应及时紧线。

（五）结扎法

结扎法又名缠扎法，是将丝线缠扎于病变部位与正常皮肉的分界处，通过线的紧力阻断局部气血流通，使被结扎以上部位的组织失去营养而逐渐坏死脱落，从而达到慢性切除的目的。对较大脉络断裂而引起的活动性出血，亦可结扎血管，制止出血。

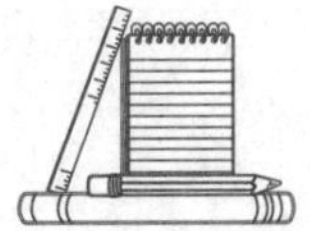

1. 适应证　赘疣、痔、脱疽等病，以及脉络断裂引起的出血之症。

2. 操作法　使用普通丝线，或药制丝线，或医用缝合线。对头大蒂小的瘤、疣、痔等，可在根部以双套结扣住扎紧；对头小蒂大的痔核，可在其根部缝针贯穿，行“8”字或“回”字结扎。对脉络断裂，可先找到断裂的络头，再用缝针引线贯穿出血基底部，然后系紧打结。

3. 注意点 内痔行贯穿结扎时缝针不可穿过患处肌层，以免化脓；扎线应扎紧，否则不能达到完全脱落的目的；扎线未脱应俟其自行脱落，不能硬拉，以防出血。

三、其他疗法

其他疗法有引流法、垫棉法、药筒拔法、针灸法、熏法、熨法、热烘疗法、浸渍法等。

（一）引流法

在脓肿切开或自行溃破后，需用各种引流方法，使出脓通畅，腐脱新生，防止毒邪扩散。常用引流法有药线引流、扩创引流和导管引流等。

1. 药线引流 药线俗称纸捻或药捻，多用桑皮纸，亦可用丝绵纸或拷贝纸等。根据临床需要，将纸裁成宽窄长短适度，搓成大小长短不同的绞形药线备用。药线有外粘、内裹两类，目前临床多用外粘药线。药线具有药物和物理引流的双重作用，插入溃疡疮孔中以提脓祛腐，引脓外出。绞形线状能使坏死组织附着于药线，换药时带出，还能探查脓腔的深浅及有无死骨存在。目前已普遍将捻制成的药线经过高压蒸汽消毒，以符合无菌要求。

（1）适应证 溃疡疮口过小，脓水不易排出者；已成瘘管、窦道者。

（2）用法

外粘药线：将搓成的纸线放入油中或水中润湿，蘸药插入疮口；或用白及汁与药和匀黏附到纸线上，候干备用。目前多用前一种。外粘药物为含红升丹成分的方剂或黑虎丹，具有提脓祛腐作用，用于溃疡疮口过小过深、出脓不畅者。

内裹药线：将药物裹入纸内，搓成线状备用，药物多用白降丹、枯痔散等，具有腐蚀作用，用于溃疡已成瘘管、窦道者。

（3）注意点 药线不能全部插入疮口，留出一部分向侧方或下方折放，再用膏药或油膏盖贴；当脓水已尽，流出黄稠滋水时，不宜再插药线，以免影响收口。

2. 导管引流

古代导管用铜制成，长 1cm 左右，粗细约 0.3cm，中空，一端平而光滑，一端呈斜尖式，在斜尖下方之两侧各有一孔（以备脓腐阻塞导管腔头部后仍能起引流的作用），即为导管的形状，消毒备用。这种导管引流较之药线引流更能使脓液畅出，从而达到脓毒外泄的目的。

（1）适应证 凡附骨疽、流痰、流注等脓腔较深、脓液不易畅出者。

（2）用法 将消毒之导管轻轻插入疮口，到达底部后再稍退出一些即可。当其管腔中已有脓液畅流排出时，即用橡皮膏固定导管，外盖厚层纱布，放置数日（纱布可以每日调换）；当脓液减少后，改用药线引流。导管另一种应用方式是当脓腔位于肌肉深部，切开后脓液不易畅出，将导管插入以引流脓液外出，待脓稍少后即拔去导管，再用药线引流。总之，这种导管引流目前对体表脓肿已很少采用，而大多应用于腹腔手术后，如胆道感染、阑尾脓肿等手术后，且导管均改用塑料管或橡皮管（导尿管）以替代铜制导管。

（3）注意点 导管的放置应放在疮口较低的一端，以使脓液畅流；导管必须固定，以防滑脱或落入疮口内；导管必须注意不要受压，管腔如被腐肉阻塞可松动引流管或轻轻冲洗，以保持引流通畅。

3. 扩创引流 是用手术方法扩大创口进行引流的方法。多用于脓肿溃后有袋脓现象，经其他引流、垫棉法等疗效不佳者。

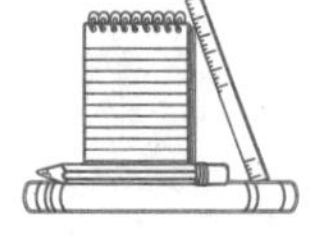

（1）适应证　袋脓、瘰疬溃后形成空腔或脂瘤染毒化脓等。

（2）用法　分上下扩创和“十”字形扩创。在消毒、局部麻醉下，对脓腔范围较小者，用手术刀将创口上下延伸；如脓腔范围较大者，则用剪刀做“十”字形扩创。瘰疬之溃疡扩创后应修剪空腔之皮，使疮面全部暴露；有头疽袋脓做“十”字形扩创后，切忌剪去空腔之皮，以免形成较大瘢痕；脂瘤感染化脓做“十”字形切开后，适当修剪两侧皮肤，便于嵌塞棉花，并用刮匙将囊肿内物质及囊壁一并刮除。

（3）注意点　扩创后须用无菌棉球按疮口大小蘸八二丹或七三丹嵌塞疮口以祛腐，并加以固定，以防止出血，以后可按溃疡处理。

（二）垫棉法

垫棉法即用棉花或纱布折叠成块以衬垫疮部的一种辅助疗法，利用加压的力量使溃疡下方的脓液得以排出，使过大的溃疡空腔皮肤与新肉得以黏合而达到愈合的目的。

1. 适应证　溃疡有袋脓者；窦道脓出不畅；溃疡脓腐已尽、新肉已生、皮肉不相亲形成空腔者。

2. 用法　袋脓者垫压疮口下方空隙处，并用宽绷带固定；窦道深而脓水不易排出者，垫压整个窦道空腔，并用绷带扎紧；溃疡空腔皮肉不相亲者，宜垫压范围超过空腔，外用宽绷带固定。腋窝、腘窝部疮疡溃后易形成袋脓或空腔，故宜早日应用垫棉法。用棉花或纱布垫支后，根据不同部位采用不同的绷带加压固定，如项部用四头带，腹壁用多头带，会阴部用丁字带，腋窝、腘窝部用三角带包扎，小范围者可用宽橡皮膏加压固定。

3. 注意点　急性炎症期不宜应用；垫棉加压后效果不佳者宜扩创引流。

（三）药筒拔法

药筒拔法是采用一定的药物，与竹筒若干同煎，乘热急合疮上，以吸取脓液毒水的方法。它是借着药筒具有宣通气血、拔毒泄热的作用，从而达到脓毒自出、毒尽疮愈的目的；同时还可减少因挤压所致的痛苦，防止因脓毒不得外出而引起毒反内攻的流弊。

1. 适应证　有头疽坚硬散漫不收，脓毒不得外出者；毒蛇咬伤，肿势迅速扩散，毒水不出者；反复发作的流火等症。

2. 用法　先用鲜菖蒲、羌活、独活、紫苏、蕲艾、白芷、甘草各 15g，连须葱 60g，用清水 10 碗煎数十滚，待药浓熟为度，备用。次用鲜嫩竹数段，每段长 23cm，径口 4.2cm，一头留节，刮去青皮留白，厚约 0.3cm，靠节钻一小孔，以杉木条塞紧，放前药水内煮数十滚（药筒浮起用物压住）；如疮口小可用拔火罐筒。将药水锅放在患者榻前，取筒倒去药水，趁热急对疮口合上，按紧，自然吸住，待片刻（5 ～ 10 分钟）药筒已温，拔去杉木塞，其筒自落。并视其需要和病体强弱，每天可拔 1 ～ 2 筒或 3 ～ 5 筒，如其坚肿不消，或肿势继续扩散，脓毒依然不能外出者，翌日可再次吸拔，如此连用数天。如应用于流火，患部用新洁尔灭消毒，先用砭镰法放血，再用药筒吸拔，待吸拔处血液自然凝固后，用纱布包扎，一般应用于复发性丹毒已形成象皮腿者。目前常因操作不便，以拔火罐的方法代替。

3. 注意点　必须验其筒内拔出的脓血，若是鲜明红黄稠厚者预后较好，纯是败浆稀水、气秽色黑绿者预后较差。此外，操作时须避开大血管，以免出血不止。

（四）针灸法

针法和灸法在外科上广泛应用。针法根据不同病证取穴，采用不同手法；灸法具有和阳祛寒、活血散瘀、疏通经络、拔引蓄毒的作用。可用于疮疡各期。

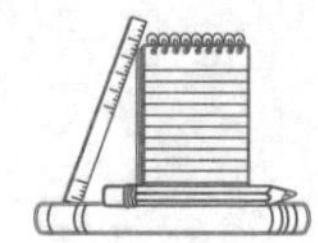

1. 适应证　针刺适用于瘰疬、乳痈、乳癖、湿疮、瘾疹、蛇串疮、脱疽，以及内痔术后疼

痛、排尿困难等。灸法适用于肿疡初起坚肿，特别是阴寒毒邪凝滞筋骨而正气虚弱，难以起发，不能托毒外达者；或溃疡久不愈合，脓水稀薄，肌肉僵化，新肉生长迟缓者。

2. 用法　针刺须远穴、近穴相配，不同疾病取穴各异。灸法分明灸和隔物灸两种。明灸因有灼痛，且易引起皮肤水疱，比较少用；隔物灸法中豆豉饼灸、隔姜蒜灸等适用于气血两虚、风寒湿凝滞筋骨之证。雷火神针灸适用于风寒湿侵袭，经络痹痛之证。至于灸炷的大小、壮数的多少，须视疮形的大小及疮口的深浅而定。务必使药力达到病所，以痛者灸至不痛、不痛者灸至觉痛为度。

3. 注意点　针刺一般不宜直接刺于病变部位；头面、颈项不宜使用灸法，疔疮等阳实证不宜灸之，手指等皮肉较薄处灸之更增疼痛，根据病情，针灸应与内治、外治等法共同使用。

（五）熏法

熏法是用药物燃烧后取其烟气上熏，借着药力与热力的作用，使腠理疏通、气血流畅而达到治疗目的的疗法。

1. 适应证　肿疡、溃疡均可应用。

2. 用法　神灯照法具有活血消肿、解毒止痛的功能，用于痈疽轻症，使未成脓者自消，成脓者自溃，不腐者即腐。桑柴火烘法具有温阳通络、消肿散坚、化腐生肌、止痛的功能，用于疮疡坚而不溃、溃而不腐、新肉不生、疼痛不止者。烟熏法具有杀虫止痒的功能，适用于干燥而无渗液的各种顽固性皮肤病。

3. 注意点　保持室内适当的空气流通；注意患者对治疗部位热感程度的反应，以免引起皮肤灼伤。

（六）熨法

熨法是用药物加酒、醋炒热后布包熨摩患处，使腠理疏通、气血流畅，从而达到治疗目的的疗法。

1. 适应证　风寒湿痰凝滞筋骨肌肉者，以及乳痈初起或回乳均可应用。

2. 操作方法　取赤皮葱连须 240g 捣烂后与熨风散药末和匀，醋拌炒热，布包熨患处，稍冷即换，具有温经祛寒、散风止痛之功，用于附骨疽、流痰皮色不变、筋骨酸痛者。取皮硝 80g 置布袋中，覆于乳房患处，再用热水袋置于布袋上待其溶化吸收，具有消肿回乳之功效。适用于乳痈初起或哺乳期回乳。

（七）热烘疗法

热烘疗法是在病变部位涂药后再热烘的疗法。通过热力使局部腠理开疏，药力渗透，达到止痒、活血祛瘀的目的。

1. 适应证　用于鹅掌风、慢性湿疮、牛皮癣等出现皮肤干燥、瘙痒之症者。

2. 用法　所用药膏如疯杨膏治鹅掌风，青黛膏治慢性湿疹，疯油膏治牛皮癣等。用时先将药膏均匀薄涂于患处，然后用电吹风或火烘患部，每日 1 次，约 20 分钟，烘后随即将药膏擦去。

3. 注意点　操作时防止皮肤灼伤，急性皮肤病禁用。

（八）浸渍法

浸渍法古称溻渍法。溻是将饱含药液的纱布或棉絮湿敷患处，渍是将患处浸泡在药液中，通过湿敷、浸泡、淋洗使药物作用于患处，以达到治疗目的。

1. 适应证　阳证疮疡初起、溃后，皮肤病瘙痒、脱屑，内、外痔肿胀疼痛等。

2. 用法　葱归溻肿汤可疏导腠理、调通血脉，适用于痈疽初起；2% ～ 10% 黄柏溶液具有清

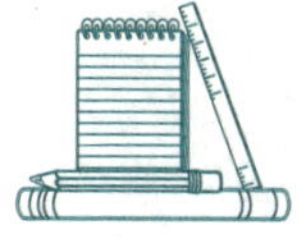

热解毒的作用，适用于疮疡溃后脓水淋漓、腐肉不脱、疮口难敛者；苦参汤具有祛风除湿、杀虫止痒之功，可洗涤尖锐湿疣、白疕等；五倍子汤具有消肿止痛、收敛止血的作用，煎汤坐浴可用于内、外痔肿痛及脱肛等；香樟木有调和营卫、祛风止痒之功，煎汤沐浴适用于瘾疹；鹅掌风浸泡汤可疏通气血、杀虫止痒，加醋同煎，每日浸泡，适用于鹅掌风。

3. 注意点　应用本法时冬季应注意保暖，夏季宜避风凉，以免感冒。

复习思考

一、单项选择题

1. 下列哪个不属于中医外科治疗原则（　　）

A. 消法　　B. 托法　　C. 补法
D. 下法　　E 和法

2. 透托法常用的方剂是（　　）

A. 透脓散　　B. 阳毒内消散　　C. 竹叶黄芪汤
D. 托里消毒散　　E. 龙胆泻肝汤

3. 益气托毒法的常用方剂是（　　）

A. 透脓散　　B. 阳毒内消散　　C. 竹叶黄芪汤
D. 托里消毒散　　E 龙胆泻肝汤

4. 性偏寒凉，能消肿、解毒、提脓、祛腐、止痛的药物是（　　）

A. 千锤膏　　B. 金黄散　　C. 冲和膏
D. 回阳玉龙膏　　E 止痛散

5. 下列各项中属于提脓祛腐药的是（　　）

A. 阳毒内消散　　B. 九一丹　　C. 八宝丹
D. 桂麝散　　E 红灵丹

扫一扫，查阅
复习思考题答案

二、简答题

1. 简述托法的具体应用。
2. 简述消法的具体应用。

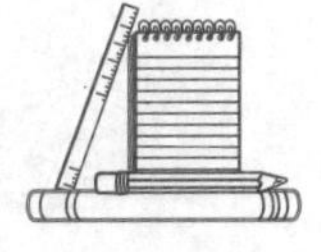

模块六　中医外科调护

扫一扫，查阅本模块 PPT、视频等数字资源

调护是临床中不可或缺的重要环节。中医外科护理早在南北朝龚庆宣《刘涓子鬼遗方》中就有文字记载，元代齐德之《外科精义》中又有“论将护忌慎法”等关于护理的专篇。在护理外科疾病方面强调整体观念、辨证施护，是医疗工作中不可缺少的重要环节。明代陈实功《外科正宗》曰：“凡人无病时，不善调理而致生百病，况既病之后，若不加调摄而病岂能得愈乎。”说明在外科疾病的治疗和恢复期间，从环境、饮食、情志、社会等多方面进行调护，对疾病的治疗和康复有着十分重要的意义。

项目一　一般护理

【学习目标】

掌握：中医外科一般护理的要点。

一、基本要求

（一）病室卫生与温度

干净明亮的病室环境可使患者心情愉快，有利于患者接受治疗和进行休养。《外科精义·饮食居处戒忌篇》云：“卧室宜洁净馨香。”患者在接受检查、治疗、换药及护理时，常需暴露肢体，因此病室内须光线充足、温度适宜，一般以 18 ～ 22℃为宜，新生儿及老年人室内温度宜保持在 22 ～ 24℃为佳。在寒冷季节开窗通风时间不宜过长，以免患者受寒；夏季炎热时患者不宜直接吹凉风或长时间使用空调。如果患者的呕吐物、大小便、汗液、痰液、脓、血等各种排泄物及病理产物使病室空气秽浊，则要注意适时通风，保持病室空气清新，洁净舒适。另外，还应根据气温的变化嘱患者增减衣物，以免感受外邪而加重病情。

（二）病室环境与探视

舒适安静的环境对外科患者的治疗和康复有密切的关系。病情较重或病程长的患者可能会出现情绪烦躁、焦虑不安，甚至恐惧等，因此要求治疗和休养的环境要清静，以利于调节患者的情绪，增强其抗病意识。噪声容易引起患者的情绪波动，对患者造成不良刺激，甚或加重病情，故要建立制度，保障病室的安静；同时配合建立严格的探视制度，主动向患者及家属做好宣传工作，避免喧哗吵闹、高声谈笑及其他噪声干扰。同时也要求医护人员做到说话轻、走路轻、操作轻、关门轻。总之，医患间共同营造安静舒适的病室内外环境是护理的重要内容。

二、特殊要求

外科病房的环境因某些疾病的特点，还应有相应的特殊要求。如烧伤严重的患者应安排在具有防寒保暖、整洁明亮的单独病房，室内要定期进行消毒，并严格控制家属探视制度，以免发生外来感染并减少医源性交叉感染。若是烂疔、疫疔、癣等患者，则容易通过创口分泌物、皮肤脱屑等传染，因此必须进行床边隔离，每一病床加隔离标记，患者不能互相接触，以防交叉感染，已被污染的物品、敷料等须严格消毒处理。此外，破伤风患者应避免声、光及触按等刺激，狂犬病患者应避免接触水或听到水声等。

三、情志护理

精神因素对疾病的发生、转归有着重要的影响，患者的心理反应直接影响疾病的疗效和预后。因此，通过对患者的身心护理，保持患者心理康复，是外科护理工作的重要组成部分。中医外科情志护理工作应如《理虚元鉴》所说“撙节其精神，故须各就性情所失以为治”，遵循“保持精神乐观，调和情绪变化，避免七情过激”的基本原则，密切观察患者的心理反应，以便有针对性地进行精神护理。

乳腺疾患、甲状腺疾患多与肝气郁结有关，在护理工作中应细心观察患者的精神心理活动，主动劝慰患者，讲述该病与情志的关系，使患者保持愉快的心情，避免情绪激动而使病情反复。乳岩患者会出现心理压抑、信心不足、情绪低落，甚至拒绝服药、逃避治疗等。所以医护人员要帮助患者消除恐惧心理，使其树立信心，配合治疗，防止意外发生。

有甲状腺病患者因颈部肿物逐渐增大影响美观，因而羞于见人，不愿与外界接触，思想负担较重，医护人员应给予患者安抚，尊重其自尊心，在精神上予以关心，行动上予以帮助，使患者摆脱悲观情绪，积极配合治疗。

在临床上一些重症患者，如疔疮、毒蛇咬伤和手术患者，常因意识到病情严重或害怕开刀而产生恐惧紧张心理；大面积烧伤、脱疽、骨痨、晚期岩肿患者因担心自己落伤残、毁容，或对治疗前景不乐观而产生消极悲观心理；一些慢性病患者，如面部痤疮、红斑狼疮、白疕等患者，因治疗周期长或病情有反复而产生情绪急躁或失去治疗信心。医护人员要根据这些患者不同的心理变化，有针对性地制定心理护理措施，使患者消除恐惧心理，树立战胜疾病的信心，积极配合治疗。

项目二　饮食护理

【学习目标】

掌握：中医外科饮食护理的要点。

一、基本要求

饮食护理是对患者的饮食进行正确指导，以达到配合治疗、促进康复之目的。其中饮食卫生是护理的前提，注意顾护脾胃是护理的关键。因此主张饮食宜清淡，不宜过多摄入醇厚肥甘之品；提倡饮食有节，五味调和；善用饮食调补，药食配合，讲究饮食的宜忌。食物与药物均有寒热温凉等区别。故寒证宜温热饮食，忌食寒凉生冷；热证宜寒凉性平饮食，忌温热辛辣炙煿之品。虚证宜补益饮食，忌耗气伤津或黏腻难以消化之品。其中阳虚者宜温补，慎寒凉；阴虚者宜清补，忌温热。实证宜祛邪饮食，因病所宜，忌用补益。

二、特殊要求

由于外科疾病性质不同，饮食上亦有一定的宜忌。

1. 阳证疮疡　痈、疽、疔疮等宜进食清凉解毒之品，如绿豆、黄瓜、丝瓜等；慎食辛辣煎炒炙煿之品，以免助火生热，加重病情。

2. 阴证疮疡　流痰、瘰疬、脱疽等宜进食温补之品，如羊肉、牛肉、生姜或牛奶、鸡蛋、豆制品等；慎食生冷瓜果，以免损伤脾胃，加重疾病。其中偏阳虚者宜用黑鱼、牛肉、牛骨髓之类；偏阴虚者可用乌龟、甲鱼之类。

3. 肛肠疾病　痔、肛裂、肛瘘等疾病与感受温热燥邪有关，故不宜食用葱、姜、韭菜、辣椒、花椒及醇酒、煎炸、烘烤食品，以免加重病情。

4. 皮肤疾病　皮肤病如湿疹、瘾疹、白疕、痤疮等，宜进清淡饮食；忌食鱼腥海鲜等发物，如虾、海鱼、芫荽等。

另外，乳房疾病宜食用行气之薤白，通乳之莴笋、猪蹄等；甲状腺疾病宜多食海带等含碘量高的食物。

三、药食宜忌

药物和食物有协同和拮抗作用，因此患者在服药期间饮食亦有宜忌。

1. 协同作用　痈、疽患者用绿豆、甘草煎服可清热解毒；瘰疬、痰核患者用贝母、全蝎、胡桃仁等量蜜制为丸服用，可祛瘀化痰消肿；当归、生姜、羊肉同食可补益气血，治寒疝腹痛及流痰、瘰疬等阴证疮疡；猪靥与半夏、人参酒调内服可治瘿病；酒与麻黄煎服可利水退黄。

2. 拮抗作用　服人参时不宜同食萝卜；服解表药时不宜食生冷瓜果；服利水药时不宜过食咸味食品；服用补益药物时忌茶叶、萝卜等。

四、食物搭配

指导外科疾病患者在饮食上的搭配也很重要，有的食物搭配后增加营养，增进食欲或起到治疗作用，但某些食物搭配可产生不良反应。在医疗饮食中，应利用食物搭配的协同作用，同时避免发生不良反应。如赤小豆、冬瓜同食可增加利水消肿之功；蜂蜜与酒服之可疗风疮作痒；胡桃仁、细米共煮粥能治石淋；狗肉与鱼肉或鳖肉同食一温一寒，壮阳补阴，能治外科疾病后期及术后患者虚损。但有些食物搭配后会有不良反应，如蟹与柿子同食有损脾胃，也有人认为蜂蜜与葱、白薯与鸡蛋、柿子与茶不宜同食。

饮食宜忌中还须注意患者的体质、年龄及地域、季节等不同因素的影响，做到因人、因时、因地制宜。例如同是阳气虚的患者，老年人和成年人以经常吃一些益气助阳的食物为宜，如羊肉、狗肉、鹿肉、驴肉等；但幼儿即使体弱，也应忌食或少食，否则对稚阳之体有损无益。阴虚体质者宜食蔬菜、豆类及清淡润燥食品，少食辛辣、醇厚、鱼腥发物，以免助火生热；阳虚体质者宜食禽蛋、肉类等温补之品，慎食生冷瓜果。居高寒地区者宜多食辛辣助火之品而少食寒凉之物，地处低洼温暖潮湿者宜多食清淡，少食辛辣醇厚炙煿之品。夏季暑热多汗，宜清凉

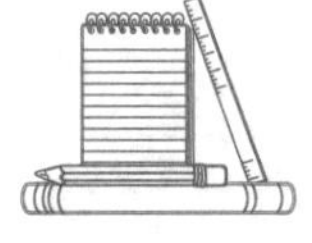

饮食；冬季寒冷，宜多食辛热食物。不同的年龄，饮食需求也相应地有所不同。

复习思考

一、单项选择题

1. 外科一般护理对于新生儿或老年人病室温度的要求一般是（　　）

A. 26℃　　B. 18 ～ 24℃　　C. 22 ～ 24℃

D. 26 ～ 28℃　　E. 30 ～ 32℃

2. 关于外科调护中药食宜忌说法错误的是（　　）

A. 痈疽患者宜食绿豆等

B. 人参多与萝卜同食可增加疗效

C. 服用解表药不宜生食瓜果

D. 当归、生姜、羊肉同食可用于阴证

E. 饮食注意因人、因时、因地而异

扫一扫，查阅复习思考题答案

二、简答题

1. 简述外科调护的临床意义。

2. 举例说明外科患者病室的特殊要求。

各论

模块七 疮疡

扫一扫，查阅本模块PPT、视频等数字资源

项目一 概述

【学习目标】

1. 掌握：疮疡的病因、病机、辨证规律。
2. 熟悉：疮疡内治三大法则及外治法的临床运用。

疮疡是指各种致病因素侵袭人体后，一切体表化脓性感染疾病的总称，包括急性和慢性两类，是中医外科疾病中最常见的一大类病证。本病相当于西医学的外科感染。疮疡包括了所有的肿疡和溃疡。其临床特点是：在肿疡阶段以肿痛为主，溃疡阶段则多以溃腐流脓及机体组织损伤为主要症状，伴有功能障碍及全身中毒症状。中医学对疮疡疾病的治疗积累了丰富的临床经验，建立了自己独特的理论体系。

【病因病机】

1. 致病因素 疮疡的致病因素分外感（外感六淫邪毒、感受特殊之毒、外来伤害）和内伤（情志内伤、饮食不节、房事损伤）两大类，与总论中的“病因病机”论述大致相同。

外邪所致的疮疡疾病以“热毒”“火毒”最为常见。外感风、寒、暑、湿、燥等引起的疮疡有的在初起阶段就具备了火毒、热毒的红热症状，而有的在初起阶段不具有热毒、火毒的红热症状，若失治或误治，待至中期，才能显现红肿热痛的火热之象。因疮疡发生后病理过程是不断发展和变化的，而疮疡的最终表现大多为火毒、热毒之象，即金元四大家之一刘完素所说的“五气过极，均能化热生火”。

内伤引起的疮疡多为阴虚所致，以慢性疾病为多。房事过度，肾络空虚，易为风寒痰浊侵袭而成流痰；肺肾阴虚，虚火上炎，灼津炼液为痰，形成瘰疬；情志内伤也可引起疮疡疾病的发生，如喜、怒、思、悲、恐五志过极，郁而化火，产生热毒，外发疮疡，即所谓“五志化火”；饮食不节，过食肥甘厚味、辛辣炙煿、荤腥发物，损伤脾胃，致湿热火毒内生，引发疮疡。不论哪种病因引起的疮疡，发展到后期都会产生溃腐流脓的症状。脓的产生由于火热熬炼血肉，导致肉腐成脓，即《内经》所说的“热胜则肉腐”。

某些疮疡虽然正气尚未虚衰，但较之单为外邪所引起者更为严重，即所谓从外感受者轻，脏腑蕴毒而发者重。

中医学认为，“正气存内，邪不可干”“邪之所凑，其气必虚”。正气不足与疮疡的发生也有一定的关系。肝肾不足、脾胃虚弱、气血亏损、阴精亏虚等是导致某些疮疡发生的内在因素，在临床上形成虚实夹杂的征象，给辨证和治疗带来一定的困难，在临床诊疗中应加以重视。如消渴病患者多有阴虚内热之内因，容易感染邪毒而合并痈、有头疽等，较一般疮疡中的痈和有头疽难治。

2. 发病机理

（1）气血凝滞，经络阻塞　无论何种致病因素引起的疮疡，均能导致局部和全身的一系列病理反应。人体气血周流全身，循环不息，而“经脉者，所以行气血而营阴阳，濡筋骨利关节者也”。当各种病邪入侵人体后，就会破坏这种生理功能，引起局部气血凝滞、营卫不和、经络阻塞，从而产生肿痛症状。正如《内经》所说：“营气不从，逆于肉理，乃生痈肿。”气血凝滞，经络阻塞，气不通则肿，血不行则痛。《医学入门·痈疽证治》认为：“先痛后肿，伤乎血；先肿后痛，伤乎气；肿痛并攻，气血俱伤。”如人体抗病力低，或病邪得不到及时控制，热毒炽盛，进一步形成热胜肉腐，肉腐成脓，导致脓肿的形成。如治之得当，或患者抗病力强，病情顺利发展，脓肿溃破，疮毒得泄，气血调和，经络畅通，气血充足而新肉渐生，疮自敛，疾病痊愈；若患者抗病力差，即使脓已泄，腐肉已脱，毒邪已解，因气血亏虚，新肉难生，疮口难敛，使病程延长，甚则反复发作；若患者体质素虚，又误治或失治，正气亏虚，毒邪太盛，疮毒走散，则毒邪内攻而成走黄或内陷等危证。

（2）脏腑功能失调　体表与脏腑是通过经络相互连接成一个有机的整体。脏腑功能失调，脏腑蕴毒，也可导致疮疡疾病的发生。如胃火炽盛，可致颜面部疔疮；心火炽盛，见口舌生疮；肺肾阴虚，易生疖和有头疽；阴虚火旺，灼津为痰，可致瘰疬。反之，体表疮疡疾病邪毒炽盛，超过人体的抗病力，或机体正气虚弱，不足以抗御外邪时，则毒邪可通过经络、气血传导走散入血，或内陷脏腑，引起脏腑功能失调，产生一系列全身病理反应，轻则发热、口渴、便秘、溲赤等，重则烦躁不安、恶心呕吐，甚则神昏谵语、气息喘促、咳嗽痰中带血等。如颜面部疔疮疔毒走散，毒入血分、内攻脏腑的疔疮走黄；疽毒不外泄，反陷于里，内犯脏腑的疽毒内陷。因此，观察疮疡疾病有无脏腑病理反应可以作为辨别疮疡轻重的一个重要依据。

【辨证】

疮疡的辨证也是根据阴阳、脏腑、经络、气血、津液等学说，按照四诊八纲的原则来辨证的。和内科疾病相比较而言，又有其特殊性。疮疡除有全身症状外，更有明显的局部症状，所以对局部的辨证是认识疮疡很重要的辨证方法。既重视局部辨证，又与整体辨证有机结合，形成了疮疡辨证的独特理论体系。

疮疡的辨证基本与总论的辨证内容相同。这里主要介绍辨疮疡临床表现的普遍规律、辨疮疡转化过程、辨疮疡特殊体征、辨损骨透膜等几个方面。

1. 辨疮疡临床表现的普遍规律　疮疡临床表现的普遍规律是指人体在病邪入侵之后，在邪正交争的复杂矛盾斗争过程中产生的局部症状和全身症状。当然，由于疮疡的性质、发病的部位、毒邪的强弱、人体正气盛衰等各方面因素不同，其表现就可能有所差异，但疮疡的发病有其共同的致病因素和发病机理，临床上存在着共同的常见临床症状，包括局部症状和全身症状。

（1）局部症状　当病邪入侵人体之后，首先侵犯体表的某一个部位，从而导致局部气血凝滞，经络阻塞，瘀而化热，热胜肉腐，产生局部的红、肿、热、痛、痒、化脓和功能障碍等症状，这是一般阳证疮疡共有的局部临床表现。但有些阳证疮疡，如颈痈、流注、附骨疽等，初起常表现为皮色如常、漫肿、疼痛，除部分是因为尚未化热外，主要是由于病位较深，邪热一时不能反映于体表，此时不能误辨为阴证疮疡；而流痰、瘰疬等阴证疮疡初起也无红、热表现，只有在寒凝

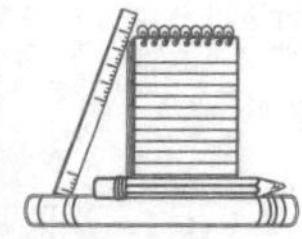

化热时才有微热、微红，但却有不同程度的肿、痛表现。故在辨疮疡的局部症状时，应辨明其阴阳、寒热、虚实及病位深浅。现将疮疡的病理过程与临床症状的关系见表 7–1。

表 7–1 疮疡的病理过程与临床症状的关系

病理过程	临床症状
热邪与气血相搏	红
气血凝滞，经络阻塞	肿
热毒壅盛，外蒸肌肤	热
气血凝滞，阻塞不通，不通则痛	痛
热胜肉腐，肉腐为脓	脓
筋骨损伤	功能障碍

（2）*全身症状* 疮疡毒邪由表传里，内攻脏腑，或由里出表引起邪正斗争而致出现全身的一系列病理反应。各种疮疡疾病的全身症状基本一致，但在程度上轻重不一。阳证疮疡多有程度不同的发热、恶寒等全身症状，轻者可无明显症状或仅表现为轻微发热或恶寒，重者多伴有寒战、高热、头痛头昏、骨节酸痛、食欲不振、大便秘结、小便短赤，更严重者则出现烦躁不安、神昏谵语、舌红绛、苔黄糙或灰腻、脉洪数或弦数等；而阴证疮疡常可出现低热或骨蒸潮热、自汗盗汗、面色苍白、两颧发红等虚象。但当脏腑功能减弱时，特别是年老体衰者，全身症状不一定有明显的表现，而实际病情又特别严重，应格外注意。

2. 辨疮疡的转化过程 疮疡发生后，由于邪毒与正气之间的斗争，邪正的相互消长决定着疮疡的发展和转归。因此，了解疮疡邪正斗争、转化的过程十分重要。

（1）*初期* 即邪毒蕴结期，是疮疡疾病的初起阶段。如果人体正气充足，机体抗病力强，正能胜邪，则可拒邪于外，热毒壅滞于肌表，使邪热不能鸱张，渐而肿势局限，若加以及时治疗即可消散吸收；反之，如果人体正气不足，机体抗病力差，正不胜邪，热毒深壅，滞而不散，久则热胜肉腐，腐而成脓，形成脓肿。

（2）*中期* 此为热胜肉腐之脓肿期。随着疮疡的发展，邪毒结聚，久则热盛，热毒壅盛，腐熟血肉，形成脓液。若患者正气尚存，脓肿可自行破溃，毒随脓出而外泄，诸症俱减；或治疗得当，及时切开引流，脓液畅泄，毒从外解，形成溃疡。

（3）*后期* 毒随脓泄，则腐肉脱落，新肉渐生，最后疮口结疤愈合。

若在疮疡初、中期人体气血两虚，抗病力低下，不能托毒外出，致疮形平塌，肿势散漫，则疮疡难溃、难腐而不能及时生肌收口；若未能及时治疗，或处理不当，致使邪毒走散，入于营血，或内攻脏腑，则可形成走黄、内陷，出现恶逆之症。疮疡后期，毒从外解，病邪衰退，理应渐趋痊愈。若因气血大伤，脾胃生化功能不得恢复，加之肾阳亦衰，可致生化乏源，阴阳两竭，此时毒邪虽不盛，但由于正气已虚，无以抗邪，同样可使毒邪内陷而危及生命。因此，疮疡的治疗原则应遵循其发病的规律，初起宜消散，以祛邪为主；中期宜托补，以扶正祛邪为主；后期宜补，以扶正为主。疮疡的病程变化见图 7–1。

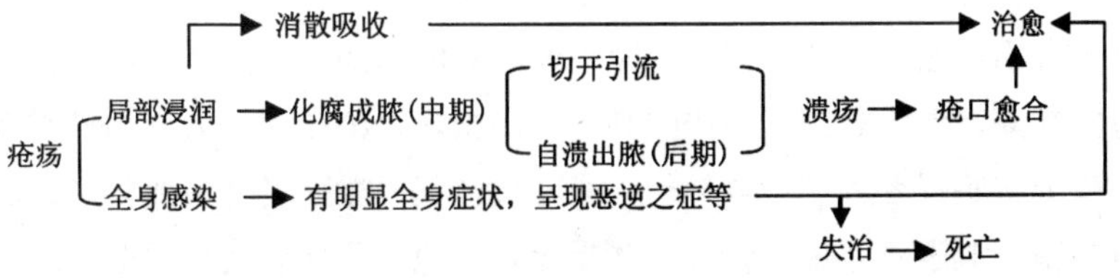

图 7–1 疮疡的病程变化

3. 辨疮疡的特殊体征　在疮疡发病过程中，因病理变化造成的特殊形态，或由于功能障碍而致的特殊体形，对诊断具有一定的指导意义。如颜面部疔疮患者步态蹒跚，局部突然疮口陷塌，皮色暗滞，多为“走黄”的先兆；红丝疔在前臂或小腿内侧皮肤上必有一条或数条红丝向近心端走窜；蛇头疔患指末节肿胀，若有损骨，其溃后疮口多有胬肉外突形如蛇眼；胸椎流痰则可见“鸡胸”“龟背”；髋关节流痰除两臀肌肉不对称外，甚至患肢短缩、髋部外凸；膝关节流痰则因肌肉萎缩后其形状如鹤膝；指关节流痰则指肿如蝉腹；髂窝流注使患肢屈曲而难以伸展。可见辨特殊体征对疮疡的诊断是有意义的。

4. 辨疮疡损骨与透膜　疮疡邪毒可蕴毒入里，腐烂血肉，出现损伤骨骼和穿透内膜的症状。所以除了要辨疮疡临床表现的普遍规律、疮疡转化过程、疮疡特殊体征，还应辨疮疡的损骨透膜。

（1）*辨损骨*　损骨主要发于四肢，无论肿疡阶段还是溃疡阶段，若毒邪不得外泄，深烂入里，或直接发生于骨骼，均可损骨。其审证要点如下。

肿疡：肿势为胖肿，皮面可有细小红丝或青筋暴露，摸之骨骼有增粗，多为损骨。

溃疡：疮口胬肉外翻，经久不愈，脓出带臭，用纸捻探之或用探针探查可触及粗糙感，多为损骨。

（2）*辨透膜*　透膜发于躯干。疮疡不论是肿疡阶段还是溃疡阶段，脓肿深溃均可能穿透内膜（胸膜与腹膜），产生透膜的症状。

肿疡：肿势漫无边际，扪之绵软，或有捻发感，多为气肿或透膜。

溃疡：脓出似蟹沫，或夹有气泡，在胸壁可听到如儿啼声，取薄纸片贴疮面可见纸片随呼吸而微微扇动（贴纸试验），在腹部则时有粪便流出，多系透膜。

疮疡辨证除了要注意以上各项辨证，同时还应注意全身症状和整个发病史，以及季节、环境等各个因素，掌握疮疡疾病的发生、发展和转化规律，全面收集病史资料，这样才能正确认识疾病，得出准确的诊断，为正确的治疗提供依据。

【治疗】

疮疡的治疗可分为内治和外治两大治法。内治法是指全身治疗，通过口服或注射等途径给药；外治法是指局部治疗。在整个治疗过程中，往往是采用内、外结合的综合治疗方案。但轻浅的疮疡有时只用外治即可痊愈。故在疮疡的治疗中更重视外治法，正如前人所说的“外科之治，最重外治”。说明外治法是中医外科的一个重要特色。总之，在临床治疗中必须根据患者的体质情况、不同的致病因素，辨明阳证、阴证，决定内治、外治的具体治疗法则。

1. 内治　疮疡根据其转化过程，分为三个不同阶段，即初期、中期和后期。初期为邪毒蕴结，气血凝滞，经络阻塞，但尚未成脓，用“消法”使之消散；中期为瘀滞化热，热腐血肉而成脓，若脓成不溃，或脓出不畅，宜用“托法”，以托毒外出，以免毒邪深溃旁流或内攻脏腑；后期为脓毒外泄，正气耗伤，用“补法”以扶助正气，促其生肌收口，使疮口早日愈合。以上是疮疡内治法总则。现按疮疡正邪相争及转化过程的三个阶段，分别介绍常用的内治法。

（1）*初期*　宜用消法，以祛邪为主，即用消散祛邪的药物，使初期尚未化脓的肿疡得以消散吸收，是疮疡初期治法的总则。消法的具体治法很多，临床应用时必须针对病因、病情选用不同的治法。例如，热毒者宜清热解毒，气滞者宜行气，血瘀者宜活血化瘀，表邪未解者宜解表，里实者宜通里，湿阻者宜理湿化浊，寒凝者宜温通，痰聚者宜化痰散结等。阳证疮疡以清热解毒为最常用的法则，常用的方剂有五味消毒饮、仙方活命饮、黄连解毒汤、五神汤、犀角

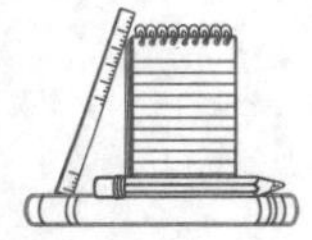

地黄汤等；阴证疮疡通常以温通化痰为常用治法，常用方剂如阳和汤、小金丹等。

（2）*中期* 宜用托法，以扶正祛邪为重。用补益气血、透脓托毒的药物扶助正气，托毒外出，以免毒邪内陷。本法则分为透托法和补托法两种。透托法适用于肿疡尚未溃破或溃破后脓出不畅，毒盛而正不虚者，常用方剂如透脓散，并宜与清热、和营等法配合施用；补托法适用于肿疡毒势方盛，正气已虚，不能托毒外达，疮形平塌，肿势散漫，难溃难腐的虚中夹实证，常用的方剂有托里消毒散。

（3）*后期* 宜用补法，以扶正为主，即以补气、养血、滋阴、补肾、健脾、益胃等药物调补气血阴阳，扶助正气，使体内气血充足，从而消除各种虚弱现象，助新肉生长，促使疮口早日愈合。常用方剂如四物汤、四君子汤、六味地黄丸、肾气丸、益胃汤、香砂六君子汤等。但应把握辨证，遵循“虚则补之”原则。

以上初期、中期、后期的各种内治法则是疮疡内治法的一般规律，都各有其适应证。但病情的变化往往是错综复杂的，需数法同用，或以祛邪为主，或以扶正为要，或扶正祛邪并重。因此，治疗时应根据全身和局部情况，按病情的发展和变化遣方用药。

（4）*支持疗法* 就疮疡的整个病程而言，以“火毒”“热毒”之邪为主，因火热之邪易伤阴耗气，故疮疡邪毒每多耗伤人体气阴，造成机体正气虚弱，特别是一些疮疡大证，如疔毒走黄、疽毒内陷等。为了改善患者的全身情况和增强抵抗力，除了根据中医辨证论治，采用扶正祛邪法外，还应加强各种支持疗法的运用：

①保证患者有充分的睡眠和休息，必要时可给予镇静药、止痛药；

②加强营养，如食用新鲜蔬菜、蛋类、精猪肉等含丰富维生素及蛋白质类的食物；

③高热患者可用物理降温法（冰袋、乙醇擦浴等），还可针刺曲池穴降温；

④高热难以进食的患者可静脉输液，供给必要的体液和热量，以加速体内毒邪的排泄和保证能量，并纠正水、电解质和酸碱平衡紊乱；

⑤如有贫血、血浆蛋白低或全身性消耗者，应予输血；

⑥体质虚弱，疮疡反复发作者，应注射胎盘球蛋白、丙种球蛋白之类或输血浆等，以提高机体的抵抗力。

2. 外治 外治是运用药物或手术，配合一定的器械，直接作用于患者体表的病变部位，以达到治疗目的的一种方法，包括药物外治、手术治疗、其他外治三个方面。外治疗法的运用也要进行辨证施治，根据疮疡疾病的初期、中期、后期三个不同阶段，选用不同的治疗方法与药物。

（1）*初期* 宜箍毒消肿。所用药物分为草药、箍围药、油膏、膏药、掺药等。

①草药：选用蒲公英、仙人掌、野菊花、紫花地丁、四季青、芙蓉花叶、马齿苋、七叶一枝花等。功能是清热解毒消肿，适用于阳证疮疡。

用法：将鲜草药洗净，加盐少许，捣烂敷患处。每日 1～2 次。

②箍围药：临床上应根据不同的病证，选用相应功效的散剂。阳证用金黄散、玉露散；阴证用回阳玉龙膏；半阴半阳证用冲和膏。

基质：一般用凉开水调敷。阳证者还可用银花露、菊花汁、冷茶调敷；阴证者可用酒、醋调敷；半阴半阳证者可用葱、姜、韭汁或蜂蜜调敷。

用法：将散剂加基质调成糊状，直接涂敷于患处，或摊于不吸水的纸上再贴于患处。

③油膏：阳证用金黄膏、玉露膏；阴证用回阳玉龙膏；半阴半阳证用冲和膏。

用法：将油膏摊于纱布上，涂药宜厚，敷于患处。2～3 天换一次，如皮肤过敏则不宜再用。

④ 膏药：阳证选用太乙膏、千捶膏。太乙膏为肿疡、溃疡之通用方，疮疡初期使用加红灵丹等掺药；而运用千捶膏时则可单独用于病变部位。阴证用阳和解凝膏，使用时掺黑退消或桂麝散等掺药。

用法：用于初期宜厚型，一般 5 ～ 7 天换一次；若用于溃疡时则宜薄型，每日一换。在使用过程中若出现皮肤过敏，则不宜继续使用。

⑤掺药：阳证用阳毒内消散、红灵丹；阴证用阴毒内消散、丁桂散、黑退消、桂麝散。

用法：将掺药粉掺于膏药或油膏上敷贴患处，数日一换。换药过勤则药力未到，影响疗效。若在敷药过程中出现丘疹、水疱、瘙痒、潮红等皮肤过敏反应，应暂时停药。

（2）中期　当疮疡酿脓成熟时宜切开排脓。切开排脓既可以防止疮疡毒邪扩散，形成走黄、内陷等并发症，同时可减少组织坏死，使脓液顺利及时排出，减轻患者的疼痛，还有利于疮口的愈合。切口位置宜在脓肿稍低的部位，切口宜稍大，防止形成袋脓和引流不畅。若袋脓形成，可采用垫棉法加压以利于排脓。若患者不愿手术，可用咬头膏咬破疮头。

（3）后期　脓肿自行溃破或切开而形成溃疡，宜提脓祛腐、生肌收口。按具体情况分为洗涤法、提脓祛腐法、腐蚀与平胬法、生肌收口法、垫棉法等。

①洗涤法：适用于疮口脓液较多时，作洁净疮口之用。阳证用野菊花、紫花地丁、蒲公英等，煎汁冷却后冲洗或揩洗疮口；无论阳证、阴证，均可用等渗盐水清洗创口。

②提脓祛腐法：用于溃疡脓腐未净阶段。阳证用含升丹浓度低的九一丹、八二丹；阴证用含升丹浓度高的七三丹、五五丹。对于浅表溃疡，可将药物直接掺于疮面上，掺药宜少、均匀；对疮口深者，可将药粉黏附在药线上插入疮口中，作引流用，外用红油膏或太乙膏盖贴。脓液多时每日换药 2 ～ 3 次，脓液少时则每日换药 1 次。如对汞剂过敏应禁用，改用黑虎丹，同时外盖药物改用青黛散。疮面较大者，可用大黄或黄柏煎液或等渗盐水等湿敷患处。

③腐蚀与平胬法：用于溃疡疮口太小或疮口僵硬，或腐肉不脱，或疮面胬肉凸出等。

常用的腐蚀药如白降丹、千金散，用于溃疡疮口太小，腐肉难去者。用桑皮纸或丝绵纸做成内裹药线，插入疮口，使疮口扩大，脓腐易出。其中白降丹用米糊做条，插入瘰疬内，则起攻溃拔核的作用。腐蚀药大多含有汞、砒霜，腐蚀性强，用时须谨慎，特别是头部、指、趾等肉薄或近大血管处，如确有需要，可加赋形药减轻其药力，以免损伤筋骨、血络。使用时注意：掺布烈性腐蚀药物应以不伤及周围健康组织为原则；待腐蚀目的达到，改用提脓祛腐药、生肌收口药。对汞、砒霜过敏者应禁用。

常用的平胬药如平胬丹，用于疮面胬肉凸出，将药掺在胬肉上，可使胬肉平复。用法和提脓祛腐药相同。

④生肌收口法：用于溃疡腐肉已脱、脓液将尽之时。常用八宝丹、生肌散，阴证、阳证疮疡均可应用。可直接掺在疮面上，再贴上太乙膏或生肌玉红膏；也可将上药调成油膏应用。但应注意，不论是散剂或油膏，均宜薄而均匀，药粉过多则易堆积成痂盖，药膏过厚则易生胬肉，不易生肌收口。换药可以一天一换或数天换一次。

⑤垫棉法：用于溃疡脓出不畅而形成袋脓者，或溃疡新肉不能黏合者。用法是将棉垫或纱布按空腔的范围垫在疮口位置偏低处，可稍放大，再用绷带扎紧。此法不能取效时则应扩创。

（4）固定与局部休息　可以减轻疼痛。如颜面部和颌部感染时应少说话，进流质食物，避免咀嚼；发于四肢者可将患肢抬高，固定于功能位置。

此外，还有其他疗法，如针刺、耳针、挑治等，将在有关各病中介绍。

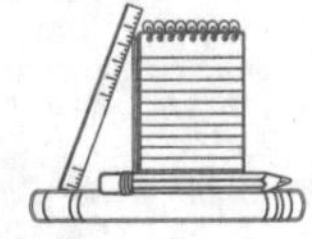

在疮疡的治疗中，除上述内、外治法外，护理也是治疗过程中重要的一环，对患者的精神、

饮食、起居、换药四个方面尤应注意。同时，在治疗中还要注意了解患者的思想情况，调动患者的积极性，医患合作，共同战胜疾病，争取早日康复。

项目二 痈

【学习目标】

1. 掌握：不同部位痈的临床表现及辨证论治。

2. 熟悉：痈的临床特点。

痈是指发于皮肤和皮下组织的化脓性炎症。痈者，“壅”也，是气血为毒邪壅塞而不通的意思。其临床特点是局部光软无头，红肿疼痛（少数初起皮色不变，只见肿胀疼痛），结块范围多在6～9cm，发病迅速，易肿、易脓、易溃、易敛，或伴恶寒发热、口渴等全身症状，一般不会损伤筋骨，也不会发生内陷。临床上有内痈、外痈之分。内痈生于脏腑，外痈则发于体表。两者虽同属痈，但其辨证施治多不相同，内痈如肺痈已经归属内科疾病，故在此只介绍外痈。

痈发无定处，随处可生，由于发病部位不同，中医文献中有各种不同的疾病名称，如生于体表肌肤间的称一般痈，生于颈部的称颈痈，生于腋下的称腋痈，生于肘部的称肘痈，生于胯腹部的称胯腹痈，生于委中穴的称委中毒，生于脐部的称脐痈。因其除具有一般痈的特点外，还各有其特征，故将分别介绍。而乳痈、肛痈等将在相关模块中论述。

【病因病机】

由于外感六淫及过食膏粱厚味，内郁湿热火毒，或皮肤受外来伤害感染毒邪，或感受毒气等，引起毒邪壅聚，导致营卫不和，经络阻塞，气血凝滞，化火成毒而成痈。如《内经》所言：“营气不从，逆于肉理，乃生痈肿。”

西医学认为，本病的致病菌主要是金黄色葡萄球菌和乙型溶血性链球菌。多由皮肤和软组织损伤后感染，亦可由局部化脓性感染病灶直接扩散，或淋巴、血液传播而发生。急性化脓性淋巴结炎还可由急性淋巴管炎扩散到局部淋巴结所致。溶血性链球菌引起的急性蜂窝织炎由于链激酶和透明质酸酶的作用，病变扩展迅速，有时能引起败血症。由葡萄球菌引起的蜂窝织炎则比较容易局限为脓肿。

【诊断】

1. 临床表现 痈可发生于体表的任何部位，发无定处，随处可生，可发于任何年龄、性别。

（1）初期 患处皮肉之间突然肿胀，光软无头，很快结块，表皮焮红，灼热疼痛，少数患者初起皮色不变，成脓时才转为红色。日后逐渐扩大，高突肿胀坚硬，疼痛加剧。轻者无全身症状，治疗后肿块变软消散；重者伴恶寒发热、口渴、头痛、泛恶。

（2）成脓期 约7天。见肿势逐渐高突，疼痛加剧，痛如鸡啄，局部按之中软应指者为脓已成，伴发热持续不退等症状。若体质虚弱，气血不足者，病程也不会超过2周。

（3）溃后期 痈肿溃破后流出的脓液稠厚，脓色黄白，也有夹紫色血块者。若排脓通畅，则局部肿消痛减，全身症状消失，约10天收口而愈。若溃后肿胀仍在，疼痛不减，或脓液稀薄，新肉不生，应考虑疮口是否太小，脓出不畅；或体质差，气血虚弱，致新肉不生，疮口难以愈合。

2. 辅助检查 血常规示白细胞总数及中性粒细胞比例增高，与病情变化有关。

【鉴别诊断】

1. 发 在皮肤疏松部位突然出现红肿，蔓延成片，中心红肿明显而周围较淡，灼热疼痛，较痈为大，边界不清，3～5日皮肤湿烂，即溃，或中软而不溃，伴明显的全身症状。

2. 有头疽 多发于肌肉丰厚处，如发于项后、背部。初起皮肤上即现粟粒样脓头，局部焮热、红肿、疼痛，脓头逐渐增多，范围超过9cm，甚至大逾30cm，溃后状如莲蓬、蜂窝，病程长，全身症状明显。

【治疗】

本病由于发病部位多在皮下疏松组织，炎症容易扩散，如积极治疗，在初起阶段就能消散。中医内治初期宜遵循消法之原则；中期出现赤肿疼痛、痛如鸡啄者，宜透脓；后期若为正虚邪恋，脓出不畅者，则宜补托透脓。外治按一般阳证疮疡处理。

1. 辨证论治

（1）内治

①热毒凝结证

证候：患处皮肉之间突然肿胀不适，光软无头，结块，皮肤焮赤疼痛，肿势渐增；可伴恶寒发热、口渴；苔黄腻，脉洪数。

治法：清热解毒，活血消肿。

方药：仙方活命饮加减。发于上部，由风热、风温所致者，加牛蒡子、野菊花或用牛蒡解肌汤或银翘散；发于中部，由气郁、火郁所致者，加龙胆、黄芩、栀子或柴胡清肝汤；发于下部，由于湿火、湿热所致者，加苍术、黄柏、牛膝或五神散或萆薢渗湿汤。

②热盛肉腐证

证候：红肿疼痛加剧，痛如鸡啄，按之中软，溃后诸症俱减，甚或消退；舌红，苔黄，脉数。

治法：和营清热，透脓托毒。

方药：仙方活命饮合五味消毒饮加减。

③气血虚弱证

证候：脓液稀薄，新肉不生，疮口愈合慢；伴面色苍白无华、倦怠乏力、食少；舌淡胖，苔少，脉沉细无力。

治法：补益气血，托毒生肌。

方药：托里消毒散加减。气虚者加四君子汤，血虚者加四物汤，气血两虚者加八珍汤。

（2）外治

①初起：清热消肿，用金黄膏或玉露膏，以冷开水调敷；或用太乙膏或千捶膏掺阳毒内消散。

②成脓：切开排脓，或自行溃破流脓。

③溃后：宜提脓祛腐，可用八二丹或九一丹药线，外用太乙膏或生肌玉红膏盖贴。若有袋脓者，可用垫棉法加压利于排脓，无效则须扩创。若脓出不畅，见疮口过小，脓腔过大，则须扩创处理。

2. 西医治疗 可用抗生素治疗，如青霉素、头孢菌素类等，必要时切开引流。

【预防与调护】

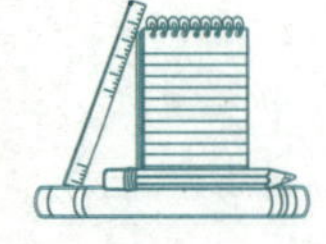

1. 平时饮食宜少食辛辣刺激性食物及肥甘厚味，患病则忌食辛辣及肥甘厚味之品。

2. 保持局部皮肤清洁，避免发生湿疮。

3. 全身症状严重者宜卧床休息。

4. 若发于四肢，则应减少活动；发于上肢以三角巾悬吊，发于下肢则宜抬高患肢。

一、颈痈

颈痈是指发生于颈部的痈肿，俗名痰毒，又称夹喉痈。其临床特点是多见于儿童；初起时局部皮色不变，肿胀，疼痛，边界清楚，还有明显的外感风温表现；好发于冬、春两季。

本病相当于西医学的颈部急性化脓性淋巴结炎。

【病因病机】

外感风温、风热之邪，或内伤情志，气郁化火，或恣食辛辣厚味，痰热内生，或因患乳蛾、口疳或头面疮疖，毒邪流窜至颈部，或附近皮肤、黏膜破损后毒邪流窜，以致外邪、内热夹痰蕴结于少阳、阳明经络，气血凝滞，热胜肉腐而成颈痈。

【诊断】

1. 临床表现 本病多见于儿童，病前多有乳蛾、口疳或头面疮疡，或附近皮肤、黏膜破损史等。结块多生于颈项两侧，亦可在颌下、耳后、颏下出现。起病急，初起肿块形如鸡卵，皮色不变，局部肿胀、灼热、疼痛。肿块逐渐增大，肿势高突，焮赤红热，疼痛加剧如鸡啄，伴恶寒、发热、头痛、口渴、便秘、溲赤或兼口舌齿龈肿痛、舌苔黄腻、脉滑数等症；7 ～ 10 天后按之中软，有波动感，为已成脓；溃后脓液稠厚，脓出顺畅，则肿退痛减，10 ～ 14 天愈合；如脓出清稀，肿势不消，可迁延反复，病程延长，疮口愈合缓慢，可伴疲倦乏力、精神不振、面色萎黄等；若治疗得当，毒邪外出，脓液变稠，疮面转红活，则收口愈合快。

2. 辅助检查 血常规示白细胞总数及中性粒细胞比例增高。

【鉴别诊断】

1. 臖核 亦见于头面、口腔等疾病引起，但结核肿块较小，活动度大，推之能动，压痛明显，多无全身症状。

2. 痄腮 属传染性疾病，多见于腮部，两侧腮部漫肿，色白，不化脓，进食时疼痛，病程 1 周左右。

【治疗】

颈痈的治疗应审因利导，适时切开排脓，保持脓流通畅。因痈发于颈部，多因风温、风热夹痰蕴结于少阳、阳明经络所致。内治宜疏风清热解毒，外治同一般阳证疮疡的治疗。

辨证论治

（1）内治

①风热痰结证

证候：颌下肿块，如杏核或鸡卵，继则红赤焮热，肿势扩大，可延至对侧及颏下；伴恶寒发热、头痛、口渴、咽痛、小便黄、大便结；舌红，苔黄腻，脉滑。

治法：疏风清热，化痰散结。

方药：牛蒡解肌汤加减。热盛者，加黄芩、生石膏；口渴者，加天花粉、鲜生地黄；便秘者，加瓜蒌仁、莱菔子、枳实；肿块者，加海藻、昆布。

②气郁化火证

证候：发于颈之一侧，病势缓，渐肿，至鸡卵大小时皮色渐红，肿胀疼痛，若按之中软而有波动感，则已成脓；伴烦躁易怒、失眠、胁痛、口苦咽干；舌红，苔黄，脉弦数。

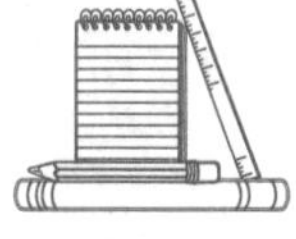

治法：疏肝清热，散结消肿。

方药：柴胡清肝汤加减。郁火者，加金银花、石决明、夏枯草；脓成者，加炙山甲（代）、皂角刺；胁痛者，加川楝子、延胡索。

③胃热壅盛证

证候：颌下肿胀疼痛，可延及颏下，甚至连及腮颊，皮肤焮红，伴咀嚼困难、口苦口干、齿龈肿痛；头痛，发热，唇干，大便秘结；舌红，苔少津，脉洪数。

治法：清胃泄热，消肿散结。

方药：玉女煎加减。热盛者，加板蓝根、牛蒡子、连翘；肿痛者，加夏枯草、玄参、蒲公英；便秘者，加麻子仁、郁李仁。

④气虚邪恋证

证候：溃后脓出稀薄，消散慢，疮面色暗，久不收口；伴精神不振、倦怠乏力、懒言声低、面色萎黄；舌淡苔薄，脉细弱。

治法：补气血，托疮毒。

方药：托里消毒散加减。气虚者，重用黄芪；脓少者，加皂角刺、炙山甲（代）、柴胡。

（2）外治

①初期：金黄散或玉露散，用温开水调敷；也可用鲜草药如紫花地丁、蒲公英、野菊花等捣汁敷之。

②成脓：切开排脓。

③溃后：用八二丹、九一丹药线提脓祛腐，脓尽改用生肌散或生肌玉红膏外敷。

【预防与调护】

1. 注意季节、气候变化，避免风热、暑热外袭。

2. 及时治疗乳蛾、口疳及头面部疮疖。

3. 注意饮食卫生，少食煎炸食品。

二、腋痈

腋痈是指发生于腋窝的急性化脓性疾病，又名夹肢痈。其临床特点是腋下暴肿，皮色不变，灼热疼痛，上肢活动不利，继则化脓，溃破后易成袋脓。

本病相当于西医学的腋窝急性化脓性淋巴结炎。

【病因病机】

本病可由外感风热邪毒，或上肢皮肤破损染毒，或有疮疡病灶等致邪毒循经流窜至腋下而成；或肝脾血热兼气郁化火，或房事过度，肝肾不足，虚火内灼，经气不利，郁于腋下皮肉经络而成。

【诊断】

1. 临床表现 初起腋下暴肿，皮色不变，疼痛，灼热，上肢活动不利，伴发热恶寒、纳差、苔薄、脉滑数等症；若疼痛增剧，热势增高，势在酿脓；2 周左右肿块中间变软，按之有波动感，皮色变红，为已成脓；溃后脓出稠厚，肿消痛止，则易生肌收口；若溃后脓出不畅，肿痛不减，多因自溃之疮口太小或切口不大，或疮口位置偏高，引起袋脓，导致难以愈合。

2. 辅助检查 血常规示白细胞总数及中性粒细胞比例增高。

【鉴别诊断】

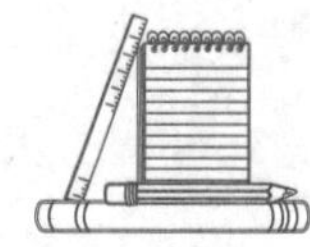

腋疽 初起肿块推之能动，疼痛不甚，病程较长，约 3 个月化脓，溃后脓液稀薄，夹有败

絮样物质，收口较慢。

【治疗】

辨证论治

（1）内治

①风热阻络证

证候：见于初起阶段。局部暴肿，灼热疼痛，皮色不变，上肢活动不利；伴纳少、发热；苔薄黄，脉浮数。

治法：疏风清热解毒。

方药：五味消毒饮加减。有表证者，加薄荷、荆芥、防风；肢体活动不利者，加葛根、升麻。

②热毒壅滞证

证候：见于成脓阶段。肿痛加剧，肿块中间变软，按之有波动感，皮色转红，患肢活动受限；伴恶寒发热、口渴便秘；舌红，苔黄燥，脉滑。

治法：清热解毒，行气和营。

方药：仙方活命饮加减。口渴者，加鲜生地黄、鲜芦根；大便秘结者，加黄连、首乌。

③气郁化火证

证候：肿块由小渐大，肿胀疼痛，痛引肩背及两胁；伴口苦口干、头痛、发热；舌红苔黄，脉弦数。

治法：清肝解郁，消肿散结。

方药：柴胡清肝汤加减。胀痛者，加香附、青皮。

（2）外治　参照一般痈。如脓成切开则宜循经直开，低位引流，切口够大。

【预防与调护】

见一般痈。

三、脐痈

脐痈是指生于脐部的急性化脓性疾病。其临床特点是脐部肿胀，渐大如瓜，溃后多能较快收口愈合；少数患者溃后脓液秽臭则成漏。如溃后久不收口，则易引起脐漏或肠漏。

本病相当于西医学的脐炎。

【病因病机】

本病多因饮食不节，或五志过极化火，致心脾湿热，火毒下移于小肠，结于脐中，血凝毒滞而发；也有先患脐中湿疮者，复因搔抓染毒而成。脐痈日久不愈，耗损气血，余毒难尽，可致脐漏。

【诊断】

1. 临床表现　发病前多有脐部湿疮病史。或脐孔曾有排出尿液或粪便史。

脐部微痛微肿，渐高突若铃，或肿大如瓜，皮色或白或红，触之痛剧。随着根盘日增而肿痛加剧，为酿脓阶段，伴全身症状如恶寒发热、全身酸痛、小便短赤等。溃后脓液稠厚而无异味者易愈；若溃后脓液臭秽，或夹粪便，或夹尿液，则病多久不收口，脐部胬肉外翻，脐正中偏下方可触及条索状硬结，属透膜成漏。

2. 辅助检查　对久不收口者，应做瘘管造影以明确诊断。

【鉴别诊断】

脐风　脐中潮红湿烂，或流水瘙痒，无痛无肿。

【治疗】

辨证论治

（1）内治

①湿热火毒证

证候：发病急，脐中肿痛，渐高突若铃，或肿大如瓜，皮色红赤，疼痛较剧；伴发热恶寒、夜不能寐、周身疼痛；苔黄腻，脉滑数。

治法：清热利湿解毒。

方药：黄连解毒汤合五苓散加减。热重者，加生石膏、大青叶、栀子；湿重者，加秦艽、桑枝；全身疼痛者，加葛根、牛蒡子、升麻；脓成者，加穿山甲（代）、皂角刺；脐周瘙痒者，加白鲜皮、苦参。

②脾气虚弱证

证候：溃后脓出臭秽，或夹尿液，或夹粪便，久不收敛；伴面色萎黄、倦怠乏力、便溏、纳呆；苔薄，脉濡。

治法：健脾益气。

方药：四君子汤加减。面色萎黄无华者，加黄芪、山药、当归、熟地黄；大便溏泻者，加肉豆蔻、诃子；疮口久不收口者，加煅龙骨、血竭。

（2）外治

①初期：用玉露膏或金黄散外敷。

②成脓：切开排脓。

③溃后：用七三丹纱条提脓祛腐，外盖金黄散；脓尽改用生肌散。

【预防与调护】

1. 先天性脐部畸形者应积极治疗，防止脐痈的发生。

2. 保持脐部清洁，勿用手搔抓脐部。

3. 脐痈反复发作者应考虑手术治疗。

四、委中毒

委中毒是指发生于腘窝委中穴部位的急性化脓性疾病。其临床特点是初起木硬疼痛，皮色微红，患侧小腿屈伸困难，愈后可有短期屈曲难伸。

本病相当于西医学的腘窝急性化脓性淋巴结炎。

【病因病机】

外感寒湿之邪，循足少阳胆经凝滞于腘窝部委中穴处，蕴积化生湿热；或湿热下注，结聚于委中穴处而腐肉化脓而成；或患肢皮肉破伤、足跟皲裂、冻疮、足癣、湿疹等感染毒邪，致湿热蕴结，经络阻隔，气血凝滞，结于委中穴而成。

【诊断】

多有患侧足、腿部的皮肉破伤、足跟皲裂、冻疮、足癣、湿疹等病史。

初起委中穴木硬疼痛，皮色微红或如常，逐渐坚硬如石，行动不便，患肢小腿屈伸困难，呈屈曲状，伴发热、恶寒等全身症状。若身热不退，肿痛加剧，2～3周后化脓。溃后疮口流出清稀如鸡蛋清状黏液时，为将收口之征兆，疮口在2周左右愈合。疮口愈合后患肢可短期屈曲难伸。

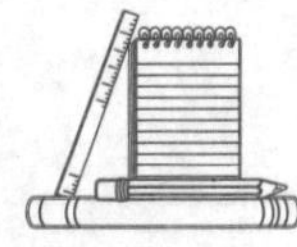

【鉴别诊断】

筋瘤（腱鞘囊肿） 可发于腘窝中，肿块如核桃大小，表面光滑，有囊性感，局部可有疼痛，或无感觉，无发热，不化脓，穿刺可抽出胶性液体。

【治疗】

辨证论治

（1）内治

①气滞血瘀证

证候：见于发病之初，腘窝部木硬疼痛，皮色如常或微红，活动不利；伴发热恶寒；舌苔白腻，脉浮数。

治法：活血化瘀，消肿散结。

方药：活血散瘀汤加减。肿胀木硬者，加莪术、三棱、桃仁、红花；胀痛者，加川楝子、牛膝。

②湿热壅阻证

证候：肿痛加剧，焮赤红热，小腿屈伸困难；伴身热恶寒、口干苦、不欲饮水、纳少；苔黄腻，脉滑数。

治法：清热利湿，消肿散结。

方药：萆薢渗湿汤加减。热毒炽盛者，加金银花、紫花地丁、蒲公英；肿痛者，加红花、泽兰、当归；湿热明显者，加黄芩、黄柏。

③气血两亏证

证候：患病日久，肿块中心变软成脓，溃后脓出清稀量多，疮口久不愈合，患肢活动不便；伴神疲乏力、头晕眼花、懒言声低；舌淡苔少，脉细弱。

治法：补益气血，托毒生肌。

方药：十全大补汤加减。脓出不畅者，加穿山甲（代）、皂角刺、乳香、没药。

（2）外治

①初期：用冲和膏，或金黄膏，或玉露膏外敷。

②成脓期：脓成宜切开排脓，切口位置多选在腘窝中央横纹偏下方。

③溃后期：宜七三丹纱条提脓祛腐，脓尽改用生肌散收口。

【预防与调护】

1. 及时治疗下肢病变，如伤口、冻疮、足癣、湿疹等。

2. 疮口愈合后患肢屈伸不利者，应进行功能锻炼，逐渐恢复肢体功能。

项目三　有头疽

【学习目标】

1. 掌握：有头疽的临床表现及辨证论治。

2. 熟悉：有头疽的病因病机。

有头疽是发生于肌肤之间的急性化脓性疾病。其临床特点是初起红肿结块，随即出现粟粒

样脓头，皮肤焮赤红肿胀痛，脓头相继增多，溃后状如莲蓬、蜂窝，脓肿易向深部及周围扩散，脓液不易畅泄，肿块范围较大，多在 9 ～ 12cm 之间，甚则大者可达 30cm，严重者可导致疽毒内陷；好发于项后、背部等皮肤较厚坚韧之处；可发于任何季节、年龄和性别，但临床上多见于中老年男性，消渴病患者尤为多发。

有头疽的病名根据发病部位的不同而名称各异。如发于脑后（项后）者称脑疽；生于头顶部者称百会疽；生于额部者称额疽；生于脊背部正中者称发背疽，又称背疽；生于背之两侧者称搭手；生于胸部膻中穴者称膻中疽；发于少腹部者称少腹疽；生于四肢者又有腕部疽、石瘤疽、臀疽、腿疽等。尽管疾病和名称繁多，发病部位不同，但究其病因、症状、治法则基本上一致，故合并介绍。一般而言，发于项后、背部者不易透脓，毒邪内陷者较多，病情较重；而发于四肢者容易透脓，内陷变证少见，病情较轻。

本病相当于西医学的痈，是金黄色葡萄球菌所致的多个相邻的毛囊及其所属皮脂腺或汗腺的急性化脓性感染。如防治不当，可引起广泛的蜂窝织炎及坏死，严重者可并发败血症或脓毒血症。

【病因病机】

本病病因可分为外因和内因。外因多由于感受风温湿热之毒，致气血运行失常，毒邪凝聚肌肉之内而发。内因则因情志内伤，气郁化火；或劳伤精气，致肾气亏损，火邪炽盛；或平素恣食膏粱厚味，致脾胃运化失职，湿热火毒内生。这些内因均可导致脏腑蕴毒而发本病。

本病是因外感风温、湿热，内有脏腑蕴毒，凝聚肌表，以致营卫不和、气血凝滞、经络阻隔而成。体虚之际容易发生，故消渴患者常易伴发本病。又如阴虚之体，因水亏火炽，使热毒蕴结更甚；气血虚弱之体因毒滞难化，不能透毒外出，以致病情往往加重。可见患者正气之盛衰、热毒之轻重与本病的转归、顺与逆、陷与不陷有着重要的关系。

西医学认为，本病的致病菌为金黄色葡萄球菌。感染先从一个毛囊开始，由于皮肤较厚，感染只能沿深部阻力小的皮下脂肪柱蔓延至皮下组织，并沿深筋膜向四周扩散，侵及相邻的多个脂肪柱，向上传入毛囊群而形成具有多个脓头的痈。糖尿病患者因其白细胞功能不良，游动迟缓而易生此疾。

【诊断】

1. 临床表现 本病发于皮肤较厚坚韧之处，以项背为多。好发于成年人，中老年男性多见。

（1）初期　患处出现一肿块，肿块上有粟粒样脓头，肿块向周围扩大，继而脓头逐渐增多，作痒作痛，色红灼热，高肿疼痛；伴发热恶寒、头痛、食欲不振、苔白腻或黄腻、脉滑数。

（2）溃脓期　疮面渐腐，状如莲蓬、蜂窝，肿块范围大小不一，常超过 10cm，大者可达 30cm，伴高热口渴、溲赤便秘。如脓液畅泄，腐肉脱落，则肿胀疼痛减轻，发热已退，全身症状随之消失。

（3）收口期　脓腐渐尽，新肉生长，逐渐愈合。少数患者也可出现腐肉已脱而新肉生长缓慢。

本病的整个病程约 1 个月，病变初期在第 1 周，第 2 ～ 3 周是溃脓期，收口期在第 4 周。

临床上若属阴虚之体火毒炽盛，则见局部疮形平塌，根盘散漫，疮色紫滞，难以化脓腐脱；溃后脓液稀少或带血水，疼痛剧烈，伴有高热、口干舌燥、纳少、便秘、溲赤、舌红、苔黄、脉细数，多见于老年体弱之人。如阴液回复，火毒渐去，则溃脓期和收口期与一般有头疽相似。

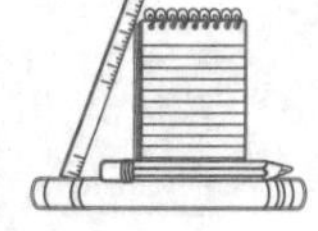

若气血两虚，不能透毒外出，则见局部疮形平塌散漫，疮色晦暗，化脓迟缓，腐肉难脱，

脓液清稀色带灰绿，闷肿胀痛，疮口易成空壳；伴发热、精神不振、面色苍白、脉数无力、舌淡红、苔白腻。多见于老年肥胖之人。如气血恢复，毒邪外泄，则溃脓期与收口期与一般有头疽相似。

本病若兼见神昏谵语、气息急促、发斑、恶心呕吐、尿赤等全身症状者为合并内陷。内陷多见于脑疽、发背疽的患者，其中又以脑疽引起内陷者最为多见。另外，体虚及消渴病患者易并发内陷。

2. 辅助检查 血常规示白细胞总数及中性粒细胞比例升高。脓液培养可见金黄色葡萄球菌生长。消渴病患者血糖水平较平时明显增高。

【鉴别诊断】

1. 多发性疖病 生于项后、发际附近。初起皮色潮红，肿痛，根脚浮浅，范围局限，小于3cm，少则几个，多则十余个，2～3天化脓，溃后3～4天即愈合，易脓、易溃、易敛，无明显全身症状。反复发作，缠绵不愈，或一处将愈，他处又起。

2. 脂瘤染毒 患处结块，与表皮粘连，中心皮肤可见粗大黑色毛孔，挤之有粉刺样物质，愈合缓慢，全身症状轻。

【治疗】

本病重在辨明虚实，以分证论治，防止疽毒内陷。本病病程较长，病情较重，多采取中西医结合治疗。中医治宜疏风、清热、利湿；正虚者宜补益气血。西医以抗菌治疗为主。另外还应积极治疗消渴等病。

1. 辨证论治

（1）内治

①火毒炽盛证

证候：见于壮年正实邪盛者。初起局部红肿高突，灼热疼痛，根脚收束，上有粟粒样脓头，肿块渐向周围扩大；伴恶寒发热、头痛、食欲不振；舌红，苔薄黄，脉滑数。继则疮面渐渐腐烂，形似蜂窝，脓液黄稠，腐肉脱落；伴高热、口渴、便秘、溲赤；舌红，苔黄或黄腻，脉弦数。后期腐肉脱落，新肉渐生，肉芽红活，逐渐收口向愈；舌质红，苔薄白，脉弦或弦细。

治法：初期宜疏风清热利湿，和营托毒；中期宜清热解毒，托毒敛疮；后期宜补益气血。

方药：初期选用仙方活命饮加减。热毒盛者，加栀子、黄芩、黄连、连翘、大青叶；气虚者加党参、黄芪；发于项背部者加葛根；发于下肢者加木瓜、牛膝；便秘者，加麻子仁、牛蒡子。中期选用黄连解毒汤合仙方活命饮加减。后期宜用四妙汤加减。

②阴虚火炽证

证候：多见于消瘦的老人，或有消渴病史者。见局部肿势平塌，皮色暗滞，根脚散漫，溃脓迟缓，或不易化脓，溃后脓液稀少或带血水，疼痛剧烈，愈合迟缓；伴高热、烦躁、口干渴、不思饮食、便秘溲赤；舌质红，苔黄，脉细数。

治法：滋阴降火，和营托毒。

方药：竹叶黄芪汤合托里消毒散加减。

③气血两虚证

证候：多见于年老体衰、气血不足者。局部肿势平塌，根脚散漫，疮色灰暗不泽，化脓迟缓，腐肉脱落，脓液稀少，色带灰绿，腐肉难脱，疮口久不愈合；伴低热或身热不扬、精神萎靡、面色苍白；舌质淡红，苔白或微黄，脉数无力。

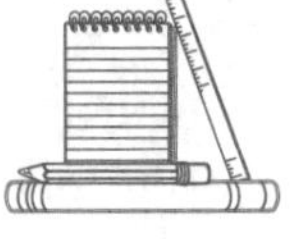

治法：扶正补虚，托毒外出。

方药：托里消毒散合八珍汤加减。脓成迟缓者，加穿山甲（代）、黄芪；低热者，加银柴胡、地骨皮。

（2）外治

①初期：肿块未溃，患部红肿，脓头尚未溃破者，属热毒炽盛，用金黄膏或玉露膏或千捶膏外敷；属阴虚或气血两虚者，用冲和膏外敷；也可用金黄散、玉露散冷开水调敷。

②中期：掺八二丹药线提脓祛腐，脓少者改用九一丹，外盖金黄散或玉露膏或冲和膏。若脓头虽破而引流不畅者，可用五五丹药线插入疮口，蚀脓引流。无效则须手术切开引流，在患部做“十”字或“卄”字形切口，切口长度要到达病变边缘或略超过，深达筋膜，剪去坏死组织。切开时应保护正常皮肤，减少愈合后的瘢痕形成。

③收口期：脓腐脱尽，疮面渐洁，新肉渐生，用生肌散掺于疮面，并覆以生肌玉白膏或生肌玉红膏外敷。若疮口胬肉高突，用平胬丹、白玉膏外敷。若疮有空腔，皮与新肉不能黏合者，可用垫棉法加压包扎。

2. 西医治疗

（1）可选用磺胺类、青霉素、红霉素、四环素、头孢菌素等广谱抗生素；如属混合感染，可配合使用甲硝唑、替硝唑。

（2）有头疽根盘肿大超过 10cm 者，可用局部周围封闭疗法，以 0.25% ～ 5% 普鲁卡因 20mL、40 万 U 青霉素混合后，在疮形周围外约 2cm 边缘做浸润周围封闭，每日 1 次；如对青霉素过敏，可单用普鲁卡因封闭。

（3）糖尿病患者应积极控制血糖。

（4）病情较重者加支持疗法，如输液、输血等。

（5）局部可用 50% 硫酸镁或 70% 酒精湿敷。

【预防与调护】

1. 忌食鱼腥、辛辣等刺激性食物及甜腻食物。

2. 高热时宜卧床休息，多饮凉开水。虚者注意保暖，避免吹风感邪而加重病情。

3. 疮口周围皮肤应保持清洁，以免并发湿疹。

4. 换药要及时，初起敷药稍厚，溃后则宜薄；如有胬肉凸出，可修剪至平，或用腐蚀药如平胬丹外敷。

5. 切忌挤压，发于项部者可用四头带包扎；发于背部者宜侧卧；发于上肢宜用三角巾悬吊；发于下肢则抬高患肢，并减少活动。

6. 注意观察病情，预防疽毒内陷的发生。

附：

疽毒内陷

【学习目标】

掌握：疽毒内陷的分型论治及急救措施。

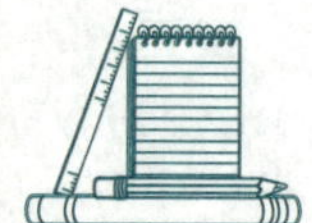

疽毒内陷是疮疡阳证疾病过程中正气内虚，正不胜邪，毒不外泄，深陷于里，客于营血，内传脏腑而引起的全身性危重疾病。临床多因有头疽并发本病，故名疽毒内陷，又称“三陷证”。其临床特点是肿疡隆起的疮顶忽然凹陷，或溃脓肉腐未净而忽然干枯无脓，或脓净红活的疮面忽变光白板亮，同时伴邪盛热极或正虚邪盛或阴阳两竭的全身症状。

本病可发生于有头疽的初期、中期、收口期的不同阶段。因其内陷的病因与特点不同，又分为火陷、干陷、虚陷3种类型。

本病相当于西医学的全身性化脓性感染。

【病因病机】

内陷发生的根本原因在于正气内虚，或由于治疗失时或不当，正不胜邪，致使火毒炽盛，助邪为病，反陷于里，客于营血，内攻脏腑。三陷证因各自所处病期不同而有区别。

1. 火陷 由于阴液不足，火毒炽盛，复因挤压疮口，或治疗不当，或失于治疗，以致正不胜邪，毒邪内陷入里而成。

2. 干陷 多由气血两亏，正不胜邪，不能酿脓，而毒邪不得外泄，以致正气越虚，毒热越盛，从而形成内闭外脱。

3. 虚陷 毒邪虽已衰退，而气血大伤，脾气不复，肾阳亦衰，以致生化乏源，阴阳两竭，从而余邪走窜入营而成。

西医学认为，本病的发生分为败血症、脓血症、毒血症3个类型。常见的致病菌是金黄色葡萄球菌和大肠埃希菌，但由于抗生素的广泛应用及滥用，还可出现真菌性感染。由于人体抵抗力下降、正常免疫功能减弱、局部病灶处理不当，加之大量毒力强的病原菌不断地侵入血循环，超过人体的防御力，本病才会发生。

【诊断】

1. 临床表现 本病多见于老年人，或有消渴病史的患者。脑疽、发背疽患者易并发三陷证，其中以脑疽更为多见。

（1）火陷 多见于有头疽的初起阶段，即其毒盛期。局部疮顶不高或陷下，根盘散漫，肿势平塌，疮色紫滞，疮口干枯无脓，或见脓液灰薄或带绿色，患处灼热疼痛；伴壮热口渴、便秘溲赤、烦躁不安、神昏谵语，或胁肋隐痛等全身症状。

（2）干陷 多见于有头疽第2～3周的溃脓期。局部脓腐不透，疮口中央糜烂，脓少而薄，疮面晦暗，肿势平塌，散漫不聚，见闷胀疼痛；伴发热恶寒、神昏谵语、气息急促、胁肋疼痛、倦怠纳呆，或体温不高、肢冷、大便溏泄、小便频数等全身症状。

（3）虚陷 多见于有头疽第4周的收口期。局部肿势已退，疮口腐肉亦尽，而脓液灰薄，或偶带绿色，新肉不生，状如镜面、光白板亮，无疼痛感；全身出现虚热不退、形神委顿、纳食日减，或有腹痛便溏、自汗肢冷、气息低促，甚或陷入昏迷厥脱，属脾肾阳虚；若见舌光如镜，口舌生糜，舌红绛，脉细数，属阴伤胃败。

以上3种内陷的预后一般均属危证。其中火陷的邪盛热极者预后较佳；干陷正虚邪盛者预后次之；虚陷的正虚邪盛、阴阳两竭者预后最差。

2. 辅助检查 血常规示白细胞总数及中性粒细胞比例增高。细菌培养和药物敏感性试验（以下简称药敏试验）有助于指导用药。

【治疗】

本病属危急重症，需中西医结合综合治疗。中医内治当扶正祛邪。火陷者邪毒炽盛，当以凉血清热解毒为要，并顾护津液；干陷者当补养气血，托毒透脓；虚陷者当温补脾肾或生津养胃。

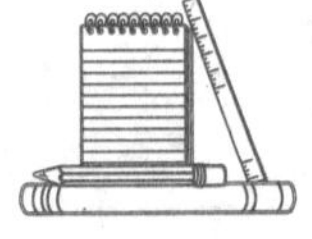

1. 辨证论治

（1）内治

①邪盛热极证

证候：见于有头疽的毒盛期。局部疮顶突然内陷，疮色由红赤转为紫滞，根盘散漫，疮口由脓液稠厚转为脓液灰薄或带绿色，甚或干枯无脓，患处灼热剧痛；伴壮热口渴、烦躁不安、小便短赤、大便不通、神昏谵语，或胁肋隐痛；苔黄腻或黄糙，舌红绛，脉洪数或弦数。

治法：凉血清热解毒，养阴清心开窍。

方药：黄连解毒汤合清营汤加减。若神昏谵语者，加服安宫牛黄丸或紫雪丹；若咳吐痰血，加鲜芦根、鲜茅根；痰多加竹沥；痰中带脓兼有腥味者，加鱼腥草、石膏、沙参；抽搐者加石决明、牡蛎、白芍。

②正虚邪盛证

证候：多见于有头疽的溃脓期。局部脓腐不透，疮口中央糜烂湿润，疮色晦暗，肿势平塌或内陷，脓少而薄，闷胀疼痛；伴发热恶寒甚则高热不退、神昏谵语、气息急促、倦怠纳呆，或体温不高、肢冷、大便溏泄、小便频数等全身症状。

治法：补养气血，托毒透邪，清心安神。

方药：托里消毒散加减。若神昏谵语、高热者，加安宫牛黄丸。

③脾肾阳虚证

证候：多见于有头疽收口期。局部肿势已退，腐肉亦尽，脓液灰薄，或偶带绿色，疮口状如镜面、光白板亮，新肉不生，不知疼痛；全身出现虚热不退、形神委顿、纳食日减，或有腹痛便溏、四肢厥冷、自汗、气息低促，甚或陷入昏迷厥脱；舌淡红，苔薄白或黄，脉沉细数。

治法：温补脾肾。

方药：附子理中汤加减。

④阴伤胃败证

证候：局部症状同脾肾阳虚证；伴见舌光如镜、口舌生糜、纳少口干；舌红绛，脉细数。

治法：生津养胃。

方药：益胃汤加减。有热者，加生石膏、知母、天花粉；口舌生疮者，加生甘草梢、栀子；纳呆者，加山楂、神曲、麦芽。

（2）外治　参照有头疽的治疗，保持局部引流通畅。

2. 西医治疗　早期可根据原发感染灶的性质，选用有效的广谱抗生素，可两种以上联合使用，待细菌培养和药敏结果出来后可改用敏感的抗生素。卧床休息，给予营养丰富且利于消化的食物，严重者要补液，以维持水、电解质和酸碱平衡，补充热量及维生素B、维生素C，严重患者可输以鲜血或成分血。高热患者可用物理或药物降温，亦可静脉滴注清开灵、双黄连注射液。必要时加用肾上腺皮质激素，以减轻中毒症状。

【预防与调护】

1. 严密观察病情变化，病室保持安静清洁。

2. 卧床休息，患部忌挤压。

3. 忌食烟酒、鱼腥发物、辛辣食物；多饮西瓜汁和凉开水。

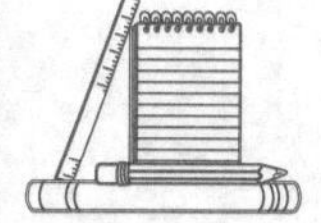

项目四 发

【学习目标】

1. 掌握：不同部位发的辨证论治。

2. 熟悉：发的定义和临床特点。

发是痈疽之毒聚于肌腠，突然迅速向四周散发的一种急性弥漫性化脓性感染。“痈之大者名发”，其临床特点是初起无头，红肿蔓延，病变不易局限，向四周扩散迅速，边界不清，3～5日中央色褐腐溃，周围湿烂，伴有明显的全身症状。

本病相当于西医学的蜂窝织炎。

发分为原发性和继发性两类。原发性的如生在手背部的“手发背”，生在足背部的“足发背”；继发性的伴有痈、疽等原发灶。发在中医文献中常和痈、疽共同命名，将有头疽病变范围扩大称为发。按发病部位不同称为脑后发、背发、对心发等。另有“痈疽之大者，谓之发”之说，如发于结喉处的“锁喉痈”、生于臀部的“臀痈”。虽均属发的范围，但因证治不同，故分别予以介绍。

一、锁喉痈

锁喉痈是发于颈前正中喉结处的急性化脓性疾病。以其毒势猛烈可畏，又称为“猛疽”。其临床特点是发病暴急，初起喉结处红肿绕喉，根脚散漫，坚硬灼热疼痛，范围较大，肿势蔓延到颈部两侧、腮颊及胸前，可连及咽喉、舌下，并发喉风、重舌甚至痉厥等危险证候，伴壮热口渴、头痛项强等全身症状。

本病相当于西医学的口底部蜂窝织炎。

【病因病机】

本病多因风温邪毒客于肺胃，积热上壅，夹痰凝结而成；或患麻疹痧痘高热之后，体虚余毒未清，夹痰热结聚所生；或因体弱，口唇齿龈生疳、咽喉糜烂，感染邪毒而继发。

【诊断】

1. 临床表现 多见于儿童，发病前有口唇、咽喉糜烂及痧痘史。

初起局部红肿绕喉，散漫不聚，坚硬灼热疼痛，经2～3日后，肿势延及颈部两侧，甚至上延腮颊，下至胸前。可因咽喉水肿而并发喉风，舌下水肿并发重舌，以致吞咽、呼吸困难。伴有壮热口渴、头痛项强、便燥溲赤、舌红绛、苔黄腻、脉弦滑数或洪数，甚至气喘痰壅，发生痉厥。若脓成，肿势渐趋局限，按之中软应指，为脓已成熟。溃后脓出黄稠，肿势消退者轻；溃后脓出稀薄，疮口有空壳，或内溃脓从咽喉穿出，热退，全身虚弱者重，收口亦慢。

2. 辅助检查 血常规示白细胞总数及中性粒细胞比例明显增高。脓成时用B超探测有液平面。

【鉴别诊断】

1. 颈痈 初起时局部肿、热、痛，皮色不变。肿块边界清楚，7～10日成脓，10～14日可以愈合；伴有明显的风温外感症状。

2. 瘿痈　发病前多有感冒、咽病等病史，或突然发病，恶寒高热，颈前结喉两侧结块，皮色不变，微有灼热，按之疼痛，其痛可牵引至耳后枕部。多能消散吸收，较少化脓。

【治疗】

锁喉痈的治疗宜清热解毒、化痰消肿。初起治疗用疏解兼以清托；脓成应及时切开排脓，不可待其自溃，以免堵塞咽喉或引起败血症。

1. 辨证论治

（1）内治

①痰热蕴结证

证候：局部红肿绕喉，散漫不聚，坚硬灼热疼痛；伴壮热口渴、头痛项强、便燥溲赤；舌质红绛，苔黄腻，脉弦滑数或洪数。

治法：散风清热，化痰解毒。

方药：普济消毒饮加减。壮热口渴者，加鲜生地黄、天花粉、生石膏；便秘者，加生大黄、玄明粉、枳实；气喘痰壅者，加鲜竹沥、天竺黄、莱菔子；痉厥者，加服安宫牛黄丸或紫雪丹。

②热胜肉腐证

证候：项前肿痛，吞咽受阻，张口困难，时吐黏痰，按之中软应指，溃后脓出黄稠，肿消热退；舌质红，苔黄，脉数。

治法：清热化痰，和营托毒。

方药：仙方活命饮加减。根盘仍坚硬牢固者，加牡蛎、珍珠母；根盘软化脓净者，加玉竹、黄芪。

③ 热伤胃阴证

证候：溃后脓出稀薄，疮口有空壳，或内溃脓从咽喉穿出，收口缓慢；口干少津，胃纳不香；舌光质红，脉细。

治法：清养胃阴。

方药：益胃汤加减。口干少津者加天花粉、鲜石斛；胃纳不香者加焦三仙、谷芽；余毒未清者加银花、连翘、生甘草。

（2）外治

①初起：宜箍围束毒，用玉露散、金银花露或菊花露调敷患处。

②脓成：早期切开排脓减压，以防喉头水肿压迫气管而窒息死亡。

③溃后：宜提脓祛腐，用八二丹或九一丹药线引流，外盖金黄膏或太乙膏；脓尽改用生肌散，红油膏盖贴。

2. 其他疗法

（1）高热持续不退、气喘痰壅者可肌内注射或静脉滴注抗生素类药物。

（2）初起可用 50% 硫酸镁溶液湿敷患部，或用莫匹罗星软膏外涂。

（3）初起可用短波治疗。

【预防与调护】

1. 积极处理原发病灶。

2. 高热时应卧床休息，气喘痰壅时取半卧位。

3. 初期、成脓期宜半流质饮食。

4. 使用箍围药时应注意湿度，使药力易于透达。

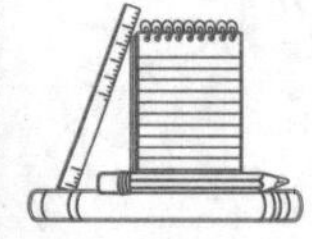

二、手发背

手发背是毒邪聚于手背部的急性化脓性疾病。其临床特点是手背部漫肿，边界不清，灼热胀痛，而手掌心不肿，溃破时皮肤湿烂，脓液清稀而臭，久则损筋伤骨。

本病相当于西医学的手背部蜂窝织炎。

【病因病机】

本病多由饮食不节，恣食膏粱厚味，内郁湿热火毒，或局部外伤染毒，以致毒邪壅聚于手背，气血凝滞，经络壅遏不行，热胜肉腐而成。

【诊断】

1. 临床表现 初起手背漫肿，边界不清，灼热胀痛，伴有怕冷发热、苔黄脉数等全身症状。7～10日成脓，手背中间高肿，色紫红灼热，痛如鸡啄，按之有波动感。溃破时皮肤湿烂，脓水色白或黄，或夹有血水，逐渐脓少而愈合。如2～3周肿势不趋局限，溃出脓液稀薄而臭，为损筋伤骨之征。

2. 辅助检查 血常规示白细胞总数及中性粒细胞比例明显增高。X线摄片检查可确定有无死骨存在。

【鉴别诊断】

1. 托盘疔 初如盘中托珠，旋而手背、手心皆肿，失去正常的掌心凹陷。

2. 毒蛇咬伤 伤处创口有明显的毒牙咬痕，有时留有毒蛇牙或残留断牙；创口呈灰黑色或黄色，灼热，红肿疼痛或麻木，肿胀向周围扩散，呈向心性蔓延。一般在咬伤当天即肿，第2天最甚，第4天开始消肿。被咬伤部位可发生水疱、组织坏死，附近腋下臖核肿大。

【治疗】

1. 辨证论治 初起治疗宜清热解毒、和营消肿；脓成宜托毒透脓；溃后体虚宜调补气血。

（1）内治

①热毒蕴结证

证候：手背部漫肿、灼热胀痛，化脓破溃，皮肤湿烂；或伴有壮热恶寒、头痛骨楚；苔黄，脉数。

治法：清热解毒，和营消肿。

方药：五味消毒饮合仙方活命饮加减。

②气血两亏证

证候：日久肿势不趋局限，溃后脓水清稀，损筋伤骨，疮口难敛；伴有面色白、神疲乏力；舌质淡，苔薄，脉沉细。

治法：调补气血。

方药：八珍汤或十全大补汤加减。

（2）外治法 初起外敷金黄膏或玉露膏；成脓宜切开排脓，八二丹药线引流，肿未退者用金黄膏盖贴，肿全退者用红油膏盖贴；脓尽改用生肌散，生肌白玉膏盖贴。

2. 其他疗法

（1）可肌内注射或静脉滴注抗生素类药物。

（2）初起可用50%硫酸镁溶液或10%醋酸铅溶液湿敷患处。

【预防与调护】

1. 加强劳动保护，以免手背外伤。

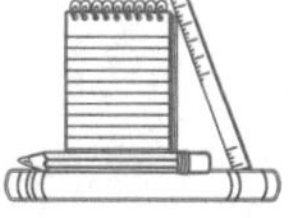

2. 患手忌持重，手背朝下，用三角巾悬吊在胸前。

3. 及时正确地治疗外伤，以免感染毒邪。

三、臀痈

臀痈是发生于臀部肌肉丰厚处的急性化脓性疾病，属发的范畴。其临床特点是发病急骤，病位深，范围大，易腐溃，收敛慢。

本病相当于西医学的臀部蜂窝织炎。

【病因病机】

急性者多由湿热火毒蕴结，或因注射感染毒邪，也可因臀部多个疮疖发展而成。

慢性者多由湿痰凝结，营气不从，逆于肉理而成；或因注射药液吸收不良引起。

【诊断】

1. 临床表现 急性者臀部一侧初起红肿热痛，步行困难，红肿以中心最明显而四周色淡，边界不清，逐渐扩大而有硬结。数日后皮肤湿烂，很快变成黑色而坏死，或中软不溃。溃后脓出黄稠，伴有大块腐肉脱落，疮口深大而成空腔，造成收口缓慢，需 1 个月左右才可痊愈。初起伴有恶寒发热、头痛骨楚、纳呆食少、苔黄、脉数等全身症状。待脓出腐肉脱落后方可逐渐减退。

2. 辅助检查 血常规示白细胞总数及中性粒细胞比例明显增高。

【鉴别诊断】

1. 有头疽 初起皮肤上有粟粒样脓头，焮热红肿胀痛，易向深部及周围扩散，脓头相继增多，溃烂之后状如蜂窝。

2. 流注 初起漫肿疼痛，皮色如常，结块不甚显著，好发于四肢、躯干肌肉丰厚的深处，有此处未愈他处又起的现象。

【治疗】

辨证论治 内治以清热解毒利湿为主；外治切开排脓时，应将坏死组织一并切除。

（1）内治

①湿热蕴结证

证候：臀部一侧先痛后肿，焮红灼热，或皮肤湿烂溃脓；伴有恶寒发热、头痛骨楚、纳呆食少；舌质红，苔黄腻，脉数。

治法：清热解毒，和营化湿。

方药：黄连解毒汤合仙方活命饮加减。

②气滞血瘀证

证候：臀部一侧漫肿，皮色不变，红热不显，硬块坚实，有疼痛或压痛，病情进展缓慢；多无全身症状，溃后脓腐不易脱落；舌质红，有瘀斑或瘀点，苔薄白，脉细涩。

治法：活血通络，散瘀消肿。

方药：桃红四物汤加泽兰、丝瓜络、乳香、没药、皂角刺、炙山甲（代）。

③气血两虚证

证候：不论急性、慢性，溃后大块腐肉脱落，疮口较深，形成空腔，收口缓慢；伴面色萎黄、神疲乏力、纳呆食少；舌质淡，苔薄白，脉细无力。

治法：调补气血。

方药：八珍汤加减。

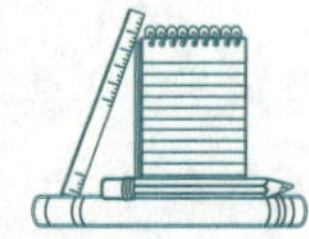

（2）外治

①初期：宜散结消肿。可选用下列方法：芒硝用适量开水溶解，加少许冰片粉末，用纱布或毛巾浸透，湿敷患处，每日 2 ～ 3 次；金黄散适量，用银花或菊花捣汁或温开水调敷患部，保持湿润，每日 1 次；玉露散适量，水调外敷。

②成脓：脓成后宜切开排脓。有腐黑坏死的组织应彻底清除。

③溃后：用八二丹、红油膏盖贴。脓腔深者加用七三丹药线引流，或红油膏纱条亦可。腐脱新生、渗出黄稠黏液时为脓尽，改用生肌散、生肌白玉膏盖贴。若疮口有空腔不易愈合者，可用垫棉法加压固定。

【预防与调护】

1. 保持皮肤清洁，尤其注意会阴、肛周的卫生。

2. 肌内注射时必须严格皮肤消毒。

3. 患臀痈后应尽量少活动，以免肿势扩散，病情加剧。

4. 忌食辛辣醇酒及虾、蟹、牛肉等发物。

四、足发背

足发背是指发生于足背部的急性化脓性疾病。《刘涓子鬼遗方》中称之为“足胕发”。其临床特点是足背部高肿焮赤疼痛，肿势弥漫，边界不清。

本病比手发背病重，相当于西医学的足背部蜂窝织炎。

【病因病机】

本病多因足背部外伤染毒，或湿热下注，气血瘀滞，化热肉腐而成。

【诊断】

1. 临床表现 初起足背部红肿灼热疼痛，肿势弥漫，边界不清，影响活动。一般 5 ～ 7 日疼痛加剧，肿势速增，化脓破溃。伴有寒战高热、纳呆食少、恶心欲呕、舌质红、苔黄腻、脉滑数等全身症状。溃破后脓液稀薄，夹有血水，皮肤湿烂，全身症状也随之减轻或消失。

2. 辅助检查 血常规示白细胞总数和中性粒细胞比例明显增高。

【鉴别诊断】

丹毒 起病突然，恶寒发热，局部皮肤忽然出现局限性鲜红色稍隆起的斑片，边界清楚，扩大迅速，发无定处。一般不化脓，常有愈后反复发作史。

【治疗】

辨证论治 内治以清热解毒利湿为主。脓成宜加托毒透脓药物，并及时切开排脓减压，减轻疼痛，有利于脓毒排出。

（1）内治

湿热下注证

证候：足背部红肿灼热疼痛，肿势弥漫，化脓溃破，脓液稀薄，皮肤湿烂；伴有寒战高热、纳呆、恶心欲呕；舌质红，苔黄腻，脉滑数。

治法：清热解毒，和营利湿。

方药：五神汤合萆薢渗湿汤加减。脓成者加皂角刺、炮山甲（代）。

（2）外治

参照“手发背”。

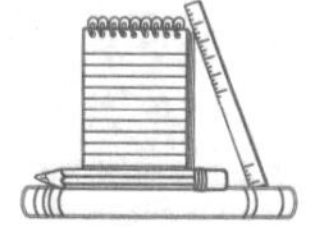

【预防与调护】

1. 患足发背后宜卧床休息，抬高患肢，忌行走，以利于消肿。

2. 及时治疗足背部外伤，以免毒邪扩散。

3. 溃后应使患足置于有利于脓液引流的位置。

项目五　疔

【学习目标】

1. 掌握：颜面部疔疮、手足部疔疮、红丝疔的症状与治疗。

2. 了解：具有特殊性质的烂疔、疫疔的临床特点和预防方法。

疔是一种发病迅速，危险性较大的急性化脓性疾病。本病随处可生，但多发于颜面和手、足等处。其临床特点是疮形虽小，但根脚坚硬，病情变化迅速，容易使毒邪走散。若处理不当，发生颜面的疔疮，容易走黄；发于手足部的疔疮则可损筋伤骨，影响功能。由于疔疮的发病原因、发病部位和性质不同，可分为颜面部疔疮、手足部疔疮、红丝疔、烂疔、疫疔 5 种。

本病相当于西医学的痈、疖、瘭疽、气性坏疽、皮肤炭疽及急性淋巴管炎等。

一、颜面部疔疮

颜面部疔疮是指发生在颜面部的急性化脓性疾病。其临床特点是疮形如粟，坚硬根深，状如钉丁，或痒或痛。由于头面为诸阳之首，火毒蕴结则反应剧烈，且发病迅速，如不及时治疗或误治则毒邪易于扩散而有引起走黄的危险。

本病因所患部位不同，名称各异。如生在眉心的，称眉心疔；生在两眉棱的，称眉棱疔；生在眼胞的，称眼胞疔；生在颧部的，称颧疔；生在颊车穴的，称颊车疔；生在鼻部的，称鼻疔；生在人中穴的，称人中疔；生在人中两旁的，称虎须疔；生在口角的，称锁口疔；生在唇部的，称唇疔；生在颏部的，称承浆疔等。虽名目繁多，但其病因病机与证治基本相同，故统归颜面部疔疮加以介绍。

本病相当于西医学的颜面部疖和痈。

【病因病机】

本病主要因火热之毒为患。其毒或从内发，如恣食膏粱厚味、醇酒辛辣炙煿，脏腑蕴热，火毒结聚；或从外受，如感受火热之气，或皮肤破损染毒，或昆虫咬伤，毒邪蕴蒸肌肤，以致气血凝滞而成。若火毒炽盛，内燔营血，则成走黄。

【诊断】

1. 临床表现　多发于额前、颧、鼻、颏、口唇等部位。

（1）*初期*　开始在颜面部某处皮肤上有一粟粒样脓头，或痒或麻，以后渐渐红肿热痛，肿势范围 3 ～ 6cm，顶突根深坚硬，形如钉丁之状，重者有恶寒发热等全身症状。

（2）*中期*　起病后 5 ～ 7 日间，肿势逐渐增大，四周浸润，疼痛加剧，脓头出现，伴有发热、口渴、便干溲赤、苔薄腻或黄腻、脉弦滑数等症。

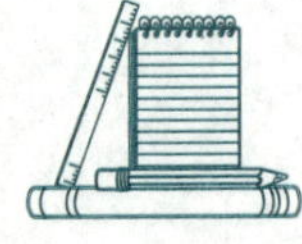

（3）*后期*　起病后 7 ～ 10 日间，肿势局限，顶高根软溃脓，疔根（脓栓）随脓外出，肿消

痛止，身热减退，一般 10 ～ 14 日即可痊愈。

凡生在鼻翼、上唇部的疔疮若处理不当，强行挤压、碰伤或过早切开等，可引起疔疮顶陷黑无脓，四周皮肤暗红，肿势扩散，失去护场，以致头面、耳、项俱肿，并伴有壮热、烦躁、神昏谵语、舌质红绛、脉洪数等症状。此乃疔毒走散，发为走黄之象。若疔疮毒邪走窜入络，出现恶寒发热，在躯干或四肢肌肉丰厚处有明显压痛者，则为并发流注。若疔疮毒邪内传脏腑，可引起内脏器官的转移性脓肿。若疔疮毒邪流窜附着于四肢长管状骨，骨骼胖肿，疼痛彻骨，患肢 1 ～ 2 日内即不能活动者，为并发附骨疽。

2. 辅助检查　血常规检查示白细胞总数及中性粒细胞比例明显增高，必要时行脓液或血的细菌培养及药物敏感试验。

【鉴别诊断】

1. 疖　虽亦好发于颜面，但红肿范围不超过 3 ～ 6cm，无明显根脚；一般无全身症状。

2. 有头疽　虽初起亦有粟粒样疮头，但逐渐形成多头如蜂窝状；红肿范围常超过 9cm；多发于项背部肌肉丰厚之处；发展较慢，病程较长。

3. 疫疔　初起在皮肤上有一小红色斑丘疹，迅即周围肿胀，作痒不痛，疮的中央呈暗红色或黑色坏死，坏死周围有成群的灰绿色小水疱，疱形如脐窝，很像接种的牛痘；伴有严重的全身症状。

【治疗】

1. 辨证论治　颜面部疔疮内治以清热解毒为主，火毒炽盛证宜清热凉血解毒。外治应根据初起、成脓、溃后三个阶段分别采用箍毒消肿、提脓祛腐、生肌收口之法。

（1）内治

①热毒蕴结证

证候：颜面部某处皮肤出现粟粒样脓头，或痒或麻，红肿热痛，范围逐渐扩大，坚硬根深，形如钉丁；伴有恶寒发热；舌红苔黄，脉数。

治法：清热解毒。

方药：五味消毒饮合黄连解毒汤加减。恶寒发热，加蟾酥丸 3 粒（吞）；毒热肿甚，加连翘、大青叶；壮热口渴，加竹叶、生石膏、生栀子；大便秘结，加生大黄、玄明粉；不易出脓，加皂角刺、炮山甲（代）。

②火毒炽盛证

证候：疮形平塌，肿势增大，皮色紫暗，灼热剧痛，脓头破溃，脓出不畅；伴有高热头痛、烦渴引冷、便干溲赤；舌质红，苔黄腻，脉洪数。

治法：清热凉血，解毒透脓。

方药：犀角地黄汤、五味消毒饮、黄连解毒汤加炮山甲（代）、皂角刺。

③余毒未尽证

证候：肿势局限，顶高根软，脓栓随脓排出，肿痛渐消；伴有低热、口干、神疲；舌淡脉数。

治法：清解余毒。

方药：四妙汤加减。口渴，加天花粉、麦冬、天冬、石斛；神疲乏力，加党参、白术、山药。

（2）外治

①初期：宜箍毒消肿，用金黄散、玉露散，以银花露或冷开水调而围箍，中间以千捶膏敷

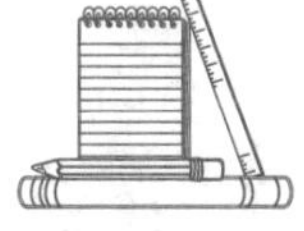

贴疮头。

②中期：宜提脓祛腐，用九一丹或八二丹或药制苍耳子虫放于疮顶部，再用玉露膏或千捶膏敷贴。若脓出不爽，可用药线引流；若脓已成熟，中央已软有波动感时，当切开排脓。

③后期：宜生肌收口，掺生肌散，以太乙膏或红油膏盖贴。

2. 其他疗法

（1）西药　高热、肿甚、病情严重者，可加用抗生素口服或静脉滴注。

（2）蟾酥丸　3～5粒，吞服，儿童减半。

（3）犀黄丸　每次3g，每日2次。

【预防与调护】

1. 有全身症状者宜卧床休息，并减少患部活动。

2. 忌内服发散药，忌灸法，忌早期切开及针挑，忌挤脓，防止跌仆、碰伤患部，以防疔毒入血而走黄。

3. 忌烟酒、辛辣、鱼腥等发物。

二、手足部疔疮

手足部疔疮是发生在手足部的急性化脓性疾病。因手为劳动器官，易外伤，故手部发病多于足部。其临床特点是初起肿痛无头，若不及时治疗，容易损筋坏骨，影响手、足的功能。

本病因发生的部位、形态和预后的不同而有各种名称。如生在指甲内的称沿爪疔；生在指甲旁的称蛇眼疔；生在手指末端的称蛇头疔；生在手指螺纹处者称螺疔；生在指腹部，肿胀如蛇肚者称蛇肚疔；生在手掌心处，肿形如托盘之状者称托盘疔；生在手指部掌侧，黄疱明亮，挑破去其恶水即愈者称水蛇头；生在足底部的称足底疔；生在涌泉穴的称涌泉疔等。总之，本病虽病名各异，但病因、症状、治疗大致相同。

本病相当于西医学的手足部急性感染。

【病因病机】

本病总由湿火蕴结、血凝毒滞而成。其诱因常为外伤，如针尖、竹、木、鱼骨等刺伤或修指（趾）甲时伤及皮肤或昆虫咬伤等，从而感染毒气，阻于皮肉之间，留于经络之中而引起本病。

【诊断】

1. 临床表现　手足部疔疮发病部位多有明显的外伤史。

（1）蛇眼疔　初起时多局限于指甲一侧边缘的近端处，有轻微的红肿疼痛，一般2～3日即成脓。若不及时治疗，可蔓延至对侧而形成指甲周围炎；若脓液侵入指甲下，可形成甲下脓肿，指甲背面上透现一点黄色或灰白色的脓液积聚阴影，或整个甲身内有脓液。脓排出后即肿退脓尽，迅速愈合。若脓毒浸淫皮肉，可导致指甲溃空或有胬肉凸出，甚至指（趾）甲脱落。本病相当于西医学的甲沟炎。

（2）蛇头疔　初起指端感觉麻痒而痛，继而刺痛，焮热肿胀，色红不明显，随后肿势逐渐扩大，手指末节肿胀呈蛇头状。酿脓时有剧烈的跳痛，患肢下垂时疼痛更甚，局部触痛明显，10～14日成脓，常因剧烈疼痛而影响食欲和睡眠。伴有恶寒发热、头痛、全身不适等症状。破溃或切开后脓出黄稠，肿退痛止，趋向痊愈。若不及时处理，任其自溃，溃后脓水臭秽，经久不尽，余肿不消，多为损骨的征象。本病相当于西医学的脓性指头炎。

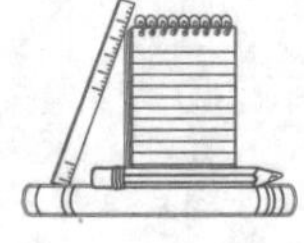

（3）蛇肚疔　整个患指红肿，呈圆柱状，形似小红萝卜，关节轻度屈曲，不能伸展，若强

行扳直即觉剧痛，7～10日成脓。因指腹侧皮肤坚厚，不易测出波动感，也难自溃。溃后脓出黄稠，逐渐痛止肿消，2周左右痊愈。若损伤筋膜，常影响手指的屈伸活动，甚则致残。本病相当于西医学的手指化脓性腱鞘炎。

（4）托盘疔 整个手掌肿胀高突，失去正常的掌心凹陷或稍凸出，肿势可延及手背面，其肿势通常甚于掌侧，严重时可波及手臂，疼痛剧烈，或伴发红丝疔，伴有恶寒发热、头痛、纳呆、苔薄黄、脉滑数等症状。2周左右成脓，因患处皮肤坚韧，虽已化脓，却不易向外透出，易向周围蔓延而损伤筋骨或并发疔疮走黄。若脓出肿消痛减，全身症状亦随之消失，7～10日愈合。本病相当于西医学的手掌筋膜间隙感染。

（5）足底疔 初起足底部疼痛，不能着地，按之坚硬。3～5日后出现搏动性疼痛。削去老厚皮后可见白头。严重者肿势蔓延至足背，疼痛波及小腿，小腿不能活动。伴有恶寒发热、头痛、纳呆、舌苔黄腻、脉滑数等全身症状。溃后流出黄稠脓液，肿消痛止，全身症状也随之消退。本病相当于西医学的足底皮下脓肿或胼胝感染。

2. 辅助检查 血常规检查示白细胞总数及中性粒细胞比例明显增高。必要时行脓液或血的细菌培养及药物敏感试验。X线摄片可明确有无骨质的破坏。

【鉴别诊断】

类丹毒 发病前多有猪骨、鱼虾刺伤或破损处皮肤接触猪肉、鱼虾等病史。红肿不如疔疮明显，表现为游走性红紫色斑片，不化脓，全身症状多不明显。

【治疗】

包括全身治疗和局部治疗。全身治疗以清热解毒为主，如发生在下肢的疔疮应注重清热利湿。脓成宜及时切开排脓减压，愈后宜加强关节功能锻炼。

1. 辨证论治

（1）内治

①火毒炽盛证

证候：局部红肿热痛，麻痒相兼；伴畏寒发热；舌红，苔黄，脉数。

治法：清热解毒。

方药：五味消毒饮合黄连解毒汤加减。

②热胜肉腐证

证候：局部红肿明显，疼痛剧烈，肉腐为脓；伴高热寒战；舌红，苔黄，脉数。

治法：清热透脓托毒。

方药：五味消毒饮、黄连解毒汤、透脓散加减。

③湿热下注证

证候：足底部红肿热痛；伴恶寒发热、头痛、纳呆；舌红，苔黄腻，脉滑数。

治法：清热解毒利湿。

方药：五神汤合萆薢渗湿汤加减。

（2）外治

①初期：宜消肿止痛，用玉露膏或金黄膏掺八将丹敷贴。蛇眼疔可用10%黄柏溶液湿敷。蛇头疔肿痛剧烈、指头皮硬者，可用鸡子清调八将丹倒入猪苦胆内套住患指，每日一换。

②溃脓期：宜切开排脓，尽可能循经直开。蛇眼疔宜沿甲旁0.2cm切开引流；蛇头疔宜在指（趾）端掌面一侧做纵行切口，务必引流通畅，必要时可对口引流，不可在指（趾）掌面正中切开；蛇肚疔宜在手指侧面做纵行切口，切口长度不能超过上下指关节面；托盘疔宜依掌横

纹切开，切口应够大，保持引流通畅，手掌显有白点者应先修去厚皮，再挑破脓头。注意不要因手背肿胀较手掌为甚而误认为脓腔在手背部而妄加切开。甲下溃空者须拔除指甲，拔甲后敷以红油膏纱布包扎。

③收口期：脓尽用生肌散、白玉膏外敷。若甲下积脓，胬肉凸出，则须剪除已溃空的部分或全部指（趾）甲；若已损骨，久不收口者，可用2%～10%黄柏溶液或1:5000呋喃西林溶液浸泡患指，每日1～2次，每次10～20分钟，再用药线及提脓祛腐药物；若有死骨存在而松动时，可用血管钳或镊子钳出死骨或整节指骨。筋脉受损导致手指屈伸功能障碍者，待伤口愈合后，用桂枝、桑枝、红花、丝瓜络、伸筋草等煎汤熏洗，并加强患指的屈伸功能锻炼。

2. 其他疗法 参照“颜面部疔疮”。

【预防与调护】

1. 注意手足部卫生，避免外伤。

2. 全身症状明显时应卧床休息；手部疔疮忌持重物和剧烈活动，用三角巾将患肢悬吊在胸前；生于手掌部者切开引流后手掌应朝下，以利于引流；足部疔疮宜抬高患肢，以利于血液回流。

3. 饮食宜清淡，忌食辛辣、鱼腥等发物。

4. 疔疮治愈后有手指屈伸功能障碍者，应加强手指的屈伸功能锻炼。

三、红丝疔

红丝疔是发于四肢内侧，皮肤有红丝一条迅速向上走窜的急性感染性疾病。其临床特点是继发于手足部的阳证疮疡，于患肢内侧有红丝一条迅速向上走窜，近端臖核肿痛，浅表者鲜红如丝，深在者暗红肿痛，伴恶寒发热等全身症状。邪毒严重者可内攻脏腑，发生走黄。

本病相当于西医学的急性淋巴管炎。

【病因病机】

外因手部生疔，足癣糜烂或皮肤破溃，感染毒邪，内有火毒凝聚，以致毒流经脉，向上走窜而继发。

【诊断】

1. 临床表现 好发于手前臂的内侧及小腿部的内侧，发病前常有手足生疔或皮肤破损等病史。

先在手足部疔疮部位或皮肤破损处红肿热痛，继则在前臂或小腿内侧皮肤上有红丝一条或多条，迅速向躯干方向走窜；上肢停于肘部或腋部，下肢停于腘窝或腹股沟。肘窝、腋窝或腘窝、腹股沟部常有臖核肿痛。

轻者红丝较细，1～2日可愈；重者红丝较粗，并伴有恶寒发热、头痛、纳呆、周身无力、苔黄、脉数等全身症状；若兼见高热神昏、胸痛咳血者，为合并走黄。有的可有结块，一处未愈，他处又起，有的二三处互相串连。病变在浅部的结块多，皮色较红；病变在深部的皮色暗红，或见不到“红丝”，但患肢出现条索状肿块和压痛，如不消退而化脓则结块少而大。化脓在发病后7～10日，溃后一般收口尚易，若二三处串连贯通，则收口较慢。

2. 实验室检查 血常规检查示白细胞总数和中性粒细胞比例明显增高。

【治疗】

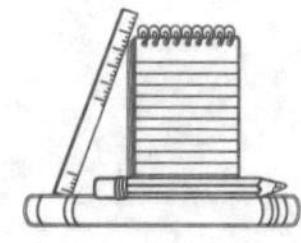

辨证论治 内治宜清热解毒，佐以活血化瘀。红丝较细者为火毒入络之证，治宜清热解毒；红丝较粗者为火毒入营之证，治宜清营凉血、化瘀解毒。若局部早期应用砭镰法则取效快捷，同时应积极治疗原发病灶。

（1）内治

①火毒入络证

证候：患肢红丝较细，全身症状较轻；舌红，苔薄黄，脉濡数。

治法：清热解毒，佐以行气和血。

方药：五味消毒饮加赤芍、牡丹皮、乳香、没药。发于下肢者，加川牛膝、茯苓等。

②火毒入营证

证候：患肢红丝粗肿明显，迅速向近心端蔓延；伴见寒战高热、烦躁、头痛、口渴；舌红，苔黄腻，脉洪数。

治法：清营凉血，解毒散结。

方药：犀角地黄汤、黄连解毒汤、五味消毒饮加减。

（2）外治

①红丝细者宜用砭镰法。局部皮肤消毒后，以刀针沿红丝行走途径寸寸挑断，并用拇指和食指轻捏针孔周围皮肤，微令出血；或在红丝尽头处挑断。挑断之处均盖太乙膏，掺红灵丹。

②若结块成脓，则宜切开排脓，用八二丹或九一丹药线引流，外敷红油膏。如二三处串连贯通者，宜彻底切开贯通的脓腔。脓尽后改用生肌散、生肌白玉膏盖贴，并加垫棉压迫以加速疮口愈合。

【预防与调护】

1. 有足癣者尤其是糜烂型足癣者应及时彻底治疗。

2. 其他参照“手足部疔疮”。

四、烂疔

烂疔是发生于皮肉之间，容易腐烂，病势急重而险的急性化脓性疾病。中医文献中称之为“水疔”“卸肉疔”“脱靴疔”。其临床特点是起病急骤凶险，局部焮热肿胀，疼痛彻骨，其状色稍黑有白斑，迅速腐烂，范围甚大，疮形略带凹形如匙面，溃后流出稀薄如水脓液，臭秽，周围有捻发音，易并发走黄而危及生命。

本病相当于西医学的气性坏疽。

【病因病机】

本病多由于皮肉破损，接触潮湿泥土、脏物等，感染特殊毒气，加之湿热火毒内蕴，以致毒聚肌肤，气血凝滞，热胜肉腐而成。由于湿热火毒炽盛，热胜肉腐，腐肉大片卸脱。如毒邪炽盛，走窜入营入血，则易形成走黄重证。

【诊断】

1. 临床表现 发病前多有手足创伤和泥土、脏物等接触史。患者多见于农民和战士。一般潜伏期为 2 ～ 3 日。好发于足部，手臂、手背等处也可发生。

初起患肢沉重如绑，继则皮肤破损的部位出现胀裂样疼痛，疮口周围皮肤呈暗红色，高度水肿，紧张光亮，按之凹陷，良久不起，旋即迅速蔓延成片，状如丹毒。伴高热（40 ～ 41℃）、寒战、头痛、烦躁、呕吐、面色苍白或神昏谵语；高热一昼夜后虽身热略降，但神志仍时昏时清，伴有烦渴引饮、食欲不振、小便短赤、苔黄焦糙、舌质红绛、脉洪滑数等湿热火盛、燔灼营血的症状。1 ～ 2 日后灼热、肿胀、疼痛剧烈，皮肤上出现许多含有红色分泌液的小水疱。很快聚集融合成数个大水疱，破后流出淡棕色浆水，气味臭秽。此时肌肉大部已坏死，疮口四周皮色转为紫

黑色，中心部有浅黄色死肌，疮面略带凹形，轻按患处可闻及捻发音，重按可有污脓溢出，混以气泡。随后腐肉大片脱落，疮口日渐扩大。

若身热渐退，患处四周水肿消退，腐肉与正常皮肉分界明显，分界处流出的脓液转为稠者，为转机之象。以后腐脱新生，即使疮面范围大，也不难收口而愈。若患者患处肿势蔓延，腐烂不止，高热持续不退，神昏谵语，黄疸，苔黄焦糙，脉细而数，为合并走黄之征，可有生命危险。

2. 辅助检查　红细胞计数、血红蛋白含量、红细胞比容均下降。创面渗液涂片检查可发现很多革兰染色阳性杆菌。取创面渗液做厌氧菌培养可进一步明确感染的菌种。X线检查可见局部肌群间有气体积聚的阴影。

【鉴别诊断】

1. 流火　常有反复发作史；局部皮肤鲜红，边缘清楚，高出周围皮肤，压之能退色；一般无水疱，即使有也为小水疱，破流黄水，肉色鲜红，很少有坏疽现象。

2. 发　其红肿以中心最明显，四周较淡，溃烂后患处无捻发音；全身症状较轻。

【治疗】

烂疔发展迅速，如不及时治疗，患者常丧失肢体，甚至死亡。故应中西医结合抢救治疗。中医内治宜清热泻火、利湿解毒，并注意和营散瘀，令湿毒火热俱泄；外治宜手术广泛多处纵深切开，保证引流通畅；同时，及时应用足量、有效的抗生素治疗。

1. 辨证论治

（1）内治

①湿热炽盛证

证候：初起患肢有沉重和紧束感，逐渐出现胀裂样疼痛，疮周皮色暗红，肿胀发亮，上有水疱，疮口皮肉腐烂，有稀薄污脓溢出；伴有高热寒战、头痛、烦渴引饮、食欲不振、汗出淋漓、恶心呕吐、小便短赤；舌质红，苔黄而干，脉洪滑数。

治法：清热解毒，利湿消肿。

方药：黄连解毒汤合萆薢渗湿汤加减。

②毒入营血证

证候：局部肿势蔓延，疼痛异常，疮面腐烂，形如匙面，溃流血水，脓液稀薄，混有气泡溢出，气味腥臭，疮周紫暗，泛生水疱，破流浆水；伴有高热头痛、神昏谵语、气促、躁动不安；舌质红绛，苔黄糙，脉洪滑数。

治法：凉血解毒，清热利湿。

方药：犀角地黄汤、黄连解毒汤合三妙丸加减。若神昏谵语，加服安宫牛黄丸2粒，分2次化服；或紫雪丹4.5g，分3次吞服；便秘者加生大黄。

③正虚邪恋证

证候：局部肿痛渐轻，疮口腐肉渐脱，脓液减少，疮面色转红；伴见发热不扬或潮热、倦怠无力、胸闷口腻、食欲不振，或口渴多饮；舌红，少苔，脉虚数或细数。

治法：益气养阴，利湿解毒。

方药：顾步汤加减。

（2）外治　初起用玉露膏外敷；如皮色紫黑，加掺蟾酥合剂。诊断明确后立即手术，在不用止血带下进行多处纵深切开，直切到颜色正常、能够出血的健康组织，并切除一切坏死或濒于坏死和已变色的组织和肌肉群，彻底清除异物、碎骨片，用大量的双氧水冲洗创口，创口完全敞开，用双氧水或高锰酸钾溶液纱布松填。腐肉与正常皮肉分界明显时，改掺5%～10%蟾

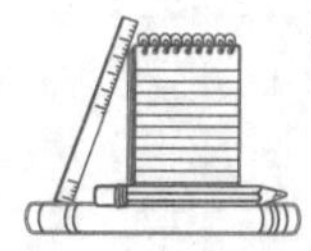

酥合剂或五五丹。腐肉脱落、肉色红活者，掺生肌散，红油膏盖贴。

2. 其他疗法

（1）早期应用足量、有效抗生素。如青霉素，每日总量 1000 万 U 静脉滴注；或头孢唑啉静脉滴注，每日总量为 2 ～ 4g。

（2）应用多价气性坏疽抗毒血清，用量为预防剂量的 3 ～ 5 倍，肌内或静脉注射。

（3）给予高蛋白、高热量和富含维生素的饮食；并给服镇静止痛剂；补液，或少量输血，以增强全身抵抗力。

【预防与调护】

1. 必须严格执行接触隔离制度。用过的敷料应焚毁，换药用具应彻底灭菌。

2. 应加强宣传教育，尽量避免赤足劳动，以预防本病的发生。

3. 其他护理同“手足部疔疮”。

五、疫疔

疫疔是接触疫畜染毒而生的特殊急性传染性疾病。因其有传染性，其状如疔，故名疫疔。以其疮形如脐之凹陷，又名鱼脐疔。其临床特点是多发于头面、颈项、前臂等暴露部位，初起如虫叮水疱，迅速干枯坏死如脐凹，全身症状明显，有职业性、传染性，可并发走黄。

本病相当于西医学的炭疽杆菌侵入人体皮肤后引起的皮肤炭疽。

【病因病机】

感染疫死的牛、马、猪、羊之毒，疫毒阻于肌肤之间，以致气血凝滞、邪毒蕴结而成。若疫毒内攻脏腑，可发生走黄。

【诊断】

1. 临床表现 好发于头面、颈项、手、臂等暴露部位。多见于畜牧业、屠宰或皮毛制革等工作者。常在接触疫畜类或皮毛后 1 ～ 3 日发病，有传染性。

初起在皮肤上有一小红色斑丘疹，形如蚊迹蚤斑，自觉奇痒而不痛，伴有轻度发热。第 2 日顶部变成水疱，内有淡黄色液体，周围肿胀、焮热。第 3 ～ 4 日水疱很快干燥，形成暗红色或黑色坏死，并在坏死的周围有成群的绿色小水疱，疮形如脐凹，很像牛痘，同时局部肿势散漫更甚，软绵无根，并有臖核肿大疼痛。伴有明显的发热，可达 39℃以上，以及头痛骨楚、周身不适、苔黄、脉数等症状。第 10 ～ 14 日若中央腐肉与正常皮肉开始分离，或流出少量脓水，四周肿势日趋局限，身热渐退者为顺证，但腐肉脱落缓慢，需 3 ～ 4 周后方可治愈。若局部肿势继续发展，伴有高热神昏、痰鸣喘息、身冷脉细者，是为合并走黄。

2. 辅助检查 血液培养或水疱内容物涂片检查及培养可发现革兰阳性炭疽杆菌。血常规检查示白细胞总数及中性粒细胞比例明显增高。

【鉴别诊断】

1. 颜面部疔疮 疮形如粟，高突，红肿热痛，坚硬根深。

2. 丹毒 皮色鲜红，边缘清楚，焮热疼痛，发展期无疮形脐凹，常有反复发作史。

【治疗】

1. 辨证论治 内治宜清热解毒、和营消肿；外治宜消肿解毒、止痛、提脓祛腐。

（1）内治

疫毒蕴结证

证候：患部皮肤奇痒，出现一小红色斑丘疹，形如蚊迹蚤斑，继则顶部变成水疱，疮形如

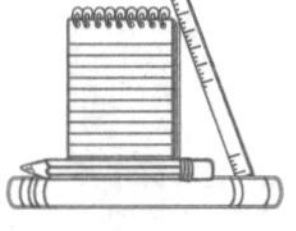

脐凹，疱周围肿胀，绕以绿色小水疱；伴有发热、头痛、骨楚，甚则高热神昏、痰鸣喘息、身冷；舌红，苔黄，脉数。

治法：清热解毒消肿，和营托毒。

方药：黄连解毒汤合仙方活命饮加减。

（2）外治

①初、中期：宜消肿止痛解毒。用玉露膏掺蟾酥合剂或升丹外敷。

②后期：腐肉未脱，改掺10%蟾酥合剂或五五丹。腐脱新生时掺生肌散，红油膏盖贴。

2. 其他疗法

（1）犀黄丸3g，每日2次。

（2）蟾酥丸6粒，分2次吞服。

【预防与调护】

1. 隔离患者，患者用过的敷料均应烧毁，所用的器械必须高压灭菌消毒。

2. 加强屠宰管理，及时发现病畜，予以隔离或杀死、深埋或烧毁。

3. 疫疔患者接触过的牛、羊毛和猪鬃应进行蒸汽灭菌消毒。皮革可用盐酸及食盐水浸泡消毒灭菌。

4. 皮革和羊毛加工行业的工人在工作时应戴橡皮手套、口罩及围巾保护。

附：

疔疮走黄

【学习目标】

掌握：走黄的分型论治及急救措施。

走黄是疔疮火毒炽盛，早期失于治疗，未能及时控制毒势，走散入营，内攻脏腑而引起的一种全身性危急性疾病。其临床特点是疮顶忽然陷黑无脓，肿势迅速蔓延，伴见高热寒战、头痛、烦躁、舌红绛、苔黄糙、脉洪数等症，或见神志昏愦、冷汗淋漓、四肢不温的厥脱之证。

本病相当于西医学的全身性外科感染。

【病因病机】

1. 疔疮毒邪炽盛时由于失治或挤压碰撞或治疗不力，未能及时控制毒势，火毒入于营血，内攻脏腑。

2. 疔疮脓未成熟，过早切开，疔毒虽未鸱张，但得以直入营血，内攻脏腑。

3. 患疔疮后误用火灸，逼毒内收，或过食辛辣厚味、醇酒炙煿等发物，迫使疔毒发散，入营入血，内攻脏腑。

【诊断】

1. 临床表现

（1）*局部症状*　在原发病灶处忽然疮顶陷黑无脓，肿势散漫，迅速向周围扩散，皮色暗红，边界不清，失去护场。

（2）*全身症状*　高热寒战，头痛，烦躁不安，胸闷气急，四肢疲软无力，苔多黄糙，舌质红绛，脉洪数或弦滑数。或伴恶心呕吐，口渴喜饮，便秘，腹胀，或腹泻；或伴肢体拘急，骨

节肌肉疼痛；或伴发瘀斑、风疹块、黄疸；或伴发附骨疽、流注等。严重者可见神昏谵语，咳嗽气喘，咯血，声嘶咽干，四肢抽搐，角弓反张，两目上视，两胁攻痛，发痉发厥等。以上各症可相兼出现。

2. 辅助检查 可见白细胞总数和中性粒细胞比例显著增高，尿中可出现蛋白。应进行脓液和血液的细菌培养及药敏试验，抽血时间最好选择在寒战、发热之前，以提高阳性率。

【治疗】

疔疮走黄为全身性感染，故病情重，发展快，若不积极救治，则可危及生命。本病的治疗应中西医结合救治，即在中医辨证论治时选择有效的抗生素，同时还给予对症处理和支持疗法。

1. 辨证论治

（1）内治

毒入营血证

证候：原发病灶处疮顶忽然陷黑无脓，肿胀迅速扩散，漫肿，色暗红，边界不清，失去护场；伴有高热、寒战、头痛、烦躁、胸闷、四肢疲软无力，或神昏谵语，或皮肤发斑，或并发附骨疽、流注；舌质红绛，苔黄糙，脉洪数或弦滑数。

治则：凉血清热解毒。

方药：犀角地黄汤、五味消毒饮、黄连解毒汤三方合并加减。咳吐痰血者，加象贝母、天花粉、鲜茅根、藕节炭；咳喘者另加鲜竹沥（炖温冲服）；大便溏泄，加地榆炭、黄芩炭，金银花改用金银花炭；大便秘结，苔黄腻，脉滑数有力，加生大黄（后下）、玄明粉（分冲）；呕吐口渴，加竹叶、生石膏（打碎）、生栀子；阴液损伤，加鲜石斛、玄参、麦冬；痉厥加羚羊角（或用山羊角代，磨粉冲服）、钩藤（后下）、龙齿（先煎）、茯神；并发黄疸，加生大黄（后下）、生栀子、茵陈；神志昏糊，加安宫牛黄丸或紫雪丹；并发附骨疽、流注者参照相应项目内容治疗。

（2）外治

①疮顶陷黑处掺八二丹，盖以金黄膏；四周漫肿处用金黄散或玉露散冷开水调敷，并时时用冷开水湿润。

②其他参照原发疔疮外治法。

2. 其他疗法

（1）早期大剂量使用抗生素，并可两种以上联合使用，待细菌培养和药敏结果出来后改用敏感的抗生素治疗。

（2）维持水、电解质平衡及对症处理。

（3）清开灵 40mL，稀释后静脉缓慢滴注，每日 1 次。

【预防与调护】

1. 本病危重，应按重病护理，密切观察患者的生命体征，绝对卧床休息，并固定患部，减少活动。昏迷时按昏迷常规处理。

2. 病室要保持清洁卫生，注意通风，并保证患者充分休息。

3. 颜面部疔疮患者尤应注意切忌挤压、碰伤、过早切开、艾灸等。

4. 高热寒战无汗者勿使袒露胸腹和当风受凉；高热不恶寒、头昏烦躁、气急脉数者，头部可用冰袋降温。

5. 饮食宜清淡，忌荤腥发物及甜腻之品，视病情酌给素流质、素半流质或素普食。

项目六 疖

【学习目标】

1. 掌握：暑疖、疖病的临床表现和辨证论治。

2. 了解：疖的概念及临床特点。

疖是指发生在皮肤浅表的急性化脓性疾病。其临床特点是色红、灼热、疼痛，突起根浅，肿势局限，范围多在3cm左右，易脓、易溃、易敛。

本病相当于西医学的单个毛囊及其皮脂腺或汗腺的急性化脓性炎症。病变常扩展到皮下组织，致病菌大多为金黄色葡萄球菌和表皮葡萄球菌。

【病因病机】

1. 暑疖 夏秋季节气候酷热干燥，感受暑毒而成；或因天气闷热，汗出不畅，暑湿阻于肌肤，引起痱子，复经搔抓，破伤染毒而成。体质虚弱者皮毛不固，湿热蕴结，则更易发生本病。

2. 蝼蛄疖 患暑疖后若处理不当，疮口过小，引流不畅，引起脓毒潴留，或搔抓染毒，以致脓毒旁窜，四周浸淫。特别是在头顶皮肉较薄之处更易互相蔓延，腐蚀肌肉，溃后窜空头皮而成。

3. 多发性疖 由于脏腑蕴热，内郁湿火，外感风邪，以致风火湿热之毒蕴于皮肤而成。若伴消渴、习惯性便秘、肾病等慢性疾病，因阴虚内热或脾虚便溏，更易染毒患病，且可反复发作，缠绵难愈。

【诊断】

1. 临床表现

（1）暑疖 初起局部皮肤红肿疼痛，根脚浅，范围局限，大小约在3cm。

有头疖：先有黄白色脓头，继则疼痛增剧，自行破溃，流出黄白色脓液，肿痛随之减轻。

无头疖：结块无头，潮红疼痛，肿势高突，2～3日成脓，虽见波动而不自行溃破，切开后脓出黄稠。若迁延1周以上，切开则脓水稍薄，或夹血水，再经2～3日便可收口而愈。

（2）蝼蛄疖 多生于小儿的头皮部。临床上分坚硬、多发两型。

坚硬型：疮形肿势虽小，但根脚坚硬，溃破后脓水流出而坚硬不退，疮口愈合后过一段时期还会复发，往往一处未愈，他处又起。

多发型：疮大如梅李，相连三五枚，溃破脓出，其口不敛，日久头皮窜空。

（3）多发性疖 好发于项后、背部、臀部。多见于20～40岁的青壮年男性。不分季节，均可发病。局部症状同一般性疖。但病程可缠绵数月，甚至数年。在原发疖肿处及其附近继续延生，缠绵不休，如星状分布，少则几个，多则数十个不等。也可在身体各处散发疖肿，其数目由几个到十数个不等，一处将愈，他处续发，亦有间隔旬余或月余再续发者。

2. 辅助检查 必要时可做血常规、血糖、免疫功能等方面的检查。

【鉴别诊断】

1. 痈 多单个发生，不常发生在头面，局部顶高色赤，表皮紧张光亮，初起无脓白点，肿势范围较大；多伴有明显的全身症状。

2. 颜面部疔疮 初起有粟粒样脓头，根脚较深，状如钉丁，肿势散漫；伴有明显的全身症状。出脓日期较晚且有脓栓。

3. 有头疽 红肿范围多为 9 ～ 12cm，大者可达 30cm，溃后状如蜂窝，病程较长。

4. 囊肿型痤疮 好发于面颊部和背部。初为坚实丘疹，可挤出白色粉样物质；反复挤压形成大小不等的结节，病程较长。30 岁以后发病减少。

【治疗】

一般以局部治疗为主，可根据病情需要适当配合全身治疗。对伴有消渴病、肾病、习惯性便秘等慢性病者，须积极治疗相关疾病。

1. 辨证论治

（1）内治

①热毒蕴结证

证候：常见于气实火盛的患者。疖肿少则 1 ～ 2 个，多则可散发全身，或簇生一处，或此愈彼起；伴有发热、口渴、溲赤、便秘；苔黄，脉数。

治法：清热解毒。

方药：五味消毒饮合黄连解毒汤加减。

②暑热浸淫证

证候：发于夏秋之间，常多见于儿童及产妇。除局部疖肿外，可伴有发热、口渴、便秘、溲赤；舌苔薄腻，脉滑数。

治法：清暑化湿解毒。

方药：清暑汤加减。热毒盛者，加黄芩、黄连、生栀子；小便短赤者，加滑石、甘草；大便秘结者，加生大黄、枳实；疖在头面部，加野菊花、防风；疖在身体下部，加黄柏、苍术、薏苡仁。

③体虚毒恋证

证候：多见于中老年人。疖肿常此愈彼起，反复发生，或散发全身各处，或固定一处，疖肿较大，易演变为有头疽；常伴有口干唇燥；舌红，苔薄，脉细数。

治法：养阴清热解毒。

方药：防风通圣散加减。

（2）外治

①初起用千捶膏盖贴；或金黄散、玉露散用金银花露或菊花露调成糊状敷于患处；或用三黄洗剂外搽；或用紫金锭水调外敷；也可用野菊花、蒲公英、芙蓉叶、丝瓜叶等任选一种，洗净加少许盐捣烂敷于患部。

②脓成宜切开排脓，用太乙膏掺九一丹盖贴。脓尽改用生肌白玉膏掺生肌散收口。

③蝼蛄疖者应将相互窜空的空壳做“十”字形切开，如有出血，可用棉垫加多头带缚扎压迫止血。若有死骨存在，待松动时用镊子钳出。

2. 其他疗法

（1）清解片 成人每次服 5 片，每日 3 次；儿童减半；婴儿服 1/3。

（2）六神丸 成人每次服 10 粒，每日 3 次；儿童减半；婴儿服 1/3。

（3）三黄丸 成人每次服 4g，每日 2 次。

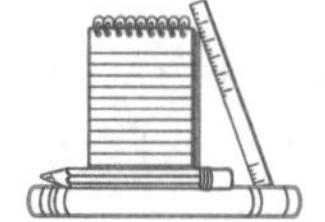

【预防与调护】

1. 注意个人卫生，勤洗澡，勤理发，勤修指甲，勤换衣服，衣服宜宽松。

2. 平时少吃辛辣炙煿助火之物及肥甘厚腻之品，患疖时忌食辛辣、鱼腥发物。

3. 多饮清凉饮料，如金银花露、绿豆汤、地骨皮露、青蒿茶等。

4. 患有消渴病或肾病等患者应积极治疗，习惯性便秘者应经常保持大便通畅。

5. 尽量少用油膏类药物敷贴。

项目七 丹 毒

【学习目标】

1. 掌握：丹毒的临床表现及辨证论治。

2. 熟悉：下肢丹毒的防治。

丹毒是皮肤突然发红成片，色如涂丹，迅速蔓延的急性感染性疾病。其临床特点是起病突然，恶寒发热，局部皮肤忽然变赤，焮热肿胀，迅速扩大，边界清楚。发无定处，数日内可治愈；每多复发。

丹毒根据发病部位不同而有不同的名称。如发于头面者，《疡科心得集》称“抱头火丹”；发于腰胯者，《外科大成》称为“内发丹毒”；发于小腿、足部者，《疡医大全·流火门主论》称“流火”；初生儿发者，《医宗金鉴·外科心法要诀》称“赤游丹毒”。

本病西医学也称丹毒，是溶血性链球菌侵入皮肤或黏膜内的网状淋巴管引起的急性炎症。

【病因病机】

素体血分有热，外受火毒搏结；或皮肤黏膜破损，如鼻腔黏膜破损、耳道皮肤或头皮擦破、脚癣糜烂、毒虫咬伤、臁疮等，毒邪乘隙而入，郁于肌肤而发。

本病总由血热火毒为患。发于头面者，兼有风热；发于胁下腰胯者，夹有肝火；发于下肢者，夹有湿热；新生儿患者多由胎毒胎火所致。

【诊断】

1. 临床表现 好发于小腿、颜面部，也可见于其他部位，婴儿多发于腹部。发病前多有皮肤或黏膜的破损史。

起病多突然，常先有恶寒发热、头痛骨楚、胃纳不香、便秘尿赤、舌质红、苔薄白或薄黄、脉洪数或滑数等全身症状。随之局部皮肤见小片红斑，色泽红，中间较淡，边缘清楚，并略隆起，用手指压之红色即消退，放手即恢复。表面紧张光亮，触之灼手，肿胀触痛，红肿不断向四周蔓延，中央红色也同时消退，转为棕黄，最后脱屑而愈。红肿区有时可发生水疱，局部可有烧灼样疼痛，附近臖核肿大疼痛。病程一般在1周左右，预后良好。足癣和血丝虫感染引起的下肢丹毒常反复发作，形成象皮腿。再发性丹毒可隔几日、几周、几月或1年再发，极少数也有数年再发的。

病情严重者红肿处可伴发紫癜、瘀点、瘀斑、水疱或血疱，偶尔结毒化脓，皮肤坏死，伴高热、烦躁、呕吐等全身症状。

发于头面部如由鼻部破损引起者，先发于鼻额，次肿于目而使两眼睑肿胀不能开视；如由

于耳部皮肤破损引起者，先肿于耳之上下前后，次肿于头角；如由头皮破损引起者，先肿于额头，次肿及脑后。

发于腿胫部的多由于趾间皮肤破损引起，先肿于小腿，亦可延及大腿，愈后容易复发，常因反复发作而形成大脚风。

新生儿丹毒常游走不定，多有皮肤坏死，伴高热、烦躁、呕吐等严重的全身症状，有生命危险。

2. 辅助检查 血常规检查示白细胞总数增高，中性粒细胞比例升高，红细胞沉降率（以下简称血沉）可增快。

【鉴别诊断】

1. 发（急性蜂窝织炎） 局部暗红，肿胀疼痛，中间隆起而色深，四周渐淡，边界不清楚。胀痛呈持续性，化脓时有跳痛，大多坏死溃烂，全身症状较丹毒轻。一般不会反复发作。

2. 接触性皮炎 有明显的过敏物质接触史，皮损多以潮红、水疱、丘疹为主，自觉灼热剧痒，但无触痛，全身症状不明显。

3. 类丹毒 多有接触猪、鱼类等病史。常发于手部，起病较慢，无明显全身症状。

【治疗】

丹毒是一种急性感染性疾病，应及时明确诊断并进行治疗。中医中药对本病有很好的效果，治疗以凉血、清热解毒、化瘀为大法，按不同部位选用相应的方剂。同时配合砭镰、拔罐法放血泄毒。

1. 辨证论治

（1）内治

①风热毒蕴证

证候：红斑多发于头面部，初为鲜红斑片，局部皮肤红肿灼热，肿胀疼痛，继而蔓延扩散，重者游走迅速，甚或头大如斗，眼胞肿胀难睁，口唇外翻，或见水疱，耳后、颈侧臖核肿大；兼见恶寒发热，头痛，大便干结，小便短赤，口渴饮冷；舌质红，苔薄黄，脉浮数。

治法：疏风清热，解毒消肿。

方药：普济消毒饮加减。咽痛者，加生地黄；大便干结者，加生大黄、芒硝；高热神昏者，加生石膏。

②肝火毒蕴证

证候：红斑常发于胸胁，延及腰腹，局部红斑灼热，痛如火燎，或见水疱、血疱；伴发热或高热，口苦咽干，胁肋胀痛，便秘溲赤；舌红，苔黄腻，脉弦数。

治法：疏肝利胆，解毒泻火。

方药：龙胆泻肝汤、柴胡清肝汤或化斑解毒汤加减。

③湿热毒蕴证

证候：多发于下肢腿股、足背等处。局部皮肤红赤肿胀，灼热疼痛，或见水疱、紫斑，甚至结毒化脓或皮肤坏死，或反复发作而形成大脚风；伴有发热、胃纳不馨、渴不欲饮、大便秘结或便溏臭秽，小便黄；舌质红，苔黄腻，脉滑数。

治法：利湿清热解毒。

方药：五神汤合萆薢渗湿汤加减。并发大脚风者，加防己、苍术、泽泻、升麻等。

④胎火蕴毒证

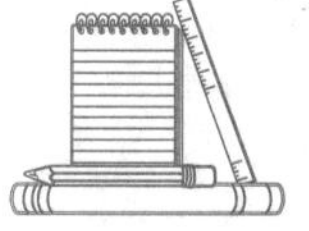

证候：常发生于新生儿，多见于臀部、脐周；局部红肿灼热，可呈游走不定，多有皮肤坏

死，伴高热烦躁、恶心呕吐、纳呆、便干溲赤；舌质红绛，苔黄，指纹透关穿甲。

治法：凉血清热解毒。

方药：犀角地黄汤、黄连解毒汤、五味消毒饮三方合并加减。壮热烦躁、神昏谵语者，加服安宫牛黄丸或紫雪丹；阴虚舌红绛无苔者，加玄参、麦冬、石斛等。

⑤火毒内攻证

证候：红斑迅速蔓延，肿胀灼痛，手不可按；伴壮热神昏、烦躁谵语、呼吸气促，头痛剧烈、恶心呕吐、便秘尿赤；舌红绛，苔黄燥，脉洪数。

治法：气血两清。

方药：清瘟败毒饮加减。

（2）外治

①外敷法：用玉露散或金黄散，冷开水或鲜丝瓜叶汁或金银花露调敷，并时时湿润；或用鲜野菊花叶、鲜蒲公英、鲜地丁草、鲜马齿苋、鲜冬青树叶、鲜芙蓉叶、仙人掌、芭蕉根、大青叶、野菊花等，每次任选一种，洗干净，加少许食盐捣烂湿敷，干后调换，或以冷开水时时湿润。

②砭镰法：患部消毒后用三棱针或七星针或梅花针轻刺皮肤微渗血，再用火罐拔住，吸出血液，以泄热毒。此法适用于急性发作的丹毒；若应用于下肢复发性丹毒，可减少复发次数；但禁用于头面部丹毒、新生儿丹毒。

③若下肢丹毒结毒化脓，可在坏死部位做小切口引流，掺九一丹，红油膏盖贴。

④大脚风者可用乌桕叶、鲜樟树叶、松针各60g，生姜30g，切碎煎汤，每日晚上熏洗1次；或用紫苏100g，葱白100g，鲜凤仙花带茎叶100g，煎汤熏洗，每日1～2次，每次20～40分钟，每剂用3～4次。同时加用缠缚疗法。

2. 其他疗法

（1）应用磺胺药或青霉素，感染严重者可选用头孢类抗生素，并在全身和局部症状消失后仍继续用3～5日，以免丹毒复发。

（2）选用各种抗生素软膏、丹毒软膏、20%鱼石脂软膏贴敷。患部周围可涂2%碘酊或用0.1%利凡诺溶液湿敷患部。

（3）对复发性丹毒可行氦氖激光照射、紫外线照射；亦可行X射线照射。

（4）蚯蚓剖开洗干净，加入白糖适量，半日后取糖浸蚯蚓汁涂搽红斑处，适用于丹毒初起红肿疼痛者。

（5）针灸疗法：取阴陵泉、足三里、血海、行间、三阴交等穴，用泻法，每日1次或隔日1次。适用于下肢丹毒。

【预防与调护】

1. 有皮肤黏膜破损者应及时治疗，以免感染毒邪。

2. 有足癣者必须治疗彻底，可预防丹毒复发。

3. 患者应卧床休息，多饮开水，床边隔离。

4. 下肢丹毒者宜抬高患肢30°～40°。

5. 忌食辛辣、鱼腥、荤油、肥腻等发物，多食蔬菜、水果等。

6. 头面部丹毒两目合缝、眼眵较多者，每日可用生理盐水冲洗数次，然后滴眼药水，防止结膜炎、角膜炎。

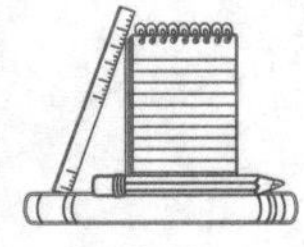

7. 已成象皮腿者可用绷带缠缚，或用医用弹力护套绷缚。

项目八 附骨疽

【学习目标】

1. 掌握：附骨疽的临床表现与辨证论治。
2. 熟悉：附骨疽的病因病机。
3. 了解：附骨疽由于骨关节破坏而造成的后果。

附骨疽指毒气深沉，结聚于骨而发生的深部脓疡，又称骨痈、贴骨痈。其临床特点是好发于儿童，多发于四肢长骨的干骺端，局部胖肿，附筋着骨，推之不移，疼痛彻骨，溃后脓水淋漓，不易收口，可形成窦道，损伤筋骨。

在中医文献中，附骨疽根据其发病部位的不同而有不少名称。如生在大腿内侧的称咬骨疽；生在大腿外侧的称附骨疽；生在手足腿膊等处，溃破后出腐骨的称多骨疽；生在股胫部的称股胫疽等。虽病名各异，但其病因、证治大致相仿，故合并叙述，并统名为附骨疽。

本病相当于西医学的急、慢性化脓性骨髓炎。其主要致病菌是金黄色葡萄球菌，其次为乙型溶血性链球菌。

【病因病机】

1. 余毒湿热 因患疔疮、疖肿等化脓性疾病，局部处理不当，或伤寒、麻疹、猩红热等病后患儿肝肾亏虚，气血两虚，导致全身或局部骨骼的抵抗力减弱，余毒湿热内盛，深窜入里，留于筋骨，或留存在皮肤黏膜表面，或其他部位的毒邪乘机繁殖，经血循侵入骨骼，使经脉阻隔，气血不和，血凝毒聚而成本病。

2. 跌仆损伤 由于外来伤害，尤其是开放性骨折、局部骨骼损伤，复因感受毒邪，瘀血化热，以致经络阻塞、凝滞筋骨而成本病。

【诊断】

1. 临床表现 好发于气血未充、骨骼柔弱的儿童，尤以10岁以下的男孩更为多见。多发于四肢长骨的干骺端。以胫骨最为多见，其次是股骨、肱骨和桡骨。发病前常有化脓性病灶存在或跌仆损伤史。

（1）*初期* 起病急骤，先有全身不适，继则出现寒战高热（体温39～40℃），口干溲赤，苔黄腻，脉滑数。患肢局部疼痛彻骨，1～2日内即不能活动，而后出现皮肤微红、微热、胖肿，骨胀明显。若在大腿部则红肿不易发现，但用手指深压有凹陷的指纹可见，病变的骨端有深压痛和叩击痛。

（2）*成脓期* 化脓时间在患病后3～4周之间，局部焮红胖肿，骨胀更明显，全身高热持续不退。

（3）*溃后* 脓出初稠后薄，淋沥不尽，不易收口而成窦道。患部可摸到骨骼粗大，高低不平，以药线探之常可触及粗糙死骨；日后必待死骨出尽以后，疮口才能愈合。

若本病出现高热烦躁、神昏谵语等症，则为并发内陷，可有生命危险。

2. 辅助检查

（1）初起血常规示白细胞总数及中性粒细胞比例均明显增高。病久血常规可示红细胞及血

红蛋白含量降低，血液及局部穿刺液细菌培养呈阳性。药敏试验有助于选择有效抗生素。

（2）X线摄片早期常无骨质改变。发病2周后可出现病变骨端呈云雾状混浊的阴影，局限性脱钙，斑点性透明区，骨膜阴影增加和不对称。1个月左右发生骨质破坏，可见死骨阴影。CT检查较X线摄片可明显提早发现病灶，精确显示局部软组织的变化。

（3）^{99m}锝–MDP、^{67}镓骨显像对本病的早期诊断有帮助。

【鉴别诊断】

1. 流注　患处皮色不变，漫肿疼痛，但为多发性，位于肌肉深部，常此处未愈他处又起，溃后不损伤筋骨。病程短，愈合快。

2. 流痰　好发于骨与关节。初起局部和全身症状均不明显，化脓约在患病后半年至1年以上，溃后脓水清稀，且夹有败絮样物质；愈后往往形成残废。

【治疗】

附骨疽宜早期诊断、早期治疗，尚有消退之机，否则易迁延为慢性，日久不愈，故宜及早采用中西医综合治疗。内治宜清热解毒、化湿和营，配合使用足够有效的抗生素和支持疗法。外治强调注意固定患处，减少疼痛和防止病理性骨折的发生；脓成宜及早切开引流；形成窦道须用腐蚀药或手术治疗，脓尽有空腔或疮口较深者应加用垫棉法。

1. 辨证论治

（1）内治

①湿热瘀阻证

证候：患肢疼痛彻骨，不能活动，继则局部胖肿骨胀，皮色不变，按之灼热，病变的骨端有明显的深压痛和叩击痛；伴寒战高热、便秘溲赤、渴喜冷饮，重者神昏谵语；舌质红，苔黄腻，脉滑数。

治法：清热化湿，行瘀通络。

方药：仙方活命饮合五神汤加减。热毒重者，加黄连、黄柏、生栀子、生大黄；有外伤史者，加桃仁、红花；内陷者，加水牛角、鲜生地黄、牡丹皮、赤芍，或加服安宫牛黄丸或紫雪丹。

②热毒炽盛证

证候：发病后1～2周全身高热持续不退，患肢局部胖肿骨胀，疼痛加剧，皮肤焮红灼热，压痛明显，或有波动感，为内已酿脓；伴口干口渴、大便干结、小便黄赤；舌质红干，苔黄腻，脉洪数。

治法：清热化湿，和营托毒。

方药：黄连解毒汤、五味消毒饮合仙方活命饮加减。

③脓毒蚀骨证

证候：自行溃破或切开排脓后急性症状缓解，脓水淋漓不尽，久不收口，形成窦道，或时愈时发，有时流出死骨，患肢肌肉萎缩，可摸到粗大的骨骼，探针检查可触及粗糙的死骨；伴有消瘦乏力、头晕心悸、低热、食欲减退；舌质淡红，苔薄白或微黄，脉濡细。

治法：补益气血，清解余毒。

方药：八珍汤合四妙汤加减。若脾胃虚弱，则调补脾胃，方用参苓白术散加减；若为肾精亏损，则宜补肾填精，方用六味地黄丸加减。

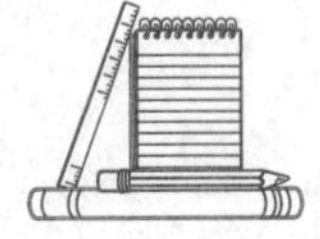

（2）外治

①初起：金黄膏或玉露膏外敷，或用芙蓉叶、绿葡萄根、石菖蒲、生香附各 10g 捣烂外敷。患肢用夹板固定，以减少疼痛和防止病理性骨折发生。

②脓成：及早钻孔开窗引流减压，使引流通畅，并吸出髓腔内脓液和坏死组织，以阻止急性转为慢性。

③溃后：用七三丹或八二丹药线引流，红油膏或冲和膏盖贴。如触及死骨松动者，可用镊子钳出。形成窦道者，可用千金散或五五丹药线腐蚀化管，使疮口扩大，再改用八二丹药线引流，太乙膏或红油膏盖贴。若无死骨存在，脓液转稠，即使疮口仍较深，应及时停用药线，否则疮口不易收口。脓尽改用生肌散，生肌白玉膏盖贴。若有空腔或疮口较深时，可用垫棉法促使疮口愈合。

2. 其他疗法

（1）手术　如死骨太大，不能自行排出，可做死骨摘除术；如骨内空腔形成，脓液积聚，形成窦道，经久不愈，可采用碟形手术、肌瓣填塞、闭式灌洗等消灭无效腔的方法。

（2）西药　应联合应用抗生素，选用的抗生素一种是针对革兰阳性球菌，另一种则为广谱抗生素，待检出致病菌或药敏试验后选择有效的抗生素，早期足量使用，并配合必要的支持疗法。若未做细菌培养试验和药敏试验者，连续用药 3 天，虽体温下降但症状不减，亦应调整抗生素。抗生素应用有效时，应连续用药到症状消退 3 周以上。

（3）中成药　①小金片或小金丹：每次 4 片，每日 2 次；②四季青片：每次 4 片，每日 3 次；③抗炎灵片：每次 4 片，每日 3 次；④牛黄解毒丸：每次 4 片，每日 3 次；⑤犀黄丸或醒消丸：每次 3g，每日 2 次。

【预防与调护】

1. 积极治疗原发病，加强饮食营养。

2. 急性期宜卧床休息，患肢抬高并用石膏托或夹板制动，以减轻疼痛，减轻肌痉挛，防止病理性骨折发生或感染扩散和毒素吸收。

3. 疾病治愈后必须继续内服中药 3 ～ 6 个月，以清解余毒，防止复发。

项目九　流　注

【学习目标】

1. 掌握：流注的临床表现及辨证论治。

2. 熟悉：流注的病因病机。

流注是以发生在肌肉深部的转移性、多发性脓肿为表现的全身感染性疾病。流者，行也；注者，住也。其临床特征是好发于四肢、躯干肌肉丰厚的深处，发病急骤，局部漫肿疼痛，皮色如常，结块不甚显著，容易走窜，常见此处未愈他处又起。

本病相当于西医学的多发性、转移性肌肉深部脓肿。

【病因病机】

本病多因正气不足，邪毒流窜，壅滞肌腠，着而为患。

1. 暑湿流注

夏秋烈日暴晒，感受暑湿，继而露卧着凉，寒邪外来，阻于营卫肌肉之间，致使气血凝滞而成。

2. 余毒流注　患疔疮、热疖、痈或跌打损伤、切口感染等失于治疗，或暴受挤压碰撞，毒气走散，火热之毒入于血分，流于经络而发。

3. 瘀血流注　劳动不慎，皮肤破伤，湿热毒邪入于筋脉，流窜阻滞，结而为肿；或跌打损伤，瘀血停留；或产后瘀露未尽，流注经络而成。

4. 髂窝流注　余毒走散，湿热结聚，气血凝滞而成。病邪除血循感染外，也可由会阴、肛门、外阴、下肢的疮疖或破损等或附近脏器染毒，邪毒流窜，经络阻塞，气血凝滞而成。

【诊断】

1. 临床表现　常发生于腰背部、大腿后部、髂窝部、臀部等血流缓慢的人体低位部位。

初起在四肢近端或躯干部如两臀、腿、腰胯间、胸、背等处有一处或数处肌肉疼痛，漫肿微热而皮色不变。2～3日后肿胀、焮热、疼痛日趋明显，并可触及肿块。伴有间歇性寒战高热、头胀头痛、周身关节疼痛、食欲不振等全身症状。

成脓期肿块增大，疼痛加剧，2周左右肿块中央微红而软，按之有波动感，伴有高热持续不退，时时汗出，胸腹可布白瘖，口渴欲饮，苔黄腻，脉洪数。瘀血流注则可见舌边瘀点或色紫滞。

溃后流出黄稠或白黏脓水，若由跌打损伤而致者，脓中常夹有瘀血块。随之肿硬疼痛，身热逐渐消退，食欲增加，经2周左右脓尽疮口愈合。

若溃后身热不退，可能他处另有新发，伴有高热不退、身体消瘦、面色㿠白、脉虚数等全身症状。若见神昏谵语、胸胁疼痛、咳喘痰血等症，是为毒传脏腑引起的内脏器官转移性脓肿。

髂窝流注多在髂窝一侧单个发病。初起患侧大腿突然拘挛不适，步履呈跛行，2～3日后大腿向上收缩，不能伸直，妨碍行走，但膝关节仍能屈伸，若用手将患肢拉直则可引起剧烈疼痛，痛掣腰部，腰部向前突起，脊柱似弓状。经7～10日在髂窝部可触及一长圆形肿块，1个月左右成脓。因病位较深而皮色未变，按之波动感不甚明显，但中软。溃后20日左右可以收口，愈合后患侧大腿仍屈曲，不能伸直行动，需要经1～2个月才能恢复正常功能。若患者气血虚弱，则溃后脓水清稀，淋沥不净，日久不敛。

2. 辅助检查　血常规检查示白细胞总数和中性粒细胞比例均明显增高。

【鉴别诊断】

1. 环跳疽　髋关节部疼痛，可致臀部外突，大腿略向外旋，患肢不能伸直和弯曲，甚则漫肿上延腰胯，下及大腿。必要时可做髋关节穿刺以助鉴别。

2. 髋关节流痰　多继发于肺痨。起病缓慢，患肢伸而难屈，局部及全身症状均不明显，化脓在患病后6～12个月。大腿及臀部肌肉萎缩，站立时臀纹不对称。

【治疗】

1. 辨证论治　中医药治疗以清热解毒、和营通络为大法。暑毒蕴结证，兼以清暑化湿；余毒结聚证，兼以凉血清热；瘀血凝滞证，兼以活血化瘀。

（1）内治

①暑毒蕴结证

证候：多发于夏秋之间，一处或数处肌肉疼痛，漫肿色白微热，肿胀、焮热、疼痛明显时

可触及块状物；伴恶寒发热、头痛头胀、周身酸痛、食欲不振、胸闷呕恶；舌淡红，苔白腻，脉滑数。

治法：解毒清暑化湿。

方药：清暑汤加减。块状物质坚硬，加当归、丹参；热毒重者，加野菊花、紫花地丁、蒲公英；湿浊重者，加鲜藿香、鲜佩兰；脓成者，加炮山甲（代）、皂角刺。

②余毒结聚证

证候：起病暴急，一处或数处肌肉疼痛，漫肿色白，继而肿胀焮热，疼痛，可触及肿物；伴寒战高热、口渴引饮、大便秘结、小便短赤，甚或神昏谵语；舌红，苔黄腻，脉洪数。

治法：清热解毒，凉血通络。

方药：黄连解毒汤合犀角地黄汤加减。成脓者，加皂角刺、炙炮山甲（代）、当归，去鲜生地黄；神昏谵语者，加服安宫牛黄丸或紫雪丹；胸胁疼痛、咳喘痰血者，加天花粉、象贝母、鲜竹沥、鲜茅根、鲜芦根。

③瘀血凝滞证

证候：局部结块肿痛，皮色微红，或呈现青紫，按之稍感微热，溃后脓液中夹有瘀血块；舌边有瘀点，苔黄，脉弦涩。

治法：和营祛瘀，清热化湿。

方药：活血散瘀汤加减。跌仆损伤者，加参三七、血竭；劳伤筋脉者，加生薏仁、萆薢、紫花地丁、忍冬藤、黄柏；产后恶露停滞者，加益母草、川芎、当归、红花、制香附；脓成者，加炙炮山甲（代）、皂角刺。

（2）外治

①初期：肿而无块者，外敷玉露膏或金黄膏；肿而有块者，外敷太乙膏掺红灵丹贴之。

②脓成：已有波动感和穿刺抽得脓液，即应切开排脓并引流。切开大型流注时要慎防发生休克，必要时给予补液和输血。

③溃后：宜提脓祛腐，用八二丹或九一丹药线引流，再用金黄膏或玉露膏盖贴；脓腐已尽者宜生肌收口，以生肌散掺入疮口中，并用太乙膏或红油膏盖贴；若脓流不畅，疮口呈袋状，有袋脓现象，可先用垫棉法加压包扎；肉芽不鲜者可直接撒布药粉，如七星丹、生肌散、九华散等。

2. 其他疗法

（1）根据病情适当选用抗生素，如青霉素；对青霉素过敏者亦可选用四环素、头孢菌素等。厌氧杆菌引起的可应用甲硝唑、替硝唑。

（2）支持疗法：伴有明显的全身症状时，可适当选用输液、补充全血或血浆等方法。

（3）急性期症状较重者可用50%硫酸镁溶液或5%醋酸铅溶液局部湿敷。

【预防与调护】

1. 积极治疗原发病，避免外伤。

2. 病期应绝对卧床休息至肿块完全消散，以防病情复发。

3. 流注切开引流后脓液较多时应及时更换敷料，以防浸淫皮肤，形成疮周湿疹。

4. 忌食鱼腥及辛辣刺激性食物，多饮开水，或以西瓜汁代茶；宜清淡易消化饮食。

5. 髂窝流注治愈后有功能障碍者，应加强患肢的屈伸功能锻炼。

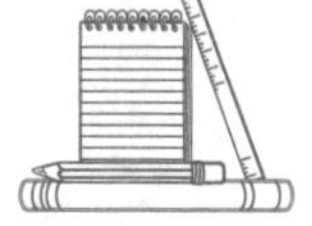

项目十 流 痰

【学习目标】

1. 掌握：流痰的临床表现及辨证论治。

2. 熟悉：流痰的病因病机。

流痰是发生于骨与关节间的慢性化脓性疾病。因其成脓之后可在病变附近或较远的空隙处形成脓肿，破溃后脓液稀薄如痰，故名流痰。后期可出现虚痨现象，故又称骨痨。其临床特点是多发于儿童和青少年，好发于骨与关节，起病缓慢，局部皮色不变，漫肿酸痛，化脓迟缓，溃后脓水清稀，夹有败絮状物，不易收口，形成窦道，迁延不愈，易损筋坏骨，轻则致残，重则成为虚痨，危及生命。

由于发病部位的不同，流痰尚有许多名称。如生于背脊的称龟背痰；生于腰椎两旁的称肾俞虚痰；生于胸壁和肋骨者称胁疽、肋疽、渊疽；生于环跳部的称附骨痰；生于膝部状如鹤膝者称鹤膝痰；生于足踝部的称穿拐痰；生于手指关节部的称蜣螂蛀。但无论发于何处，其病因、证治基本相同，故统称流痰。

本病相当于西医学的骨与关节结核。

【病因病机】

1. 肾亏骼空 儿童肝肾之气未充，或先天禀赋不足，以致骨骼娇嫩脆弱；成人房劳过度或遗精带下；或后天失调，伤及脾肾。以上因素致肾亏骼空，风寒乘虚侵袭，痰浊凝聚，留于骨与关节而发病。

2. 筋骨伤损 幼儿强坐太早，或闪挫跌仆，有所损伤，以致气血不和、筋骨失荣，局部抵抗力下降，虚而受邪，导致邪袭经隧骨髓，气血凝滞而成。

总之，本病的根本原因是正虚，外邪和损伤为诱因，肾亏骼空是其本，痰浊凝滞、风寒侵袭是其标。在整个病程中，其始为寒，其久为热；既有先天不足、肾亏骼空之虚，又有气血不和、痰浊凝聚之实；当其化脓之时，不仅寒化为热，阴转为阳，而肾阴不足之象更渐显露；以后阴愈亏，火愈旺，故在病的中后期常出现阴虚火旺的证候。脓是气血之所化，由于病久脓水淋漓不断，故又可出现气血两虚的症状。

【诊断】

1. 临床表现 好发于儿童和青少年，80% ～ 90% 的患者年龄未超过 14 岁，其中 50% 在 5 岁以内。常有其他部位结核史，尤以肺痨为最多见，约占 99%。

本病好发于脊柱，约占全部病例的一半；其次是膝关节、髋关节和肘关节；再次为肩、腕、踝、指等关节。患病关节多为单发，很少多发。

（1）初期 病变的关节肿胀不显，不红不热，仅觉患肢隐隐酸痛，继则关节活动功能障碍，动则疼痛加剧，休息后减轻或消失。患儿多于熟睡时因病变关节位置变动而产生疼痛，致使患儿从熟睡中痛醒而啼哭，俗称“夜啼”。伴有低热、盗汗、倦怠、食欲减少、贫血和体重减轻等全身症状。

（2）成脓期 成脓在患病后半年至 1 年以上。病变关节呈梭形肿胀，周围肌肉萎缩，并在

病变附近或较远处形成脓肿，不红不热，脓熟时患处皮色出现透红一点，按之微软。伴有发热，朝轻暮重。

（3）溃后 溃破后流脓清稀，并夹有败絮样物。由于脓液淋沥不尽，日久则形成窦道，窦道口凹陷，周围皮色紫暗。除有清稀脓液经常流出外，尚可夹有细碎的死骨。伴有身体消瘦、精神委顿、面色无华、形体畏寒、心悸、失眠、盗汗、舌淡红、苔薄白、脉细或虚大，此属气血两亏；若伴午后潮热、口燥咽干、食欲减退、咳嗽痰血、舌红少苔、脉细数，此属阴虚火旺，渐成骨痨。

（4）特殊症状

①病在颈椎者：常有斜颈畸形，头前倾，颈缩短，用双手托下颌。颈部旋转活动受限，其脓肿多出现于颈部，因脓肿压迫气管或食管而引起呼吸困难与吞咽困难。

②病在胸椎者：患者站立或走路时尽量将头及躯干后仰，坐位时喜用手扶椅，脊柱后凸畸形，状如龟背，重者可有下肢瘫痪、大小便潴留或失禁，行走时常以两手撑腰部或胁部。脓肿多在椎旁，或肋间隙远端（肾俞附近）。

③病在腰椎者：腰部特别挺直如板状，患者不能弯腰拾物，而是挺腰下蹲，一手撑在大腿前部，另一手去拾地上的东西，起立时也用手撑着大腿慢慢起来。嘱患者俯卧，将其两腿向后高举时，腰部保持僵直状态与腿一并抬起。脓肿多在少腹、胯间或大腿内侧。

④病在髋关节部者：早期有轻度关节发僵感或跛行，疲劳后加重，休息后减轻或消失，稍后可成为持续性跛行且伴有轻度疼痛。少数患者可有严重急剧的髋部疼痛，有时可放射至大腿上部和膝内侧。让患者仰卧，将患者健侧大腿尽量屈曲，使腰前凸消失，则患髋不能完全伸直。早期患肢可呈屈曲、外展、外旋畸形，但不久髋关节就呈屈曲、内收、内旋畸形。若合并脱位，则患侧股骨大转子升高，患肢短缩，患髋呈屈曲、内收位，臀部可触及脱位的股骨头。大腿、臀部肌肉萎缩，站立时两臀肌不对称。脓肿可出现在髋关节附近或大腿外侧较远之处。

⑤病在膝关节部者：患侧大、小腿肌肉萎缩，尤以大腿肌肉萎缩为甚，关节肿胀明显，状似鹤膝，故称为“鹤膝痰”。患膝渐渐不能屈伸。脓肿发生在膝关节周围，日久形成半脱位或膝内翻、外翻畸形，患肢较正常者为短。

⑥病在踝关节部者：踝部前外侧先肿胀，继则肿至内侧，小腿肌肉萎缩，并呈内翻畸形。脓肿出现在踝骨附近。

⑦病在肩、肘、腕部者：患者多为成年人，早期局部疼痛明显，病变关节肿大如梭形，肌肉逐渐萎缩，关节屈伸不利。脓肿多在受累关节周围。

⑧病在指关节部者：患者多为 10 岁以下小儿，病变发生在指骨中节，常呈多发性，受累指关节肿如蝉腹，皮色正常，不痛，手指活动自如。脓肿穿破在原发病灶附近。

⑨病在胸壁和肋骨部者：多见于 30 岁以下形体瘦弱之人，以男性多见。病变局部漫肿隐痛，可大如碗杯，疼痛剧烈，可伤及内膜、肋骨。

2. 辅助检查

（1）实验室检查 血常规可示白细胞总数、血红蛋白量降低，但淋巴细胞数增高；病变严重时血沉可增快，稳定时则逐渐降至正常；合并混合感染则白细胞明显增多。

结核菌素试验可在 5 岁以下儿童试用，如阳性则表示已感染过结核病。为明确诊断和鉴别诊断，可抽取脓液或关节液做结核菌培养，或涂片寻找抗酸杆菌。

（2）影像学检查 X 线摄片示：松质骨中心型结核在早期呈骨质密度增加和骨小梁模糊的磨砂玻璃样改变，晚期可见死骨游离，死骨吸收后局部可见空洞；松质骨边缘型结核可见溶骨

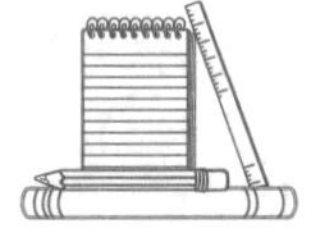

性破坏，缺损边缘稍致密，局部无死骨或仅有少量死骨。密质骨结核可见不同程度的骨髓腔内溶骨性破坏和骨膜性新骨形成。干骺端结核则兼松质骨结核和密质骨结核的特点。晚期全关节结核则软骨下骨板绝大部分破坏消失，关节间隙狭窄或消失，关节畸形或强直。除骨与关节发生改变外，有时可见到寒性脓肿的影像，晚期脓肿可发生钙化。

【鉴别诊断】

1. 附骨疽　多发于长骨的干骺端，很少见于关节，起病较快，一开始即有高热，疼痛剧烈，化脓在患病后 1 ～ 3 个月。一般无结核史或结核病接触史。

2. 流注　好发于肌肉丰厚之处，无固定部位，大多为复发性，起病较快，化脓亦易，全身初起即伴有形寒、身热等症，不损伤骨与关节，溃后易敛。

3. 骨肉瘤　多见于 10 ～ 25 岁的青少年。病变多在膝关节上下方或肩关节下方，初起时隐隐酸痛，但皮色渐变紫黑，肿块坚硬如石，高低不平，推之不移，紧贴于骨，掣痛难忍，终不化脓。

4. 历节风　也发于关节，初起即有寒热、汗出，关节灼热剧痛，痛无定处，病变关节常左右对称，甚则遍历全身关节，日久亦可发生肌肉萎缩，关节变形，但永不化脓穿溃。

【治疗】

确诊患者应按要求到专科医院或科室治疗。流痰宜早诊断、早治疗，这是缩短疗程、减少残废并降低复发率的关键。总的治疗原则是扶正祛邪。但应根据疾病的不同阶段分证辨治。同时应配合西医抗结核药物治疗，以提高疗效。

1. 辨证论治

（1）内治

①阳虚痰凝证

证候：初起病变关节并无红热肿胀，仅感隐隐作痛，继则关节活动功能障碍，动则疼痛加剧；无明显的全身症状；舌淡，苔薄，脉濡细。

治法：补肾温经，散寒化痰。

方药：阳和汤加减。

②阴虚内热证

证候：患病数月后局部渐渐漫肿，皮色微红，形成脓肿；伴有午后潮热、颧红、夜间盗汗、口燥咽干、食欲减退，或咳嗽痰血；舌红，少苔，脉细数。

治法：养阴清热托毒。

方药：六味地黄丸合清骨散、透脓散加减。

③肝肾亏虚证

证候：溃破后流脓稀薄，或夹有败絮样物，形成窦道；伴有形体消瘦、面色苍白、畏寒、心悸、失眠、盗汗；舌淡红，苔白，脉细数或虚数。

治法：补益肝肾。

方药：左归丸合香贝养荣汤加减。盗汗不止，加黄芪、浮小麦、牡蛎、龙骨；喘咳痰血，加南沙参、麦冬、百合、川贝、牡丹皮。

④气血两虚证

证候：溃破后流脓稀薄，日久不愈；伴面色无华、形体畏寒、心悸失眠；舌淡红，苔薄白，脉濡细或虚大。

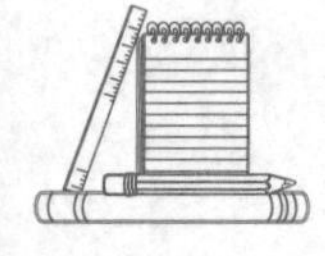

治法：补气养血。

方药：人参养荣汤或十全大补汤加减。腰脊酸痛、足痿软瘫者，加续断、杜仲、狗脊、菟丝子、巴戟天、牛膝、鹿角胶或鹿角片。

（2）外治

①初期：回阳玉龙膏外敷，或阳和解凝膏掺黑退消盖贴。

②成脓：脓成可在外周健康皮肤处穿刺抽吸脓液后注入抗结核药物，每周1～2次，3个月为一个疗程。若患者体质极度虚弱，脓液黏稠抽不出来，且继发感染，宜及时切开排脓，切口要足够大，用双氧水或生理盐水反复冲洗，然后置入抗结核药物，缝合伤口，加压包扎。

③溃后：若脓肿溃破，则先用五五丹药线引流，以提脓祛腐。如脓水清稀，久不收口，或已成漏，疮口过小，脓出不畅，可用白降丹或千金散黏附在药线上插入窦孔，以腐蚀化管。若脓肿呈袋脓，可先用垫棉法1周，如不能达到预期效果时，则应手术扩创。脓尽改用生肌散收口。

2. 其他疗法

（1）抗结核药　常用的药物有异烟肼、利福平、链霉素、对氨基水杨酸钠、乙胺丁醇和阿米卡星。为了提高疗效和防止长期单种抗结核药物所产生的耐药性，故常用异烟肼、利福平和乙胺丁醇联合用药。注意应足量、全疗程用药。肘、膝等小关节给药1年左右，脊柱、髋等大关节给药2年左右。长期应用抗结核药物必须注意药物反应和毒副作用。

（2）中成药　①虎挣散：每日成人服0.3～0.6g；7～12岁，0.15～0.3g；4～6岁，0.09～0.15g；1～3岁，0.06～0.09g。②小金丹：成人每次半瓶至1瓶，每日2次；儿童减半；婴儿用1/3量。③小金片：成人每次服4片，每日3次；儿童减半；婴儿用1/3量。④芩部丹：成人每次服4片，每日3次。

（3）针灸　初期可用隔姜灸、雷火神针灸、附子饼灸等法配合治疗。或配合熨风散局部熨之。

【预防与调护】

1. 制动　生于胸椎、腰椎、髋关节部的流痰患者均须卧木板床；生于肘、膝关节部的流痰患者应用夹板固定，并限制其活动；若局部和全身症状未控制时，必须绝对卧床休息。

2. 饮食调养　应加强营养，平时宜食牛奶、鸡蛋、猪油、骨髓等富有营养的食物。但当病情进展时，忌食酒、葱、大蒜等发物。

3. 防止褥疮发生　并发瘫痪者应注意经常帮助其变换体位和擦浴，预防褥疮的发生。

4. 节制房事和生育　患者清心静养，保养肾精、肾气，以利康复。

项目十一　瘰　疬

【学习目标】

1. 掌握：瘰疬的临床表现及辨证论治。
2. 了解：瘰疬与臖核、失荣的鉴别。

瘰疬是多发生于颈部的慢性化脓性疾病，常结块成串，累累如串珠状，故名瘰疬。该病俗称“疬子颈”“老鼠疮”。其临床特点是多见于体弱儿童或青年人，好发于颈部两侧及耳后；起

病缓慢，初起时结核如豆，皮色不变，不觉疼痛，逐渐增大，窜出多个，相互融合成串；成脓时皮色转为暗红，溃后脓液清稀，夹有败絮状物质，往往此愈彼溃，经久难敛，形成窦道。

本病相当于西医学的颈部淋巴结结核。

【病因病机】

由于情志不畅，肝气郁结，气滞伤脾，脾失健运，久则化火内燔，炼液成痰，痰火上升，结于颈项而成；或病之后期肝郁化火，下烁肾阴，热胜肉腐成脓；或脓液淋沥，耗伤气血，经久难敛，有时可转为虚损。

亦有先因肺肾阴亏，以致水亏火旺，肺津不能输布，灼津为痰，痰火凝结而成。

西医学认为，本病是颈部淋巴结结核，多继发于肺结核或肺外器官结核。

【诊断】

1. 临床表现　多见于儿童或青年人。好发于颈项及耳之前后一侧或两侧，亦有延及颏下、缺盆、胸腋部等处的。发病前可有虚痨病史。

（1）*初期*　结核如指头大小，一个或数个不等，皮色不变，按之坚实，推之能动，不热不痛。多无全身不适。

（2）*中期*　结核增大，皮核粘连。有的结核之间互相融合成块，推之不动，渐感疼痛。如皮色渐转暗红，按之微有波动感者为内脓已成。伴有轻度发热、胃纳不佳等全身症状。

（3）*后期*　破溃后脓液清稀，夹有败絮状物。疮口呈潜行性空壳，四周皮肤紫暗，往往此愈彼溃，可形成窦道。若脓水转厚，疮口肉色红活，为即将收敛之象。若疮口日久不愈，可有骨蒸潮热、夜间盗汗、两颧发红、咳嗽痰血等肺肾阴亏之征；或面色无华、倦怠乏力、精神萎靡、头晕、失眠、经闭等气血两亏之征；或腹胀便溏、形瘦纳呆等脾虚失运之征。

本病治愈后每因体虚而复发，尤以产后更为多见。若结核迁延数年，按之能动，又不破溃，也无明显增大者，病轻；若初起结核累累数个，坚肿不移并相互粘连者，病重。部分患者结核未消却已液化成脓或溃破，则几种表现同时出现。

2. 辅助检查　血常规检查示白细胞总数可能不高，但中性粒细胞与淋巴细胞比例失衡。儿童结核菌素试验阳性有助于诊断。穿刺液涂片或培养以确定阴性杆菌感染。活体组织切片以鉴别肿块的性质，胸部 X 线检查可了解有无肺部结核，有助于诊断。

【鉴别诊断】

1. 颈痈　虽亦生于颈的两侧，但发病甚快，初起即寒热交作，结块形如鸡卵，漫肿坚硬，焮热疼痛，易消、易溃、易敛。

2. 臖核　由头面、口腔或四肢等部皮肤破碎或生疮引起，一般为单个，在颌下、颏下、颈部结核如豆，边界清楚，起发迅速，压之疼痛明显，很少化脓破溃。

3. 失荣　生于耳之前后及项间，初起结核形如栗子，顶突根收，按之坚硬，推之不移，溃破之后疮面如石榴样，血水浸淫无脓，常由口腔、喉部、鼻咽部的恶性肿瘤转移而来，并伴有头痛、鼻血等。多见于中老年人。

4. 肉瘿　多生于结喉正中的两侧，其结块随吞咽动作而上下移动，终不破溃。

【治疗】

确诊患者应按要求到专科医院或科室治疗。瘰疬的治疗应全身性和局部性治疗同时进行。中医药的辨证论治和西医的抗结核药物治疗协同进行，既提高疗效又可减少抗结核药物的不良反应。局部治疗针对肿块，采用消肿、引流、收敛、生肌的方法。

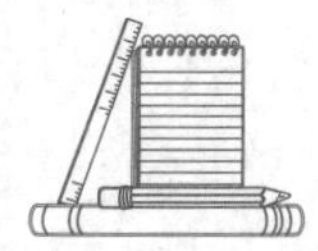

1. 辨证论治

（1）内治

①气郁痰凝证

证候：瘰疬初期，颈的一侧或两侧出现数目不等、如花生米大小的结节，按之坚实，推之移动，不热不痛，皮色不变；苔薄腻，脉弦滑。

治法：疏肝养血，解郁化痰。

方药：逍遥散合二陈汤加减。肝火偏旺者，加牡丹皮、栀子。

②肉腐成脓证

证候：结核逐渐增大，融合成块，皮核粘连，渐感疼痛，推之不移，如按之微热而有波动感，皮色转为暗红色，为内脓已成；舌红苔薄，脉滑。

治法：托里透脓。

方药：托里消毒散加减。

③阴虚火旺证

证候：核块破溃后，伴有午后潮热、夜间盗汗、两颧发红；舌红少苔，脉细数。

治法：滋阴降火除蒸。

方药：六味地黄汤合清骨散加减。咳嗽加象贝母、海蛤壳。

④气血两虚证

证候：核块破溃，脓出清稀，夹有败絮状物；伴有形体消瘦、精神萎靡、倦怠乏力、头晕失眠、面色无华；舌质淡，苔薄，脉沉细无力。

治法：养营化痰。

方药：香贝养荣汤加减。脾虚失运者，加山药、广木香、砂仁。

（2）外治

①初期：用阳和解凝膏掺黑退消外贴，5～7日一换。

②中期：脓未成熟者外敷千捶膏；脓熟宜切开排脓，切口宜大，以达到充分引流的目的。

③后期：初溃脓液多时，可用五五丹或七三丹药线引流；脓液见少后改用八二丹药线引流，红油膏盖贴；脓尽用生肌散，生肌白玉膏盖贴。若久溃不敛，亦可用猫眼草膏或狼毒粉纳入疮口；窦道深者亦可用千金散腐蚀5～7日，再按一般情况处理。若疮口呈空壳或窦道者，做扩创手术后再按一般情况处理。

2. 其他疗法

（1）中成药　①内消瘰疬丸或消疬丸：每次6g，口服，每日2次；②夏枯草膏：每次15g，开水冲服，每日3次；③芩部丹：每次5片，口服，每日3次；④芋芳丸：每次6g，口服，每日2次。

（2）针刺　直接刺入未化脓的结核内，并配合肝俞、膈俞，每日1次，中等强度刺激。已化脓者不宜使用。

（3）挑刺　在肩胛下方的脊柱两旁寻找结核点（略高于皮肤、色红、指压不退色者，即为结核点）进行挑治。也可在肩井、肺俞穴及其附近进行挑治。

（4）“0”号疗法　用细银针横向贯穿未化脓的结核，通电加温，也可不加温，5日1次，5次为1个疗程。

（5）拔核疗法　用白降丹少许置于结核上，外盖太乙膏，3日换药1次，一般7～10日即可将核拔去。此法适用于结核浅表者。

【预防与调护】

1. 保持心情舒畅，情绪稳定，注意适当休息，节制房事。

2. 增加营养食物，忌服辛辣刺激之品。

3. 积极治疗其他部位的虚痨病变。

知识链接

抗结核治疗的原则

①早期治疗：杀灭生长繁殖活跃的结核杆菌；②足够剂量：可最大剂量地发挥杀菌和抑菌作用；③规范用药：减少结核杆菌再度繁殖活跃的机会；④足够疗程：消灭顽固菌，防止恶化和复发；⑤联合用药：减少耐药菌产生。

项目十二　褥　疮

【学习目标】

1. 掌握：褥疮的临床表现及辨证论治。

2. 了解：褥疮的预防与调护。

褥疮是指由于长期卧床不起，躯体的骨突部位受压与摩擦而引起的皮肤溃烂，又称席疮。本病多见于偏瘫、截瘫、单瘫等长期卧床不起、长时期昏迷的患者。其临床特点是好发于容易受压迫及摩擦的部位，如肩胛、髂嵴、骶尾部、足跟部、股骨大转子部。病轻者经治疗可痊愈；病重者局部湿烂，渗流脓水，经久不愈，若处理不当，邪毒内陷，可危及生命。

本病西医学亦称褥疮。

【病因病机】

内因是由于长期卧床伤气，气虚而血运障碍，不能营养肌肤；外因为躯体的骨突部长期受压与摩擦，皮肤破损染毒而成。

【诊断】

1. 临床表现　初起受压部位皮肤暗红，继则出现一破损面，迅速变成黑色而溃腐，坏死皮肤与周围分界明显，周围皮肤肿势平塌散漫，腐肉脱落，形成溃疡，经久不敛，有的自觉疼痛，有的不痛。年老、体弱、消瘦病重者可伴有精神萎靡、不思饮食等全身症状。

若溃疡中央腐肉与正常皮肉分离，流出少许脓液，四周肿势渐趋局限，创面肉芽红活，创周皮肤生长较快者，褥疮有望愈合。若腐烂蔓延不止，肿势继续发展，溃出脓液腥臭稀薄，形似粉浆污水，四周形成空壳者，褥疮难以愈合，甚至发生脓毒内陷，预后较差。

2. 辅助检查　创面脓液做细菌培养及药敏试验有助于指导治疗。

【治疗】

褥疮重在预防，若已形成褥疮，应加强护理，外治为主，配合内治。总的治疗原则是补益气血，和营托毒。同时应积极治疗原发病，必要时给予支持疗法，注意饮食营养。

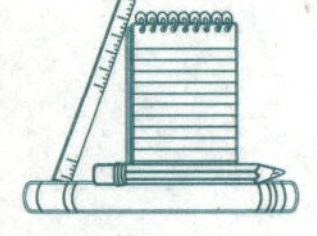

1. 辨证论治

（1）内治

①气滞血瘀证

证候：受压部位的皮肤出现褐色红斑，继而转为紫暗红肿，或已有破损；舌质紫暗，或舌边有瘀斑、瘀点，苔薄，脉弦。

治法：活血化瘀。

方药：血府逐瘀汤加减。

②毒蕴腐溃证

证候：红肿紫暗部位溃烂，流出恶臭脓液及腐肉，严重者可烂及筋骨，周围漫肿；伴有发热、口苦口干、精神萎靡、不思饮食；舌质红，少苔，脉细数。

治法：清热解毒，利湿托毒，益气养阴。

方药：五味消毒饮、萆薢渗湿汤合生脉散加减。若腐肉难脱者，加炮山甲（代）、皂角刺。

③气血两虚证

证候：溃疡面腐肉难脱，或腐肉虽然脱落，但肉色不鲜，愈合缓慢；伴有面色少华、神疲乏力、纳呆食少；舌质淡，少苔，脉沉细无力。

治法：补益气血，托毒生肌。

方药：八珍汤合托里消毒散加减。

（2）外治

①初起：红斑未溃者可用红花酒揉按，然后扑上滑石粉，或用红外线灯、频谱仪照射，每日 2 次，以促进局部气血流通。

②溃腐期：尽可能做病灶清除术剪除坏死组织，然后用九一丹，并盖贴生肌玉红膏。

③收口期：疮面肉芽较鲜红时，用生肌玉红膏掺生肌散外敷。

2. 其他疗法

（1）褥疮较大时，应少量多次输血和输液，待疮面肉芽新鲜时施行植皮术。

（2）脓液过多或四周皮炎发生时，可选择合适的抗生素治疗。

【预防与调护】

1. 对年老、体弱、长期卧床、瘫痪及不能自动翻身的患者加强护理，定时更换体位，每 2 ～ 3 小时翻身 1 次。

2. 对长期卧床的患者做好皮肤护理，如骨突部位应用气垫、软枕或棉圈保护，可给予适当身体按摩，以促进局部气血流通。

3. 经常保持骨突部皮肤清洁、干燥。患者大小便失禁、呕吐、出汗后，及时更换衣服、被单。

4. 褥疮发生后更应定时更换体位，并用气圈垫或以麦麸皮装成布垫，垫于疮的周围。

复习思考

一、单项选择题

1. 局部红肿热痛，突起根浅，肿势局限，范围在 3cm 左右，易脓、易溃、易敛的疾病是（　　）

A. 痈　　B. 疔　　C. 疖

D. 有头疽　　E. 无头疽

2. 褥疮的临床特点中最主要的是（　　）

A. 好发于老年人　B. 经久不愈　C. 好发于易受压和摩擦部位

D. 好发于消渴病患者　E. 好发于下肢

3. 托盘疔发生于（　　）

A. 指端　B. 指甲下　C. 指甲背

D. 手指关节　E. 手掌中心

4. 辨别蛇头疔成脓与否，用什么方法最为可行（　　）

A. 痛剧而呈搏动性者　B. 应指验脓法　C. 穿刺验脓法

D. 痛甚脉数者　E. 透光验脓法

5. 颜面部疔疮治宜（　　）

A. 散风清热　B. 泻火解毒　C. 凉血活血

D. 清热解毒　E. 和营解毒

6. 红丝疔使用砭镰法的操作要点为（　　）

A. 沿红线两头针刺出血

B. 梅花针沿红线打刺，使之微微出血

C. 用三棱针从中挑断红线，微令出血

D. 按“B”法，并加神灯照法

E. 用三棱针沿红线寸寸挑断，并微微出血

7. 疫疔初期的局部症状是（　　）

A. 小红斑丘疹　B. 小瘀斑结节　C. 小水疱

D. 凹形脓疱　E. 小片糜烂

8. 疫疔的疮形特点为（　　）

A. 如脐凹陷　B. 疮大如梅李，相连三五枚

C. 疮口如蜂窝状　D. 颜色黑，凹形如碟，容易腐烂

E. 坚硬根深，如钉丁之状

9. 瘰疬初期可以外敷（　　）

A. 冲和膏　B. 七三丹　C. 生肌玉红膏

D. 白玉膏　E. 八二丹

10. 疔疮走黄的原因以下哪一项可以不考虑（　　）

A. 早期失治误治　B. 挤压碰伤肿胀　C. 过早切开引流

D. 麻痘余毒未清　E. 误食辛热之品

11. 蛇肚疔患指的表现是（　　）

A. 屈曲　B. 伸直　C. 外展

D. 过伸　E. 内收

12. 颜面部疖和疔的鉴别要点是（　　）

A. 脓的形质　B. 皮肤颜色　C. 根脚深浅

D. 起病速度　E. 发热程度

13. 锁喉痈初起治疗选用（　　）

A. 仙方活命饮　B. 普济消毒饮　C. 牛蒡解肌汤

D. 犀角地黄汤　E. 五神汤

14. 治疗锁喉痈热伤胃阴证，应首选（　　）

A. 益胃汤　　B. 仙方活命饮　　C. 托里消毒散

D. 青蒿鳖甲汤　　E. 八珍汤

15. 治疗脐痈湿热火毒证，应首选（　　）

A. 普济消毒饮　　B. 仙方活命饮　　C. 黄连解毒汤

D. 托里消毒散　　E. 五神汤

16. 痈实证初起外用药宜用（　　）

A. 红灵油膏　　B. 金黄膏　　C. 阳和解凝膏

D. 生肌白玉膏　　E. 冲和膏

17. 痈溃后脓液黄浊质稠，色泽不净者，其病机为（　　）

A. 气血充足　　B. 气火有余　　C. 气血亏虚

D. 蓄毒日久损伤筋骨　　E. 血络受损

18. 发于体表皮肉之间部位，范围较大的急性化脓性疾患是（　　）

A. 痈　　B. 疔　　C. 疖

D. 发　　E. 有头疽

19. 相当于西医学的浅表脓肿、急性化脓性淋巴结炎的疾病是（　　）

A. 疖　　B. 疔　　C. 痈

D. 发　　E. 丹毒

20. 丹毒的中医治疗原则最恰当的是（　　）

A. 清热解毒，利湿消肿　　B. 清热凉血，利湿解毒　　C. 疏风散热，活血祛瘀

D. 凉血清热，解毒化瘀　　E. 健脾和营，利湿消肿

21. 诊断附骨疽，X 线摄片应在何时进行才能显示病变（　　）

A. 发病 1 ～ 2 天内　　B. 发病 1 周后　　C. 发病 2 周后

D. 发病 3 周后　　E. 发病 4 周后

22. 附骨疽的发病部位最多见于（　　）

A. 胫骨　　B. 股骨　　C. 肱骨

D. 桡骨　　E. 尺骨

23. 痈的特征是下列哪项（　　）

A. 初起有多个粟粒状脓头

B. 初起光软无头，红肿疼痛，范围 6 ～ 9cm

C. 初起疮形如粟粒状脓头，坚硬根深

D. 初起皮肤片状红斑，边界清楚，压之退色，抬手即复

E. 初起疮形如粟，突起根浅

24. 流痰的病因病机是（　　）

A. 肝气郁结，脾失健运，痰热内生，结于颈项

B. 余邪热毒未能外达，结聚于少阳、阳明之络，气血凝滞而成

C. 先天不足，肾亏骼空，风寒、痰浊凝聚骨骼而成

D. 肝郁化火，耗阴为痰而致

E. 毒气走散，扩入营血，流走全身而成

25. 有头疽的病因病机不包括下列哪一项（　　）

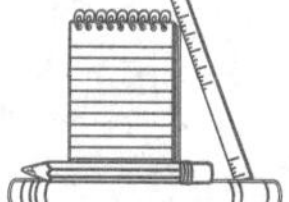

A. 感受风温、湿热之毒　B. 情志内伤，气郁化火　C. 肾气亏损，火邪炽盛
D. 嗜食膏粱厚味，湿热火毒　E. 外感风温、风热夹痰

26. 腮颊部疼痛结块，压迫局部后在第二臼齿相对颊黏膜腮腺开口处有脓性分泌物溢出，应诊断为（　　）

A. 痄腮　B. 发颐　C. 疔疮
D. 骨槽风　E. 痈

27. 初起皮肤上有粟粒样脓头，红肿热痛，病情发展则脓头增多，溃后状如蜂窝，范围为9～12cm。可诊断为（　　）

A. 痈　B. 疔　C. 无头疽
D. 有头疽　E. 疖

28. 发生髂窝流注的患肢主要表现为（　　）

A. 外旋　B. 内收　C. 外展
D. 过伸　E. 屈曲

二、简答题

1. 疖的临床特点是什么？
2. 瘰疬的临床特点是什么？
3. 简述疖的辨证分型。
4. 托盘疔切开的注意点有哪些？
5. 简述疔的临床特点。
6. 简述颜面疔的宜忌。
7. 简述红丝疔的病因病机。
8. 简述不同部位痈的中医内治法则。
9. 简述不同部位发的中医内治法则。
10. 足发背的外治疗法有哪些？
11. 简述臀痈的病因病机。
12. 简述腋痈的病因病机。
13. 委中毒脓成后切开引流的注意点有哪些？
14. 简述有头疽总的病因病机。
15. 附骨疽的治疗原则是什么？
16. 丹毒的临床特点是什么？
17. 简述流注总的病因病机。
18. 试述流注的定义、临床特点。

扫一扫，查阅复习思考题答案

模块八　乳房疾病

项目一　概　述

【学习目标】

1. 掌握：乳房检查方法。

2. 熟悉：乳房与脏腑、经络的关系及诊疗要点。

3. 了解：乳房的解剖生理、病因病机及辅助检查。

凡发生于乳房部位的多种疾病统称为乳房疾病。该病是外科病种中的常见病，男、女均可发病，因女性生理特点的特殊性，其发病率明显高于男性。《妇科玉尺·妇女杂病》指出："妇人之疾，关系最钜者，则莫如乳。" 本模块主要介绍的病种有乳痈、乳发、粉刺性乳痈、乳痨、乳漏、乳癖、乳疬、乳核、乳岩共计 9 种临床最常见的乳房疾病。

【乳房与脏腑、经络的关系】

乳房位于胸前第 2 和第 6 肋骨水平之间，左右对称。分为乳房、乳晕、乳头、乳络等 4 个部分。脏腑功能盛衰与乳房的生理病理密切相关。

1. 乳房与脏腑的关系　五脏六腑之气血津液对乳房的作用中，以肾的先天精气、脾胃的后天水谷之气、肝的藏血与疏调气机对乳房的生理病理影响最大。肾为先天之本，主藏精，肾气盛则天癸至，女子月事以时下，两乳渐丰满，孕育后乳汁充盈而哺；肾气衰则天癸竭，乳房逐渐衰萎。脾胃为后天之本，气血生化的源泉，乳汁由脾胃水谷之精华所化生，脾胃气壮则乳汁多而浓，气衰则乳汁少而淡。肝主疏泄而藏血，乳汁的分泌与排泄受肝的支配。因此后人总结"男子乳头属肝，乳房属肾；女子乳头属肝，乳房属胃"。冲任为气血之海，上行为乳，下行为经，妇女哺乳期则经停，如《古今图书集成·医部全录》曰："经水者，阴血也，属冲任二脉，上为乳汁，下为月水。" 冲任属肝肾，所以乳房与肝、肾、脾胃等脏腑关系最为密切。

2. 乳房与经络的关系　乳房与足厥阴肝经、足少阴肾经、足阳明胃经及冲任二脉有着密切的联系。足阳明胃经行贯乳中，故又称乳房为"宗经之所"；足太阴脾经络胃上膈，布于胸中；足厥阴肝经上膈，布胸胁绕乳头而行；足少阴肾经上贯肝膈而与乳相连；冲任二脉起于胞中，任脉循腹中、上关元至胸中，冲脉夹脐上行至胸中。经络功能的正常运行是维持乳房正常生理功能的保证；如经络阻塞、冲任失调，就可发生多种乳房疾病。

【乳房的解剖生理】

成年女性乳房是两个半球形的性征器官，位于前胸第 2 ～ 6 肋骨水平的浅筋膜浅、深两层之间。乳房内缘至胸骨旁，外缘至腋前线，甚至腋中线。乳房外上有部分腺组织延伸到腋窝，临

床称为乳腺腋尾部。年轻未生育或生育未授乳的妇女乳房紧张而有弹性，双侧对称，呈半球形或圆锥形，大小绝非完全相等。乳头位于乳房前方中央突起，由乳晕包围，哺乳期的乳房可增大 1 倍，年老妇女乳腺萎缩，体积减小而松软。

乳房主要由腺体、脂肪、结缔组织组成。其中腺体有 15 ～ 20 个腺叶，以乳头为中心呈放射状排列；每一腺叶又分为许多腺小叶，腺小叶由乳管和腺泡组成；每一腺叶有单独的导管系统，以乳头为中心呈放射状排列，分别开口于乳头。在乳头、乳晕部有平滑肌纤维，收缩时可使乳头勃起，并可挤压导管排出内容物。乳晕部含丰富的汗腺、皮脂腺和毛囊。除乳晕部外，整个乳房腺体由一层脂肪包围，乳房内脂肪组织的多少是决定乳房外形大小的主要因素之一。另外，脂肪层较厚时，乳房触诊呈均质感；脂肪层薄时，则可直接触及腺体，有结节感。乳房腺体的每一腺叶、腺小叶都由纤维组织包围，将腺体形成一个半球形器官，位于浅筋膜的浅、深两层之间。浅筋膜浅层与皮肤紧密相连，深层则借疏松结缔组织附着于胸大肌的浅面。上连浅筋膜浅层，下连浅筋膜深层，在腺叶间垂直走行的纤维束称乳房悬韧带或 Cooper 韧带，起固定和支撑作用。

乳房的发育经历胚胎期、幼儿期、青春期、月经期、妊娠期、哺乳期及老年期等阶段。婴幼儿期乳腺基本处于静止状态。女性乳腺发育多在月经初潮前 2 ～ 3 年，乳房整体增大，乳头和乳晕色泽加深，继之乳房呈盘状，到最后形成半球形。乳管系统及管周组织一致发育，末端形成腺泡芽，最后形成腺小叶。在女性月经周期中，随着雌激素、孕激素等的周期性变化，乳腺也发生相应的周期性增生和复旧的改变。妊娠期乳房的发育程度直接影响产后的乳汁分泌情况。妊娠 5 ～ 6 周乳腺开始增生；到妊娠中期 3 个月，乳腺增生最为明显；到妊娠末 3 个月，乳腺进一步增生，腺泡的立方上皮开始分泌活动；哺乳期在催乳素的作用下，腺叶高度增生肥大，腺泡轮流分泌乳汁。在妊娠期和哺乳期，乳房原有的良性或恶性肿瘤可能增大，应引起重视。

男性乳房发育较晚，增生程度低，不形成小叶。但约 70% 的青春期男孩可在乳头下触及结块，有时有触痛，可在 1 年或 1 年半后逐渐消失，否则可成为男性乳房异常发育症。

【病因病机】

很多致病因素都可引起乳房疾病的发生。《外证医案汇编》明确指出："乳症，皆云肝脾郁结，则为癖核；胃气壅滞，则为痈疽。"一般而言，感染性乳房疾病主要是由于乳头破碎，感受毒邪，或嗜食肥甘厚味，脾胃积热，或情志内伤，肝气不舒，导致乳汁郁滞，排泄障碍，久而化热，热腐而成脓肿。肿瘤性乳房疾病则多由忧思郁怒，肝脾受损，气滞痰凝，或肝肾不足，冲任失调，气血运行失常，导致气滞、血瘀、痰凝阻滞乳络而成。

【辨证要点】

乳房以通为顺。乳痈、乳发等阳实热证，治疗当以消为贵，内外兼治；郁滞者以通为主，成脓者以彻底排脓为要，溃后脓净以生肌为本。乳痨宜按阴疽处理。乳核、乳癖、乳疬等气滞、血瘀、痰凝互结者，内治当以行气解郁、活血散结、化痰软坚、调理冲任为先。结块之大，药力难达者，则宜手术取之。临床上辨证除观察局部病变外，还须结合全身症状，达到辨证求因、审因论治。

1. 肝气郁结 情志内伤，致肝气不舒，失于条达，则气滞血瘀；肝郁则脾不健运，痰浊内生。气滞、痰瘀互结而成肿核，质地坚实或坚硬，表面光滑，固定不移或推之能动；伴心烦易怒、胸闷、月经不调；舌苔薄白或薄黄，脉弦滑。见于乳癖、乳核、乳岩、乳痈等。

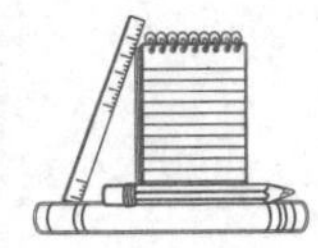

2. 肝郁胃热　肝气不舒，失于条达，则气滞血瘀；胃经积热，经络阻塞，日久化热。瘀热互结，致局部红肿热痛，成脓时则剧痛；伴恶寒发热、口渴欲饮、小便短赤、大便秘结；舌苔厚白或黄，脉弦数。见于乳痈、乳发等。

3. 肝肾不足　可因先天不足或后天失调，或生育过多，致肝肾亏损，冲任失调，精血不足，水不涵木，易致肝火上炎，火灼津为痰，痰火互结而成肿块，其生长、发展常与发育、月经、妊娠等有关，经前胀痛多加重；伴头晕耳鸣、腰酸腿软、月经不调；舌苔薄白，脉弦细数、无力。见于乳疬、乳癖等。

4. 阴虚痰凝　与肺肾阴虚有关，阴虚火旺，肺津不布，灼津为痰，痰火循经结于乳房。其肿块皮色不变，微微作痛，化脓迟缓，脓液清稀或有血水；伴潮热盗汗、食少、体瘦；舌质红，苔薄白，脉细数。见于乳痨。

【乳房检查方法】

正确及时地对乳房进行检查，对于乳房病的早期发现、早期诊断、早期治疗有着重要意义。乳房检查时的体位以坐位或仰卧位为主。检查的最佳时间是月经后 1 周。检查顺序一般是先望诊再触诊，先检查健侧乳房再检查患侧乳房。

1. 问诊　包括：①现病史，如乳房肿物发现的时间、生长快慢、有无疼痛、和月经有无关系，以及乳头是否溢血、溢液；②既往史，如了解乳房在初生、怀孕、哺乳、闭经等各时期的变化。这些对辨证有重要意义。

（1）年龄　由于乳房的发育在各个不同生理时期各有其特点，所以乳房病发病也与各年龄段密切相关。

（2）月经婚育史及哺乳史　了解月经初潮年龄、月经情况、绝经年龄及月经周期中乳房有何变化；了解是否已婚、结婚年龄及婚姻状况；了解有否生育史、有否人工流产及自然流产史、初次妊娠年龄、妊娠次数、生育次数等；了解有否哺乳史、哺乳时间、乳汁分泌情况、哺乳期内是否曾患过乳痈、曾用何种哺乳方法等；了解口服避孕药应用的种类、时间及反应等。

（3）乳房病家族史　了解患者亲属中有否乳房疾病史，特别是乳岩家族史对诊断很有意义。乳岩中约有 10% 为家族性乳岩，即家族中至少有两个一级或二级亲属患乳岩。来自这样的家庭的人，其一生中患乳岩的危险性比没有亲属患癌的普通人群高 3 倍。

（4）既往乳房疾病史及其他相关疾病史　了解以往是否曾患良、恶性乳房疾病，曾接受何种治疗；了解其他相关疾病史，如生殖系肿瘤史、甲状腺或其他内分泌疾病史等。

2. 望诊　患者坐位，将两乳完全显露，以期比较。首先观察乳房的位置、大小及外形是否对称；乳房表面有无块状突起或凹陷；乳房皮肤的色泽是否改变，有无红肿、水肿或橘皮样、湿疹样改变，或有无溃疡及浅表静脉扩张等；其次再查乳头有无畸形、抬高、内陷及破损、溃烂，有无溢液及特殊分泌物，观察其颜色及性质；最后观察乳晕有无渗液、结痂。

（1）一般观察　观察双侧乳房的位置、数目、大小、形态及是否对称。新近出现的不对称常提示为病理现象。如一侧乳房增大时，可能为乳房肿块或乳房的急性炎症所致。较大的乳房肿块，可使外形出现局限性隆起。炎症常使乳房红肿而增大。

（2）乳头乳晕情况　观察双侧乳头的位置、大小及数目，有无畸形、抬高、回缩、凹陷、糜烂、破溃及脱屑，有无溢液或其他改变；乳晕的大小及颜色，有无皮肤潮红、水肿、糜烂、流滋、结痂，有无瘘管。一侧乳头抬高、回缩及凹陷，多提示有乳岩的可能。乳头乳晕部的湿

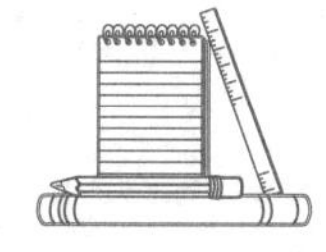

疹样改变，特别是病变与正常皮肤分界清楚，且伴有皮肤增厚、发硬者，则提示有湿疹样乳岩的可能。单侧单孔的乳头浆液性、血性或水样溢液，常提示为导管内乳头状瘤或导管内乳头状癌的可能。

（3）乳房皮肤情况　观察双侧乳房皮肤颜色有无改变，有无水肿、皮疹、溃破、浅静脉怒张、皮肤凹陷、皱褶及橘皮样变等。乳房皮肤发红，并伴有局部皮温高、压痛明显者，常提示为乳痈、粉刺性乳痈或炎性乳岩。如为炎性乳岩，除有乳房明显增大外，乳房呈弥漫性紫红色充血水肿，且其焮热压痛轻于乳痈。乳房浅静脉怒张，也往往是乳房恶性肿瘤的征象。乳房皮肤表面的小凹陷，即“酒窝征”，是病变侵犯 Cooper 韧带所致，提示可能为乳岩。恶性肿瘤晚期，肿瘤细胞堵塞皮肤淋巴管，引起局部淋巴回流受阻，乳房皮肤可出现点状凹陷，形成“橘皮样变”。晚期乳岩直接侵犯皮肤，可出现皮肤溃烂，呈菜花样，常伴恶臭。

（4）乳头分泌物　发现乳头溢液，要了解是自溢还是挤出的。自溢者，病理情况多，反之为生理现象。主要有以下几种：①浆液性、浆液血性和血性溢液：浆液为淡黄色，浆液血性为粉红色或棕色，血性为红色或棕色。常见于乳癖和乳岩等。②水样溢液：罕见，常提示恶性病变的可能。③脓性溢液：多见于急性乳痈。④乳样溢液：颜色像去脂乳汁，常与闭经同时发生，或服用某些镇静剂、避孕药物引起。

3. 闻诊　主要嗅脓液气味。乳痈、乳发溃后，脓液微带腥味是正常现象，腥臭者提示脓液较深。乳岩溃烂，其味恶臭难闻。

4. 触诊　临床上将乳房以乳头为中心做水平、垂直 2 线，分为外上、外下、内下、内上 4 个象限，检查时以此顺序依次进行，最后检查乳头和乳晕。先查健侧，后查患侧。

正确的触诊方法是四指并拢，用手指末二节的指腹平放在乳房表面轻柔按摸，切忌用手抓捏，否则会将抓到的正常乳腺组织误诊为乳腺肿块。按照顺序依次检查乳房、乳头和乳晕，最后触摸腋窝、锁骨下及锁骨上区。触诊主要检查乳房有无肿块，查明肿块的位置、数目和大小，肿块的形状是否规则，肿块质地，有无囊性感，肿块表面是否光滑或高低不平，肿块边界是否清楚，肿块的活动度，有无与皮肤粘连，有无触痛等。最后轻挤乳头，若有溢液，依次挤压乳晕周围，并记录溢液来自哪一乳管。对腋窝淋巴结检查时，以一手托起患者上肢，使其松弛，另一手对腋窝区进行触诊；对锁骨区及腋后淋巴结也可站在患者背后检查。主要查淋巴结的大小、质地、活动度及表面情况。确定肿块性质还应结合患者的年龄、病史和其他检查方法。

【辅助检查】

1. X 线检查　主要是钼靶 X 线摄片及干板照片。钼靶 X 线摄片对典型的乳腺癌表现为密度增高的肿块影，边界不规则，或有毛刺，有时可见颗粒细小、密集的钙化点；干板照片的优点是对钙化点的分辨率高。

2. 超声显像　可鉴别肿块是囊性还是实质性。B 型超声结合彩色多普勒超声检查进行血供情况观察，可提高其诊断的敏感性，对肿瘤的定性诊断提供有价值的指标。

3. 热图像检查　热图像是根据癌细胞代谢快，产热比周围组织高，液晶膜显示异常热区的原理而进行诊断。

4. 近红外线扫描　近红外线扫描是利用红外线透照乳房时各种密度组织可显示不同灰度影的原理，从而显示乳房部肿块；红外线对血红蛋白敏感度高，故可显示肿块周围血管情况。

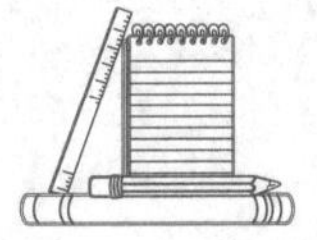

5. 磁共振成像（MRI） MRI 是钼靶 X 线摄片和超声检查的重要补充，对微小病灶、评价病变范围有优势。

6. 病理检查 目前多用细针穿刺抽吸细胞学检查。方法是检查者以左手拇指、食指固定肿块，皮肤消毒后以细针直刺肿块，针筒保持负压下将针头退至近肿块边缘，上下左右变换方向抽吸，去除负压后抽出针头，将针头内细胞碎屑推至玻片上，并以 95% 的乙醇固定，多数可获得肯定的细胞学诊断。对疑是乳腺癌患者，可将肿块连同周围乳腺组织一并切除，做快速冰冻切片检查，不宜做单纯切取肿瘤活检。乳头溢液未扪及肿块者，可做乳头溢液涂片细胞学检查。乳头糜烂疑湿疹样乳腺癌者，可做乳头糜烂部刮片或印片细胞学检查。

在临床中进行普查和自查是目前发现早期乳腺癌，以降低其死亡率、提高治愈率的最有效的方法。因此对 40 岁以上的妇女应视为重点对象，在月经干净后自我检查，如有乳房肿块或增厚或乳头溢液或其他改变，可到医院进行确诊。

【治疗】

1. 内治法 乳房疾病的治疗离不开一个“气”字。《外证医案汇编》说：“治乳症，不出一气字定之矣。脾胃土气壅，则为痈；肝胆木气郁，则为疽；正气虚，则为岩；气虚不摄，为漏；气散不收，为悬；痰气凝结，为癖、为核、为痞。”可见，气滞、气郁、气虚是导致乳房疾病的关键，故治气是治疗乳房部疾病的核心。现将常用治法分述如下：

（1）*疏表解毒法* 适用于乳痈初起，邪气阻滞经络，营卫不和者。症见局部肿胀疼痛，伴恶寒发热、舌苔薄白、脉浮数。治以疏风清热解毒，方用瓜蒌牛蒡汤、银翘散等。

（2）*清热解毒法* 适用于热毒炽盛，肉腐成脓期。症见局部红肿高突，灼热疼痛，肿块中软，伴壮热、口渴喜饮、大便秘、小便赤、舌红苔黄、脉洪数。治以清热解毒，选用透脓散、橘叶散等。

（3）*托里透脓法* 适用于体质虚弱，不能托毒外出者。症见脓成难溃，溃后脓液清稀，疮形平塌，漫肿不收，日久不易破溃，隐痛，或溃后久不收口，脓液清稀；舌淡红，脉细无力。治以补益气血、托毒外出，选用托里透脓散、托里消毒散。

（4）*解郁化痰法* 适用于肝气不舒，情志不畅，气机不利，运化失司，痰气互结于乳中而致“乳中结核”类的乳房疾病。伴胸闷、烦躁易怒、乳房胀痛、苔白腻、脉弦滑。治以疏肝解郁、化痰散结，选用开郁散、逍遥散合小金丹等。

（5）*补益扶正法* 适用于乳痨、乳岩破溃后。症见面色苍白无华，懒言声低，气短乏力，食欲不振，唇舌淡红，脉细无力；或潮热盗汗，头晕耳鸣，体瘦，舌质红，苔薄白或黄，脉细数；或形寒肢冷，大便溏薄，舌淡苔白，脉沉细。气血虚者选用归脾汤、香贝养荣汤；肝肾不足者选用右归饮、二仙汤、六味地黄丸等。

2. 外治法 感染性乳房病如乳痈、乳发，初起宜清热解毒、活血消肿为主，外敷以金黄膏、玉露膏等；成脓后予以切开排脓，并予提脓祛腐药八二丹、九一丹药捻；脓腐脱尽，肉芽新鲜，则予生肌收口药如生肌散、生肌玉红膏。乳癖、乳核、乳疬等，宜疏肝解郁、化痰散结为主，予阳和解凝膏掺黑退消、桂麝散等。因乳痈、乳发或乳痨溃破后致乳漏者，予行切开法或挂线法，并于术后局部外用提脓祛腐药及生肌收口药，以助其愈合。对于肿瘤性乳房疾病，用药治疗无明显效果者，可考虑手术治疗；对有恶变者则应早期手术治疗。

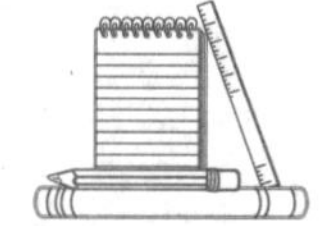

项目二　乳　痈

【学习目标】

1. 掌握：乳痈的临床表现及辨证论治。
2. 熟悉：乳痈的概念、鉴别诊断及其他疗法。
3. 了解：乳痈的病因病机及预防与调护。

乳痈是指发生于乳房部位的一种急性化脓性疾病。凡发生于哺乳期的乳痈称为外吹乳痈；在妊娠期发生的乳痈称为内吹乳痈；在非哺乳期和非妊娠期发生的则称为不乳儿乳痈。临床上以外吹乳痈最为常见，故本项目主要介绍外吹乳痈。其发病特点是患乳结块，红肿热痛，乳汁分泌不畅，伴恶寒发热等。本病发于哺乳期妇女，尤其是初产妇多见，多发于产后 3 ～ 4 周。乳痈最早在晋代葛洪《肘后备急方》中有记载。元代朱震亨提出乳痈的发生与厥阴、阳明两经有关。

本病相当于西医学的急性化脓性乳腺炎。

【病因病机】

乳痈发生的病因有多种，产妇调养不当、恣食辛辣厚味，或情志郁闷，或乳汁蓄积，或小儿口中积热等，都可引起本病的发生。其中乳汁郁积是最常见的原因。

1. 胃中积热　乳房属阳明胃经，乳汁乃气血所化生，其源在胃。产妇调养不当，恣食辛辣厚味，致脾胃失和，乳络不畅，乳汁蓄积，化热而成。

2. 肝郁气滞　乳头属肝，肝主疏泄，能调节乳汁分泌。若情志不畅，肝气郁结，则乳络不通，乳汁排出受阻，化热而成乳痈。

3. 乳汁郁积　乳头破碎（因哺乳期妇女乳头柔嫩，受乳儿唾液或乳汁浸渍；或乳儿出牙时咬破乳头；或乳汁分泌不足，乳儿吸吮发生困难而强力吮吸，损伤乳头）、乳头畸形或内陷，哺乳时疼痛而不能充分哺乳，或哺乳经验不足，致使乳汁不能吸尽，或乳汁多而乳儿少饮，或断乳不当，都可引起乳汁蓄积，乳络不通，乳管阻塞，日久化热而成痈。

4. 毒邪外侵　乳儿口中热毒随乳而入乳络，或产后体虚，感受外邪，均可导致乳汁郁滞，乳络不畅，积久化热而成。

西医学认为，本病致病因素为乳汁淤积、细菌入侵。致病菌以金黄色葡萄球菌为主，链球菌次之。分娩后妇女全身抗病力一般均有不同程度的下降，初产妇皮肤柔嫩，乳头易被婴儿吮伤，且缺乏哺乳经验或乳头内陷、乳头过小或其他原因使得乳管阻塞，乳汁不能排空，导致乳汁淤积，为发病原因。由于乳汁淤积后的分解产物是细菌繁殖的良好培养基，使得细菌很容易在局部繁殖扩散导致发病。细菌主要经乳头破损皲裂处入侵，亦可因乳头不洁或婴儿口腔炎直接侵入乳管，在淤积的乳汁中生长繁殖，继而上行至腺小叶而致化脓性感染。

【诊断】

1. 临床表现　本病多见于初产妇，尤以产后 3 ～ 4 周的哺乳期妇女多见。

（1）*初起*　乳房肿胀疼痛和压痛，表面皮肤颜色微红、微热或不红，乳汁排出不畅，触之可有大小不一的肿块，界限不明显。伴恶寒发热、胸闷、头痛、食欲不振等全身症状。

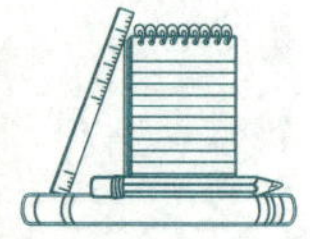

（2）成脓　患乳肿块逐渐增大，结块明显疼痛加重，或如鸡啄样疼痛，皮肤水肿潮红，壮热不退。10余日不见减轻，肿块变软，按之有波动感，属成脓；深部的乳痈则皮肤发红及波动感均不甚明显，需穿刺确诊。脓液进入乳管内穿破者脓可从乳头流出。全身症状加重，壮热不退，口渴欲饮，便秘尿赤。

（3）溃后　已溃流脓，或切开排脓，脓色黄白而稠厚。若脓出顺畅，则热退肿消，逐渐愈合。若脓出不畅、肿痛不消、疼痛不减、身热不退，多为袋脓现象；或脓液波及其他乳络，形成传囊乳痈。亦有溃后乳汁从疮口流出者，则愈合较慢。

2. 辅助检查

（1）血常规检查　有白细胞总数和中性粒细胞比例增高。

（2）B型超声检查　深部的乳痈可行B型超声检查，可见黑色阴影。

（3）脓液细菌培养及药敏试验　有助于明确致病菌种，指导选用抗生素。

【鉴别诊断】

1. 炎性乳岩　多发于青年妇女，尤其是在妊娠期或哺乳期。患乳迅速增大，常累及整个乳房的1/3以上，尤以乳房下半部为甚，并可迅速波及对侧乳房。病变局部皮肤呈暗红或紫红色，皮肤肿胀有一种韧性感，毛孔深陷呈橘皮样改变，局部无痛或轻压痛。无明显肿块。同侧腋窝淋巴结明显肿大，质硬固定。全身症状较轻，体温正常，白细胞计数不高，抗感染治疗无效。本病进展较快，预后不良，甚至于数周后死亡。

2. 粉刺性乳痈　多发生于非哺乳期或非妊娠期。大部分患者伴有先天性乳头凹陷等畸形，肿块多位于乳晕部，溃后脓液中夹有粉渣样物质，不易收口，可反复发作，形成乳漏。全身症状较乳痈轻。

3. 乳发　发于乳房部肌肤之间，来势较凶，肿势比乳痈大，疼痛难忍，溃烂迅速，可发生热毒内攻重症。

4. 乳房积乳囊肿　因炎症或外伤或手术后乳络堵塞不通，乳汁不能排出，肿块多为单发，圆形或椭圆形，突起于乳房表面，表面光滑，有弹性感，活动度大，界限清楚，穿刺可抽出乳汁。

【治疗】

乳痈治疗强调及早处理，以消为贵，通乳为要，局部可采取按摩或热敷等，使之消散；成脓则以排脓为要，主要是手术切开引流；对伴有毒热炽盛的多采用中西医结合治疗。内吹乳痈、不乳儿乳痈的症情一般较外吹乳痈轻浅，治疗可参照外吹乳痈。形成乳漏等按相应病症治疗。

1. 辨证论治

（1）内治

①气滞热壅证

证候：乳房肿胀疼痛，皮色不变或微红，结块或有或无，触之无波动感，乳汁排泄不畅；伴恶寒发热、头痛、胸闷不舒、食欲不振、口渴、便秘、小便短赤；舌质淡红，苔薄白或薄黄，脉弦或浮数。

治法：疏肝清热，通乳消肿。

方药：瓜蒌牛蒡汤加减。乳汁内停者，加路路通、王不留行、木通、漏芦；肿块形成者，加桃仁、赤芍、当归；气滞者，加川楝子、枳壳；发热者，加生地黄、生石膏。

②热毒炽盛证

证候：肿块逐渐增大，皮肤焮红、灼热，疼痛剧烈，呈持续性搏动性疼痛；若肿块变软，

触之有波动感，为脓已成；伴壮热、口渴、便秘、小便短赤；舌质红，苔黄腻，脉弦数或滑数。

治法：清热解毒透脓。

方药：透脓散加减。热盛者，加鲜生地黄、生石膏、知母；口渴者，加鲜芦根、天花粉。

③正虚毒恋证

证候：溃后乳房肿痛逐渐减轻，但疮口脓水不断，收口迟缓，或乳汁从疮口流出，形成乳漏；伴面色少华、全身乏力、食欲不振，或发热不退；舌质淡，苔薄，脉细无力。

治法：补虚和营托毒。

方药：托里消毒散加减。脓出不畅者，加炮山甲（代）、皂角刺；低热不退者，加银柴胡、胡黄连。

（2）外治

①初期：可行乳房按摩。其具体操作如下：患者或术者用右手五指并拢，由乳头基底部沿乳管走行方向向乳头方向按摩，同时可用手轻轻提动乳头数次，把瘀滞的乳汁渐渐推出，可重复数次，直至乳络通畅。也可用金黄散、玉露散冷开水调敷；或用鲜蒲公英、鲜菊花叶、仙人掌去刺等捣烂敷之；或用 50% 芒硝溶液湿敷；或用太乙膏掺红灵丹外贴；或用针刺疗法，主穴选足三里、肩井、列缺、膻中，配穴选血海、期门、膈俞。

②成脓：脓肿成熟后及时切开引流。手术时要有良好的麻醉。为避免损伤乳管，应沿乳络方向做放射状切开；如为乳晕下脓肿，应沿乳晕边缘做弧形切口；深部脓肿或乳房后脓肿可沿乳房下缘做弧形切口，经乳房间隙引流；切口应与脓腔大小一致，以免引起袋脓。脓肿小者可行针管抽脓或用火针放脓。

③溃后：切开或自溃后脓腐较多者，先用八二丹或九一丹提脓祛腐，外敷金黄散、玉露散。脓尽时改用生肌散或生肌玉红膏。若有袋脓形成，可在袋脓下方用垫棉法加压，使脓液排出。若成传囊乳痈者，可在疮口一侧用垫棉法加压，橡皮膏固定。若形成乳漏者，可先用五五丹药线插入漏管以腐蚀管壁，待脓尽后改用生肌散或生肌玉红膏盖贴至愈合。

2. 其他疗法

（1）西医治疗　用抗生素治疗，首选青霉素类，或根据药敏试验或细菌培养结果选择用药。对青霉素过敏者可选用红霉素治疗。

（2）冷、热敷治疗　早期（发病后 24 小时内）可采用冷敷治疗，用冰袋敷局部，持续 3 ～ 4 小时后去冰袋，局部皮肤复温后再冷敷。早期冷敷无效者可于发病 24 小时或 48 小时后实行热敷，可用 20% 硫酸镁温水溶液持续局部温敷。

（3）物理治疗　有条件者可用物理疗法，如紫外线、红外线、超短波等。

此外，还可用吸乳器或成人用口吸出乳汁，以便排出积乳。

【预防与调护】

1. 妊娠后期用温水洗乳头，也可用 75% 乙醇擦洗乳头，乳头内陷者可按摩牵拉乳头。

2. 哺乳妇女要注意保持乳头清洁卫生，常用淡盐开水清洗乳头。

3. 如有乳头擦伤、皲裂，外敷蛋黄油或麻油；有化脓性感染者及时治疗。

4. 乳母应情绪稳定，心情舒畅，避免情绪激动。

5. 要养成良好的哺乳习惯，定时哺乳，每次哺乳时要使乳汁吸尽、排空，避免露胸当风。

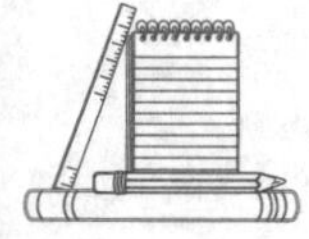

6. 小儿要注意口腔卫生，及时治疗口腔炎，不要使婴儿含乳而睡。

7. 乳痈形成后停止哺乳，乳汁可用吸奶器吸出；用胸罩或三角巾托起乳房，以减少活动和疼痛。

8. 科学断乳，断乳时应先逐步减少哺乳时间和次数，再行断乳。断乳前可用生麦芽60g，生山楂60g，煎汤代茶，并用皮硝60g装入纱布袋中外敷。

9. 宜进食清淡而营养丰富的食物，避免进食过多辛辣厚味之品。

项目三　粉刺性乳痈

【学习目标】

1. 掌握：粉刺性乳痈的临床表现及辨证论治。
2. 熟悉：粉刺性乳痈的概念、鉴别诊断及其他疗法。
3. 了解：粉刺性乳痈的病因病机及预防与调护。

粉刺性乳痈是乳腺组织的化学性炎性病变，炎性渗出细胞以浆细胞为主。西医学的浆细胞性乳腺炎可参照本病治疗。本病较少见，但其临床重要性在于极易与乳腺癌混淆，常因被误诊为乳腺癌而得不到适当的治疗。

【病因病机】

素有乳头凹陷畸形，复因情志不舒，肝气郁滞，营血不从，气滞血瘀，凝聚成块，郁久化热，蒸酿肉腐而为脓肿，溃后成瘘；亦可因气郁化火，迫血妄行，而见乳头溢血。

西医学认为，先天性发育不良乳头畸形、凹陷，外伤、不洁引起乳管阻塞，乳腺导管内上皮细胞脱落及大量脂类分泌物淤积于导管内继而引发其扩张，导管的管壁变薄、破裂，淤积的分泌物分解产生的化学性物质刺激导管壁或周围组织引起炎性细胞浸润和纤维组织增生，病变逐渐扩展并累及部分腺叶形成肿块，在此基础上可以并发细菌性炎症，炎症急性发作则成脓肿。

【诊断】

1. 临床表现　本病可发生于青春期后任何年龄女性，偶有男性，均在非哺乳期或非妊娠期发病。大多数伴有先天性乳头全部或部分凹陷，并有白色带臭味的脂质样分泌物。本病发展缓慢，病程可长达数月甚至数年。

单侧乳房发病多见，也有双侧发病者。乳头溢液或乳晕部肿块，可发生红肿疼痛，7～10天化脓。溃破后脓肿夹杂脂质样物质，久不收口；或反复红肿溃破，形成瘘管，常与输乳孔相通。有时肿块不红肿，但与皮肤粘连。或反复发作，瘢痕形成，乳头凹陷更明显。红肿化脓时可伴恶寒发热等全身症状，一般较轻。

本病的临床表现复杂多样，大致可分为以下3期：

（1）溢液期　乳头溢液是本病的一种早期表现，也可能是少数患者的唯一表现。多为自发性、间接性乳头溢液，呈水样、乳汁样、浆液性、脓血性或血性，数量有多有少。输乳孔多有白色脂质样分泌物，并带有臭味。患者常常忽视少量、间断的乳头溢液。

（2）肿块期　往往起病突然，发病迅速。患者感觉乳房局部疼痛不适，并发现肿块。肿块多位于乳晕部，或向某一象限伸展；大小不等，直径大多小于3cm，个别可达10cm以上；形状不规则，质地硬韧，表面可成结节样，边界欠清，常与皮肤粘连，但无胸壁固定。继则肿块红肿焮热，疼痛明显，红肿范围扩大，甚至达1/4～1/2乳房。乳房皮肤水肿，有的可呈橘皮样

变。患侧腋窝淋巴结肿大、压痛。但乳房疼痛及全身炎症反应均较急性乳腺炎轻。也有一些患者一直以乳房肿块为主诉，而且肿块逐渐增大，持续时间 3 ～ 5 年或更长，但始终无明显的红肿表现。

（3）瘘管期　7 ～ 10 天，乳房肿块软化，形成脓肿，溃破后流出的脓液中常夹杂粉刺样或脂质样物质。常形成通向输乳孔的瘘管，疮口久不收敛，或反复溃破，逐渐形成局部瘢痕，局部组织坚硬不平，乳头更显凹陷。反复红肿溃破，常形成复杂性瘘管。

2. 辅助检查

（1）影像学检查

乳腺钼靶 X 线摄片：乳晕下区呈现均匀致密肿块阴影，边缘轮廓不规则，有时呈星形或火焰状，可与乳腺实质相融合；乳腺条索状结缔组织阴影境界模糊不清；偶尔出现片状钙化。

乳腺导管 X 线造影：用 60% 泛影葡胺注入溢液导管内，可见多数乳腺导管扩张，并且往往为不规则扩张。

（2）病理学检查

乳腺肿块针吸细胞学检查：图片见多种细胞混杂存在。其中浆细胞较多见，占细胞总数的 20% 左右，呈散在性分布；尚可有其他炎性细胞，如中性粒细胞、淋巴细胞、巨噬细胞、异物巨细胞等；腺上皮细胞分化良好，多密集成群；还有分散或聚集成群的泡沫细胞。

乳头溢液涂片检查：浆液性乳头溢液涂片中往往无细胞，或见少量的泡沫细胞和吞噬细胞，偶见腺上皮细胞。在脓血性和乳汁样溢液涂片中，可见到大量的白细胞、吞噬细胞、组织细胞、淋巴细胞及浆细胞，腺上皮细胞可因炎症而出现形态上的变化，但无恶变表现。

【鉴别诊断】

1. 乳岩　浆细胞性乳腺炎肿块期的炎症表现要与炎性乳腺癌鉴别。炎性乳腺癌多发生于妊娠期或哺乳期，病变发展迅速，皮肤呈紫红色，没有明显肿块可及，对侧乳房不久即被侵及，转移甚广，患者常于数月内死亡。浆细胞性乳腺炎肿块期还应与乳腺硬癌鉴别。后者发病年龄相对较大，肿块常与胸壁固定，一般无疼痛。X 片显示其肿块阴影密度较高，边界相对清晰且有毛刺，范围常比临床扪及的肿块要小，并可见泥沙样钙化点。乳岩一旦溃破则长流血水，与浆细胞性乳腺炎创口流脓或脓血，有时可暂时愈合的特点不同。

2. 乳痈　多发生于哺乳期或妊娠期妇女。其炎症表现典型，全身症状较明显；脓肿溃破后脓出黄稠，收口相对快。

3. 乳痨　从肿块到化脓常需数月之久，脓出稀薄夹有败絮样物质，疮口边缘多呈潜行性空腔，必要时做病理检查以资鉴别。结核溃后形成的窦道，多位于乳房部，常与胸壁固定，一般不与乳头孔相通。并且有身体其他部位结核病史，可伴有低热、盗汗、疲倦、消瘦等结核病的阳性反应。

【治疗】

中医中药对本病的治疗具有良好的效果。对溢液期患者，应寻找原因，适当对症处理，轻者也可不予处理，定期随访。肿块期尚未成脓时，经积极治疗肿块可望消散。若肿块未能消散，化脓或成瘘者，采用中医手术疗法，创伤小，痛苦轻，乳房外形改变少，而且疗效良好，容易被患者接受。由于肿块边界不清，故若切除不干净容易复发，而切除范围大则乳房外形改变太明显。但对疑有癌变的肿块，宜先做肿块针吸细胞学检查或术中送冰冻切片检查，确诊后制定相应手术方案，以避免误诊为乳腺癌而行根治手术，或疏忽漏诊延误病情。

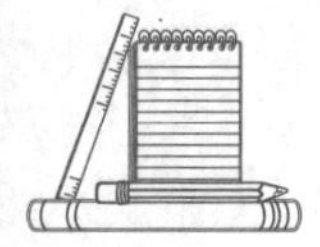

1. 辨证论治

（1）内治

①热毒蕴结证

证候：乳房结块红肿疼痛；伴发热、头痛、口渴、便秘、小便短赤；舌质红，苔黄腻，脉滑数。

治法：清热解毒，和营消肿。

方药：瓜蒌牛蒡汤加减。乳头有血性溢液者，加茜草炭、生地榆、仙鹤草；乳头溢液呈水样者，加生薏苡仁、茯苓；脓成者，加白芷、炮山甲（代）。

②余毒未清证

证候：溃后久不收口，脓水淋漓，形成乳漏，时发时敛，或红肿溃破，或局部结块僵硬；伴神疲乏力、面色少华；舌质淡红，苔薄黄，脉数。

治法：扶正托毒。

方药：若局部红肿热痛者，选用银花甘草汤加减；若气血两虚者，选用八珍汤加减。不论何型，均可酌加白花蛇舌草、生山楂、虎杖、丹参等清热活血祛脂药物。

（2）外治

1）肿块期　肿块红肿热痛者，用金黄膏外敷；肿块红肿不明显者，冲和膏外敷；脓成者，宜切开排脓，八二丹药线引流，红油膏盖贴。

2）瘘管期　急性炎症消退后，根据情况可选用切开法、挂线法及拖线法。

①切开法：适用于单纯性、复杂性瘘管，必要时配合挂线法或拖线法。单纯性瘘管可用局部麻醉，复杂性瘘管应用硬膜外麻醉。常规消毒后，在球头银丝探针引导下，切开瘘管。

②挂线法：适用于较深的瘘管。常规消毒、麻醉下，用球头银丝探针探查后，再将橡皮筋引入瘘管，用丝线固定其两端，收紧橡皮筋并固定。

③拖线法：适用于复杂性瘘管，常配合切开法。常规消毒、麻醉下，先用球头银丝探针探查瘘管，将4号丝线4～6股贯穿瘘管，两端打结，丝线掺八二丹拖入管道内，每日1次。待脓腐脱去，10～14天拆线，垫棉压迫管腔至愈合。

此外，对于手术后创面，均须用七三丹或八二丹药棉嵌塞，祛腐蚀管，外盖红油膏纱布，每天换药1次。待腐脱新生时，改用九一丹或生肌散，红油膏外贴。

2. 其他疗法

（1）对于乳晕下肿块及乳头溢液伴有乳晕下大导管普遍性扩张者，做乳管切除术。

（2）肿块位于乳晕外并较为局限者，行单纯肿块切除或行区段切除术。

（3）弥漫性病变、反复切开引流之瘢痕性乳房伴有感染或乳瘘、乳管切开术后再发脓肿者，行单纯乳房切除术。

（4）疑有癌变的肿块，宜在冰冻切片检查的基础上，再决定手术方式。

【预防与调护】

1. 婴儿出生后，若发现有乳头凹陷，应及时予以纠正回复。

2. 避免穿紧身上衣及佩戴过紧胸罩，以免使乳头凹陷。

3. 经常保持乳头清洁，清除分泌物，并避免异物阻塞输乳孔。

4. 保持心情舒畅，忌食辛辣、炙煿食品。

5. 发病后积极治疗，形成瘘管后宜及时手术，以防止病变范围扩大、病情加重。

项目四 乳 发

【学习目标】

1. 掌握：乳发的临床表现及辨证论治。

2. 熟悉：乳发的概念及鉴别诊断。

3. 了解：乳发的病因病机及预防与调护。

乳发是以乳房红肿热痛，溃后大片皮肉腐烂坏死，甚至热毒内攻为主要表现的急性化脓性疾病，好发于哺乳期妇女。《外科启玄·乳痈》云："乳肿最大者名曰乳发。"《医宗金鉴》云："此证发于乳房，焮赤肿痛，其势更大如痈，皮肉尽腐，由胃腑湿火凝结而成。"

本病相当于西医学的乳房部急性蜂窝织炎和乳房部坏死性蜂窝织炎。

【病因病机】

产后劳伤精血，百脉空虚，腠理不固，湿热火毒之邪乘虚外侵乳房皮肉，或情志内伤，气郁化火，或平素过食膏粱厚味，产后饮食不节，脾胃湿热内生，肝胃二经湿热结滞乳房肌肤之间，热胜肉腐而成。乳痈火毒炽盛者也可并发本病。

【诊断】

1. 临床表现 多发于哺乳期妇女。发病迅速，病程阶段不能截然分开。

（1）初期 乳房部皮肤焮红漫肿，疼痛剧烈，毛孔深陷，肿势迅即扩大，患侧腋窝淋巴结肿痛；伴有形寒壮热、骨节酸楚、不思饮食、大便干结等全身症状。

（2）成脓 2～3天后患处皮肤湿烂，继而发黑溃腐，或中软不溃，疼痛更剧；伴壮热口渴、便秘。

（3）溃后 一般治疗适当，身热渐退，腐肉渐脱，肿痛消退，新肉生长，约月余可愈。若湿热毒邪传囊，乳络损伤，则转为乳漏，迟迟难以收口；若正虚邪盛，毒邪内攻，可有高热、神昏谵语、烦躁不安等症。

2. 辅助检查 血白细胞总数可高达30×10^9/L，中性粒细胞在80%以上。

【鉴别诊断】

乳痈 好发于尚未满月的哺乳期妇女。发病相对较缓，病程阶段清楚。初起乳房局部肿胀疼痛，或有结块，但皮色不红不热，或微红微热，无皮肤湿烂发黑溃腐，病变部位较深，常形成脓肿。可并发乳发。

【治疗】

辨证论治

（1）内治

①热毒蕴结证

证候：发病迅速，乳房皮肤焮红漫肿，疼痛难忍，毛孔深陷；伴形寒发热、便秘溲赤；舌红，苔黄，脉数。

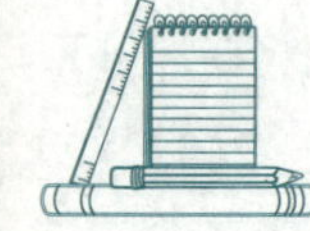

治法：清热解毒。

方药：黄连解毒汤加减。高热者，加生石膏、知母以清热解毒；便秘者，加生大黄、芒硝以泻下通腑。

②火毒炽盛证

证候：乳房皮肤湿烂，继而发黑溃腐，疼痛加剧；伴壮热不退、口渴、便秘；舌红，苔黄燥，脉数。

治法：泻火解毒。

方药：龙胆泻肝汤合黄连解毒汤加减。若火毒内攻，症见高热神昏者，加用安宫牛黄丸或紫雪丹以清心开窍。

③正虚邪恋证

证候：身热渐退，腐肉渐脱，肿痛消退，新肉不鲜，生长缓慢；伴神疲乏力、面色少华；舌淡，苔薄，脉濡细。

治法：调理气血，兼清余邪。

方药：四妙汤加味。

（2）外治　未溃烂时，用玉露膏外敷，或如意金黄散醋调外敷；皮肉腐烂者，用黄柏溶液湿敷，或七三丹、玉露膏盖贴；腐肉脱尽，用生肌散、红油膏盖贴。若局部腐黑不溃，按之中软有波动感者，可行放射状切口切开排脓，术后用七三丹药捻引流，玉露膏盖贴。若成乳漏者，按乳漏外治法治疗。

【预防与调护】

1. 哺乳期注意乳房卫生，经常用温开水清洗乳头，保持乳头清洁。

2. 如有乳房外伤、乳头破碎、乳房及其他部位化脓性感染时，应及时治疗。

项目五　乳　痨

【学习目标】

1. 掌握：乳痨的临床表现及辨证论治。

2. 熟悉：乳痨的概念、鉴别诊断及其他疗法。

3. 了解：乳痨的病因病机及预防与调护。

乳痨是指乳房部的结核性疾病。因其病变后期常有虚痨表现，故名乳痨；因其溃后脓液稀薄如痰，又名乳痰。其临床特点是：病程进展缓慢，初起乳房内有一个或数个结块如梅李，边界不清，皮肉相连，日久破溃，脓液清稀且夹有败絮样物质，伴阴虚内热之证候。《外科大成》对本病的论述最为详细："乳房结核，初如梅子，数月不疗，渐大如鸡子，串延胸胁，破流稀脓白汁而内实相通，外见阴虚等证。"《医宗金鉴》还说："形势虽小，不可轻忽，若耽延日久不消，轻成乳痨，重成乳岩。"说明早期乳房结核的肿块不易与乳岩鉴别，至后期瘘管或溃疡形成，诊断并不困难。

本病相当于西医学的乳房结核。

【病因病机】

本病多因体质素虚，肺肾阴亏，阴虚则火旺，灼津为痰，痰火互结成核。或肝气郁结，日久化火，耗损阴液，更助火势；或肝气犯脾，脾失健运，痰湿内生，阻滞乳络而成。或因肺痨、

瘰疬等病所继发。

西医学认为，乳房结核是由结核杆菌侵入乳房引起的，全身及局部抵抗力下降时容易发病。乳房外伤、感染或妊娠、哺乳等均可诱发。结核杆菌可从肺、肾、骨等原发病灶处经血循环侵犯乳腺，也可由同侧腋窝、颈部、锁骨上及胸腔内淋巴结结核病灶经淋巴管逆行至乳腺。有时原发病灶的病情稳定仍可继发乳房结核。

【诊断】

1. 临床表现　多见于 20 ～ 40 岁的已婚妇女，并常有其他部位的结核病史。

（1）初起　乳中一个或数个结块，大小不等，边界不清，硬而不坚，推之可动，皮色不变，不痛或微痛，全身症状不明显。

（2）成脓　病情进展缓慢，数月后结块渐大，皮肉相连，皮色不红或微红，肿块变软，形成脓肿，可延及胸胁、腋下；伴潮热盗汗、两颧发红、形体瘦弱、食少等症。

（3）溃后　脓肿溃破后形成一个或数个溃疡，溢出败絮样脓液，或形成乳漏；伴身体消瘦、神疲乏力、潮热盗汗、食欲减退等全身症状。

2. 辅助检查　结核菌素试验可呈阳性，脓液涂片可找到结核杆菌，活动期血液红细胞沉降率加快。必要时可做病理组织切片检查，以明确诊断。

【鉴别诊断】

乳岩　属乳房部的恶性肿瘤。常见于中老年妇女，乳房内无意中发现肿块，不痛，逐渐肿大，肿块质地坚硬，表面高低不平，边缘不整齐，常与皮肤粘连，活动度差，患侧淋巴结肿大，后期溃破呈菜花样。病理切片检查可明确诊断。

【治疗】

本病的治疗原则上采用抗结核药物治疗。中医学则采用疏肝解郁、化痰散结、清热养阴等法。

1. 辨证论治

（1）内治

①气滞痰凝证

证候：见于初起。乳房肿块形如梅李，不红不热，质地硬韧，不痛或微痛，推之可动；伴心情不畅、胸闷胁胀；舌质正常，苔薄腻，脉弦滑。

治法：疏肝解郁，滋阴化痰。

方药：开郁散合消疬丸加减。兼热者，加金银花、白花蛇舌草、半枝莲、蒲公英、板蓝根；痰结者，加全瓜蒌、贝母、牡蛎、穿山甲（代）；兼血瘀者，加红花、赤芍、丹参；咳嗽痰血者，加白及、丹参。

②正虚邪恋证

证候：见于成脓及溃后期。乳房结块渐大，皮色暗红，肿块变软，溃后脓液稀薄，夹有败絮样物质，日久不敛，甚则形成窦道；伴面色苍白、神疲乏力、食欲减退；舌淡，苔薄白，脉虚无力。

治法：托里透脓。

方药：透脓散或托里消毒散加减。气血虚弱者，重用黄芪、党参，加鸡血藤；脓液稀薄者，加白术、茯苓、牡蛎。

③阴虚痰热证

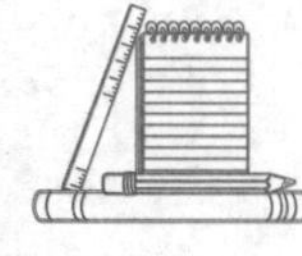

证候：溃后脓出清稀，日久不愈，形成窦道；伴潮热盗汗、颧红、咳嗽、痰少而黏、间有

血丝；舌红，苔少，脉细数。

治法：养阴清热。

方药：六味地黄汤合清骨散加减或用香贝养荣汤加减。盗汗者，加浮小麦、牡蛎；咳嗽痰中带血者，加沙参、百部、贝母、白及。

（2）外治

①初起：用阳和解凝膏掺桂麝散敷贴。

②成脓：脓成熟后宜切开排脓。

③溃后：提脓祛腐药如八二丹药线引流，外贴红油膏；腐肉脱尽则改用生肌散、生肌玉红膏。窦道形成者则用腐蚀药如白降丹药线插入，脓尽改用生肌散。

2. 其他疗法　本病的西医治疗遵循早期、适量、联合、规则、全程的原则，使用抗结核药物，控制结核活动。根据原发病灶病情，结合乳房局部表现合理选择治疗药物，如异烟肼、利福平等联合应用。

【预防与调护】

1. 保持心情舒畅，情绪稳定。

2. 增加营养食物，忌食鱼腥发物、辛辣刺激之食物。

3. 积极治疗其他部位的结核病。

项目六　乳　漏

【学习目标】

1. 掌握：乳漏的临床表现及辨证论治。

2. 熟悉：乳漏的概念及鉴别诊断。

3. 了解：乳漏的病因病机及预防与调护。

乳漏是以疮口脓水淋漓、久不收口而成管道为主要表现的乳房部的漏管。《外科真诠》云："乳漏乳房烂孔，时流清水，久而不愈，甚则乳汁从乳流出。"本病是乳房感染性疾病的后遗症。按发生部位的不同，乳漏又分为乳房漏和乳晕漏。其中，乳房漏的预后较好；乳晕漏的病程较长，且易反复发作，常见于未婚妇女。

本病相当于西医学的乳房瘘管和窦道。

【病因病机】

1. 乳房漏　多因乳痈、乳发延误治疗，脓毒旁窜，使乳络受损，乳络与脓腔相通，故乳汁与脓从疮口流出成漏；或因乳痈成脓，切开排脓时误伤乳络所致。粉刺性乳痈，因其热毒旁窜，淤积成漏。乳痨溃后失于调养治疗，溃久难敛而成漏。

2. 乳晕漏　多因乳腺管及乳头先天畸形，兼以染毒化脓，溃破成漏；或乳晕部脂瘤染毒溃脓而成漏。

【诊断】

1. 临床表现

（1）乳房漏　发病前有乳痈、乳发、乳痨病史，疮口经久不愈，常流出乳汁或脓血，疮面

肉芽不鲜，周围皮肤潮湿浸淫。乳痨溃破成瘘者，疮口多凹陷，周围皮肤紫暗，脓水清稀或夹有败絮样物质。

（2）乳晕漏　多发于非哺乳期的20～40岁妇女，亦可偶见于男子。常伴有乳头内缩，并在乳头旁（乳晕部）有黄豆大小的结块，质软不坚，不痛不痒，不易发现。发作时结块增大、疼痛、色红，7～10日成脓，夹有豆渣状灰白色粉质，往往不收口，或愈后在乳窍中仍有粉质外溢，反复发作，难以痊愈。

2. 辅助检查　乳腺X线导管造影常有助于明确乳漏管道的方向，并发现可能存在的支管。乳漏溃口的脓液涂片检查有助于明确病因并指导治疗用药。

【治疗】

乳漏的治疗以外治为主，伴有全身症状者参照原发疾病治疗。

辨证论治

（1）内治

①毒邪未尽证

证候：乳房或乳晕部漏管，脓出不畅，疮口经久不愈，常流乳汁或脓血，疮周皮色紫暗；可伴潮热盗汗；舌质红，脉细数。

治法：清热解毒。

方药：五味消毒饮加减。若系乳痨溃后阴虚者，治宜养阴清热，用六味地黄汤合青蒿鳖甲汤加减。

②气血两虚证

证候：创面肉芽不鲜，时流脓血乳汁，久不收口；伴有纳食不佳、体倦乏力、少气懒言；舌质淡，苔薄白，脉沉细。

治法：调补气血，养阴清热。

方药：十全大补汤合托里消毒散加减。

（2）外治

①敷贴法：适用于乳房部漏。先搔刮管道，然后用提脓祛腐药如七三丹或八二丹药捻，置于瘘管底部，外敷红油膏或溃疡油纱布，每日换药1次；脓尽后改用生肌散、生肌玉红膏。需用厚棉垫加压，以利于疮口愈合。若此法无效时，则宜改用扩创法。

②手术疗法：适用于浅层皮下漏，亦可用于乳晕部漏。常规消毒，局部麻醉下先把球头细银质探针制成弯形，自乳晕部外口探入，由乳头穿出。探查时动作轻柔，以免造成假道，然后沿探针将漏管（包括乳头）全部切开，修剪切口两侧创缘，使其略呈蝶状，并检查漏管有无分支，如有则需一并切开，术后用八二丹纱条填塞伤口，外敷红油膏。若手术时乳晕部外口已成假性愈合，可在该处做一小切口，再用探针从切口探入从乳头穿出，挤压乳晕部可挤出灰白色脂状物，自乳孔排出，再以探针从该孔探入，从乳晕部假性愈合处穿出，然后按前述方法切开漏管。术后用七三丹油纱条填塞伤口，肉芽新鲜后改用生肌药物。

③挂线疗法：适用于深层漏管、乳晕部乳漏。具体操作参照总论外治法中的“挂线法”。挂线法具有作用缓慢而持久、组织创伤小、患者痛苦小、易于恢复等优点。但乳晕部漏管，其管道通向乳窍，须将球头探针弄成弯形，方能自溃疡口探入，由乳窍穿出。

乳漏施行切开疗法或挂线疗法，均需注意以下几点：在探查漏管管道时，动作要轻柔，避免人为造成假道；管道切开或挂线后，均须局部换药；术后最初的2～3日，应外敷提脓祛腐药腐蚀管壁，先予棉花蘸七三丹，后改用八二丹；至脓腐已尽，则用生肌散生肌收口，直至创

面愈合。要防止创面桥形愈合。

【预防与调护】

1. 积极治疗乳痈、乳发、乳痨，切开排脓时切口与乳络方向一致。

2. 注意乳房局部卫生，乳头内陷者经常用温水清洗乳头，乳房部粉瘤及时行手术切除。

项目七　乳　癖

【学习目标】

1. 掌握：乳癖的临床表现及辨证论治。

2. 熟悉：乳癖的概念、鉴别诊断及其他疗法。

3. 了解：乳癖的病因病机及预防与调护。

乳癖是指发生于乳腺组织的一种良性增生性疾病。其临床特点是单侧或两侧乳房出现疼痛性肿块，经前肿痛加重，经后肿痛减轻，还与情志变化有关。该病好发于25～45岁妇女，是临床最常见的乳房疾病，其发病率居乳房疾病的首位。本病在中医文献中很早就有论述，而清代《疡科心得集》对本病的症状论述更为具体："乳中结核，形如丸卵，不疼痛，不发寒热，皮色不变，其核随喜怒而消长，此名乳癖。"

本病相当于西医学的乳腺囊性增生病。根据研究资料发现，极少数患者可发生癌变，尤其对伴有乳腺癌家族史的患者，更应高度警惕。

【病因病机】

本病多因肝肾不足，痰瘀凝结而成。郁怒伤肝，肝之疏泄失常，不能调畅气血，痰瘀互结而致；或因年老体衰，久病及肾，肾之阴阳两虚，不能涵养肝木，肝肾亏损，冲任失调所致。

西医学认为，本病由内分泌紊乱所致。由于体内雌激素相对增高，孕激素相对减少，造成体内激素水平失衡，最后引起乳腺结构紊乱。不少学者认为本病病史可增加患乳腺癌的概率；也有学者认为单纯的乳腺囊性增生病很少癌变，主要是在导管上皮高度增生和不典型增生的基础上发生癌变；还有学者认为本病与乳腺癌有同时存在的可能。

【诊断】

1. 临床表现　本病好发于中青年妇女，城市妇女的发病率高于农村妇女。社会经济地位高或受教育程度高、月经初潮年龄低、初次怀孕年龄大、未授乳和绝经迟的妇女为本病的主要发病人群。

乳房肿块可发生于单侧或双侧，大多位于乳房的外上象限，也可见于乳房的其他象限。常可触及单个或多个形态不规则的肿块，呈片块状、结节状、条索状或颗粒状，可多种形态混合存在。肿块边界不明显，质地中等或稍硬韧，活动好，与周围组织无粘连，常有触痛。肿块大小不一，小者如粟粒般大，大者可超过3cm。乳房外观无明显异常，腋窝淋巴结无肿大。乳房疼痛以胀痛为主，可有刺痛或牵拉痛，常在经前加重、经后减轻，或疼痛随情绪波动而变化，痛甚者不可触碰，行走或活动时也有乳痛。疼痛主要在肿块处，可波及胸胁或肩背部。有些患者伴有乳头疼痛和作痒，疼痛严重者可影响工作和生活。

肿块的形态常可分为以下几种类型：

（1）片块型　肿块呈厚薄不等的片块状，圆形或长圆形，数目不一，质地中等或有韧性，边界清楚，活动度良好。

（2）结节型　肿块呈扁平或串珠状结节，形态不规则，边界欠清，质地中等或偏硬，活动度好；亦可见肿块呈米粒或砂粒样结节。

（3）混合型　肿块呈片块、条索、结节、砂粒样等多种形态混合存在。

（4）弥漫型　肿块呈颗粒状分布，超过乳房3个象限以上。

乳房肿块可于经前增大变硬，疼痛加重，经后缩小变软，疼痛减轻，并伴有月经失调、心烦易怒。肿块和疼痛可同时出现，也可先后出现。个别患者还可伴乳头溢液，呈白色或黄绿色，或呈浆液状。

2. 辅助检查

（1）乳房钼靶X线摄片　硬化性腺病常表现为多发的、不规则的、边缘清楚的结节状密度增高区；乳房肿块部位出现边缘模糊不清的阴影，或有条索状组织穿越其间。

（2）B型超声检查　乳部回声欠均匀，增生区出现密度增高、反射增强区域；如有囊性扩张，可出现多个小的液性暗区，后壁回声增强。

（3）乳头溢液涂片或细针穿刺吸引细胞学检查　细胞量偏少，呈典型良性上皮细胞，大小形态差异不大，核染色均匀。不典型增生时细胞可出现一定的核异质。对疑为恶性肿瘤者，取活体组织做病理切片检查。

（4）红外线热图像　可见增生的乳腺组织温度略高，或血管数量略丰富。

（5）肿块切除病理检查　对于可疑肿块或药物治疗效果不理想的肿块，可做切除活检。

【鉴别诊断】

1. 乳岩　无意间或体检时发现乳房肿块，一般不伴有疼痛；肿块持续性增长，质地较硬，表面不光滑，边缘不整齐，常与皮肤及基底部粘连，活动度差；患侧腋下可触及肿大淋巴结；后期肿块破溃呈菜花状。病理切片检查有助于两者的鉴别。

2. 乳核　好发于20～25岁的青年女性。多见单个肿块，一般不伴有疼痛，肿块呈圆形或椭圆形，边界清楚，表面光滑，质地硬而不坚，按之有滑脱感，形如丸卵。X线和B型超声有助于鉴别诊断。

【治疗】

止痛和消肿是本病治疗的要点。主要采用中医辨证论治进行治疗。若长期服药而肿块不见消散或继续增大者，或疑有癌变可能者，应手术切除并做病理检查。

1. 辨证论治

（1）内治

①肝郁痰凝证

证候：多见于青年女性，病程较短，一侧或双侧乳房胀痛或刺痛，乳房肿块随喜怒消长，乳房可触及片块肥厚乳腺小叶，乳房结块表面结节呈颗粒感，触痛明显；月经经期紊乱，痛经；伴情绪抑郁、心烦易怒、失眠多梦、口苦；舌质淡红或紫，舌体胖，边有齿痕，苔薄黄，脉弦数。

治法：疏肝解郁，化痰散结。

方药：逍遥蒌贝散加减。疼痛者，加乳香、没药、木香、丹参、川楝子；肿块者，加白芷、穿山甲（代）、牡蛎、皂角刺；失眠者，加远志、炒枣仁、柏子仁。

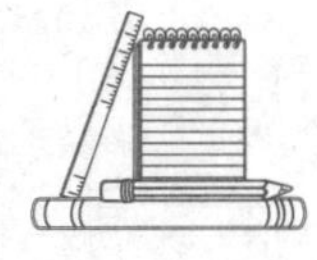

②冲任失调证

证候：多见于中年妇女，乳房肿块表现突出，乳房胀痛较轻，乳房肿块和疼痛于月经前加重，月经后明显减轻，或有乳头溢液；月经不调，量少色淡，或闭经；伴疲倦乏力、腰酸腿软、失眠多梦；舌淡，苔薄白，脉沉细。

治法：调摄冲任。

方药：二仙汤合四物汤加减。气滞血瘀者，加当归、丹参、赤芍；腰酸腿软者，加补骨脂、肉桂、附子；气血虚者，加党参、黄芪、白术、山药、熟地黄；失眠多梦者，加柏子仁、酸枣仁、夜交藤、生龙骨、生牡蛎。

（2）外治

①膏药外贴：予温经通络、化痰散结之阳和解凝膏合黑退消外敷于肿块，或桂麝散盖贴。

②散剂外敷：将中药大黄、乳香、没药、木香、青皮、穿山甲（代）、昆布、山慈菇、皂角刺碾成粉末，醋调成糊状局部外敷。

③用具有活血通络作用的中药或磁片置于乳罩内，每日佩戴，并定期更换。

2. 其他疗法　用乳罩托起乳房，以改善局部血液循环。对于疼痛明显者，可酌情选用0.5%碘化钾，每次口服5～10mL，每日3次；丙酸睾酮，每次25mg，于月经前10日内肌内注射3～4日，或每次口服5mg，每日3次，共3～4日。经治3个月无效者或可疑癌变者，应立即手术治疗，可采取局部乳腺切除、单纯乳房切除或保留乳头的乳腺切除术治疗。

【预防与调护】

1. 应调整生活节奏，减轻各种压力，改善心理状态；养成低脂饮食、不吸烟、不饮酒、多运动等良好的生活习惯；注意防止乳房部的外伤。
2. 应在专科医生处确立诊断，并完成规定疗程的治疗，避免自行停药或频繁更换药物。
3. 应每3～6个月在专科医生处检查1次。
4. 有乳腺癌家族史等乳腺癌危险因素的女性，更应重视自我检查和定期体检。
5. 及时治疗子宫及附件的慢性炎症、月经不调等疾病。
6. 忌食辛辣刺激性食物或其他发物。

项目八　乳　疬

【学习目标】

1. 掌握：乳疬的诊断及辨证论治。
2. 熟悉：乳疬的概念、鉴别诊断及其他疗法。
3. 了解：乳疬的病因病机及预防与调护。

女子月经将行的青春发育期，或男子、儿童一侧或两侧乳晕部有扁圆形稍硬肿块，质地中等，触之或有疼痛，称为乳疬。其临床特点是乳晕中央有扁圆形肿块，质地中等，有轻压痛。

本病相当于西医学的乳房异常发育症。其发于中老年男性者，称为男性乳房异常发育症；发于男女儿童者，称为儿童乳房异常发育症。

【病因病机】

本病多与肝郁、肾虚、冲任失调有关，与痰凝有关。

1. 肝郁痰凝　情志不畅，肝郁气滞，郁而化火，火灼津为痰，痰气互结于乳房。

2. 肾阳虚弱　肾阳虚弱，脾气不足，失于运化，水湿停聚而为痰，痰湿结于乳房。

3. 冲任失调　肝肾不足，冲任失调，气血运行不畅，致气滞痰凝而成。

西医学认为，本病与性激素代谢有关。女性乳房异常发育可能与雌二醇的一过性升高或乳腺组织对其敏感性较高有关，也可能与遗传有关，或考虑是否存在中枢神经系统器质性损害，还要考虑是否服用了含激素的食品或滋补品。男性乳房异常发育症的病因尚不明确，如不伴有青春期第二性征的变化，常可自行消退，预后良好；而继发性男性乳房异常发育症常继发于内分泌疾病，如肿瘤、炎症、睾丸发育异常及肾上腺、甲状腺等疾病，也可继发于肝炎、肝硬化、肝癌、肺结核、慢性肾衰竭，以及某些神经系统、淋巴系统的疾病，还可继发于服用性激素、西咪替丁、利血平等药物后，但因服药引起者多在停药后恢复正常。

【诊断】

本病好发于男、女儿童及中老年男性。乳房肥大，乳晕中央有扁圆形肿块，可发于一侧，或两侧同时发病，质地中等或偏硬，活动度好，边缘整齐，局部有轻度压痛或胀痛感；部分男性患者可有女性化征象，如面部无胡须，发音高，阴毛呈女性分布等女性特征；少数患者乳头有白色乳汁样分泌物。

【鉴别诊断】

1. 乳核　好发于青年女性。肿块多在乳房外上方，呈卵圆形，表面光滑，质地坚实，边缘清楚，活动度好，一般无疼痛。

2. 乳癖　好发于中年妇女。可单侧或双侧发病，肿块形态多样，经前疼痛加重，经后疼痛减轻。

【治疗】

如因服药所致者，停药后肿块多逐渐消退；伴有其他症状者，多采用辨证论治；若影响外貌者，可考虑手术治疗。

1. 辨证论治

（1）内治

①肝郁痰凝证

证候：乳房肿块疼痛，触痛明显，痛引胸胁；伴急躁易怒；舌红，苔白，脉弦。

治法：疏肝散结。

方药：逍遥散合二陈汤加减。

②肾阳虚弱证

证候：多见于中老年男性。乳晕部肿块，疼痛不明显；伴腰酸腿软、手足欠温、食欲不振、倦怠乏力；舌淡，苔白，脉沉细。

治法：温补肾阳，化痰散结。

方药：右归丸合小金片加减。

③冲任失调证

证候：乳晕部肿块疼痛；可伴潮热、腰酸乏力、失眠多梦、口干，女子可有月经不调；舌红少苔，脉细数。

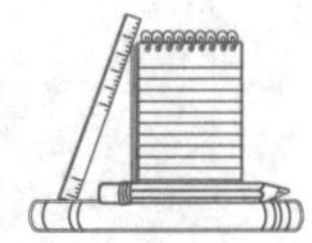

治法：滋补肝肾，化痰散结。

方药：左归丸合小金片加减。

（2）外治　阳和解凝膏掺黑退消贴敷患处。

2. 其他疗法　成年男性患者经药物治疗无效，有损外观者，或有癌变可能者，可手术切除。

【预防与调护】

1. 忌烟酒和辛辣刺激性食物，节制房事。
2. 保持心情舒畅愉快。
3. 避免服用对肝脏有损害的药物，有肝病者适当进行保肝治疗，有助于本病的康复。

项目九　乳　核

【学习目标】

1. 掌握：乳核的临床表现及辨证论治。
2. 熟悉：乳核的概念、鉴别诊断及其他疗法。
3. 了解：乳核的病因病机及预防与调护。

乳核是指发生在乳腺小叶纤维组织和腺上皮的良性肿瘤。其临床特点是乳房内的硬结性肿块，形如丸卵，边界清楚，表面光滑，推之能动；好发于20～25岁的青年妇女，其发病占乳房疾病的10%左右。本病又属“乳中结核”“乳痞”等范畴。

本病相当于西医学的乳腺纤维腺瘤。

【病因病机】

乳核多由情志内伤，恼怒伤肝，忧思伤脾，肝脾不调，气机不畅，运化失司致痰浊内生；或因冲任失调，气滞血瘀痰凝，积聚于乳房而成。

西医学认为，本病产生的原因是小叶内纤维细胞对雌激素的敏感性异常增高，可能与纤维细胞所含雌激素受体的量与质的异常有关，多发生于卵巢功能期。纤维腺瘤由小乳管、腺泡和结缔组织所形成，表面有完整包膜，切面不很平滑，有光亮，呈灰白色。

【诊断】

1. 临床表现　没有明显的病史，好发于20～25岁的青年妇女，其次为15～20岁和25～30岁；好发部位在乳房的外上象限，多为单发，也可多个在一侧或两侧乳房出现；呈圆形或椭圆形，可出现有结节状者，直径在0.5～5cm之间，表面光滑，边界清楚，质地坚实，活动度好，不与周围组织粘连，无疼痛感，少数可有轻微胀痛；肿块一般生长缓慢，不发生化脓溃烂，可数年无变化，与月经周期无关；如在妊娠期迅速增大，应排除恶变的可能。乳核术后于原手术部位多次再发者，应警惕恶变的可能。

2. 辅助检查

（1）钼靶X线摄片　可见边缘整齐的圆形或椭圆形致密肿块阴影，边缘清楚，四周可见透亮带，偶可见规则粗大的钙化点。

（2）B型超声检查　肿块边缘清楚，或见一层光滑的包膜，回声均匀，后方回声多数增强。

【鉴别诊断】

1. 乳癖　好发于25～45岁的中年女性。乳房肿块以双侧多发者较为常见；肿块可为结节状、片块状、条索状或颗粒状，质地较软或硬韧，边界不清；肿块常有明显痛感或触痛，常在月经期前加重、经后缓解或减轻，且与情志波动有关。

2. 乳岩　40～60岁的中老年妇女多见。乳房肿块质地坚硬如石，表面欠光滑，边缘不整齐，活动度差，易与皮肤及周围组织发生粘连，皮肤呈橘皮样改变，患侧腋窝淋巴结可肿大，后期溃破难敛。必要时可做活组织检查以确诊。

【治疗】

乳核属西医学的良性肿瘤，癌变可能小，对单发的可手术切除，对多发或复发性纤维腺瘤可试用中药治疗，以控制肿瘤生长、减少复发或消除肿块为目的。

1. 辨证论治

（1）内治

①肝气郁结证

证候：肿块发展缓慢，多较小，不痛，不红不热，推之可动；伴叹息胸闷；苔薄白，脉弦。

治法：疏肝理气，消肿散结。

方药：逍遥散加减。有肿块者，加当归尾、乳香、没药；郁而化火者，加夏枯草、栀子、橘叶。

②血瘀痰凝证

证候：肿块较大，质地坚实，重坠不适；伴急躁易怒、胸胁牵痛，或月经不调，痛经；舌暗红，苔薄腻，脉弦滑或弦涩。

治法：疏肝活血，化痰散结。

方药：桃红四物汤合逍遥散加减。疼痛者，加川楝子、延胡索；肿块坚实者，加三棱、莪术；月经不调者，加二仙汤；痛经者，加益母草、泽兰。

（2）外治　宜温阳活血、化痰软坚，选用阳和解凝膏加黑退消敷贴。

2. 其他疗法

（1）西医治疗　乳核直径在1cm以上者，应选择在婚后、妊娠前手术切除乳核；妊娠期间新出现的乳核，或原有乳核在此期间增大者，如乳核增大迅速，则宜手术切除；乳核经中药治疗3个月以上，未见缩小，反有增大者，宜手术治疗；35岁以上特别是绝经以后发现的乳核，无论乳核大小，一经发现应立即手术治疗；乳核术后于手术局部再发者，原则上应再次手术切除，且手术时需稍扩大切除一些周围腺体，并于术后配服中药，防止其再次复发。切除时应将肿块连同周围组织一并切除，或将受累部位的乳腺组织做区段切除。手术前可能有恶变者，手术切除后立即送冰冻切片，进行病理检查。

（2）中成药　可用小金片，每次4片，每日2次；或小金丹，每次0.6g，每日2次；也可用内消瘰疬丸，每次4.5g，每日1次。

【预防与调护】

1. 应保持心情舒畅，避免郁怒。

2. 自查或定期检查，发现肿块及时诊治。

3. 适当控制辛辣刺激、肥甘厚味的食物。

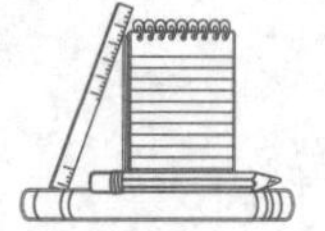

项目十　乳　岩

【学习目标】

1. 掌握：乳岩的临床表现及辨证论治。
2. 熟悉：乳岩的概念、鉴别诊断及其他疗法。
3. 了解：乳岩的病因病机及预防与调护。

乳岩是乳房部的恶性肿瘤，是女性最常见的恶性肿瘤之一，占各种恶性肿瘤的7%～10%，且呈上升趋势。乳岩多见于40～60岁的妇女；男性乳岩较少见，占乳岩的1%～2%。该病的临床特点是乳房部出现无痛、无热、皮色不变而质地坚硬的肿块，推之不移，表面不光滑，凹凸不平，或乳头溢血，晚期溃烂凹似岩穴，凸如泛莲。

本病相当于西医学的乳腺癌。无生育史或无哺乳史的妇女，月经过早来潮或绝经期较晚的妇女，以及有乳腺癌家族史的妇女，乳腺癌的发病率相对较高。

【病因病机】

乳岩的发生外为六淫内侵，内因禀赋不足，后天失养，肝脾气郁，冲任失调，脏腑虚弱，以致气滞血瘀、痰湿凝聚、邪毒结于乳络而成。正气不足，六淫乘虚内侵，毒邪与痰、瘀互结于乳络。忧思郁怒，七情内伤，则肝脾气逆，肝郁则气血瘀滞，脾伤则痰浊内生，痰瘀互结，经络阻塞，结滞于乳房。冲任失调，脏腑及乳腺的生理功能紊乱，气滞、痰、瘀互结，发为乳岩。

西医学认为，乳腺癌的发生受多种因素的影响。流行病学调查发现，本病有家族遗传倾向，并与脂肪摄取、放射性照射明显相关。目前公认性激素紊乱起着特殊重要的作用，因而月经来潮过早或绝经期过晚、超过40岁的未孕者发病率较高，生育及哺乳将减少本病的发生。乳腺癌组织多起源于乳腺的小叶上皮，少数来自小叶外的导管上皮，源于其他组织者罕见。

【诊断】

1. 临床表现

（1）局部表现

①乳房肿块：为乳岩最重要的症状，位于乳房外上象限者占45%～50%，位于乳晕区者占15%～20%，位于内上象限者占12%～15%，位于外下及内下象限者最少见。起病无任何不适，常在穿衣、洗澡时偶然发现。早期，乳房部肿块质地坚硬，表面不平，边界不清，活动度差，肿块局部皮肤可见凹陷；中期，肿块较大，乳头固定，皮肤呈“橘皮样”改变；后期，溃后疮口边缘不整齐，中央凹陷似岩穴，或外翻似菜花。经淋巴转移者，腋下、锁骨上下淋巴结肿大，质硬，推之不动。

②乳房外形改变：当癌灶侵犯连接腺体与皮肤的乳房悬韧带（Cooper 韧带）时，可致癌表面皮肤凹陷。癌灶侵入乳管使之收缩，将引起乳头内陷或牵至癌块方向；若癌细胞堵塞皮内及皮下淋巴管，则出现局部淋巴水肿，因毛囊处与皮下组织连接紧密而出现点状凹陷，即呈橘皮样改变。肿块较大，常凸出乳房表面，向皮肤穿破，即成癌性溃疡；乳内转移灶多，有时见皮肤多个瘤样结节；若癌细胞浸润大片皮肤，可于皮内出现众多小硬结或硬索，甚至融合，延伸

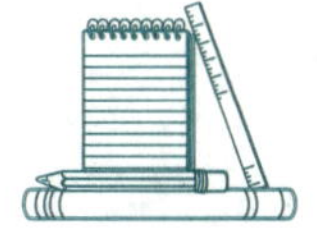

至背部及对侧，从而约束胸壁影响呼吸，称铠甲状癌；若向内侵入胸筋膜、胸肌，则癌块固定、不易推动。

③疼痛和溢血：约 1/3 的乳岩患者可有程度不同的疼痛不适，晚期累及骨膜或神经则明显加剧；少数患者乳头溢出血性液体。

④同侧腋窝淋巴结肿大：转移淋巴结瘤的特点是质硬、形态不规则、与周围组织粘连，短期内数目增多较快，粘连融合成块，甚至固定。当腋窝主要淋巴管被癌细胞堵塞，将引起上肢淋巴水肿（象皮肿），进一步发展可导致同侧锁骨上淋巴结转移，甚至对侧腋窝淋巴结肿大。

（2）全身表现　早期不明显，晚期可有乏力、贫血、恶病质，以及血行转移征，如胸膜转移则气促，椎骨转移则患处剧痛，肝转移则出现黄疸。

（3）某些少见乳腺癌类型　其发展规律和临床表现与一般乳腺癌不尽相同。

①炎性乳癌：临床少见。可发生于不同年龄的妇女。发病急骤，乳房迅速增大，肿胀疼痛，皮肤发红灼热，增厚变硬，皮肤水肿，多数患者整个乳房增大，边界不清，无明显局限性肿块，常见乳头内缩，就诊时多已发生腋淋巴结转移，锁骨上淋巴结或远处转移亦较常见。炎性乳癌恶性程度高，病情发展快，预后差，常在数月内死亡。

②湿疹样乳癌：临床较少见，约占乳岩的 3%，与中医学的“乳疳”相似。多见于 50 岁以上的妇女。原发癌灶在乳头区的大乳管中，逐渐移行至乳头皮肤。病起局部刺痛、灼痛，进而乳头及乳晕区皮肤发红、糜烂、覆有鳞屑样痂皮，揭痂创面鲜红、渗液，类似慢性湿疹，但病变皮硬，边缘较清楚，最后乳头回缩、破损。该型发展慢，转移晚，恶性度低。

③乳房内乳头状癌：多由乳管内乳头状瘤恶变而成，亦可为原发。以乳头溢血、溢液为特点，常于乳头附近触及较大的质硬肿块，轻压见血性浆液自乳头流出。病程较长，转移较晚，恶性度较低。

④男性乳癌：发病年龄在 60 岁左右。病初乳头或乳晕下出现小而边界不清的硬块，极易被忽略；继而较快生长，与皮肤、胸肌粘连，且疼痛。乳头内陷，局部溃烂，呈卫星状结节，乳头溢血，骨转移等较女性乳癌发生早。

（4）询问病史　应注意询问乳腺各时期的发育情况，如乳腺是否受过外伤，有无炎症，乳头有无溢液，有无疼痛、囊肿、包块，是否曾动过手术，有无甲状腺疾病、盆腔生殖器官疾病、肾上腺疾病，月经周期中乳房的变化，婚、孕、产、哺乳情况，有无乳腺癌家族史及其他肿瘤史。

2. 辅助检查

（1）钼靶 X 线摄片　可见致密的肿块阴影，或星形影，或云片状影，或半球形影，或弥漫结节形影，大小比实际触诊的要小，边缘呈现毛刺状或结节状，密度不均匀，可有细小成堆的钙化点；常伴血管影增多增粗，乳头回缩，乳房皮肤增厚或凹陷。

（2）B 型超声检查　可见形态不规则的肿块，回声多不均匀，可见向外周组织延伸的强回声带。

（3）乳管 X 线造影　适用于有乳头溢液者。表现为导管阻塞，管壁不规则浸润、僵硬、狭窄及截断现象。

（4）活组织检查

①肿块穿刺活检：将穿刺吸出物涂片，查找癌细胞。

②肿块切片或切除活检：切取小块组织或切除整个包块做病理切片检查，可明确诊断。

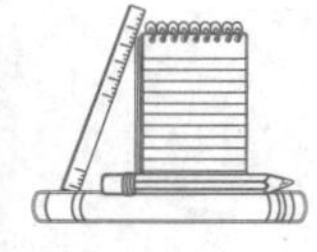

③腋窝淋巴结活检：切取腋窝肿大之淋巴结做病理检查，可明确淋巴结有无转移。有癌细

胞转移时可确诊乳腺癌。

【鉴别诊断】

1. 大导管内乳头状瘤　多为单发，常见于中年妇女。临床表现为乳头自动间歇性溢出纯血性或浆液性液体，局部一般无痛感，有的偶有疼痛。大约70%的患者可触及肿块，多位于乳房中心或近乳晕处，肿块呈圆形，质软，不与皮肤粘连，推之可动。分泌物涂片有助于确诊。

2. 乳核　好发于20～25岁的女性，病程较为缓慢。肿块多发于乳房的一侧，形如卵圆形或圆形，小如樱桃，大如胡桃，表面坚实光滑，皮色不变，边缘清楚，与周围组织皮肤不粘连，推之能动。可做活检确诊。

3. 乳癖　好发于25～45岁的妇女。有多个大小不等的结节状或片块状肿块，多分散在乳房两侧，和周围组织皮肤不粘连，边缘不清，推之能动。经期乳房疼痛、胀大。或乳头溢出黄绿色、咖啡色液体。也可做活检确诊。

4. 乳痨　多见于20～40岁的已婚体弱妇女。乳中可有一个或数个肿块，质硬而不坚，边界不清，推之能动，成脓则变软，溃后形成瘘管，日久不愈。

【治疗】

治疗本病的主要方法仍是早期施行根治性手术；配合中医辨证论治、放疗、化疗等，可以延长患者的生存期，提高患者的生存质量。

1. 辨证论治

（1）内治

①肝郁痰凝证

证候：乳房内有单发性肿块，外上象限常见，肿块发展到1cm时才能触及，多为扁圆形，也有长圆形，或呈条索状，质硬，边界不清，皮色如常，可活动；伴情志抑郁、胸闷不适、胁胀、烦躁易怒、头晕目眩；舌苔薄白或黄，脉弦或弦滑。

治法：疏肝解郁，健脾化痰，散结消肿。

方药：神效瓜蒌散合开郁散加减。肿块者，加龙骨、牡蛎、乳香、没药；烦躁不安者，加石决明、夏枯草。

②冲任失调证

证候：乳房内有单个肿块，质地坚硬，表面不甚光滑，活动稍受限；月经不调，经前乳房胀痛，经后乳痛缓解，或过早停经，或未育或生育过多，或提早绝经；伴腰膝酸软、烦劳体倦、胸闷不舒；舌淡红，苔薄白，脉弦细。

治法：调理冲任，理气散结。

方药：二仙汤合开郁散加减。气机不畅者，加香附、益母草；见肿块，加桃仁、红花、当归、赤芍。

③肝肾阴虚证

证候：乳房结块；伴月经不调、五心烦热、咽干口燥、潮热盗汗；舌质红，苔少或无，脉细数。

治法：滋补肝肾，养阴清热。

方药：知柏地黄丸加减。肿块明显者，加三棱、莪术；阴虚者，加清骨散。

④火毒内蕴证

证候：乳房肿块扩大，形如堆粟，坚硬如石，推之不移，表面网布血丝，或溃烂后如岩穴或菜花，渗流血水，根肿愈坚，散发恶臭气味，乳头经常溢血水，或乳晕部潮红、糜烂、滋水

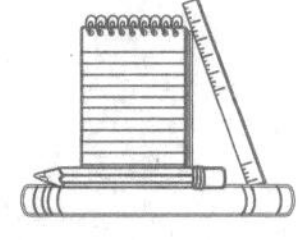

淋漓、结痂，或乳房迅速增大、发红、肿胀、灼热，并很快波及对侧乳房，患乳疼痛；伴心烦口渴、小便短少、大便干结；舌红，或有瘀斑，苔黄或厚腻，脉弦数或滑数。

治法：清热解毒。

方药：五味消毒饮合桃红四物汤加半枝莲、白花蛇舌草。化脓者，如炮山甲（代）、皂角刺。

⑤气血两亏证

证候：乳腺癌晚期患者，或手术、放化疗后，溃烂处或切口处不断渗流臭秽血水，皮肤灰白，腐肉色暗不鲜；伴形体消瘦、面色苍白、头晕目眩、气短乏力、食欲不佳；舌淡红，苔薄，脉沉细无力。

治法：补益气血。

方药：人参养荣汤加减。

⑥脾胃虚弱证

证候：放化疗后形体瘦弱，倦怠乏力，食欲减退或不欲进食，恶心；舌淡，苔薄，脉细弱。

治法：健脾和胃。

方药：理中汤加减。形体瘦弱者，加茯苓、党参；食欲不振者，加山楂、神曲、麦芽、莱菔子。

（2）外治

①初起：太乙膏掺黑退消或桂麝散敷贴，或用红灵丹油膏；也可用五灵脂、雄黄、马钱子、阿胶各等份，研末拌匀，香油调敷肿块处；或取干蟾皮 1.5g，研极细末，用麻油调匀外敷患部；或取珍珠、龙骨、炉甘石、轻粉、冰片各等份研细末，拌匀麻油调敷。

②溃后：宜提脓祛腐，用海浮散掺入疮口，外贴生肌玉红膏。

③溃烂流脓秽臭者：外敷药前可用半枝莲、白花蛇舌草、龙葵煎水外洗疮口。

2. 其他疗法

（1）西医治疗　手术是乳腺癌治疗的首选方法，以小范围手术为主，配以放疗、化疗及内分泌疗法。

①手术：以乳腺癌根治术（切除患乳、胸大肌、胸小肌，扫清同侧腋窝淋巴结）为首选；早期乳腺癌腋窝无转移淋巴结或仅有少数尚能推动的淋巴结，特别是高龄患者，可行改良根治术（切除患乳，保留胸肌，加同侧腋窝淋巴结清扫）；出现在乳房内侧或中央部位的乳腺癌应审慎考虑选用超根治术（根治术加同侧 2、3、4 肋软骨及附着的肋间肌、胸廓内动脉和其周围的淋巴结切除）；晚期乳腺癌，尤其伴有皮肤溃烂、感染及出血较重者，则力争姑息性患乳切除。

②放射疗法：放疗是本病主要的辅助性局部治疗，用于腋窝淋巴结转移的术后患者，伤口愈合后即开始放疗效果较好，术后超过 1 个月才进行放疗多不能消灭局部残存的癌细胞。无腋窝淋巴结转移者不必放疗。

③化学疗法：癌细胞不但在局部可查到，即使是早期的乳腺癌，也有约 30% 的患者在血中亦可发现癌细胞，所以根治性切除和放疗不能保证长期存活。故在术前、术中、术后辅以氟尿嘧啶等全身治疗及局部灌洗，可杀灭体内残存的癌细胞，提高 5 年生存率，减少乳腺癌复发和远处转移。联合用药如 CMF 方案（环磷酰胺、甲氨蝶呤、氟尿嘧啶）、CAF 方案（环磷酰胺、阿霉素、氟尿嘧啶）、MFO 方案（丝裂霉素、氟尿嘧啶、长春新碱）等效果较好。

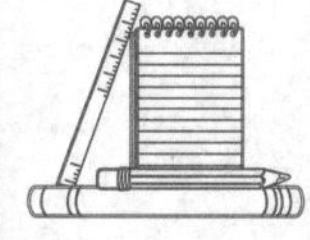

④内分泌疗法：以恢复性激素平衡为要，造成不利于原发或转移癌生长的体内环境。绝经前或切除或 X 线照射两侧卵巢；也可肌内注射雄激素，常用丙酸睾酮 100mg 肌内注射，每日 1

次，5 次后减为每周 3 次，共 4 个月左右或直至出现男性化特征。绝经后可口服已烯雌酚，每次 5mg，每日 3 次。

（2）中成药、验方

①中成药：犀黄丸，每次 3～6g，每日 2 次；小金丸，每次 1 丸，每日 2 次。

②验方：半边莲 30g，白花蛇舌草 30g，制乳香 9g，制没药 9g。水煎服，每日 1 剂。

【预防与调护】

1. 普及防癌知识宣传，推广和普及定期自我检查，提高早期乳腺癌发现率。

2. 重视乳腺癌高危人群的定期检查。

3. 对乳房良性肿块应积极治疗，定期复查。

4. 保持心情舒畅，减少精神刺激。

5. 调节饮食。少食腥荤发物、辛辣炙煿之品，以免湿热痰浊之邪内生；多食用含维生素 A、维生素 C 丰富的食物，有利于机体修复。

6. 局部忌重压、艾灸、针刺、切开及外涂腐蚀药等。

附：

表 8-1 常见乳房疾病鉴别表

鉴别要点	乳核	乳癖	乳岩	乳痨
好发年龄	20～25 岁多见	25～45 岁多见	40～60 岁多见	20～40 岁多见
肿块特点	大多为单发，也可有多个，圆形或卵圆形，表面光滑，边缘清楚，质地坚实，生长缓慢	常为多个，双侧乳房散在分布，形状多样，可为片状、条索状、结节状，边缘不清或清，质地软或有囊性感	多为单个，形状不规则，边缘不清楚，质地硬或不均匀，生长速度较快	乳中可有一个或数个肿块，质硬而不坚，边界不清
疼痛	无	明显胀痛，与月经周期或情绪变化有关	少数患者有疼痛	不痛或微痛
与皮肤及周围组织粘连情况	无粘连	无粘连	极易粘连，皮肤呈橘皮样变	与皮肉相连
活动度	好，用手推动时有滑脱感	可活动	早期活动度好，中期及晚期肿块固定	推之能动

复习思考

一、单项选择题

1. 乳癖的临床特点为（　　）

A. 乳癖是急性化脓性感染，常伴乳房红肿热痛

B. 乳癖为乳腺组织的良性增生性疾病，经前肿痛加重，经后减轻，与情志变化密切相关

C. 乳癖是恶性肿瘤，肿块坚硬固定，与皮肤粘连，边界不清

D. 乳癖多见于老年妇女，与内分泌失调无关

E. 乳癖需立即手术切除肿块，以防止癌变

2. 乳核最常见的发病年龄段是（　　）

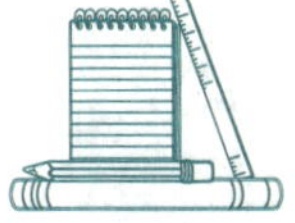

A. 18～20 岁　　B. 9～14 岁　　C. 20～25 岁
D. 30～40 岁　　E.50 岁以上

3. 乳疬肝郁痰凝证的代表方药为（　　）
A. 右归丸加减　　B. 柴胡疏肝散加减　　C. 二仙汤加减
D. 逍遥散合二陈汤加减　　E. 左归丸加减

4. 乳核的临床表现特点为（　　）
A. 乳房肿块多发且随月经周期增大缩小，触痛明显
B. 乳房肿物形如丸卵，表面光滑，边界清楚，活动度好
C. 乳房肿物质地坚硬，与皮肤粘连，活动度差
D. 患侧乳房红肿疼痛，情绪波动后加重
E. 肿块边界不清，皮肤呈橘皮样改变，伴腋窝淋巴结肿大

5. 乳癖肝郁痰凝证的治法为（　　）
A. 疏肝解郁，化痰散结　　B. 疏肝散结，清热消肿　　C. 健脾利湿，疏肝解郁
D. 温补肾阳，化痰散结　　E. 调摄冲任

6. 乳发相当于西医学的（　　）
A. 乳腺癌　　B. 乳房部急性蜂窝织炎　　C. 乳腺增生症
D. 乳腺结核　　E. 乳腺异常发育症

7. 乳房疾病治疗的核心是（　　）
A. 气　　B. 血　　C. 精
D. 津　　E. 液

8. 乳房检查的顺序是（　　）
A. 内上、内下、外上、外下
B. 外上、外下、内上、内下
C. 内下、外上、外下、内上
D. 外上、外下、内下、内上
E. 外上、内上、外下、内下

9. 乳痈初期的外治方法不包括以下哪项（　　）
A. 金黄散冷敷　　B. 乳房按摩　　C. 切开排脓
D. 鲜蒲公英捣烂外敷　　E. 冰袋冷敷

10. 乳痈成脓期的主要致病菌是（　　）
A. 大肠埃希菌　　B. 金黄色葡萄球菌　　C. 链球菌
D. 结核杆菌　　E. 支原体

11. 粉刺性乳痈的瘘管期特征性表现是（　　）
A. 脓液中夹粉渣样或脂质样物质
B. 脓液黄稠、臭晦，或伴有乳白色液体
C. 皮肤橘皮样变
D. 乳头血性溢液
E. 乳头溢乳汁样分泌物

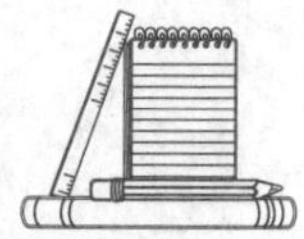

12. 粉刺性乳痈热毒蕴结证型的内治法为（　　）
A. 扶正脱毒，清热解毒　　B. 疏肝解郁，清热解毒　　C. 清热解毒，托里透脓

D. 清热解毒，和营消肿　　E. 清热解毒，消肿止痛

二、简答题

1. 简述乳癖的临床特点。
2. 简述乳癖的中医辨证论治。
3. 简述乳岩的治疗原则。
4. 简述乳核的临床特点。
5. 简述粉刺性乳痈瘘管期的临床特点。
6. 简述乳房检查中望诊的主要内容。
7. 简述乳痈成脓期的中医治疗原则及外治方法。

三、病例分析题

1. 某患者，女，35岁，非哺乳期，左乳晕部肿块反复溃破流脓，脓液夹粉渣样物，伴乳头内陷，舌红苔薄黄，脉数。请写出诊断、治法、方药。

扫一扫，查阅复习思考题答案

2. 某患者，女，25岁，产后4周，左侧乳房红肿灼痛，乳汁不畅，肿块逐渐增大，波动感明显，伴壮热、口渴、便秘、小便短赤，舌红苔黄腻，脉滑数。请写出诊断、治法、代表方药。

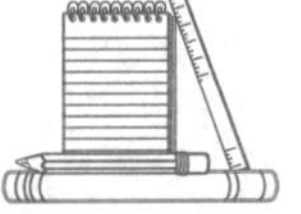

扫一扫，查阅本模块 PPT、视频等数字资源

模块九 皮肤及性传播疾病

项目一 概 述

【学习目标】

1. 掌握：常见原发性皮损与继发性皮损的皮疹特点及不同。
2. 熟悉：皮肤病的病因病机、内治法、外用药剂型及外用药物的使用原则。

凡是发生于人体皮肤、黏膜及其附属器的疾病，统称为皮肤病。性传播疾病是指通过性接触、类似性行为及间接接触而传染的疾病，俗称性病，又称花柳病。

皮肤病是中医外科学的重要组成部分，在历代文献中没有系统的皮肤病专著，有关皮肤病的资料大多记载于外科医籍中，在中医文献中占有相当重要的地位，并为后世提供了丰富而宝贵的理论知识和临床经验。现代中医皮肤病学又有了很大的发展和提高，对一些疑难杂病如结缔组织病、湿疮、牛皮癣等的治疗取得了令人满意的疗效。因此，中医皮肤病学显示出了强大的优势和生命力，并日益受到国内外的重视。

性病以往只包括梅毒、淋病、软下疳、性病性淋巴肉芽肿及腹股沟肉芽肿等，称传统性病或经典性病。20 世纪 70 年代以后，随着性接触传播疾病的日益增多和性病研究的不断深入，性病的范畴也逐渐扩大。1975 年世界卫生组织（WHO）正式决定以性传播疾病（STD）来命名，其病种包括非淋菌性尿道炎、尖锐湿疣、生殖器疱疹、艾滋病（AIDS）等 50 多个病种。

【解剖生理概要】

皮肤是覆盖人体表面的最大的器官，是人体重要的组成部分。成人皮肤总面积为 1.5 ～ 2.0m^2，重量占体重的 15% 左右，厚度为 0.5 ～ 4mm；一般情况下，儿童皮肤较成人薄。四肢及躯干伸侧皮肤比屈侧厚，枕后、项、掌、跖等处的皮肤最厚，眼睑、耳郭、外阴、乳房等部位的皮肤最薄。皮肤柔软而富有弹性，位于人体表面，是人体的一道天然屏障，可保护体内组织，防止外来侵袭，调节体温，排出废物，并具有感觉、吸收、分泌、代谢、免疫等多种生理功能，对人体健康十分重要。

皮肤从外到内由表皮、真皮、皮下组织 3 部分组成，其间分布有丰富的血管、淋巴管、神经和皮肤的附属器。

1. 表皮 从内至外可分为基底层、棘层、颗粒层、透明层、角质层。

（1）*基底层* 又名生发层，有很强的分裂增殖能力，表皮的其他各层由其演变而来，其间含有黑色素细胞，可产生黑色素颗粒，黑色素颗粒含量的多少决定皮色的深浅。其由单层柱状细胞组成，呈栅栏状排列。

（2）棘层　位于基底层之上，由 4 ～ 8 层多角形细胞组成。细胞间通过间桥连接，内有淋巴液，以供给细胞的营养与代谢。

（3）颗粒层　由 2 ～ 4 层扁平梭形细胞组成。胞质内含有大量嗜碱性透明角质颗粒，可阻止水分通过。

（4）透明层　由 2 ～ 3 层无核扁平细胞组成。主要见于掌跖部位，对水和电解质的透入有屏障作用。

（5）角质层　位于表皮的最外层，由多层扁平无核细胞互相重叠而成。角质层有抗磨损作用，掌跖部最厚。

2. 真皮　位于表皮和皮下组织之间，主要由胶原纤维、网状纤维、弹力纤维、基质、细胞等构成。是皮肤血管、神经、附属器、腺体的支柱。真皮又分为浅、深两层。浅层又称为乳头层，与表皮呈乳头状连接，含有丰富的毛细血管网和神经末梢；深层又称为网状层，有密集粗大的纤维束，因此有较大的弹性和抗拉力。

3. 皮下组织　位于真皮的下方，与真皮无明显界限，相当于大体解剖的浅筋膜，其下方与肌膜相连，由疏松结缔组织和脂肪小叶构成，又称皮下脂肪层。脂肪的主要生理功能是氧化供能。皮下组织较疏松，内含有大量的脂肪组织，系储蓄热能的仓库，并有缓冲、抗震作用。此层还有汗腺、毛囊、血管、淋巴管和神经等。

4. 皮肤附属器　皮肤内尚有毛发、指（趾）甲、皮脂腺、汗腺等附属器。

（1）汗腺　分顶泌汗腺和小汗腺。顶泌汗腺（原名大汗腺）分布于腋窝、乳晕、脐窝、外阴等处，通常开口于毛囊，青春期活动旺盛，分泌的汗液黏稠，易受细菌感染，常带有明显的臭味，发生在腋窝处称为"腋臭"；有些人顶泌汗腺分泌物中含有有色物质，可呈黄、绿、红或黑色等，污染衣服，并使之变色。小汗腺开口于皮肤，遍布全身，掌跖部尤甚，主要作用是调节体温，排出的汗液 99% 以上为水，其他为氯化物和尿素等。

（2）皮脂腺　分布于除掌跖和指（趾）屈侧以外的全身各处皮肤，尤其头面、鼻周及胸背部非常丰富。皮脂腺大部分开口于毛囊，分泌皮脂以润泽毛发和皮肤。皮脂腺的发育和分泌直接受内分泌系统控制。雄激素或长期大量应用皮质类固醇可促使皮脂腺肥大、增生、分泌增加；雌激素可降低皮脂腺的活性。皮脂中的甘油三酯由血中糖类合成，因此摄入过多的糖可使皮脂腺分泌显著增加，而脂肪影响则较少。皮肤表面黏稠的皮脂能抑制皮脂腺的分泌。

（3）毛发　有长毛、短毛、毳毛之分。除掌跖、唇、乳头、龟头、阴蒂、小阴唇等处外，全身其他部位的皮肤皆有毛发覆盖。毛发为一杆状角化物，斜插入皮肤，游离部分称毛干，埋藏于皮内部分称毛根，毛根末端膨大呈球状部称毛球。毛发的生长呈周期性，即生长期和休止期相互交替，退行期则是由生长期到休止期的过渡时期，为时较短。不同部位的毛发生长是不同步的，生长速度每日约 0.3mm，毛囊周围有感觉和触觉装置，能感受外界刺激。头发能缓冲外力冲击，寒冷时还具有保温作用，并对紫外线热辐射有一定的屏障作用。睫毛和鼻毛能阻挡灰尘和微生物的入侵。腋毛和阴毛可减少摩擦，也是第二性征的表现。

（4）指（趾）甲　由多层紧密的角化细胞构成。外露部分称甲板，覆盖甲板周围的皮肤称甲廓，伸入近端皮肤中的部分为甲根，甲板之下的皮肤为甲床，甲根之下的甲床为甲母质，是甲的生长区。甲根近端可见新月状淡色区，称甲半月。正常甲有光泽，呈淡红色，老年人的甲可呈褐色，且较肥厚。甲的颜色、形态和生长速度易受末梢循环障碍和代谢异常的影响。甲具有保护及协助完成功能的作用。

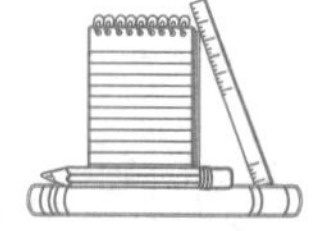

【病因病机】

皮肤病的病因可分为内因和外因两大类，外因主要有风、寒、湿、热、虫、毒侵袭肌腠，内因主要有七情内伤、饮食劳倦等，以致气血不和，脏腑失调，并生风、生湿、化燥、致虚、致瘀、化热、伤阴而引发各种皮肤病。其次，热水烫洗、过度搔抓、肥皂水洗、饮食不节、情志内伤、用药不当、强烈日晒等常是促使皮肤病发展和加重的因素。

1. 风 许多皮肤病与风邪有着密切的关系。风邪所致皮肤病的特点为：起病急，消退快，游走不定，泛发全身或好发于头面，皮肤干燥、脱屑、瘙痒，遇风易发或加重。皮疹常为风团、斑疹、丘疹、皲裂等。临床多见于瘾疹、瘙痒症等。

2. 寒 寒邪所致皮肤病的特点：恶寒、发热，皮色苍白或青紫、麻木、酸痛、发凉，关节屈伸不利、疼痛。皮疹常为风团、斑疹、丘疹、皲裂等。临床常见于寒冷性荨麻疹、冻疮、脱疽等。

3. 湿 湿邪所致皮肤病的特点：好发于下部，皮肤肿胀、糜烂、滋水淋漓、浸淫四窜，病程缠绵，难以速愈，易复发，遇湿加重，可伴胸闷、纳呆、肢体沉重、苔腻、脉濡缓等。皮疹常为水疱、糜烂、渗液、肿胀。临床多见于湿疮、足癣、蛇串疮等。

4. 热 热邪所致皮肤病的特点：好发于上部，发病急，蔓延也迅速，皮肤红肿、痒痛、化脓、结痂，遇热加重，伴发热、口渴、便秘、尿赤、舌红苔黄、脉数等症状。皮疹常为红斑、斑丘疹、脓疱、血疱等。临床常见于丹毒、黄水疮、接触性皮炎等。

5. 虫 虫邪所致皮肤病的特点：皮肤瘙痒无度，痒如虫行，糜烂、渗液，或痒痛甚剧，有的可互相传染，可伴寒战、高热、头晕、头痛等症状。皮疹常为红肿、皮疹、风团、结节、水疱、糜烂、渗液等。临床常见于疥疮、虫咬皮炎、肠寄生虫所致瘾疹等。

6. 毒 发病前有内服药物或食用某种食物史，或有与某种物质接触史，或有毒虫叮咬史及秉性不耐对某种物质过敏史，经过一定的潜伏期后才发病。皮肤红肿、糜烂，或痒，或痛，轻则局限一处，重则泛发全身，可伴有高热、恶心、呕吐、神昏谵语、舌质红绛、苔黄燥、脉弦滑数等症状。再次接触过敏原易复发或加重。皮疹常为红斑、风团、水疱、糜烂等。临床常见于药物性皮炎、漆疮、虫咬皮炎等。

7. 血瘀 血瘀多见于慢性皮肤病。皮损表现为皮肤暗红、青紫、瘀斑、瘀点，或见皮肤甲错、色素沉着、结节，可伴有疼痛、麻木、瘙痒、舌紫或有瘀点、脉弦涩等症状。临床常见于银屑病、结节性红斑、小腿湿疹、紫癜等。

8. 血虚风燥 血虚风燥所致皮肤病的特点：多为慢性病，病程较长，瘙痒，伴头晕目眩、面色苍白且劳累后加重及舌淡、脉濡等症状。皮疹常为干燥、粗糙、脱屑、肥厚、皲裂、苔藓样变。临床常见于牛皮癣、风瘙痒、慢性湿疹等。

9. 肝肾不足 肝肾不足所致皮肤病的特点：病程多呈慢性，皮疹干燥、肥厚、粗糙、脱屑，伴爪甲改变、毛发枯槁、脱发、色素沉着；可伴有头晕目眩、耳鸣、腰膝酸软、失眠多梦、遗精、舌红少苔或光剥、脉弦细等肝肾阴虚之征，或头晕耳鸣、腰膝酸软、畏寒怕冷、四肢不温、面色苍白、阳痿、舌体胖、边有齿痕、苔白、脉沉细等肝肾阳虚之征。临床常见于系统性红斑狼疮、黄褐斑、黑变病等。

此外，痰凝、冲任不调有时也引起皮肤病而出现相应的证候。

西医学认为，引起皮肤病的病因主要有：外因包括物理因素（如烫伤、冻疮）、化学因素（如接触性皮炎）、生物因素（如脓疱疮）等；内因包括饮食、皮肤代谢障碍、内分泌紊乱、神经精神、遗传等因素；一般因素如年龄、性别、职业、季节、个人卫生及社会因素等。在致病

因素的影响下，皮肤的各种组织成分可发生增生、萎缩、炎症浸润、水肿变性、坏死、瘢痕形成、代谢物质沉积或肿瘤等各种不同的病理变化。

性传播疾病为世界范围内广泛流行的疾病，其病原体很多，包括细菌、真菌、病毒、衣原体、支原体、螺旋体、原虫、寄生虫等。其主要通过不洁性交而直接传染，亦可通过污染的衣服、毛巾、便器及注射针头等间接传染而致病。

【辨证】

皮肤病在发病过程中，可产生一系列的自觉症状和他觉症状，是皮肤病辨证的主要依据。

1. 自觉症状辨证　皮肤病的自觉症状取决于原发病的性质、病情轻重及患者个体的差异等。常见的有瘙痒、疼痛、麻木等。

（1）瘙痒

①风痒：起病急，游走不定，或遍身作痒，时作时休，多为干性。如瘾疹。

②湿痒：多发于人体下部，多为局限性瘙痒，常有肿胀、水疱、糜烂、渗液，浸淫成片，缠绵难愈。如湿疮。

③热痒：皮损色红灼热，瘙痒剧烈，抓破出血。如黄水疮。

④虫痒：常有奇痒难忍，痒若虫行或蚁走感，浸淫蔓延或痒有定处，遇热或夜间尤甚，且多具有传染性。如疥疮、癣。

⑤血虚痒：多为阵发性瘙痒，常昼轻夜重，皮肤干燥脱屑、病久皮肤粗糙肥厚，呈苔藓样变。如牛皮癣。

（2）疼痛　可由多种原因导致的气血凝滞，阻滞经络所致，“不通则痛”。一般痛有定处，多为血瘀；痛无定处，多为气滞；皮色不变或皮色苍白，得热痛减、遇冷加剧者，多为寒痛；皮色焮红灼热，得冷则轻、遇热则重者，多为热痛。

（3）麻木　即麻木不仁、不知痛痒，是由于气血不运、经络阻塞所致。如麻风。

此外，还有灼热感、蚁走感，为皮肤病较少见的局部自觉症状。

2. 他觉症状辨证　皮肤病均有明显的皮肤损害，简称皮损或皮疹，是皮肤病辨证的主要依据。皮肤损害一般分原发性损害与继发性损害。

（1）原发性损害　是指皮肤病在其病变过程中直接发生及初次出现的皮损。

①斑疹：为局限性皮肤颜色改变，一般不突出表面，亦不凹陷于皮肤。面积大而成片的称斑片，有红斑、紫斑、白斑及黑斑等。

红斑：色鲜红，压之退色，多为血热所致。如丹毒。

紫斑：色紫红，压之不退色，多为血热夹瘀或脾虚不能摄血所致。如紫癜。

白斑（色素减退斑）：多因气滞或血虚风搏为患。如白驳风。

黑斑（色素沉着斑）：多为肝郁或肾虚所致。如黄褐斑。

白斑和黑斑也可见于一些慢性皮肤病后期，多因气血失和所致，此时其为继发性皮损。

②丘疹：为高出皮面的实质性丘形小粒，直径一般小于1cm，触之碍手。急性者其色红，多属风热、血热所致；慢性者色淡或深暗，为气滞或血瘀所致。若丘疹继发于红斑之上，则称为斑丘疹；丘疹顶端有小水疱或脓疱时，称为丘疱疹或丘脓疱疹；丘疹顶端扁平的称为扁平丘疹，如牛皮癣、疣等。

③风团：为暂时性局限性水肿性隆起，大小不等，形态不一，时隐时现，退后不留痕迹。多由风邪引起，色红属风热，色白属风寒，色紫暗者属血瘀。如瘾疹。

④结节：为高出皮面或隐于皮下的实质性损害，大小不一，边界清楚，质较硬。多因气血

凝滞或痰湿凝聚所致，如皮肤肿瘤、硬结性红斑等。

⑤疱疹：为具有腔隙的突起，腔内含有液体，高出皮面的损害。疱疹又有水疱、脓疱及血疱之分。腔隙内含有水液的称水疱，小者如针尖或米粒大的称小水疱，直径大于 0.5cm 者则称大水疱，水疱继发于丘疹之上者称丘疱疹，多由湿热或热毒所致，如手癣、足癣、湿疮等；腔隙内含脓液的称脓疱，多由热毒所致，夏令所发则多为暑热所致，如黄水疮等；腔隙内含有血样液体的称血疱，多由血热或外伤所致。

（2）继发性损害　是指由原发性皮损转化而来或因机械性损伤而引起的皮损。

①鳞屑：为表皮角质层的脱落物，大小、厚薄不一，有糠秕状、落叶状、鳞片状等。急性病后见之，多为余热未清；慢性病见之，多为血虚风燥；油腻性多为湿热内蕴。

②糜烂：为局限性表皮缺损所显露的湿润面，愈后不留瘢痕。多由疱疹破裂后形成。由水疱破裂引起者为湿热；由脓疱破裂引起者为热毒；由血疱破裂引起者为血热。

③溃疡：为深达真皮及其以下的组织缺损，愈后留有瘢痕。多系疮疡、外伤染毒等溃烂后形成。急性溃疡伴有红肿热痛、脓液稠厚者，为热毒；慢性溃疡脓液稀薄者，属寒湿或气血亏虚；伴有青筋盘曲者，属血瘀。常见于皮肤结核、深部脓疱疮、静脉曲张综合征等。

④痂：为皮肤表面的渗出物如滋水、脓液或血液与脱落组织及药物等混合干燥后凝结而成。滋痂为湿热所致；脓痂为热毒未清所致；血痂为血热络伤，血溢所结。

⑤抓痕：为搔抓所引起的皮肤线状损害。多由风盛、血热或血虚风燥所致。

⑥皲裂：为皮肤组织顺皮纹方向的线状裂缝。多因血虚风燥或寒邪侵袭所致，或与职业有关。常发生于掌跖和指（趾）缘，可由手足癣继发。

⑦苔藓样变：皮肤增厚、粗糙，皮纹增宽加深，干燥似皮革。常为某些慢性皮肤病的主要表现，因血虚风燥或长期搔抓刺激而成，如牛皮癣等。

⑧瘢痕：由修复溃疡面的新生的结缔组织形成，缺少皮肤纹理，表面光滑。凹陷于皮面者为萎缩性瘢痕，多由肝肾亏损所致，如红斑狼疮；高出于皮面者为肥大性瘢痕，多由特异性体质及气血不和所致，如瘢痕疙瘩。

⑨色素沉着：为皮肤中色素增加所致，多呈褐色、暗褐色或黑褐色。继发性者多为气血不和所致。

3. 辨皮肤病的性质

（1）急性皮肤病　大多起病急，皮损表现为红斑、丘疹、疱疹、脓疱、糜烂等。多因风、湿、热、虫、毒所致，多为实证。

（2）慢性皮肤病　大多起病缓慢，皮损表现为鳞屑、皲裂、苔藓样变、色素沉着等，或伴有脱发、指（趾）甲改变。多由血瘀、血虚风燥或肝肾不足、冲任失调所致，多为虚证。

【治疗】

皮肤病虽发于人体体表，但与脏腑气血密切相关，即所谓“有诸内必形诸外”。因此，除某些皮肤病可单独用外治法获效外，一般情况下必须是内治与外治并重。

1. 内治法

（1）祛风法

①疏风散寒：用于风寒证。代表方为麻黄汤、桂枝汤、麻桂各半汤、荆防败毒散等。常用药物如麻黄、桂枝、防风、荆芥、羌活、白蒺藜等。

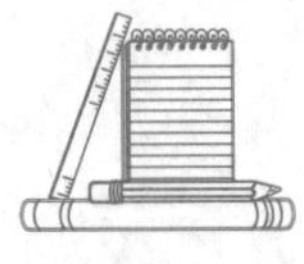

②疏风清热：用于风热证。代表方为消风散、银翘散等。常用药物如荆芥、防风、蝉衣、连翘、牛蒡子、金银花、浮萍、白鲜皮等。

③祛风胜湿：用于风湿证。代表方为消风散等。常用药物如荆芥、防风、羌活、茯苓、苍耳子、陈皮等。

④驱风潜镇：用于风邪久羁证、顽癣类皮肤病。代表方为天麻钩藤饮等。常用药物如天麻、钩藤、石决明、龙骨、牡蛎、磁石、珍珠母、僵蚕、全蝎、乌梢蛇、白芍等。

（2）祛湿法

①清热利湿：用于湿热证和暑湿证。代表方为龙胆泻肝汤、萆薢渗湿汤、茵陈蒿汤等。常用药物如龙胆、栀子、茵陈、车前草、萆薢、泽泻、滑石、苍术、薏苡仁等。

②健脾化湿：用于脾湿证。代表方为除湿胃苓汤、参苓白术散等。常用药物如苍术、厚朴、陈皮、茯苓、藿香、白豆蔻、藿香、佩兰、扁豆等。

③滋阴除湿：用于渗利伤阴证。代表方为滋阴除湿汤等。常用药物如生地黄、当归、玄参、茯苓、泽泻、黄柏等。

（3）清热法

①清热解毒：用于实热证。代表方为五味消毒饮、黄连解毒汤等。常用药物如金银花、蒲公英、野菊花、紫花地丁、黄连、黄芩、黄柏、连翘等。

②清热凉血：用于血热证。代表方为犀角地黄汤、化斑解毒汤等。常用药物如水牛角、羚羊角、栀子、黄连、生地黄、牡丹皮、赤芍、槐花、紫草等。

（4）润燥法

①养血润燥：用于血虚风燥证。代表方为四物汤、当归饮子等。常用药物如熟地黄、当归、川芎、白芍、何首乌、女贞子、旱莲草、胡麻仁等。

②凉血润燥：用于血热风燥证。代表方为凉血消风散等。常用药物如生地黄、当归、牡丹皮、紫草、丹参、槐花、白茅根、生石膏等。

（5）活血法　用于气滞血瘀证。代表方为桃红四物汤、血府逐瘀汤、通络活血汤等。常用药物如桃仁、红花、香附、归尾、川芎、赤芍、丹参、泽兰、茜草、牛膝、水蛭、三棱、莪术、乳香、没药、益母草、王不留行等。

（6）温通法

①温阳通络：用于寒湿阻络证。代表方为当归四逆汤、独活寄生汤等。常用药物如麻黄、桂枝、制川乌、羌活、独活、细辛、红花等。

②通络除痹：用于寒凝皮痹证。代表方为阳和汤、独活寄生汤等。常用药物如麻黄、肉桂、干姜、白芥子、鹿角胶等。

（7）补肾法

①滋阴降火：用于阴虚内热或肝肾阴虚证。代表方为知柏地黄丸、大补阴丸等。常用药物如熟地黄、知母、黄柏、山药、山茱萸、龟板、女贞子、玄参、麦冬等。

②温补肾阳：用于脾肾阳虚证。代表方为肾气丸、右归丸等。常用药物如附子、肉桂、仙茅、淫羊藿、干姜等。

（8）软坚法

①化痰软坚：用于痰凝结聚证。代表方为二陈汤、海藻玉壶汤等。常用药物如半夏、陈皮、白芥子、夏枯草、海藻、昆布、贝母等。

②活血软坚：用于瘀阻结聚证。代表方为活血散瘀汤等。常用药物如当归、川芎、赤芍、桃仁、三棱、莪术、丹参、玄参、香附、郁金、夏枯草、海藻、昆布等。

2. 外治法　外治法又称局部疗法，在皮肤病的治疗中十分重要，有些皮肤病单独应用外治

法即可达到治疗目的。外治法一般分为药物疗法和非药物疗法。本项目重点介绍药物疗法。

（1）外用药物的剂型

①溶液：又称湿敷剂、水剂、熏洗剂，是药物有效成分的水溶液，或药物的煎出液、浸出液。具有清洁、收敛、消肿、止痒、清热解毒作用，用于急性渗出性皮肤病或伴有轻度痂皮损害的皮肤病。常用苦参、黄柏等的煎出液，或 10% 黄柏液、3% 硼酸水、生理盐水等。可先熏洗、洗浴后再做湿敷，湿敷方法：将 5 ～ 6 层消毒纱布置于药液中浸透，稍拧至不滴水为度，冷敷于患处，一般每日湿敷 2 ～ 3 次，每次 30 分钟。注意大疱性皮肤病及表皮剥脱者不宜使用。

②粉剂：是将单味药或复方研成极细粉末的制剂。具有保护、吸收、蒸发、干燥、止痒作用，适用于急性无渗出性或亚急性皮肤病。常用的有青黛散、六一散、二妙散、滑石散、止痒扑粉等。用法：直接外扑患处，一般每日 3 ～ 4 次。

③洗剂：又称水粉剂、混悬剂、振荡剂，是药物与水混合在一起的混悬液。具有清凉止痒、保护、干燥、消斑解毒作用，适用于急性无渗出性或亚急性皮肤病。常用的有炉甘石洗剂、三黄洗剂、颠倒散洗剂、痤疮洗剂等。用法：使用时充分摇匀后直接外搽患处，每日 3 ～ 5 次。

④酊剂：是将药物浸泡于 50% ～ 75% 酒精或高浓度的白酒中，密封 7 ～ 30 日后过滤而成（也有用醋浸泡的醋剂）。具有杀真菌、止痒、收敛散风作用，用于鹅掌风、脚湿气、牛皮癣、斑秃等。常用的有皮炎宁酊、补骨脂酊、复方土槿皮酊等。用法：用棉棒蘸药液直接涂患处，每日 1 ～ 3 次。急性炎症性皮肤病有破皮糜烂者及头面、会阴部等皮肤薄嫩等处禁用。

⑤油剂：是将药物放在植物油中煎炸的油剂，或药油与药粉调和成糊状的剂型。具有润泽保护、解毒收敛、止痒生肌作用，用于亚急性皮肤病中有糜烂、渗出、鳞屑、脓疱、溃疡的皮损。常用的有青黛散油、紫草油、三石散油、蛋黄油等。用法：每日搽 2 ～ 3 次。

⑥油膏，又称软膏，是将药物研成细末，用凡士林、羊毛脂、猪脂或蜂蜜、蜂蜡等作为基质调成均匀、细腻半固体状的剂型。具有保护、润滑、杀菌止痒、去痂作用，用于慢性皮肤病中有结痂、皲裂、苔藓样变的皮损。常用的有青黛膏、疯油膏、黑豆馏油等。用法：直接外搽患处，或涂于纱布上敷贴于患部再加压包扎，去痂时宜涂得厚些，每日 2 ～ 3 次。

（2）外用药物的使用原则　根据皮肤损害的表现，选择适当的药物和剂型。

①根据病情阶段选择剂型：一般而言，皮肤炎症在急性阶段主要表现为红斑、丘疹、水疱而无明显渗液时，可用洗剂、粉剂；如有大量渗液或明显红肿时，宜用溶液冷湿敷；在亚急性阶段渗液少，红肿减轻，以鳞屑、结痂为主，则用油剂为宜；慢性阶段皮肤浸润肥厚、角化过度，则用软膏为宜。常见皮损的外用药物剂型选择见表 9-1。

②控制感染：皮损继发感染时先控制感染，再针对原有皮损选用药物。

③用药先温和后强烈：先用性质温和的药物。尤其是儿童和女性，不宜采用刺激性强、浓度高的药物。面部、会阴部皮肤慎用刺激性强的药物。

④用药浓度宜先低后高：先用低浓度制剂，然后再根据病情需要逐步提高浓度。顽固性慢性皮损可用刺激性较强和浓度较高的药物。

⑤随时注意药敏反应，一旦出现瘙痒、灼痛、红斑、水疱等过敏现象，应立即停药，并给予抗过敏处理。

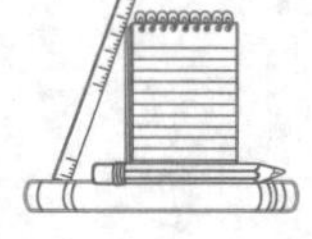

表 9–1　外用药物剂型选择应用表

分期	皮肤损害	选用剂型
急性	斑	洗剂、软膏
	丘疹	洗剂
	水疱	粉剂、洗剂
	糜烂	溶液湿敷（用于渗液多）、洗剂（用于渗液少）
亚急性	风团	洗剂
	脓疱	粉剂、洗剂
	抓痕	洗剂
	痂、鳞屑	油剂、软膏
慢性	结节	软膏
	皲裂	软膏
	苔藓样变	软膏、酊剂

（3）针刺　针刺包括体针与耳针，有止痒、镇静、安眠、消炎、促进毛发生长、调节血管舒缩、调节内分泌等作用。

①体针取穴：上肢为曲池、列缺、合谷等；下肢为血海、阴陵泉、三阴交等；躯干为肺俞、心俞、脾俞、膈俞等。

②耳针取穴：肺、皮质下、神门、肾上腺、交感等。

③手法：体针可提插重刺激，留针 15 ～ 20 分钟，每日 1 次；耳针可捻转后留针 20 分钟，每日 1 次。

3. 西医治疗

（1）抗组胺类药物

1）生理性组胺拮抗剂　如肾上腺素、麻黄素、特布他林等。其作用原理与组胺相反，常用于过敏性休克、急性喉头水肿、严重荨麻疹等。一般用肾上腺素 0.3 ～ 0.5mg，肌内或皮下注射，必要时再注射 0.3mg。

2）竞争性组胺拮抗剂　此类药物因含有乙胺基团，能竞争性地阻滞组胺受体，从而产生抗组胺作用。H_1 受体介导血管扩张、小血管渗透性增高、平滑肌收缩和瘙痒等效应；H_2 受体主要介导胃液分泌，对皮肤血管也有作用。

①传统的 H_1 受体拮抗剂：用于治疗各型荨麻疹、血管性水肿、皮肤划痕症、异位性皮炎、药物性皮炎、接触性皮炎及其他伴有瘙痒的皮肤病。常用的 H_1 受体拮抗剂有氯苯吡胺（扑尔敏）、苯海拉明、茶苯海明、赛庚啶、羟嗪、去氯羟嗪、异丙嗪等。常见的副作用有倦怠、头晕、嗜睡、口干、胃肠道反应、排尿障碍等，也可致敏出现皮疹。昏迷状态或已服用大量中枢神经系统抑制药者，青光眼，狭窄性胃溃疡，幽门、十二指肠梗阻及对抗组胺药过敏者禁用；司机、高空作业、注意力需高度集中者，以及肝肾功能不全、患有癫痫者应慎用。

②新型 H_1 受体拮抗剂：适应证、禁忌证与传统的 H_1 受体拮抗剂基本相同，但抗组胺作用较强，且不易通过血－脑屏障，对中枢神经系统无镇静作用或镇静作用很弱。常用的有特非那定、美喹他嗪、西替利嗪、氯雷他啶等。

③ H_2 受体拮抗剂：与 H_2 受体有较强的亲和力，使组胺不能与该受体相结合，从而对抗组胺的血管扩张、血压下降和胃液分泌增加，对全身性疾病、恶性淋巴瘤引起的皮肤瘙痒有明显

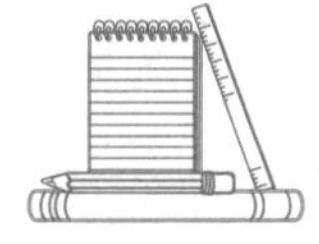

的止痒效果。其与 H_1 受体拮抗剂联合应用治疗人工荨麻疹、慢性荨麻疹和血管神经性水肿效果较好。此外，该药尚有增强细胞免疫功能及抗雄性激素样作用，以及减少皮脂分泌，可用于治疗带状疱疹、女性多毛和痤疮等。常用的有西咪替丁、雷尼替丁。不良反应有头痛、眩晕、呕吐、腹泻、便秘、血清转氨酶升高及药疹等。年老或肝肾功能障碍者易引起精神失常，宜减少用量；孕妇及哺乳妇女禁用；男性长期大量应用可致阳痿及精子减少。

其他如多塞平、阿米替林、壬二酸、酮替芬，亦有抗组胺样作用。

（2）皮质类固醇　具有抗过敏、抗感染、抗毒、抗休克、抗核分裂和免疫抑制作用；此外，还可提高中枢神经系统的应激性，影响蛋白质、碳水化合物、脂肪的代谢，影响水和电解质的代谢，影响血细胞的生成，增加胃蛋白酶及胃酸的分泌等。常用的药物有氢化可的松、泼尼松、曲安西龙、甲泼尼龙、地塞米松、倍他米松等。

全身用药主要用于过敏性休克、急性荨麻疹、重症药疹、接触性皮炎、天疱疮、系统性红斑狼疮、皮肌炎、淋巴瘤等。

局部用药主要用于瘢痕疙瘩及增生性瘢痕、环状肉芽肿、斑块型银屑病、胫前黏液性水肿、扁平苔藓、结节病、结节性痒疹、局限性神经性皮炎、斑秃、囊肿性痤疮等。其不良反应有水肿、满月脸、血压升高、尿糖、色素沉着、骨质疏松、股骨头坏死、白内障、精神障碍、月经不调、痤疮、多毛、皮肤萎缩、并发或加重感染等。

皮质类固醇禁用于肾上腺皮质功能亢进症、活动期结核病、糖尿病、孕妇、胃十二指肠溃疡、严重的精神病及骨质疏松等。病毒感染、细菌感染时须加用足量的抗菌药物。

（3）抗病毒药

①无环鸟苷（阿昔洛韦）：为抗疱疹病毒药。在细胞激酶的作用下转化为三磷酸无环鸟苷，后者对病毒 DNA 多聚酶具有强大的抑制作用，从而干扰疱疹病毒 DNA 的合成。用于单纯疱疹、带状疱疹等。不良反应可有注射处静脉炎和暂时性血清肌酐升高，肾功能不全者慎用。

②利巴韦林：又称病毒唑，为广谱抗病毒药。主要通过干扰病毒 DNA 合成而阻止病毒复制。用于疱疹性口炎、带状疱疹等。不良反应可有口渴、白细胞减少等，妊娠早期忌用。

③干扰素：具有抗病毒作用，能抑制病毒 DNA 和 RNA 的合成；此外，还有抗肿瘤及免疫调节作用。用于病毒性皮肤病和肿瘤。不良反应可有发热、流感样症状和肾损害等。

④干扰素诱导剂：如聚肌胞，能与病毒聚合酶相结合而阻止病毒复制，具有广谱抗病毒作用及抗肿瘤和免疫抑制作用。用于单纯疱疹、带状疱疹、扁平疣、寻常疣及肿瘤等。不良反应可有轻度发热，孕妇忌用。

（4）抗真菌药

①灰黄霉素：是一种窄谱抗真菌药，对皮肤癣菌有抑制作用。主要用于治疗头癣，与高脂肪饮食同时服用可增加其吸收率。不良反应可有胃肠道反应、头晕、光敏性药疹、白细胞减少及肝损害等。

②二性霉素 B：对多种深部真菌如隐球菌、白念珠菌、皮炎芽生菌、着色真菌、荚膜组织胞浆菌等均有较强的抑制作用，但对皮肤癣菌无效。不良反应较大，可有寒战、发热、胃肠道反应、眩晕、肾损害和低血钾等。

③制霉菌素：对白念珠菌和隐球菌有抑制作用。主要用于皮肤、黏膜念珠菌病。不良反应可有轻微的胃肠道反应。

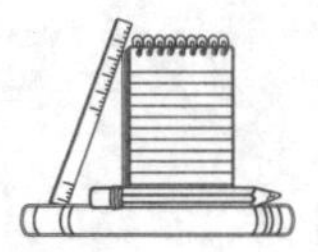

④唑类药物：为人工合成的广谱抗真菌药，对酵母菌及丝状真菌如念珠菌、隐球菌、曲霉菌及皮肤癣菌等均有抑制作用。外用的有克霉唑、咪康唑、益康唑、酮康唑等；内服的有伊曲康唑、氟康唑等。伊曲康唑、氟康唑常有胃肠道反应及肝肾功能损害。

⑤特比萘芬：对皮肤癣菌、丝状菌、双相型真菌均有作用。主要用于甲癣和角化过度型手癣。不良反应可有胃肠道反应和皮疹。

⑥碘化钾：用于治疗深部真菌病如孢子丝菌病和皮下藻菌病、脓癣、芽生菌病、着色真菌病和放线菌病等；此外，还可用于多形性红斑、结节性红斑、结节性关节炎、环状肉芽肿、色素性痒疹和掌跖脓疱病等。不良反应可有眼睑肿胀、流泪、头痛、咽喉炎等感冒样症状，以及腺肿大、皮疹、加重疱疹样皮炎和肺结核。孕妇禁用，以免导致胎儿甲状腺病。

（5）抗生素类

①青霉素类：用于原发性或继发性皮肤感染、梅毒、淋病、炭疽、放线菌病等。常用药物有青霉素、氨苄西林、阿莫西林等。主要不良反应为过敏反应。

②头孢菌素类：也用于原发性或继发性皮肤感染、梅毒、淋病、炭疽、放线菌病等。常用药物有头孢氨苄、头孢曲松等。主要不良反应为过敏反应。

③氨基糖苷类：链霉素主要用于皮肤结核，大观霉素用于淋病等。主要不良反应为耳毒性和肾毒性。

④四环素类：主要用于痤疮及痤疮样皮疹，衣原体、支原体、立克次体感染等。常用的药物有四环素、米诺环素、多西环素等。主要不良反应为光敏、色素沉着、眩晕，儿童长期服用可致牙齿发黄。

⑤大环内酯类：主要用于淋病及非淋菌性尿道炎，脓皮病，痤疮及痤疮样皮疹，衣原体、支原体感染，红癣等。常用药物有红霉素、罗红霉素、阿奇霉素等。主要不良反应为胃肠道反应、胆汁淤积性黄疸。

⑥喹诺酮类：主要用于脓皮病、衣原体感染等。常用药物有环丙沙星、氧氟沙星等。主要不良反应为胃肠道不适。

（6）维生素类

①维生素 A：能调节人体皮肤的角化过程，用于维生素 A 缺乏所致的皮肤干燥、毛周角化、眼干燥及角膜角化等。维生素 A 过量时可出现中毒反应如头痛、恶心、疲乏、毛发脱落、皮肤干燥及脱屑症状加重、情绪不稳定、肌痛、骨痛、肝大和血清转氨酶升高。

②维生素 C：具有降低毛细血管通透性、减少渗出的作用，参与体内氧化还原反应、细胞间质形成、胶原蛋白合成及肾上腺皮质激素合成，增强机体的抗病能力和解毒作用。常用于过敏性皮肤病。

③维生素 E：有抗氧化、抗衰老、抑制胶原酶活性、改善结缔组织代谢、减轻毛细血管脆性、减少渗出、改善微循环等作用。常用于皮肌炎、红斑狼疮、硬皮病、冻疮、多形红斑、血管炎、雷诺病、大疱性表皮松解症等。不良反应可有轻度恶心，大量长期应用可致血脂升高，妇女可引起月经失调。

（7）免疫增强剂

①转移因子：用于先天性免疫缺陷病、带状疱疹、寻常疣、扁平疣、复发性单纯疱疹、硬皮病、结节病、异位性皮炎及恶性黑色素瘤等。不良反应有注射处胀痛、全身不适、眩晕、短暂肾功能损害和皮疹。

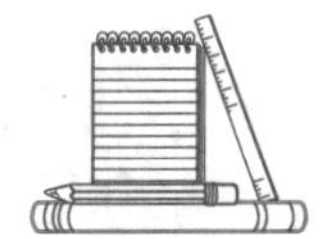

②胸腺素：用于儿童免疫缺陷病、红斑狼疮、干燥综合征、复发性顽固性口腔溃疡、病毒感染及恶性肿瘤等。不良反应有注射处红肿、硬结和瘙痒，偶有全身发热、头痛、眩晕和肌痛等。

③左旋咪唑：用于带状疱疹、复发性单纯疱疹、寻常疣、跖疣、红斑狼疮、恶性黑色素瘤。不良反应有恶心、呕吐、腹泻等胃肠道反应，有时可引起瘙痒和皮疹、白细胞和血小板减少。

（8）免疫抑制剂

①硫唑嘌呤：用于天疱疮、类天疱疮、皮肌炎、多发性肌炎、红斑狼疮、光线性类网织细胞增生症、血管炎、慢性湿疹、银屑病、毛发红糠疹、硬皮病、结节病等。不良反应有白细胞减少、肝肾功能损害。

②环磷酰胺：用于红斑狼疮、多发性肌炎、血管炎、天疱疮和类天疱疮、恶性淋巴瘤、郎格罕细胞组织细胞增生症等。可单用或与皮质类固醇并用。不良反应有骨髓抑制、恶心、呕吐、脱发、出血性膀胱炎、迟发性膀胱纤维化、膀胱癌、肺癌、部分或完全不育、致畸。

③氨甲蝶呤：用于银屑病、毛发红糠疹、鱼鳞病样红皮病、角化棘皮瘤、淋巴瘤样丘疹病、天疱疮、急性痘疮样苔藓样糠疹、荨麻疹等。不良反应有呕吐、骨髓抑制，少数可引起慢性纤维化间质性肺炎、肝纤维化和肝癌。

④环孢素 A：用于顽固性泛发性扁平苔藓、异位性皮炎、大疱性类天疱疮、寻常型天疱疮、皮肌炎、多发性肌炎、红斑狼疮。不良反应有肝肾毒性、神经系统损害、高血压、牙龈增生、继发感染、肺癌等。

⑤雷公藤：具有免疫调节、抗感染、抗肿瘤及抗生育等药理作用。用于红斑狼疮、多发性肌炎、皮肌炎、天疱疮、银屑病、掌跖脓疱病、湿疹、皮肤血管炎、斑秃等。不良反应有消化道症状，神经系统症状如头晕、乏力、嗜睡等，精子活力下降、月经量减少及闭经等。

（9）其他药物

①减轻皮肤过敏反应的药物：10% 葡萄糖酸钙、0.5% 维丁胶性钙、5% 氯化钙、10% 硫代硫酸钠等。

②氯喹：用于迟发性皮肤卟啉病、红斑狼疮、多形性日光疹、日光性皮炎、皮肌炎、干燥综合征、扁平苔藓、结节病。不良反应有眼底损害、白细胞减少等。

③维 A 酸类：有缩小皮脂腺和减少皮脂分泌、减少皮肤菌群、逆转表皮化生性变化、抗感染、改变角朊细胞活性等作用。常用的有异构维 A 酸、国产维胺酯、依曲替酸、依曲替酯等。用于先天性掌跖角化病、慢性毛囊炎、早期化脓性汗腺炎、毛发红糠疹、疣状表皮结构不良、皮肤肿瘤等。不良反应有唇炎、黏膜干燥、胃肠道反应、脱发、血脂升高、致畸等；有蓄积作用，故育龄妇女用药时应停药后 6 个月以上怀孕；勿与维生素 A 和四环素同服。

④反应停（沙利度胺）：用于麻风病、红斑狼疮、回归热型结节性非化脓性脂膜炎、结节性痒疹、光化性痒疹、多形性红斑、带状疱疹后遗神经痛、阿弗他溃疡等。不良反应有致畸作用，孕妇忌用，育龄妇女在用药期间应避孕；还可引起皮疹和瘙痒、多发性周围神经炎、嗜睡、倦怠、头晕、头痛等中枢神经系统症状和恶心、呕吐、便秘等胃肠道反应。

【预防调护】

1. 情志上应保持心情舒畅，加强精神思想的修养，提高对皮肤病、性病的防范意识。

2. 饮食上应清淡，忌食辛辣炙煿、肥甘厚味。多饮水，多食蔬菜、水果，保持大便通畅。

3. 生活起居上应注意避免诱发因素，加强锻炼，增强体质。

4. 局部保持清洁，养成良好的卫生习惯，避免过度搔抓、烫洗皮肤。护肤品要恰当选择。

5. 传染性皮肤病要隔离治疗；性传播疾病要及时到正规医院进行明确诊断，男女双方要同时治疗。

6. 过敏性皮肤病的患者要积极寻找原因，并避免之。

项目二　热　疮

【学习目标】

1. 掌握：热疮的辨证论治。
2. 熟悉：热疮的临床表现。
3. 了解：热疮的预防与调护。

热疮是指发热后或高热过程中在皮肤黏膜交界处所发生的急性疱疹性皮肤病。其临床特点是：好发于皮肤黏膜交界处，皮损为成群的水疱，可互相融合，多在1周后痊愈，但愈后易复发。

本病相当于西医学的单纯疱疹。其主要由病毒感染引起，常侵犯神经系统，可伴有全身症状。

【病因病机】

发于上部者多为外感风热邪毒阻于肺、胃二经，蕴蒸皮肤而生；发于下部者多为肝胆湿热下注，阻于阴部而成；反复发作者多为热邪伤津，阴虚内热所致。发热、受凉、日晒、月经来潮、妊娠、过度劳累、情志不畅、肠胃功能紊乱可导致机体正气不足而诱发本病。

西医学认为，主要是与感染者发生皮肤或黏膜直接接触的单纯疱疹感染，单纯疱疹病毒经皮肤黏膜破损处侵入机体，发生原发性感染。多为隐性感染，约10%出现症状，经治疗或自然缓解后病毒潜伏于局部感觉神经节，使宿主终身呈隐性感染。在一定条件下，如发热、受凉、劳累、精神紧张、月经等，单纯疱疹病毒被激活并复制，引起受累神经分布区域的皮疹复发，在机体免疫功能低下时可形成病毒血症，发生全身播散性感染。

【诊断】

1. 临床表现

（1）发疹前常有发热病史及月经来潮、妊娠、过度劳累、情志不畅、胃肠功能紊乱等。

（2）好发于皮肤黏膜交界处，如口角、唇缘、鼻孔周围、面颊及外阴等处。

（3）皮损初为红斑，灼热而痒，继而形成针尖大小簇集成群的水疱，疱内含透明浆液，数日后水疱破裂，露出糜烂面，伴渗液，逐渐干燥，结痂脱落而愈，愈后留有轻微色素沉着。

（4）病程有自限性，多在1～2周自愈；易反复发作，常倾向于在同一部位复发，也可发生在不同部位。

（5）一般无全身症状。

（6）发于外阴者称生殖器疱疹，有尿频、尿痛等症状；发于阴道及宫颈者可伴有发热等全身不适，腹股沟淋巴结肿大，易引起早产、流产和新生儿感染。

（7）幼儿发于口腔者可见口腔、牙龈上出现成群疱疹、浅表溃疡，剧痛，唇红及口周疱疹，并可伴有发热、咽痛等症状，称疱疹性齿龈口腔炎；新生儿单纯疱疹除皮肤黏膜、口腔、眼部

疱疹外，还可引起内脏损害，病情危重。

2. 辅助检查 疱液涂片检查可见气球样变性细胞；鸡胚培养可分离出单纯疱疹病毒；疱液接种于家兔角膜可引起树枝状角膜炎；血清免疫抗体测定、免疫荧光检查阳性。

【鉴别诊断】

1. 蛇串疮 皮损为簇集成群的水疱，沿身体的一侧神经呈带状分布，一般不超过人体正中线，疱群间皮肤正常，疼痛明显，愈后一般不复发。

2. 黄水疮 皮损以脓疱为主要表现，结黄色脓痂，皮损广泛者常有全身症状，并具有传染性。

【治疗】

1. 辨证论治

（1）内治

①肺胃风热证

证候：病程短，多发于口角、唇缘、鼻孔等处，皮损为群集小水疱，灼热刺痛；可伴轻度周身不适、口干、心烦郁闷、大便干、小便黄；舌红，苔薄黄，脉浮滑数。

治法：疏风清热。

方药：辛夷清肺饮合竹叶石膏汤加减。

②湿热下注证

证候：多发于外阴部，水疱易破溃糜烂、渗出，灼热疼痛；可伴有尿频、尿急、尿痛；舌质红，苔黄腻，脉滑数。

治法：清热利湿。

方药：龙胆泻肝汤加减。

③阴虚内热证

证候：病程长，皮疹反复发生，迁延日久；可伴口干唇燥、午后微热；舌红，苔薄或少苔，脉细数。

治法：养阴清热。

方药：增液汤加板蓝根、紫草、生薏苡仁、石斛、天花粉、白茅根。

（2）外治 可选用金黄散油膏、青黛散油膏、黄连油膏、青吹口散油膏、紫金锭磨水等外搽，每日 2 ～ 3 次。

2. 其他疗法

（1）内服药物

①抗病毒：阿昔洛韦每次 0.2g，每日 5 次，口服。

②提高机体免疫力：转移因子每次 2mL，肌内注射，每周 2 次；左旋咪唑每次 2 片，每日 3 次，口服。

（2）外用药物 2% 龙胆紫液或 3% 阿昔洛韦霜局部外搽。忌用皮质类固醇软膏。

【预防与调护】

1. 饮食宜清淡，忌辛辣炙煿、肥甘厚味。多饮水，多食蔬菜、水果，保持大便通畅。

2. 生活起居上应注意避免诱发因素，加强锻炼，增强体质。

3. 局部应保持清洁，并促使干燥结痂，防止继发感染。

附：

生殖器疱疹

【学习目标】

1. 掌握：生殖器疱疹的辨证论治。
2. 熟悉：生殖器疱疹的临床表现。

生殖器疱疹是由单纯疱疹病毒（HSV）感染所引起的一种慢性复发性性传播疾病。其临床特点是主要损害男女生殖器与肛门及其周围部位的皮肤黏膜处，局部出现群集小疱、浅表性糜烂，自觉灼痛。中医学称之为“阴部热疮”“阴疮”“阴疳”“瘙疳”。本病多由性行为传播。

迄今为止，生殖器疱疹还没有特效的疗法，且本病与宫颈癌等发病有关联。

【病因病机】

该病发于外阴，病在下焦，与肝、脾、肾关系最密切。男女之间不洁的性生活是引起生殖器疱疹最主要的直接原因。由于房事不洁，外阴皮肤黏膜腠理疏松或破损，淫毒之邪乘虚而入；湿热邪毒下注，蕴于前阴，郁久化热化火，或湿热淫毒循经走窜，流于肌肤。邪毒久伏，反复发作，易伤精耗气，引起肝肾阴虚，脾失健运，正虚邪恋，遇劳则再发。

西医学认为，本病是由单纯疱疹病毒（HSV）引起的性传播疾病，感染者主要通过性接触而传染给其性伴侣。HSV-2 型是生殖器疱疹的主要病原体（90%），传染后引起初发生殖器疱疹。初发生殖器疱疹消退后，残存的病毒经周围神经沿神经轴转移至骶神经节而长期潜伏下来，当机体抵抗力降低或某些激发因素如发热、受凉、感染、月经、胃肠功能紊乱、创伤等作用下，可使潜伏的病毒激活，导致复发。人类是疱疹病毒的唯一宿主，离开人体则病毒不能生存，紫外线、乙醚及一般消毒剂均可使之灭活。

【诊断】

1. 临床表现　一般有不良性交史或性伴侣有生殖器疱疹发病史。

（1）*原发性生殖器疱疹*　潜伏期 2 ～ 7 天。外生殖器或肛门周围初起为红斑和丘疱疹，很快发展为群簇或散在的小水疱，3 ～ 5 天后破溃形成糜烂或溃疡，自觉烧灼感和疼痛；腹股沟淋巴结常肿大，有压痛；患者可出现发热、头痛、乏力等全身症状；病程 2 ～ 3 周。男性好发于包皮、冠状沟、龟头、阴囊等，女性好发于大小阴唇、阴道、会阴等。

（2）*复发性生殖器疱疹*　多在原发皮疹后 1 年内复发，一般复发间歇期 3 ～ 4 周至 3 ～ 4 个月。发热、受凉、早产、精神因素、消化不良、慢性病、疲劳等导致抵抗力低下常成为诱发的因素。

起疹前局部有烧灼感、针刺感或感觉异常等前驱症状。外生殖器或肛门周围有群簇小水疱，很快破溃形成糜烂或浅溃疡，自觉症状较轻。病程 7 ～ 10 天。

（3）*并发症*　常见的并发症有脑膜炎、脑炎、骶神经根炎及脊髓脊膜炎、疱疹性指头炎及泌尿生殖系统广泛感染等。

2. 辅助检查　同热疮。

【鉴别诊断】

1. 硬下疳　表现为无痛性溃疡与无痛性腹股沟淋巴结肿大，有时易与生殖器疱疹的溃疡和淋巴结肿大混淆，但硬下疳的溃疡基底较硬，可检测到梅毒螺旋体，梅毒血清反应阳性。

2. 软下疳　溃疡较深，疼痛，未经治疗不会自行消退；淋巴结肿大疼痛，可以溃破；溃疡分泌物量较多，呈灰黄色或脓样；可检查到软下疳菌。

3. 接触性皮炎　有接触过敏史，无不洁性交史，在接触部位发生红肿、丘疹、丘疱疹、水疱，甚至大疱和糜烂；祛除病因，处理得当，1～2周可痊愈。

【治疗】

生殖器疱疹目前尚无特效根治方法。治疗原则：缩短病程，减轻症状；防止继发感染和并发症；防止病情复发。中医强调辨证论治，扶正祛邪，既可提高机体抵抗力，又可直接灭活和清除病毒。

1. 辨证论治

（1）内治

①湿热下注证

证候：疱疹发于外阴，灼热痛痒，水疱易破糜烂；可伴有发热、尿赤、尿频、尿痛；苔黄，脉数。

治法：清热利湿解毒。

方药：龙胆泻肝汤加减。热毒重，伴疼痛者加板蓝根、紫草、延胡索等。

②阴虚内热证

证候：间歇发作，反复不愈；伴口干唇燥、午后微热；舌红，苔薄，脉细数。

治法：养阴清热解毒。

方药：增液汤加板蓝根、马齿苋、紫草、石斛、生薏苡仁。

（2）外治　马齿苋、野菊花、地榆、苦参各30g，水煎外洗，每日2～3次；洗后外扑青黛散。

2. 其他治疗

（1）内服药物

①抗病毒治疗：阿昔洛韦200mg，口服，每天5次；或阿昔洛韦400mg，口服，每日3次；或伐昔洛韦500mg，口服，每天2次；或泛昔洛韦250mg，口服，每天3次。如果是初发生殖器疱疹，疗程为7～10天；复发性生殖器疱疹疗程为5天。频繁复发者则需以较低的剂量服用较长时间的疗程。

②提高机体免疫力：转移因子每次2mL，肌内注射，每周2次；左旋咪唑每次2片，每日3次，口服。

（2）外用药物　一般用0.25%～1%疱疹净软膏或5%～30%疱疹净溶液、3%～5%阿昔洛韦软膏、0.5%～3%酞丁安溶液、5%阿昔洛韦霜、0.5%～1%新霉素软膏等外搽患部。对某些局部炎症反应明显的患者，可先用收敛剂，如1%～3%醋酸铅溶液、3%硼酸溶液外用清洁和湿敷。

【预防与调护】

1. 加强性病防治教育，禁止嫖娼卖淫，杜绝不洁性交，性交时提倡使用避孕套。
2. 改变性行为方式、避免非婚性行为、杜绝多性伴是预防生殖器疱疹的根本措施。
3. 对患者及其性伴侣给予同时治疗，患病期间停止性生活，注意消毒隔离。
4. 忌烟酒及辛辣刺激之品。

项目三 蛇串疮

【学习目标】

1. 掌握：蛇串疮的辨证论治。

2. 熟悉：蛇串疮的临床表现。

3. 了解：蛇串疮的预防与调护。

蛇串疮是一种皮肤上出现成簇水疱，呈带状分布，痛如火燎的急性疱疹性皮肤病。其临床特点是：四季均发，尤以春秋季节多见，好发于成人；皮损为红斑上出现成簇水疱，沿一侧神经呈带状分布，可伴剧烈疼痛如火燎；愈后多数可获得终身免疫力。因成簇水疱累累如串珠状，排列成带状，故名蛇串疮；又因每多缠腰而发，故又名缠腰火丹；中医文献中尚有“火带疮”“蛇丹”“蜘蛛疮”等病名。

本病相当于西医学的带状疱疹。

【病因病机】

多因情志不畅，肝气郁结，郁久化火，肝经蕴热，外溢皮肤而发；或脾失健运，湿邪内生，蕴湿化热，外溢肌肤而生。年老体弱者常因血虚肝旺，湿热火毒蕴结而导致经络阻塞、气血凝滞，以致疼痛剧烈，病程迁延难愈。总之，本病初期以湿热火毒为主，后期以正虚血瘀为主。

西医学认为，本病由水痘－带状疱疹病毒所致，当机体免疫功能低下时，如传染病、外伤、疲劳、恶性肿瘤、放射治疗等，病毒被激活，引起神经和皮肤受累而发生神经痛和节段性疱疹。发病后多数可获得终身免疫。

【诊断】

1. 好发于春秋季节，成人多见。

2. 好发部位多为腰胁部、胸部、头面部，多发生于身体一侧，一般不超过正中线。腰胁部常沿肋间神经分布，头面部常沿三叉神经分布。

3. 发疹前往往有轻度发热、全身不适、食欲不振及患部皮肤灼热感或神经痛等前驱症状，持续1～3日。

4. 皮损初起为红斑，继而出现集簇粟粒至绿豆大小的丘疱疹群，疱液透明，周围绕以红晕。新水疱群陆续出现，各水疱群间皮肤正常。数群水疱常沿一侧皮神经呈带状排列。水疱由透明变混浊，数日后干涸、结痂，痂皮脱落，可遗留暂时性红斑或色素沉着。轻者可无皮损，仅有刺痛感，或稍潮红，不发生典型的水疱；重者可伴有大疱、血疱、坏死，甚至皮损呈泛发性。

5. 伴有明显的神经痛。疼痛可在皮损出现前发生，或与皮疹同时出现，或在皮损出现之后发生。疼痛的程度往往随年龄增大而加剧，如老年患者疼痛剧烈，甚至难以忍受，而儿童患者不痛或疼痛较轻。老年患者可遗留顽固性神经痛，常持续数月或更长时间。发于头面部者尤以眼部和耳部病情较重，疼痛剧烈，可伴有附近淋巴结肿痛，甚至影响视力和听力。

6. 病程2周左右，严重者可迁延日久。愈后极少复发。

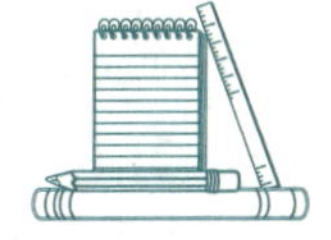

【鉴别诊断】

1. 热疮 多见于发热性疾病的中、后期，好发于皮肤黏膜交界处，皮损为针尖至绿豆大小的小水疱，常为一群，1周左右痊愈，但易复发。

2. 接触性皮炎 发病前有明确的接触史，皮疹发生在接触部位，皮损为多种形态，一般为红斑、丘疹、水疱，疱破后则形成糜烂，边界清楚，形态与接触物大抵一致，自觉局部瘙痒、烧灼感，重者疼痛。祛除病因后很快痊愈，不接触不再发。

【治疗】

本病中医治疗以清热利湿、行气止痛为主要治法。初期以清热利湿为主，后期扶正与活血通络并用。西医用抗病毒、止痛、局部对症治疗，以及注意休息和适当营养等疗法。

1. 辨证论治

（1）内治法

①肝经郁热证

证候：皮损鲜红，水疱集簇成群，疱壁紧张，皮疹常见于胸胁、腰背部，呈单侧性沿神经走行方向分布，自觉灼热刺痛；伴四肢困倦、口苦咽干、烦躁易怒、大便秘结、小便黄；舌质红，苔薄黄或黄厚，脉弦数或滑数。

治法：清肝泻火，利湿解毒。

方药：龙胆泻肝汤加紫草、板蓝根、重楼、延胡索等。发于头面部者加牛蒡子、桑叶、菊花；眼部者，加石决明；有血疱者，加牡丹皮、赤芍；大便干者，加生大黄；疼痛剧烈者，加乳香、没药等。

②脾虚湿蕴证

证候：皮损色淡，疱壁松弛，易于破溃，渗水糜烂，疼痛较轻；可伴有食少腹胀、大便时溏；舌质淡，苔白或白腻，脉沉缓或滑。

治法：健脾除湿。

方药：除湿胃苓汤加减。水疱大而多者，可加土茯苓、萆薢、车前草等。

③气滞血瘀证

证候：皮疹减轻或消退，水疱已干敛结痂，但局部疼痛不止，或隐痛绵绵；伴心烦、夜寐不安；舌质暗，有瘀点，苔白，脉弦细。多见于老年人，常可持续数月或更长时间。

治法：理气活血，重镇止痛。

方药：桃红四物汤合柴胡疏肝散加减。疼痛剧烈者，加延胡索、乳香、没药、全蝎、蜈蚣等；心烦失眠者加珍珠母、牡蛎、酸枣仁等。

（2）外治

①初起水疱未破者，用玉露膏或青黛膏外敷；或用雄黄15g，冰片1g共为细末，香油调涂患处，每日2次；也可用三棱针或消毒针头挑破，使疱液流出，以减轻疼痛。

②水疱已破者，用四黄膏或青黛膏外敷；有坏死者，用九一丹换药。

③遗留神经痛者，以黑色拔膏棍贴之，并加压包扎。

2. 其他疗法

（1）西医治疗

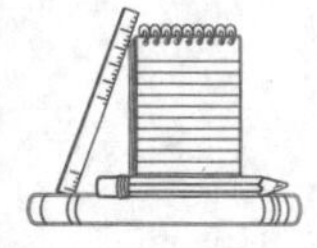

①抗病毒：阿昔洛韦口服每次0.2g，每日5次，或阿昔洛韦5mg/kg静脉滴注，每8小时1次；泛昔洛韦口服每次0.25g，每日3次；万乃洛韦口服每次0.3g，每日5次；西咪替丁口服每次0.2g，4次/日。疗程均为5～7日。

②止痛：可口服去痛片、罗通定、卡马西平、布洛芬、吲哚美辛、阿司匹林等。

③维生素类药物：口服复合维生素B，每次3片，每日3次；或用维生素B_{12}每次0.5mg，每日1次，肌内注射。

④皮质类固醇激素：早期应用可减轻炎症反应及疼痛，对预防后遗神经痛的发生有一定效果。一般应用泼尼松，每日20～30mg，分2～3次口服。

⑤免疫增强剂：可用转移因子、胸腺肽、丙种球蛋白等肌内注射。

⑥炉甘石洗剂、阿昔洛韦霜及酞丁安搽剂局部外涂；若有继发感染，可用新霉素软膏、氧氟沙星凝胶外涂；有坏疽性溃疡时，可用0.1%新霉素溶液或0.1%雷佛奴尔溶液湿敷；眼部可用0.1%～0.5%疱疹净眼药水滴眼；神经痛明显者，可于油膏或泥膏中加入1%达罗宁止痛。

（2）针刺　取内关、足三里、阳陵泉等穴，平刺留针30分钟，每日1次；或阿是穴强刺激。

【预防与调护】

1. 饮食宜清淡，忌辛辣炙煿、肥甘厚味。多饮水，多食蔬菜、水果，保持大便通畅。

2. 生活起居上应注意休息。

3. 局部应保持清洁，并促使干燥结痂，防止继发感染。

4. 应保持心情舒畅。

5. 带状疱疹患者不必隔离，但应避免与易感儿童和孕妇接触。

项目四　疣

【学习目标】

1. 掌握：疣的辨证论治。
2. 熟悉：疣的临床表现。
3. 了解：疣的预防与调护。

疣是一种发于皮肤浅表的良性赘生物，因其皮损形态及部位不同而名称各异。如好发于手指、手背、头皮等处，皮损为乳头状角质隆起，表面粗糙者，称千日疮、疣目、枯筋箭、瘊子等；发于颜面、手背、前臂等处，皮损为扁平隆起，表面光滑者，称扁瘊；发于足跖部，皮损为角化性丘疹，除去表面角质物后可见疏松的角质软心者，称跖疣；发于躯干和面部，皮损为表面有蜡样光泽的半球形丘疹，顶端凹陷如脐窝，可挤出白色乳酪样物质者，称鼠乳；发于颈、眼睑等处，皮损呈柔软的丝状突起者，称丝瘊；发于外阴、肛周等处，皮损为柔软的淡红色乳头状丘疹者，称臊瘊、臊疣。

疣的上述类型分别相当于西医学的寻常疣、扁平疣、跖疣、传染性软疣、丝状疣、尖锐湿疣。尖锐湿疣为性传播疾病，另立专项介绍。

【病因病机】

疣多由风热毒邪搏于肌肤而生；或怒动肝火，火热蕴阻肌肤所致；跖疣多因外伤、摩擦过度导致局部气血凝滞而成。

西医学认为，本病多由人类乳头状瘤病毒所致，其不同亚型可引起不同的症状，主要通过

直接接触传染，也可自身接种扩散。而传染性软疣则是由痘病毒中的传染性软疣病毒所致，有自身接种性。

【诊断】

1. 疣目（寻常疣）

（1）多见于儿童及青少年。

（2）好发于手足背、手指、头面部等。

（3）皮损初起为针尖大小的丘疹，渐扩大为黄豆大小或更大的乳头状角质隆起，圆形或多角形，表面粗糙，顶端刺状，触之坚硬，灰白、灰黄、污褐或正常皮色。初为单个，称母瘊，后因自身接种，数目增多，称子瘊，一般为二三个，多则十余个至数十个不等，有时可呈群集状。

（4）一般无自觉症状，易因搔抓、碰撞、摩擦破伤而出血。

（5）慢性病程，可自然消退。

2. 扁瘊（扁平疣）

（1）多发于青少年，尤以青春期前后的少女更为常见。

（2）好发于颜面、手背、前臂等处。

（3）皮损为米粒至黄豆大小的扁平丘疹，表面光滑，淡红色、褐色或正常皮色，数目多，散在分布，或密集成群，有的互相融合，常因搔抓使皮损沿抓痕排列成线状。

（4）一般无自觉症状或伴有轻度瘙痒。

（5）慢性经过，有时可自行消退，但也可复发。若出现剧痒和发红时，疣体不久即可脱落。

3. 跖疣

（1）多见于青壮年人。

（2）好发于足底、趾（指）侧，有时也可发于手掌。

（3）皮损初起为一针头大小的发亮丘疹，渐扩大为黄豆大或更大的角化性丘疹，由于压迫形成淡黄或灰褐色斑块，表面粗糙不平呈圆形，边界清楚，表面常有散在小黑点，中央稍凹，外周绕以稍带黄色增厚的角质环，除去表面角质物后可见疏松的白色角质软心。一般单侧发病，数目多少不定。有时在一个较大的跖疣周围有散在性的针头大的卫星疣，或数个疣融合成角质斑块。

（4）一般无自觉症状，但压痛明显。掐或挑破后易出血。

（5）慢性病程，有时可自然消退。

4. 鼠乳（传染性软疣）

（1）多见于儿童和青年。

（2）可发于任何部位，但以躯干部、面部多见。

（3）皮损为米粒至黄豆大小的半球状丘疹，中央有脐凹，表面有蜡样光泽，顶端挑破后，可挤出白色乳酪样物质。数目不定，数个至数十个不等，呈散在或密集分布，但不互相融合。个别皮损可异常巨大或偶可角化，类似于皮角，称为巨大型或角化性传染性软疣。

（4）可直接接触或自体接种传染。

（5）自觉微痒。

（6）慢性病程，有时可自然消退。

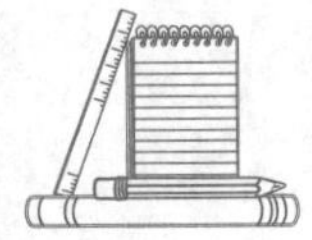

5. 丝瘊（丝状疣）

（1）多见于中老年妇女。

（2）多生于颈项、眼睑等处。

（3）皮损为单个柔软而细长的丝状突起，呈褐色或淡红色，长 1cm 左右。皮损可自行脱落，但不久又可长出新的皮损。

（4）一般无自觉症状。

【鉴别诊断】

1. 鸡眼　应与跖疣鉴别。鸡眼好发于足底和趾间；皮损为单个淡黄色圆锥形角质栓，外围是透明黄色环，形似鸡眼，中心处皮纹消失；一般不痛，行走时由于压迫而疼痛。

2. 胼胝　应与跖疣鉴别。胼胝好发于掌跖等易受摩擦的部位；皮损为边缘较薄、中央较厚的蜡黄色斑块，表面光滑，皮纹清晰，边界不清；可有轻度触痛。

3. 扁平苔藓　应与扁瘊鉴别。扁平苔藓多发于四肢伸侧、背部及臀部，皮损为暗红色多角形扁平丘疹，表面有蜡样光泽，多数可融合成片；一般瘙痒较重。

【治疗】

本病以外治法为主。内治法主要用于寻常疣、扁平疣、跖疣及传染性软疣皮疹广泛者，以清热解毒散结为主要治法。

1. 辨证论治

（1）内治

①风热血燥证

证候：皮损如豆，坚硬粗糙，色黄或暗红，或自觉瘙痒；可伴烦躁易怒；舌红，苔薄，脉弦数。

治法：疏风清热，养血活血。

方药：治瘊方加板蓝根、夏枯草等。

②热毒蕴结证

证候：皮疹淡红，数目较多，或微痒；可伴有口干不欲饮、身热、大便不畅、小便黄；舌质红，苔薄白或薄黄，脉滑数。

治法：清热解毒。

方药：马齿苋合剂去桃仁、红花加板蓝根、木贼草等。

③热蕴血瘀证

证候：病程较长，皮损暗红或褐色；可伴有烦热、口渴；舌暗红，苔薄白，脉沉弦。

治法：清热活血化瘀。

方药：桃红四物汤加生黄芪、大青叶、板蓝根、紫草、夏枯草、生薏苡仁等。

（2）外治

①洗揉法：用于各种疣。用马齿苋、大青叶、板蓝根、紫草、香附、苦参、木贼草、蜂房、蛇床子、细辛等中药煎汤，先熏后洗，边洗边揉，每日 2 ～ 3 次，每次 10 ～ 15 分钟。

②刮疣法：用于散在的寻常疣及扁平疣，可用刮匙刮除。

③推疣法：用于头大蒂小、明显高出皮面的疣。在疣的根部用棉花棒与皮肤平行或呈 30° 角向前推进，用力不可太猛；推除后创面压迫包扎止血。

④摩擦法：多用于寻常疣。用荸荠削去皮或用菱角蒂摩擦疣体，每日 3 ～ 5 次，每次 2 ～ 3 分钟，摩擦至疣体角质层软化、脱落、微有痛感及出血点为止。

⑤挑刺法：用于传染性软疣。局部消毒之后用针头或三棱针挑破软疣顶端，挤出乳酪样物质，并压迫止血，常 1 次痊愈。

⑥结扎法：用于丝状疣。用细丝线或头发结扎疣的根部，数日后疣体可自行脱落。

⑦艾灸法：用于寻常疣、跖疣。用艾炷置于疣体上施灸，每次3～5壮，每日1次，至疣体脱落为止。

⑧针刺法：用于跖疣。消毒后用银针自疣的顶部刺到基底部，留针10余分钟，周围再以多针加强刺激，针后挤出少量血液，有效者常3～5日可脱落。

2. 西医治疗

（1）内治　转移因子每次2mL，每周2次，肌内注射；聚肌胞每次2mL，每周2次，肌内注射；左旋咪唑每次50mg，每日3次，每周连用3日，口服。

（2）外治

①外用药物：可用10%～20%水杨酸或乳酸、三氯醋酸、冰醋酸、10% 5-氟尿嘧啶等溶于弹性火棉胶或含二甲基亚砜的膜剂中，外敷皮损处；或用10%福尔马林液局部外涂；或用3%酞丁安搽剂局部外搽。外用药物腐蚀性强，面部等皮肤嫩薄之处应慎用或禁用。

②电灼、激光、微波、液氮冷冻法及手术切除法：均可选用，但术后应注意局部不要接触水，以防继发感染。

③摘疣法：用于传染性软疣。消毒皮肤后用血管钳挤出软疣小体，外涂2.5%的碘酊。

【预防与调护】

1. 生活起居上应注意锻炼身体，增强体质。

2. 局部应保持清洁，避免摩擦、撞击、挤压等。

3. 对于传染性软疣，注意隔离治疗，消毒患者用过的衣物，勿共用浴巾，以防自身接种、传染他人及继发感染等。

项目五　风热疮

【学习目标】

1. 掌握：风热疮的辨证论治。
2. 熟悉：风热疮的临床表现。
3. 了解：风热疮的预防与调护。

风热疮是一种斑疹色红如玫瑰、脱屑如糠秕的急性自限性皮肤病，又称为“风癣”。《外科秘录》称之为“风热疮”。《外科正宗》记载：“风癣如云朵，皮肤娇嫩，抓起白屑。”其临床特点是多在躯干部先出现玫瑰红色母斑，其长轴与皮纹一致，上有糠秕样鳞屑，继则分批出现数量较多、形态相仿而较小的子斑。

本病相当于西医学的玫瑰糠疹。

【病因病机】

饮食不节，过食辛辣刺激之品，或情志抑郁化火，导致血分蕴热，热伤阴液而化燥生风，复感风热外邪，郁闭肌肤，闭塞腠理而发病。

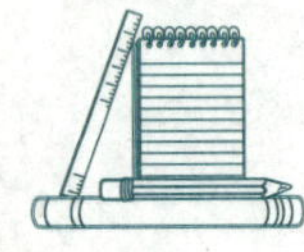

【诊断】

1. 好发于青年和中年人，以春、秋季多见。

2. 皮损好发于颈、胸、背、腹、四肢近端，尤以胸部两侧多见。

3. 皮损最先在躯干或四肢近端某处出现，为一个约如钱币大小或稍大的圆形或椭圆形的淡红色或黄红色斑疹，上覆糠秕样鳞屑，称为原发斑或母斑。母斑出现 1 ～ 2 周后即在躯干及四肢近端出现多数与母斑相似而形状较小的红斑，称为子斑或继发斑。皮损呈圆形或椭圆形，长轴与皮纹走行一致，表面附有少量糠秕状细小鳞屑，多数孤立，不相融合。患者有不同程度的瘙痒。

4. 部分患者初起可伴有周身不适、头痛、咽痛、轻度发热等全身症状。

5. 本病预后良好，有自限性，一般经 4 ～ 6 周可自然消退，皮肤恢复正常，不遗留任何痕迹；亦有迁延 2 ～ 3 个月，甚至更长一段时间才痊愈者。愈后一般不复发。

【鉴别诊断】

1. 圆癣　一般皮疹数目不多，中心有自愈倾向，四周常有红晕、丘疹、小水疱等。

2. 紫白癜风　多发于颈、胸、背、肩胛等处；皮损为黄豆到蚕豆大小的斑片，微微发亮，先淡红或赤紫，将愈时呈灰白色斑片。

3. 白疕　皮损为大小不等的红色斑片，其上堆积较厚的银白色鳞屑，剥去鳞屑可见薄膜及筛状出血。病程较长，易在冬季复发。

【治疗】

本病以疏风清热止痒为主要治法。初期以疏风清热为主，后期以养血活血为主。

1. 辨证论治

（1）内治

①风热蕴肤证

证候：发病急骤，皮损呈圆形或椭圆形淡红色斑片或色鲜红，表面有少量糠秕状鳞屑，分布以上半身为多，瘙痒明显；伴心烦口渴、大便干、小便黄；舌红，苔白或薄黄，脉浮数。

治法：疏风清热，解毒止痒。

方药：消风散加减。瘙痒甚者，加白鲜皮、地肤子。

②风热血燥证

证候：皮疹为鲜红或紫红色斑片，鳞屑较多，皮损广泛，瘙痒较剧，伴有抓痕、血痂等；舌红，苔少，脉弦数。

治法：清热凉血，养血润燥。

方药：凉血消风散加减。热盛者，加水牛角粉、牡丹皮。

（2）外治

①用三黄洗剂外搽，或 5% ～ 10% 的硫黄膏外涂。

②苦参 30g，蛇床子 30g，川椒 12g，明矾 12g。煎汤外洗患处。

2. 其他疗法

（1）针刺疗法　取穴合谷、曲池、大椎、肩井、血海、足三里，宜泻法，留针 10 ～ 15 分钟，每日 1 次，10 次为 1 个疗程。

（2）西医疗法　抗组胺药物、维生素 C、维生素 B_{12}、葡萄糖酸钙及硫代硫酸钠等均可应用，一般不用皮质类固醇激素。

【预防与调护】

1. 保持心情舒畅，不食辛辣及鱼腥发物。

2. 注意皮肤清洁卫生，忌用热水烫洗。

3. 多饮水，保持大便通畅。

4. 外用药物宜选低浓度为宜。

项目六　黄水疮

【学习目标】

1. 掌握：黄水疮的辨证论治。

2. 熟悉：黄水疮的临床表现。

3. 了解：黄水疮的预防与调护。

黄水疮是一种发于皮肤上并有传染性的急性脓疱性皮肤病。因其破后渗流黄水，故名黄水疮；在中医文献中尚有“滴脓疮”“天疱疮”等名称。其临床特点是多发于夏秋季节，儿童多见；好发于头面、四肢等暴露部位，皮损主要为浅在性脓疱和脓痂，自觉瘙痒；具有接触传染和自身接种的特性，常在托儿所、幼儿园或家庭中传播流行。

本病相当于西医学的脓疱疮。

【病因病机】

夏秋季节气候炎热，湿热交蒸，暑湿热毒侵袭肌表，以致气机不畅，疏泄障碍，熏蒸皮肤而成；或因脾虚蕴湿，复感风热湿毒，搏于肌肤所致；邪毒久羁，可致脾胃虚弱，反复发作。

西医学认为，本病主要由产凝固酶的金黄色葡萄球菌或乙型溶血性链球菌单独或混合感染所致。高温、潮湿、皮肤搔抓、体弱、机体免疫功能低下等常为致病的诱因。

【诊断】

1. 临床表现　本病多发于夏秋季节，儿童多见；好发于头面、四肢等暴露部位，也可蔓延全身；皮损主要为浅在性脓疱和脓痂，自觉瘙痒；具有接触传染和自身接种的特性，常在托儿所、幼儿园或家庭中传播流行。由葡萄球菌引起的脓疱一般较大而散在；链球菌引起的脓疱一般较小而群集，并易结脓痂。一般可分为寻常型和大疱型。

（1）寻常性脓疱疮　多由金黄色葡萄球菌或与溶血性链球菌混合感染。

①皮损初起为红斑或水疱，粟粒至黄豆大小；1～2日后变为脓疱，界限分明，周围轻度红晕，疱壁极薄，内含透明水液，渐混浊成脓，疱壁易破，故有时不易见到初发脓疱；疱破后露出潮红湿润疮面，脓液流溢之处可发新脓疱；疱液干燥后结成蜜黄色脓痂，痂皮脱落而愈，愈后不留瘢痕。

②自觉瘙痒，破后形成糜烂时疼痛，重者可致发热、口渴、附近淋巴结肿大及疼痛，并可引起败血症。由链球菌感染者可诱发急性肾炎。

③病程长短不一，少数可延至数月。

（2）大疱性脓疱疮　多由金黄色葡萄球菌所致。

①常继发于虫咬等瘙痒性皮肤病之后。

②皮损为散在性大疱。初起为米粒至黄豆大水疱，迅速增大如蚕豆大或更大，周围红晕较轻；大疱内容物初起时呈淡黄色且清澈，后变混浊；脓疱开始紧张丰满，数日后松弛；疱内脓液沉积于疱底，呈半月形坠积性脓疱。疱壁薄，破裂后有似烫伤样糜烂面，干燥后结黄痂，不

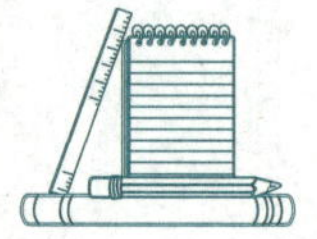

易剥去。有时痂下脓液向周围溢出，在四周发生新的水疱，排列成环状，称为环状脓疱疮。

③自觉瘙痒。

④发生于新生儿者又称新生儿脓疱疮。多见于出生后 4 ～ 10 日的新生儿，易在婴儿室内流行。病后可有低热或高热、呕吐、腹泻、精神萎靡等，病情发展迅速，可在较短时间内迅速扩展或泛发于躯干各部，也可因并发败血症、肺炎或脑膜炎而死亡。

2. 辅助检查　血常规显示白细胞计数及中性粒细胞比例明显升高。泛发者血沉、黏蛋白增高。由链球菌引起者抗链球菌溶血素“O”可明显升高。脓液培养可发现致病菌。

【鉴别诊断】

1. 水痘　多发于冬春季节，以躯干部、头面部多见，口腔黏膜亦常受累。皮损主要为大小不等的发亮的水疱，周围有明显红晕，水疱中央呈脐窝状，不融合，向心性分布；并可见红斑、疱疹、结痂等各种不同的皮损。可有明显的全身症状。

2. 脓疱性湿疮　发病与季节、年龄无关，也无一定的好发部位。皮损呈多形性，渗出明显，边界不清。慢性病程，自觉剧痒，易反复发作。

【治疗】

本病因属于传染性、感染性皮肤病，且多发于儿童，故应隔离治疗。可选用西药抗生素为主并结合外用药物治疗，必要时可用中医辨证论治。

1. 辨证论治

（1）内治

①暑湿热毒证

证候：脓疱较多，色黄，周围红晕明显，破后糜烂面鲜红；伴发热、口干、便干、尿黄；舌质红，苔黄腻，脉濡数或滑数。

治法：清暑利湿解毒。

方药：清暑汤加减。高热者，加黄连、黄芩、栀子、重楼等；胸闷纳呆者，加藿香、佩兰、陈皮等。

②脾虚湿蕴证

证候：脓疱稀少，色淡白或淡黄，周围红晕不明显，破后糜烂面淡红；伴有面色萎黄、纳呆、便溏；舌质淡，苔薄微腻，脉濡细。

治法：健脾渗湿。

方药：参苓白术散加蒲公英、金银花、生薏米等。

（2）外治

①脓疱未破时用硫黄炉甘石洗剂、三黄洗剂等外搽。

②脓疱已破时，脓液多者可用黄柏溶液或马齿苋、野菊花、蒲公英、黄柏、千里光等煎水外洗或做湿敷；脓液少者可用三黄洗剂加九一丹外搽，青黛散麻油外涂，青黛散、冰硼散外扑。脓疱较大未破时，可先用消毒针刺破疱壁放出脓液后，再按上法处理。

③结痂时，用 5% 硫黄软膏或红油膏掺九一丹外敷。

2. 西医治疗

（1）内治

①抗生素：阿莫西林胶囊每次 0.25g，每日 3 次，口服。对青霉素过敏者可口服红霉素，每次 0.125g，每日 3 次；或口服复方新诺明，每次 1 片，每日 2 次。

②支持疗法：对重症者给予输注适量的血浆、全血、蛋白质、维生素或肌内注射丙种球蛋

白，以防止毒血症或败血症的发生。

（2）外治　2% 龙胆紫液外涂，或 0.1% 雷夫奴尔、0.02% 呋喃西林溶液湿敷，适用于糜烂、渗出时；红霉素软膏、氯霉素软膏、莫匹罗星软膏等外涂，适用于干燥、结痂损害。

【预防与调护】

1. 饮食上夏季可服清凉饮料，体虚患儿常服绿豆薏苡仁汤等。

2. 生活起居上应注意锻炼身体，增强体质。患病时应注意隔离消毒，防止传染。

3. 局部应保持清洁，避免搔抓及水洗。

4. 积极治疗痱子、虫咬皮炎等瘙痒性皮肤病及其他各种皮肤损害。

项目七　癣

【学习目标】

1. 掌握：癣的辨证论治。

2. 熟悉：癣的临床表现。

3. 了解：癣的预防与调护。

癣是指发于表皮、毛发、指（趾）甲的浅部真菌病。中西医学现皆称为癣。根据发病部位和皮损特点的不同，临床上常分为以下几种类型：头癣（白秃疮、肥疮）、手足癣（鹅掌风、脚湿气、臭田螺、烂脚丫）、甲癣（灰指甲）、体癣（圆癣、铜钱癣）、股癣（阴癣）、花斑癣（紫白癜风、汗斑）等。

古代中医学对癣的认识有以下特点：一是有癣字的属浅部真菌病，如圆癣、铜钱癣、阴癣；二是有癣字的但不属浅部真菌病，如牛皮癣、奶癣、马桶癣等；三是无癣字的但属浅部真菌病，如白秃疮、肥疮、鹅掌风、脚湿气、臭田螺、烂脚丫、灰指甲、紫白癜风、汗斑等。

【病因病机】

本病总由生活起居不慎，感染癣虫，复因风湿热邪外袭，郁于腠理，淫于肌肤所致。湿热盛者，则多渗流滋水、结痂瘙痒等；病久郁而化热化燥，气血不和，皮肤失养，则皮肤出现肥厚、燥裂、瘙痒等。

西医学认为，本病的病原菌为浅部真菌（霉菌），通过直接接触癣病患者，或间接接触患者污染的物品，或经患癣病的猫、狗等动物而传染发病。

【诊断】

1. 临床表现

（1）头癣　是发于头皮和毛发的浅部真菌感染性疾病，好发于儿童。

头癣在临床上可分为以下 3 种：

①黄癣（肥疮）：头皮初见丘疹或小脓疱，继之形成蜡黄色碟形厚痂，质脆而黏，强行剥离可见鲜红色糜烂面或浅溃疡，伴鼠尿样臭味。病变部位可相互融合，形成大片黄痂。病变区头发干枯、细黄、折断，参差不齐，发际处一般不受侵犯。自觉瘙痒，发展缓慢，多无自愈倾向，可遗留萎缩性瘢痕，形成永久性秃发。

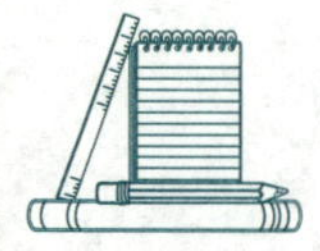

②白癣（白秃疮）：头皮可见圆形或不规则的灰白色鳞屑斑片，周围可继发小的卫星状小鳞

屑性斑片，病变区毛发失去光泽，外围绕以白色套样菌鞘，常在距头皮0.5cm左右处折断（高位断发）而参差不齐。自觉瘙痒。发展快，青春期可自愈，不留瘢痕。

③黑点癣：头皮见散在的小片白色鳞屑斑。病变区毛发则刚出头皮稍经摩擦即可折断（低位断发），残发留于毛囊口，外观如小黑点。自觉瘙痒。病程长短不一，青春期部分可自愈。

（2）*手足癣*　是指发于手、足部的浅部真菌感染性疾病。好发于成人，我国尤以南方常见，足癣多于手癣，夏季发病率高，且手、足癣可互相传染。

①足癣（脚湿气、臭田螺、烂脚丫）：发病有明显的季节性，常夏秋病重，冬春病轻。主要发于趾缝，也可见于足底。临床上常分为水疱型、糜烂型、鳞屑角化型3种。

水疱型：多发于趾间、足跖等处。初起为散在或成群的较深在水疱，伴有明显瘙痒，水疱壁厚，内容物清澈，不易破裂；数日后疱液干涸或融合成多房性水疱，撕去疱壁可见蜂窝状基底及鲜红色糜烂面。

糜烂型：多发于趾缝间，尤以3、4趾间多见。趾间皮肤潮湿、浸渍、发白，易于剥脱，常因剧痒而搔抓、摩擦后露出鲜红色基底面，并伴有特殊臭味。易继发感染，如并发淋巴管炎、丹毒等。

鳞屑角化型：多发于足跟两侧及足底。皮损可见肥厚、粗糙、干燥、脱屑、皲裂等，呈苔藓样改变。老年人多见，常由水疱型发展而来。伴有瘙痒感，冬季发生皲裂时可疼痛剧烈。

②手癣（鹅掌风）：多由足癣继发感染所致。常单侧发病，也可波及双手。初期于掌心或指缝处可见针头大小的水疱，数目多少不一，疱液干涸后脱屑，中心向愈，四周继发疱疹，较严重者可波及手背与腕部。反复发作水疱、脱屑，可致皮肤干燥、粗糙、肥厚，皮纹加宽，皮沟加深，失去正常的光泽与柔韧性，触之有粗涩感，久之累及整个手掌，宛如鹅掌。自觉瘙痒，每于夏季起水疱时病情加重，冬季时由于干裂而疼痛。

（3）*甲癣（灰指甲）*　是指发于趾（指）甲的浅部真菌感染性疾病。多见于成人，常由手足癣继发感染所致。起病时大多发于单个趾（指）甲，逐步累及其他趾（指）甲，甲板增厚、翘起，甲板与甲床分离，前缘如虫蚀样，残缺不整，久之甲板可完全被破坏，高低不平，失去光泽，变脆，蛀空，呈灰褐色或白色等。一般无自觉症状。

（4）*体癣及股癣*　是指发于除头皮、毛发、掌跖、甲板以外皮肤上的浅部真菌感染性疾病。若局限于腹股沟、会阴和肛门周围者，称为股癣。多在夏季发作或加重，入冬后痊愈或减轻。好发于青壮年男性，多有手足癣病史。

①体癣（圆癣、铜钱癣）：皮疹好发于颜面、颈部、躯干、四肢等处。初为丘疹或水疱，逐渐形成边界清楚的圆形或钱币状红斑，其上覆盖细薄鳞屑，病灶中央常自愈，可伴脱屑或色素沉着，但易向周围扩展蔓延，周边稍隆起，有丘疹、水疱、鳞屑、痂等，可形成环形，有时亦可互相融合形成多环形或损害中央发生新皮疹而形成同心环形，可侵犯毳毛。自觉瘙痒，易反复发作。

②股癣（阴癣）：皮疹好发于股内侧，可单侧或对称分布，可向上、向下蔓延，累及臀部、下腹部等。基本损害同体癣，但由于该部位多汗潮湿，易受摩擦，常因搔抓而出现糜烂，发展较快。可继发湿疹样变或苔藓样变。

（5）*花斑癣*　是一种侵犯浅表角质层的慢性皮肤真菌病。好发于多汗体质青年男性，夏季多发。好发于胸背、面颈、肩胛等多汗部位。皮疹以色素减退或加深的糠秕状鳞屑斑为特征。初起为围绕毛孔的圆形点状斑疹，以后逐渐增大至甲盖大小，边缘清楚，邻近皮损可融合成不规则大片形，而周围又有新皮疹出现，表面附有少量的糠秕样鳞屑，易剥脱，可呈肤色、灰白

色、淡黄色、淡红色、褐色或棕黄色不等，状如花斑。皮疹无炎性反应，病程慢性，自觉微痒，夏重冬轻，次年可再发。

2. 辅助检查　皮损处取样镜检可发现致病真菌孢子及菌丝。真菌培养为阳性。

【鉴别诊断】

1. 脂溢性皮炎　应与头癣鉴别。脂溢性皮炎多见于青壮年，白色鳞屑堆叠，伴有脱发而不断发，无传染性。真菌镜检阴性。

2. 白癜风　应与花斑癣鉴别。白癜风皮损为白色或乳白色斑片，白斑中毛发也可变白，边缘有色素沉着，一般无鳞屑，无传染性。真菌镜检阴性。

3. 风热疮　应与花斑癣鉴别。风热疮先有母斑存在，然后有子斑出现，皮疹淡红色，皮损长轴沿肋骨方向排列，瘙痒剧烈，有自限性。

4. 红癣　应与体癣及股癣鉴别。红癣为股内侧不规则的大片淡红色斑片，边缘无丘疹、疱疹等。镜检为微细棒状杆菌，而无真菌。

5. 摩擦红斑　应与体癣及股癣鉴别。摩擦红斑多见于婴儿或肥胖成人，患处潮红肿胀，重者可出现糜烂、渗出，但边缘无丘疹、疱疹等。镜检无真菌感染。

6. 手部湿疮　应与鹅掌风鉴别。手部湿疮常对称发生，皮损多形性，边界不清楚，瘙痒剧烈，可反复发作。

7. 掌跖角化病　应与鹅掌风及脚湿气鉴别。掌跖角化病多自幼年发病，手掌、足底有对称性的角化和皲裂，无水疱等炎症反应。

【治疗】

本病以杀虫止痒为主要治法，必须坚持彻底治疗。以外治为主；若皮损广泛，自觉症状较重时，或抓破感染时，则以内治与外治相结合为宜。抗真菌药物治疗有一定的优势，可中西医结合治疗。

1. 辨证论治

（1）内治

①湿热蕴结证

证候：肥疮、脚湿气等见皮损蔓延泛发，浸淫，或大部分头皮、毛发受累，黄痂堆积，或手掌皮下水疱，或趾间糜烂、浸渍剧痒；苔腻，脉濡。

治法：清热祛湿。

方药：苦参汤加减。

②血虚风燥证

证候：白秃疮、鹅掌风等症见皮损广泛，头部白屑斑驳，断发，或手如鹅掌，粗糙开裂，瘙痒难忍或疼痛；苔薄白或薄腻，脉细。

治法：疏风止痒，养血润燥。

方药：消风散合四物汤加减。

（2）外治

1）头癣　其方法和步骤为剪发→洗头→搽药→消毒。

①剪发：治疗前先用剪刀将病区的头发剪平（切忌用刀剃，以免感染扩散），剪至毛根部为宜，注意勿伤及头皮。以后每周剪发 1 次。

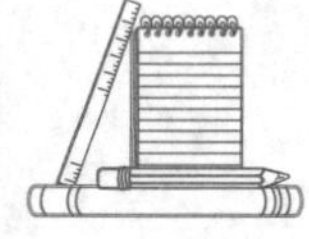

②洗头：每日搽药前可选用 10% 明矾水、温肥皂水、2% 酮康唑洗剂或 2% 蛇床子水洗头 1 ～ 2 次。

③搽药：外搽5%～10%硫黄软膏、5%水杨酸软膏、1%特比萘芬霜、1%联苯霜或2%酮康唑霜等，每日2次，用8周。

④消毒：对患者的生活用品，如衣、被、毛巾、梳子、理发工具、帽子等，应每周煮沸或用其他灭菌措施消毒1次。

2）手足癣

①水疱型：可选用一号癣药水、复方土槿皮酊、复方间苯二酚搽剂、10%～30%冰醋酸液外搽。

②糜烂型：可选用1∶1500高锰酸钾溶液、3%硼酸溶液或用马齿苋、生地榆、黄柏、枯矾等煎水湿敷。

③鳞屑角化型：若角化增厚明显者，可先用10%水杨酸软膏厚涂，外用油纸包扎，每晚1次，使厚层角质剥脱；然后再用抗真菌药物如复方水杨酸苯甲酸软膏、1%酮康唑霜、1%特比萘芬霜等外搽。

3）甲癣　先祛除病甲，选用40%尿素霜封包，待病甲软化后无痛拔除；亦可采用手术拔甲。祛除病甲后用抗真菌的药物如1%联苯苄唑霜等外搽，直至长出正常指甲。

4）体癣和股癣　可选用水杨酸苯甲酸酊、1%特比萘芬软膏、复方间苯二酚搽剂、2%咪康唑等外搽。治疗股癣时由于股部皮肤嫩，注意不要用刺激性强的外用药物；若有皮损糜烂疼痛者，宜用青黛膏外搽。

5）花斑癣　可先用40%硫代硫酸钠液外搽，稍干后再搽4%稀盐酸液，每日1次；也可用50%丙二醇溶液、2%克霉唑霜、2%酮康唑霜、1%联苯苄唑霜等外搽。

2. 其他疗法　可选取伊曲康唑（斯皮仁诺）、特比萘芬、氟康唑、灰黄霉素等，用于皮损广泛及顽固不化的癣。但肝功能不良者，以上药均应慎用。伊曲康唑与灰黄霉素为脂溶性药物，与脂肪类食物同服可促进药物的吸收，应加以注意。灰黄霉素主要用于治疗头癣，若同时服用茵陈煎剂（每日30g，水煎服），则可减少灰黄霉素对肝脏的毒害作用。

【预防与调护】

1. 重视个人、家庭及集体卫生，不共用毛巾、脚盆、拖鞋等。
2. 对癣病患者应早发现、早治疗，坚持治疗，以便巩固疗效。
3. 针对不同癣病传染途径做好消毒灭菌工作，同时对患癣病的动物也应及时处理。
4. 对学校、浴室、理发室、旅店等公共场所，要加强宣传教育和卫生管理。

项目八　虫咬皮炎

【学习目标】

1. 掌握：虫咬皮炎的辨证论治。
2. 熟悉：虫咬皮炎的临床表现。
3. 了解：虫咬皮炎的预防与调护。

虫咬皮炎是被致病虫类叮咬，接触其毒液或虫体的毒毛而引起的一种皮肤炎性反应。此为西医学病名，类似于中医学的“虫咬伤”。较常见的致病害虫有蠓、螨、隐翅虫、刺毛虫、跳

蚤、虱类、臭虫、飞蛾、蜂等。其临床特点是皮肤上呈丘疹样风团，上有针尖大小的瘀点、丘疹或水疱，呈散在性分布；常见于春末至初秋高温季节，儿童及室外活动者易于发病。

【病因病机】

人体皮肤被昆虫叮咬，接触其毒液，或接触虫体的有毒毛刺，邪毒侵入肌肤，致营卫气血不畅而发病；热毒炽盛，蒸灼肌肤，则起紫红色斑点，灼热瘙痒或疼痛。

【诊断】

好发于头面、四肢等暴露部位。

初起为丘疹或风团，皮损中央常可见有刺吮点，散在分布或数个成群。由于搔抓而水疱破裂，引起糜烂，有的可继发感染，引起附近淋巴结肿痛；自觉奇痒，灼热红肿或疼痛。一般无全身不适，严重者有畏寒发热、头痛、恶心、胸闷、呼吸困难等全身中毒症状。

因虫类不同，其皮损表现也有差异。

1. 蠓虫皮炎 叮咬后局部出现瘀点和黄豆大小的风团，奇痒难忍。个别发生水疱，甚至引起丘疹性荨麻疹。

2. 螨虫皮炎 粟米至黄豆大小的红色丘疱疹，或为紫红色的肿块或风团，有时可见到虫咬的痕迹，或因搔抓而有抓痕和血痂。

3. 隐翅虫线状皮炎 皮损多呈线状或条索状水肿性红斑，上有密集的丘疹、水疱或脓疱；自觉灼热、疼痛。

4. 蜂螫皮炎 伤处有烧灼感，或显著的痛痒感；如被群蜂同时螫伤，可产生大面积的肿胀。可伴有头晕、恶心、呕吐等症状，严重者可发生晕厥。

【治疗】

本病以预防为主，发病后以外治为主。轻者外治可愈，重者内、外合治。内治主要为清热解毒止痒。外治是关键。

1. 辨证论治

（1）内治

热毒蕴结证

证候：皮疹较多，成片红肿，水疱较大，瘀斑明显，皮疹附近臖核肿大；伴畏寒、发热、头痛、恶心、胸闷；舌红，苔黄，脉数。

治法：清热解毒，消肿止痒。

方药：五味消毒饮合黄连解毒汤加减。剧烈瘙痒者，加地肤子、白鲜皮、紫荆皮。

（2）外治

①初起红斑、丘疹、风团等皮损者，用马齿苋、大青叶、黄芩、蒲公英等适量煎汤冷湿敷。

②生于毛发处者，剃毛后外搽 50% 百部酊杀虫止痒。

③感染毒邪，水疱破后糜烂红肿者，可用马齿苋煎汤冷湿敷，再用香油调消炎散外涂。

④蜂螫皮炎应拔去毒刺，火罐吸出毒汁，消毒后外用紫金锭磨水涂搽。

2. 其他疗法

（1）西药内服可选用抗组胺类药物。

（2）外擦炉甘石洗剂或 5% 樟脑乙醇止痒。

【预防与调护】

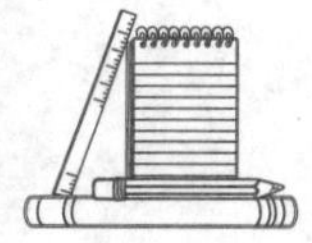

1. 保持环境清洁卫生，消灭害虫。

2. 衣服、被褥应勤洗勤晒，防虫藏身。

3. 儿童户外玩耍要涂防蚊虫叮咬药物。

4. 发病期间忌食海鲜鱼腥发物；多饮水，多吃蔬菜、水果，保持大便通畅。

项目九　疥　疮

【学习目标】

1. 掌握：疥疮的辨证论治。
2. 熟悉：疥疮的临床表现。
3. 了解：疥疮的预防与调护。

疥疮是由疥虫（人型疥螨）侵入皮肤所致的一种接触传染性皮肤病。中医学尚有“虫疥”“癞疥”“干疤疥”之称。其临床特点是夜间奇痒，皮损以丘疹、疱疹、隧道为主，可找到疥虫；传染性强，易在家庭和集体生活环境中相互传染。

本病中、西医学均称为疥疮。

【病因病机】

中医学认为腠理不密，风湿热邪郁阻肌肤，则皮肤起丘疹、瘙痒；湿热浸淫则起水疱，甚则糜烂化脓。

西医学认为本病由疥螨所致。疥螨俗称疥虫。人的疥疮主要由人型疥虫所致。疥虫较小，雄虫寄生于皮肤表面，夜间雄虫与雌虫在体表交配后不久即死亡，而雌虫在交配后 20 ～ 40 分钟内钻入皮肤角质层内，并在其中生活、产卵，而每一卵经孵化为幼虫再生长为成虫需要 7 ～ 10 日。疥虫离体后可存活 2 ～ 3 日。疥虫可由人与人之间直接接触传染，或间接接触患者使用过的被褥、衣服等间接接触传染。寄生于动物的疥虫如兔疥虫、狗疥虫等可在人畜间相互传染，但症状轻微。疥虫白天基本不动，主要在夜间活动，叮咬皮肤致皮肤损害及自觉剧烈瘙痒。

【诊断】

1. 临床表现

（1）有接触传染史，易在家庭和集体生活的人群中流行，冬春季节多见。

（2）好发于皮肤嫩薄和皱褶处，如指缝、腕屈侧、肘窝、腋窝、女性乳房下、下腹部、股内侧、外生殖器等部位。成人一般不会累及头面和掌跖部，但婴幼儿可累及头面及掌跖部。

（3）皮损主要为丘疹、丘疱疹、小水疱、隧道、结节和结痂。丘疹、丘疱疹散在或密集成群；水疱多见于指缝、腕部等处；隧道为疥疮特异性皮损，长 5 ～ 10mm，弯曲、微隆，呈淡灰色或皮色，末端常有丘疹或水疱，为疥虫隐藏之处；结节一般发生于阴囊、阴茎或阴唇等处，为绿豆至黄豆大半球形炎性硬结。婴幼儿疥疮掌跖部常有脓疱。

（4）自觉剧烈瘙痒，尤以夜间或遇热时为甚，夜间常影响睡眠。由于搔抓可继发湿疹样变或感染，并可引起脓疱疮、疖病、淋巴结炎等，甚至并发肾炎。

2. 辅助检查　刮取水疱、丘疹或隧道内容物，置于载玻片上，用低倍镜观察，可发现成虫、幼虫，以及椭圆形、淡黄色薄壳虫卵。

【鉴别诊断】

1. 皮肤瘙痒症 好发于四肢，重者可延及全身。皮损主要表现为抓痕、血痂和脱屑等继发性损害，而无原发性损害。也无疥疮特有的丘疹、水疱和隧道。

2. 丘疹性荨麻疹 好发于儿童，多见于夏秋季节。皮损多发于四肢暴露部位，主要表现为红斑、风团，呈纺锤形，中央部位有小丘疹或小水疱。

【治疗】

本病以杀虫止痒为主要治法。以外治为主，一般不需要内治；若抓破染毒时，须内治与外治相结合。须隔离患者，患者衣物用具应消毒，家庭或同宿舍内的患者应同时治疗。

1. 辨证论治

（1）内治

①风湿热证

证候：皮损为丘疹、丘疱疹或结痂；伴肌肤瘙痒剧烈、便秘、溲赤；舌质红，苔黄，脉数。

治法：疏风清热，杀虫止痒。

方药：消风散加蛇床子、白鲜皮、百部等。

②湿热蕴结证

证候：皮损泛发，主要表现为丘疱疹、水疱、破溃渗液、浸淫糜烂，或脓疱多，或引起红丝走窜；伴淋巴结肿痛；舌质红，苔黄腻，脉滑数。

治法：清热化湿，解毒杀虫。

方药：黄连解毒汤合三妙丸加苦参、百部等。

（2）外治

1）常用药物　5% ～ 20% 硫黄软膏为古今治疗疥疮的特效药物。小儿用 5% ～ 10% 硫黄软膏，成人用 10% ～ 15% 硫黄软膏；若患病时间长，可用 20% 硫黄软膏，但浓度不宜过高，以免产生皮炎。

2）搽药的方法及步骤

①沐浴：先用花椒、地肤子、苦参、百部等药煎汤外洗，或用温水肥皂洗涤全身后再搽药。

②搽药：先搽皮损好发部位，再自颈部向下遍搽全身，婴幼儿头面、掌、跖亦搽。每日早、晚各 1 次，连用 3 ～ 4 日，有结节者可延长 1 ～ 2 日，为 1 个疗程。搽药期间不洗澡、不更衣。

③更衣、消毒：1 个疗程结束后仍以前法沐浴，浴后换用消毒衣被，并将换下的衣被、床单等进行煮沸或暴晒等消毒处理。停药观察 1 周，若有新皮疹者，再重复第 2 个疗程。

2. 其他疗法

（1）局部治疗　可用 1% 丙体 -666 霜（疥得治）、10% ～ 25% 苯甲酸苄酯乳、1% 麝香草旺霜、0.1% 氯菊酯乳剂、30% 硫代硫酸钠溶液及 1% 优力肤霜等，每日搽药 1 ～ 2 次。儿童、孕妇禁用 1% 丙体 -666 霜。

（2）皮损内注射　疥疮结节可采用皮损内注射皮质类固醇激素，药物可选择强的松龙或去炎松。

（3）紫外线照射　照射前患者自颈以下全身皮肤先用 10% 硫黄软膏均匀涂搽，揉搓 10 分钟，然后照射紫外线。

（4）冷冻治疗　可采用液氮冷冻治疗疥疮结节。

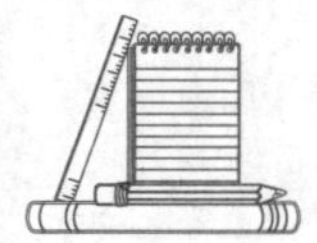

【预防与调护】

1. 重视个人卫生，勤洗澡，勤换衣服，被褥常洗晒。

2. 接触疥疮患者后用肥皂水洗手。患者用过的衣服、被褥等物品均应进行煮沸、暴晒等消毒处理。

3. 患者应积极进行隔离治疗，并避免搔抓，以免自身传播和继发感染。

4. 对公共场所物品定期严格消毒，并加强宣传教育和卫生管理。

5. 治疗期间忌食辛辣、醇酒及鱼腥发物。

项目十　湿　疮

【学习目标】

1. 掌握：湿疮的辨证论治。

2. 熟悉：湿疮的临床表现。

3. 了解：湿疮的预防与调护。

湿疮是一种皮损形态多样、瘙痒、糜烂、流滋的过敏性炎症性皮肤病。其临床特点是多形性损害，皮损对称分布，剧烈瘙痒，有湿润倾向，反复发作，易成慢性等。男女老幼皆可发病，而以先天禀赋不耐者为多，无明显季节性，但冬季常复发。根据病程可分急性、亚急性、慢性3类。急性者以丘疹、水疱为主，易渗出，多泛发全身；慢性者以苔藓样变为主，皮损固定在某些部位，反复发作。

湿疮因其发病部位、皮损形态不同而名称各异。如发于耳部者，称为旋耳疮；发于手部者，称为瘑疮；发于阴囊部者，称为肾囊风；发于脐部者，称为脐疮；发于肘、膝弯曲部位者，称为四弯风；发于乳头者，称为乳头风；皮损以丘疹为主者，称为血风疮或粟疮；浸淫全身，滋水较多者，称为浸淫疮。

本病相当于西医学的湿疹。

【病因病机】

由于禀赋不耐，饮食失节，或过食辛辣刺激、荤腥动风之物，脾胃受损，失其健运，湿热内生，又兼外受风邪，内外两邪相搏，风湿热邪浸淫肌肤所致。急性者以湿热为主；亚急性者多与脾虚湿恋有关；慢性者则多病久耗伤阴血，血虚风燥，乃至肌肤甲错。发于小腿者则常由经脉弛缓、青筋暴露，气血运行不畅，肤失濡养所致。

【诊断】

1. 按病程分类

（1）急性湿疮　相当于西医学的急性湿疹。急性发病，可发于体表任何部位，但以头面、耳后、手足、阴囊、女阴、肛周等处多见。皮损常为对称性和多形性（常有红斑、潮红、丘疹、丘疱疹、水疱、糜烂、流滋、结痂并存）；皮损常为片状或弥漫性红斑，上有多数密集的粟粒大小的丘疹、丘疱疹，基底潮红，由于搔抓，丘疹、丘疱疹顶端抓后流滋、糜烂及结痂；皮损中心较重，外周有散在的丘疹、红斑、丘疱疹，故边界不清。如不转化为慢性，1～2个月脱去痂皮而愈。自觉瘙痒剧烈，搔抓、肥皂热水烫洗、饮酒、食辛辣发物均可使皮损加重，瘙痒加剧，

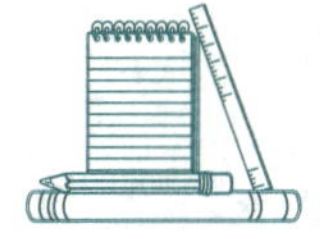

重者影响睡眠。

（2）亚急性湿疮　相当于西医学的亚急性湿疹。常由急性湿疮未能及时治疗，或处理不当，致病程迁延所致；亦可初发即为亚急性湿疮。皮损较急性湿疮轻，以丘疹、结痂、鳞屑为主，仅有少量水疱及轻度糜烂。自觉剧烈瘙痒，夜间尤甚。

（3）慢性湿疮　相当于西医学的慢性湿疹。常由急性和亚急性湿疮未能及时治疗或处理不当，长期不愈，或反复发作而成；部分患者一开始即表现为慢性湿疮的症状。皮损多局限于某一部位，如小腿、手足、肘窝、腘窝、外阴、肛门等处，表现为皮肤肥厚粗糙，触之较硬，色暗红或紫褐，皮纹显著或呈苔藓样变；皮损表面常附有鳞屑，伴抓痕、血痂、色素沉着，部分皮损可出现新的丘疹或水疱，抓破后有少量流滋。发生于手足、关节部位者常易出现皲裂，自觉疼痛，影响活动。患者自觉瘙痒，呈阵发性，夜间或精神紧张、饮酒、食辛辣发物时瘙痒加剧。病程较长，反复发作，时轻时重，可延至数月至数年。

2. 按部位分类　湿疮由于病因和性质有所不同，好发于某些特定部位，临床表现可有一定的特异性。常见特定部位的湿疮有以下几种：

（1）耳部湿疮　又称旋耳疮。多发生在耳后皱襞处，也可见于耳轮上部及外耳道。皮损表现为红斑、流滋、结痂及皲裂，有时带脂溢性，常两侧对称。

（2）头部湿疮　多由染发剂、生发剂、洗发剂等刺激所引起。呈弥漫性，甚至累及整个头皮，可有脓性流滋，覆以或多或少的黄痂，痂多时可将头发黏结成团，或化脓染毒，发生臭味，甚至可使头发脱落。

（3）面部湿疮　常见于额部、眉部、耳前等处。皮损为淡色或微红的斑，其上有或多或少的鳞屑，常对称分布，自觉瘙痒。由于面部经常洗擦或应用化妆品刺激，病情易反复发作。

（4）乳房湿疮　主要见于女性。损害局限于乳头，表现为潮湿、糜烂、流滋，上覆以鳞屑，或结黄色痂皮，反复发作可出现皲裂、疼痛、自觉瘙痒。

（5）脐部湿疮　皮损为位于脐窝的鲜红或暗红色斑片，或有糜烂、流滋、结痂，皮损边缘清楚，不累及外周正常皮肤，常有臭味，自觉瘙痒，病程较长。

（6）手部湿疮　极为常见，好发于手背及指端掌面，可蔓延至手背或手腕部。皮损形态多样，边界不清，表现为潮红、糜烂、流滋、结痂；至慢性时，皮肤肥厚粗糙，因手指经常活动而皲裂。病程较长，顽固难愈。

（7）阴囊湿疮　常局限于阴囊皮肤，有时可延至肛周，甚至阴茎部。有潮湿型和干燥型两种：前者表现为整个阴囊肿胀、潮红、轻度糜烂、流滋、结痂，日久皮肤肥厚，皮色发亮，色素加深；后者潮红、肿胀不如前者，皮肤浸润变厚，呈灰色，上覆鳞屑，且有裂隙，因经常搔抓而有不规则的小片色素脱失，瘙痒剧烈，夜间更甚，常影响睡眠和工作。

（8）小腿湿疮　好发于小腿下1/3内侧。常伴有青筋暴露，皮损呈局限性暗红斑，密集丘疹、丘疱疹，糜烂、流滋，日久皮肤肥厚、色素沉着。常伴发小腿溃疡。部分患者皮损中心色素减退，可形成继发性白斑。

3. 钱币状湿疮　是湿疮的一种特殊类型，因皮损似钱币状而得名。常发于冬季，与皮肤干燥同时发生。皮损好发于手足背、四肢伸侧、肩、臀、乳房等处。皮损为红色小丘疹或丘疱疹，密集而呈钱币状，滋水较多。慢性者皮肤肥厚，表面有结痂及鳞屑，皮损的周围散发丘疹、水疱，常呈“卫星状”。自觉瘙痒剧烈，反复发作，不易治愈。

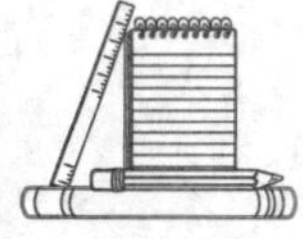

4. 婴儿湿疮　又称奶癣、胎敛疮。多见于1～2岁人工哺育的婴儿，常有家族过敏史。皮损好发于头面，重者可延及躯干和四肢。多先起于头面部，为簇集的或散在的红斑、丘疹，在头皮、眉部可有黄色鳞屑和滋痂，常因过度搔抓、洗烫而致糜烂、流滋，甚则延及躯干、四肢。常易继发感染而伴发热、纳差等全身症状。其中湿性者多发于 3 ～ 6 个月的肥胖婴儿，以红斑、水疱、糜烂、流滋为主；干性者好发于 1 岁以上的瘦弱小儿，呈皮肤潮红、干燥、脱屑，或有丘疹和斑片浸润，常反复发作，不易治愈。

【鉴别诊断】

1. 接触性皮炎　应与急性湿疮相鉴别。本病有明确的接触过敏物病史；常见于暴露或接触部位；皮损以红斑、水疱或大疱为主，边界清楚；祛除病因后很容易痊愈，不复发。

2. 牛皮癣　应与慢性湿疮相鉴别。本病多发于颈、肘、尾骶部位，皮损分布常不对称；有典型的苔藓样变，阵发性瘙痒，皮损倾向干燥；无多形性损害。

【治疗】

1. 辨证论治　本病以清热利湿止痒为主要治法。内治急性期以清热利湿为主，慢性期以养血润肤为主。外治宜用温和的药物，以免加重病情。

（1）内治

①湿热浸淫证

证候：发病快，病程短。皮损广泛，潮红灼热，红斑、丘疹，渗液流汁，瘙痒无休；伴身热、心烦、口渴、大便干结、小便短赤；舌红，苔薄白或黄，脉滑或数。

治法：清热利湿，解毒止痒。

方药：龙胆泻肝汤加减。水疱较多，渗液流汁者，加茵陈、土茯苓、鱼腥草；瘙痒剧烈者，加苦参、地肤子、白鲜皮。

②脾虚湿蕴证

证候：发病缓慢。皮损潮红，瘙痒甚剧，抓后糜烂渗出，可见鳞屑；伴有纳少、疲乏、腹胀便溏；舌淡胖，苔白或腻，脉濡缓。

治法：健脾利湿，清热止痒。

方药：除湿胃苓汤或参苓白术散加减。瘙痒剧烈者，加苦参、黄柏、白鲜皮。

③血虚风燥证

证候：病程久，反复发作。皮损色暗或色素沉着，或皮损粗糙肥厚，鳞屑，剧痒；伴头晕眼花、失眠多梦、口干不欲饮、纳差腹胀；舌淡，苔白，脉细弦。

治法：养血润肤，祛风止痒。

方药：当归饮子或四物消风散加减。皮损肥厚者，加丹参、鸡血藤、乌梢蛇；剧痒难眠者，加珍珠母、夜交藤、酸枣仁。

（2）外治

①急性湿疮：初期仅有潮红、丘疹或少数水疱而无渗液时，外治宜清热止痒，可选用苦参、黄柏、地肤子等中药煎汤洗浴，或用 10% 黄柏溶液外搽；若水疱糜烂，渗出明显时，外治宜收敛、清热、止痒，可选用黄柏、生地榆、马齿苋、野菊花等中药煎汤，或用三黄洗剂冷湿敷，再用青黛散麻油调搽。急性湿疮后期滋水减少时，外治宜保护皮损、润肤止痒，可选用黄连软膏、青黛膏外搽。

②亚急性湿疮：外治原则为清热燥湿，收敛止痒。可选用三黄洗剂、黄连油、3% 黑豆馏油、5% 黑豆馏油软膏外搽。

③慢性湿疮：外治原则为活血化瘀，润肤止痒。可选用各种软膏、乳剂，一般可外搽青黛膏、5% 硫黄软膏、5% ～ 10% 复方松馏油软膏、10% ～ 20% 黑豆馏油软膏、皮质类固醇激素软膏。

2. 其他疗法

（1）西医治疗

①内服药：以抗感染、止痒为目的，选用抗组胺药、镇静剂，如扑尔敏、苯海拉明、酮替芬、氯雷他啶、西替利嗪等，可选用 1 ～ 2 种药。急性者可选用钙剂、维生素 C、硫代硫酸钠等静脉给药，或用普鲁卡因静脉封闭疗法。合并感染者加用抗生素。

②外用药：急性期无渗液者用氧化锌油，渗出多者用 3% 硼酸溶液湿敷，当渗出减少时用糖皮质激素霜剂，可与油剂交替使用；亚急性期用糖皮质激素乳剂、糊剂；慢性期选用软膏、硬膏、涂膜剂。对顽固局限肥厚性损害可用糖皮质激素做局部皮内注射，每周 1 次，4 ～ 6 次为 1 个疗程。

（2）中成药治疗　中药雷公藤口服治疗，但对未成年者不宜使用。其他成药如当归片、清解片、龙胆泻肝丸、二妙丸、黄柏胶囊等亦可使用。

（3）物理疗法　对于慢性肥厚性损害久治不愈者，可予以液氮冷冻等治疗。

【预防与调护】

1. 急性湿疮，忌用热水烫洗和肥皂等刺激物洗涤患处。

2. 应避免搔抓，并忌食辛辣、牛肉、羊肉、鱼虾等发物。

3. 急性湿疮或慢性湿疮急性发作期间不宜进行预防接种。

4. 寻找诱因，防止复发。

项目十一　接触性皮炎

【学习目标】

1. 掌握：接触性皮炎的辨证论治。

2. 熟悉：接触性皮炎的临床表现。

3. 了解：接触性皮炎的预防与调护。

接触性皮炎是指因皮肤或黏膜接触某些外界物质或药物后，在接触部位因过敏或强烈刺激所引起的皮肤急性炎症反应。其临床特点是病变前均有明显的致病物质接触史，在接触部位发生边缘鲜明的损害，轻者为水肿性红斑，较重者有丘疹、水疱，甚至大疱，更重者可有表皮松解，甚至坏死，形态比较一致，自觉灼热瘙痒，甚至灼痛。

在中医文献中没有一个统一的病名来概括接触性皮炎，而是根据接触物质的不同及其引起的症状特点而有不同的名称。如因漆刺激而引起者，称漆疮；因贴膏药引起者，称膏药风；因接触马桶引起者，称马桶癣等。

【病因病机】

由于患者禀赋不耐，皮肤腠理不密，接触某些致敏物质如漆、药物、塑料、橡胶制品、染料和某些植物的花粉、叶、茎等，使毒邪侵入皮肤，蕴郁化热，邪热与气血相搏，外泛肌肤而成。但体质因素是发病的主要原因，同一物质，只有禀赋不耐者接触后才会发病。

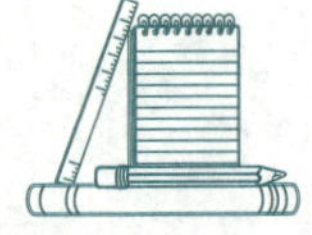

【诊断】

1. 临床表现

（1）本病发生前有明显的接触史。除强酸、强碱等强烈刺激物可立即发生皮损而无潜伏期外，大多经过一定的潜伏期，第一次接触在 4 ～ 5 天以上，再次接触发病时间则缩短，多数在数小时或 1 天左右。一般急性发病，常见于暴露部位，如面、颈、四肢。皮损的形态、范围、严重程度取决于接触物质的种类、性质、浓度，接触时间的久暂，接触部位和面积的大小，以及机体对刺激物的反应程度。

（2）皮损一般为红斑、丘疹、水疱或大疱、糜烂、渗出等，一个时期内以某一种为主，皮损多局限于接触部位，边界清楚，形状与刺激物大抵一致。若为强酸、强碱或其他强烈化学物质接触，常可引起坏死或溃疡。若发生在组织疏松部位，如眼睑、包皮、阴囊处，则表现为皮肤局限性水肿，皮肤光亮，无明确边缘。若患者反应强烈，则皮疹不局限于接触部位，还可播散到其他部位，甚至泛发于全身。

（3）自觉瘙痒、灼热感，重者疼痛。少数患者伴有怕冷、发热、头痛、恶心等全身症状。

（4）病因祛除和恰当处理后可在 1 ～ 2 周痊愈。但反复接触或处理不当，可转变为亚急性或慢性，皮损表现为肥厚粗糙，呈苔藓样变。

2. 辅助检查　皮肤斑贴试验阳性。

【鉴别诊断】

1. 急性湿疮　无明显接触史；皮损为多形性、对称性，部位不定，边界不清楚；病程较长，易转变为慢性。

2. 颜面丹毒　无异物接触史；全身症状严重，常有寒战、高热、头痛、恶心等症状；皮损以水肿性红斑为主，形如云片，色如丹涂脂染；自觉灼热、疼痛而无瘙痒。

【治疗】

及早发现病因，避免再次接触可疑致敏物质。治疗以清热解毒为主。

1. 辨证论治

（1）内治

①热毒湿蕴证

证候：起病急骤。皮损鲜红肿胀，其上有水疱或大疱，水疱破裂后则糜烂渗液；自觉灼热、瘙痒；伴发热、口渴、大便干结、小便短赤；舌红，苔微黄，脉弦滑数。

治法：清热利湿，凉血解毒。

方药：龙胆泻肝汤合犀角地黄汤加减。滋水多者，加土茯苓、茵陈、马齿苋；红肿广泛者，加紫荆皮、桑白皮、车前草。

②血虚风燥证

证候：见于病变后期，病情反复发作，接触过敏物部位皮损肥厚干燥，有鳞屑，或呈苔藓样变；瘙痒剧烈，有抓痕及血痂；舌质暗红，苔薄微黄，脉弦细数。

治法：养血润燥，祛风止痒。

方药：当归饮子合消风散加减。瘙痒甚者，加僵蚕、紫荆皮、白鲜皮。

（2）外治　用药宜简单、温和、无刺激性。

①红肿、丘疹为主者，选用三黄洗剂外搽，或青黛散冷开水调或加入 1% ～ 2% 樟脑、5% 薄荷脑粉外搽，每天 5 ～ 6 次。

②伴大量渗出、糜烂者，选用绿茶、马齿苋、黄柏、蒲公英、桑叶等组方煎汤外洗，或用10% 黄柏溶液湿敷，漆疮可用鬼箭羽、冬桑叶、马齿苋煎汤湿敷或洗涤。

③糜烂、结痂者，选用青黛膏外搽。

④皮肤肥厚粗糙、有鳞屑，或发生苔藓样变者，选用软膏或霜剂，如 3% 黑豆馏油、糠馏油或皮质类固醇激素类软膏。

2. 其他疗法

（1）西药可选用抗组胺类药、维生素 C 和钙剂治疗。

（2）皮损较重时，可短期应用皮质类固醇激素治疗。

（3）伴有继发性细菌感染时应选用抗生素口服或注射治疗。

（4）外治可选用 3% 硼酸溶液湿敷或 2% 间苯二酚硫黄糊剂外搽。

【预防与调护】

1. 明确病因，找出致敏原，避免再次接触过敏物质。

2. 多饮开水，并给予易消化的饮食，忌食辛辣、鱼腥、油腻等发物。

3. 不宜用热水或肥皂水洗澡，避免摩擦搔抓，禁用刺激性强的外用药物。

4. 与职业有关者应加强防护措施。

项目十二　药　疹

【学习目标】

1. 掌握：药疹的辨证论治。

2. 熟悉：药疹的临床表现。

3. 了解：药疹的预防与调护。

药疹是指药物通过口服、注射或皮肤黏膜直接用药等途径进入人体后，所引起的皮肤或黏膜的急性炎症反应。其临床特点是发病前有用药史，并有一定的潜伏期，常突然发病，皮损形态多样，颜色鲜艳，可泛发或仅限于局部。

本病相当于西医学的药物性皮炎，亦称药疹。

【病因病机】

总由禀赋不耐，药毒侵犯所致。风热之邪侵袭腠理，入里化热，热入营血，血热妄行，溢于肌肤；或禀血热之体，受药毒侵扰，火毒炽盛，燔灼营血，外发皮肤，内攻脏腑；或禀湿热之体，受药毒侵扰，体内湿热蕴蒸，郁于肌肤；病久药毒灼伤津液，气阴两伤，肌肤失养。

引起本病的药物较多，常见引起药毒的药物有抗生素类、解热镇痛类、磺胺类、巴比妥类、安眠药及各种预防接种的生物制品。近年来也有某些中药、中成药引起药毒的报道。

【诊断】

1. 临床表现　本病临床表现复杂，但基本具有以下特征：

（1）发病前有用药史。

（2）有一定的潜伏期，第一次发病多在用药后 5 ～ 20 天，重复用药常在 24 小时内发生，短者甚至在用药后瞬间或数分钟内发生。

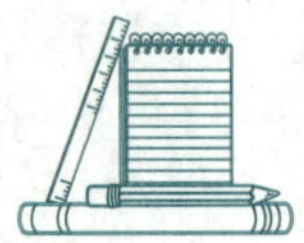

（3）突然发病，自觉灼热瘙痒，重者伴有发热、倦怠、纳差、大便干燥、小便短赤等全身症状。

（4）皮损形态多样，颜色鲜艳，除固定红斑型药疹外，常对称分布。

2. 常见类型

（1）荨麻疹样型　皮损同荨麻疹，但较一般荨麻疹色泽更红艳，持续不退，剧痒刺痛，重者出现口唇、包皮等皮肤黏膜疏松部位的血管神经性水肿。

（2）麻疹样或猩红热样型　皮疹为针头至米粒大小的丘疹或斑丘疹，稀疏或密集分布，或初起为小片红斑，从面、颈、上肢、躯干向下发展，可遍布全身，相互融合；伴面部、四肢肿胀。有自上而下的发疹顺序，以躯干为主，也可扩展到四肢。皮损焮红灼热，常有不同程度的瘙痒。

（3）多形红斑样型　皮疹为豌豆至蚕豆大小、圆形或椭圆形的水肿性红斑或丘疹，中央常有水疱，边缘带紫色，对称性发于全身，以四肢为多；常伴有发热、关节痛、腹痛等全身症状。严重者口腔、外阴黏膜也出现水疱、糜烂，疼痛剧烈。

（4）固定红斑型　皮疹为局限性圆形或椭圆形水肿性红斑，颜色鲜红或紫红，边界清楚，重者中央有水疱。皮疹可单发或多发，可发生于全身任何部位，但以口唇及口周、龟头、肛门等处的皮肤黏膜为最常见。愈后留有色素沉着，发作愈频则色素越深。再次服用同种药物后则在同一部位发生，也可同时增加新的损害。

（5）剥脱性皮炎型　此型较为严重，且起病较急，呈进行性加重。初期多为麻疹、猩红热样表现，继而全身皮肤潮红、肿胀，呈鲜红色或棕红色，大量脱屑，手足部可出现手套或袜套样剥脱，脱屑持续1个月左右，重者毛发、指甲都可以脱落；可伴有恶寒、高热（39℃以上），烦躁口渴，甚至有肝肾损害而出现昏迷、衰竭。部分可出现糜烂、渗出、结痂。病程常超过1个月，甚至更长时间。

（6）大疱性表皮松解型　此型为本病中最严重的一种，死亡率高。其发病重，常伴有高热、烦躁，严重者可出现神昏谵语，甚至昏迷。皮疹为大片鲜红色或紫红色斑片，自觉灼痛，迅速出现松弛性水疱及大疱，形似烫伤，尼氏征（又称棘层细胞松解现象检查法）阳性，大疱易擦破，创面为牛肉样红色。

（7）湿疹皮炎样型　此型特殊，部分患者可因外用药物过敏引起接触性皮炎后，再经内服、注射或外用相同或类似药物后导致发生泛发性或对称性湿疹样损害的皮疹，自觉剧烈瘙痒，或有发热不适等全身症状。

3. 辅助检查

（1）血常规检查见白细胞计数增多，常伴有嗜酸性粒细胞增高。

（2）若多脏器受累，可见肝功能异常，血清转氨酶增高；或导致肾功能异常，出现血尿、蛋白尿，血尿素氮、肌酐增高。心脏受累，可见心电图异常。

【鉴别诊断】

1. 麻疹　麻疹发病前先有上呼吸道卡他症状，如鼻流清涕等，眼结膜充血，怕光，发热2～3天后出疹；口腔颊黏膜可见小点状白色科泼力克斑。

2. 猩红热　猩红热皮疹出现前全身症状明显，出现高热、头痛、咽痛等；典型者有杨梅舌、口周苍白圈。

【治疗】

停用一切可疑药物，以清热利湿解毒为主。重症宜中西医结合治疗。

1. 辨证论治

（1）内治

①湿毒蕴肤证

证候：皮疹为红斑、丘疹、风团、水疱，甚则糜烂渗液，表皮剥脱；伴灼热剧痒、口干、大便燥结、小便短赤，或有发热；舌红，苔薄白或黄，脉滑或数。

治则：清热利湿，解毒止痒。

方药：龙胆泻肝汤加减。伴发热者，加生石膏；肿胀糜烂者，加白茅根、茵陈；剧烈瘙痒者，加白鲜皮、地肤子；大便燥结者，加生大黄。

②热毒入营证

证候：皮疹鲜红或紫红，甚则为紫斑、血疱，皮损泛发全身，侵犯黏膜，灼热痒痛；伴严重的全身症状或内脏损害，如寒战高热、神志不清、口唇焦燥、口渴不欲饮、大便干结、小便短赤；舌红绛，苔少或镜面舌，脉洪数。

治法：清热凉血，解毒护阴。

方药：清营汤加减。神昏谵语者，加服紫雪丹或安宫牛黄丸；尿血者，加大蓟、小蓟、侧柏叶；热盛者，加生石膏、牡丹皮。

③气阴两虚证

证候：严重药疹后期大片脱屑、黏膜剥脱；伴低热、神疲乏力、气短、口干欲饮；舌红，少苔，脉细数。

治则：益气养阴，清解余热。

方药：增液汤合益胃汤加减。脾胃虚弱者，加茯苓、白术、山药、黄芪。

（2）外治

①局部皮损潮红肿胀、糜烂渗出者，用马齿苋或黄柏煎汤冷湿敷，每日 2 次，每次 30 分钟，湿敷后用祛湿散麻油调敷皮损处。

②全身片状红斑、瘙痒、脱屑明显者，可用单味中药如黄柏、当归、丹参、马齿苋、白鲜皮等或中药复方煎汤外洗。皮损脱屑干燥者，可用麻油或甘草油外搽；皮损结痂者，用棉签蘸麻油或甘草油揩痂皮。

2. 其他疗法

（1）一般药疹　使用抗组胺药物、维生素 C 和钙剂。

（2）重症药疹　宜采用中西医结合疗法，除上述内治、外治方法外，宜早期足量使用皮质类固醇激素，如氢化可的松 300 ～ 400mg，或地塞米松 15 ～ 20mg，维生素 C1 ～ 2g，加入 5% 或 10% 葡萄糖溶液 1000 ～ 2000mL 中静脉滴注。至病情缓解后，改为泼尼松或地塞米松口服。必要时配合使用抗生素以防止继发感染。

【预防与调护】

1. 预防本病发生的关键是合理用药。用药前必须询问患者有无药物过敏史；应用青霉素及抗毒血清制剂时，用药前要做过敏试验。

2. 用药过程中要注意观察用药后的反应，遇到全身出疹、瘙痒者，要考虑药疹的可能，及时诊断，及时处理。

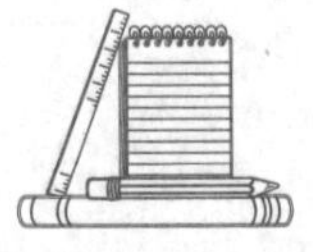

3. 多饮开水，忌食辛辣、醇酒、炙煿之品。

4. 皮损忌用热水烫洗或搔抓。

5. 重症药疹应按危重症患者进行护理。

项目十三　风瘙痒

【学习目标】

1. 掌握：风瘙痒的辨证论治。

2. 熟悉：风瘙痒的临床表现。

3. 了解：风瘙痒的预防与调护。

风瘙痒是指无原发性皮肤损害而以瘙痒为主要症状的皮肤感觉异常的皮肤病，亦称痒风。《外科证治全书·痒风》记载："遍身瘙痒，并无疮疥，搔之不止。"其临床特点是皮肤阵发性瘙痒，搔抓后常出现抓痕、血痂、色素沉着和苔藓样变等继发性损害。风瘙痒分为局限性和泛发性两种，局限性者以阴部、肛门周围最为多见，泛发性者可泛发全身。

本病相当于西医学的皮肤瘙痒症。

【病因病机】

禀赋不耐，血热内蕴，外感之邪侵袭，则易血热生风，因而致痒；或饮食不节，过食辛辣、油腻、酒类，损伤脾胃，湿热内生，化热生风，内不得疏泄，外不得透达，郁于皮肤腠理而发本病；或老年患者久病体虚，气血不足，血虚生燥，肌肤失养而致本病。

【诊断】

1. 临床表现

（1）主要表现为阵发性瘙痒，以夜间为重，每因饮酒、情绪变化、遇热及搔抓、摩擦后瘙痒发作或加重。无原发性皮损，仅见因搔抓所致的抓痕、血痂，也可有肥厚、苔藓样变及色素沉着等继发性皮损。

（2）好发于老年及青壮年人。老年患者多伴有皮肤干燥，常由气候变化、洗浴不当、衣物刺激及糖尿病、消化功能障碍等原因所致；而青壮年患者多由摄入刺激性食物、精神紧张等引起。

（3）多见于冬季，少数也有夏季发作者。发生于秋末及冬季，因气温骤降所诱发者，称冬季瘙痒症；以湿热、汗液为诱因而引起瘙痒者，称夏季瘙痒症。

（4）患者常因瘙痒剧烈而影响睡眠，伴有头晕、精神忧郁及食欲不振等症状。

2. 辅助检查　若疑由内脏病变所致，可进行相应检查，如查血糖、肝肾功能、肝胆B型超声、大便培养找虫卵及查找有无肿瘤病变。

【鉴别诊断】

1. 虱病　虽有全身皮肤瘙痒，但主要发生于头部、阴部，并可找到成虫或虱卵，有传染性。

2. 疥疮　好发于皮肤皱褶处，皮疹以丘疱疹为主，隧道一端可挑出疥螨，有传染性。

【治疗】

治疗时尽可能寻找引起瘙痒之原因，以求在辨证论治的同时积极治疗引起瘙痒的系统性疾病。

1. 辨证论治

（1）内治

①风热血热证

证候：多见于青年患者。病属新起，症见皮肤瘙痒剧烈，遇热更甚，皮肤抓破后有血痂；伴心烦、口干、小便色黄、大便干结；舌淡红，苔薄黄，脉浮数。

治法：疏风清热，凉血止痒。

方药：消风散合四物汤加减。血热盛者，加牡丹皮、浮萍；风盛者，加全蝎、防风；夜间痒甚者，加牡蛎、珍珠母。

②湿热蕴结证

证候：瘙痒不止，抓破后脂水淋漓；伴口干口苦、胸胁闷胀、小便黄赤、大便秘结；舌红，苔黄腻，脉滑数。

治法：清热利湿，解毒止痒。

方药：龙胆泻肝汤加减。瘙痒剧烈者，加白鲜皮、刺蒺藜；大便秘结者，加大黄。

③血虚肝旺证

证候：以老年人为多见。病程较久，皮肤干燥，抓破后血痕累累；伴头晕眼花、失眠多梦；舌红，苔薄，脉细数或弦数。

治法：养血润燥，祛风止痒。

方药：当归饮子加减。年老体弱者，重用黄芪、党参；瘙痒甚者，加全蝎、地骨皮；皮损肥厚者，加丹参、三棱、莪术。

（2）外治

①周身皮肤瘙痒者，用中药复方浸浴，每日1次，止痒粉外扑。

②皮损有湿疹化者，用单味马齿苋或大青叶或黄柏煎汤湿渍，或三黄洗剂外搽。

③皮肤干燥瘙痒者，可选用中药复方泡浴，并用各种润肤膏外搽。

④局部瘙痒者，均可选用中药熏洗、熏蒸疗法，如白鲜皮、百部、蛇床子、地肤子、地骨皮、花椒等煎水局部熏洗。

2. 其他疗法

（1）*全身疗法* 主要为镇静止痒，可应用各种抗组胺类和镇静类药物，亦可选用盐酸普鲁卡因静脉封闭疗法。

（2）*局部疗法* 按季节及个体皮肤情况选用各种剂型，一般夏季用水剂，冬季用霜剂、膏剂为好。

（3）*耳针疗法* 取枕部、神门、肺区、肾上腺等穴，进行埋针或埋豆，每周1次，10次为1个疗程。

【预防与调护】

1. 忌饮酒类、浓茶、咖啡，少食鱼、虾、蟹等动风发物及辛辣刺激性食物，多食蔬菜、水果。

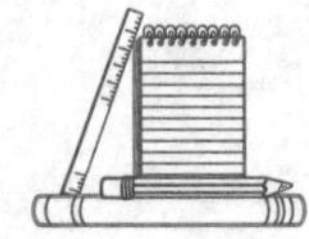

2. 避免用搔抓、摩擦或热水烫洗等方式止痒，不用碱性强的肥皂洗澡。

3. 内衣应柔软宽松，宜穿棉织品或丝织品，不宜穿毛织品。

4. 平素调畅情志，避免劳累，保持心情舒畅。

项目十四　瘾　疹

【学习目标】

1. 掌握：瘾疹的辨证论治。
2. 熟悉：瘾疹的临床表现。
3. 了解：瘾疹的预防与调护。

瘾疹是一种皮肤上出现红色或苍白色风团，时隐时现的瘙痒性、过敏性皮肤病。《医宗金鉴·外科心法要诀》中说："由汗出受风，或露卧乘凉，风邪多中表虚之人。初起皮肤作痒，次发扁疙瘩，形如豆瓣，堆累成片。"其临床特点是皮肤上出现瘙痒性风团，发无定处，时发时退，消退后不留痕迹。

本病相当于西医学的荨麻疹。

【病因病机】

总由禀性不耐，卫外不固，风邪乘虚侵袭所致。或表虚不固，风寒、风热外袭，客于肌表，致使营卫失调而发；或饮食不节，过食辛辣肥厚，或肠道寄生虫，使肠胃积热，复感风邪，内不得疏泄，外不得透达，郁于皮毛腠理之间而发。此外，情志内伤，冲任不调，肝肾不足，血虚生风生燥，阻于肌肤也可发生。对食物、生物制品等过敏亦可发作本病。

【诊断】

1. 临床表现

（1）发病突然，皮损可发生于任何部位，出现形态不一、大小不等的红色或白色水肿性风团，数目不定，一般消退迅速，不留痕迹，以后不断成批出现，时隐时现。如单纯发生在眼睑、口唇、阴部等疏松部位的局限性漫肿，通常需 48 ～ 72 小时才可消退，称为赤白游风，属荨麻疹中的特殊类型，即血管性水肿。

（2）自觉灼热、瘙痒剧烈；部分患者可有怕冷、发热等症状；如侵犯消化道黏膜，可伴有恶心呕吐、腹痛、腹泻等症状；喉头和支气管受累时可导致喉头水肿及呼吸困难，有明显气闷窒息感，甚至发生晕厥。

（3）根据病程长短，可分为急性和慢性两种。急性者发作数天至 1 ～ 2 周；慢性者反复发作，迁延数月，经年不愈。

2. 辅助检查　血液中嗜酸性粒细胞升高。若伴感染时，白细胞总数及中性粒细胞比例增高。

【鉴别诊断】

丘疹性荨麻疹　夏季小儿多见；皮疹为风团性丘疹或小水疱，呈梭形或纺锤形；好发于四肢、臀、腰等处；通常数日或 1 周左右消退而愈。

【治疗】

治疗原则是尽可能祛除一切可疑的致病诱发因素，积极对症治疗。

1. 辨证论治

（1）内治

①风寒证

证候：风团色白，遇冷或风吹加重，得热则减轻；口不渴，或有腹泻；舌体淡胖，苔薄白，脉浮紧。

治法：辛温解表，宣肺散寒。

方药：麻黄桂枝各半汤加减。恶寒怕冷者，加炙黄芪、炒白术、防风。

②风热证

证候：发病急骤。风团色红，灼热剧痒，遇热加重，得冷则减；伴有发热、恶寒、咽喉肿痛，或呕吐、腹痛；舌质淡红，舌苔薄白或薄黄，脉浮数。

治法：辛凉解表，疏风清热。

方药：消风散加减。风团鲜红灼热者，加牡丹皮、赤芍；口渴者，加玄参、天花粉；瘙痒剧烈者，加刺蒺藜、珍珠母。

③肠胃湿热证

证候：风团大片、色红、瘙痒剧烈；兼见腹痛不适、大便或溏或秘、小便色黄；舌质红，苔黄或腻，脉滑或濡数。

治法：清热利湿，祛风止痒。

方药：防风通圣散加减。大便溏者，去大黄，加薏苡仁；有肠道寄生虫者，加使君子等；恶心呕吐者，加半夏、茯苓。

④血虚风燥证

证候：病情反复发作，迁延日久。皮疹色淡红，午后或夜间加剧，或疲劳时加重；伴心烦易怒、口干、手足心热；舌质淡红，少津，脉沉细。

治法：养血祛风，润燥止痒。

方药：当归饮子加减。心烦失眠者，加炒枣仁、夜交藤；瘙痒较甚者，加首乌藤、刺蒺藜。

（2）外治

①皮疹新发，瘙痒剧烈者，可予炉甘石洗剂外搽。

②慢性患者给予全身治疗的同时，配合中草药煎汤熏洗，常用的药物有黄柏、当归、丹参、马齿苋、白鲜皮等。

2. 其他疗法

（1）针灸疗法　神阙穴拔罐，每日1次，每次10～15分钟。

（2）西医疗法　急性期可选用抗组胺制剂、钙剂等，常用药物有氯雷他定、西替利嗪、扑尔敏、酮替芬等。严重者可短期应用皮质类固醇激素。

【预防与调护】

1. 禁食或禁用某些导致机体过敏的药物或食物，避免接触致敏物品，积极防治某些肠道寄生虫病。

2. 注意冷暖调摄，防止感冒，加强体育锻炼，增强机体抵抗力。

3. 发病期间忌食海鲜及辛发之物。

4. 清除体内慢性病灶及肠道寄生虫，调节内分泌紊乱。

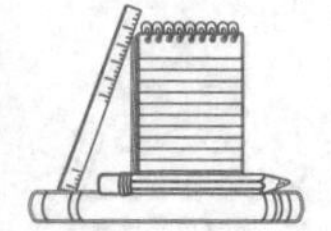

项目十五　牛皮癣

【学习目标】

1. 掌握：牛皮癣的辨证论治。
2. 熟悉：牛皮癣的临床表现。
3. 了解：牛皮癣的预防与调护。

牛皮癣是一种皮肤状如牛项之皮，厚且韧的慢性瘙痒性皮肤病，亦称顽癣、摄领疮。《诸病源候论·摄领疮候》记载："摄领疮，生于颈上，痒痛，衣领拂着即剧，故名摄领疮也。"《外科正宗》曰："牛皮癣如牛项之皮，顽硬且坚，抓之如朽木。"其临床特点是皮损多为圆形或多角形的扁平丘疹，融合成片，剧烈瘙痒，搔抓后皮损肥厚，皮沟加深，皮嵴隆起，极易形成苔藓样变。

本病相当于西医学的神经性皮炎。

【病因病机】

初起为风湿热之邪阻滞肌肤或硬领等外来机械刺激所致；病久耗伤阴液，营血不足，血虚生风化燥，皮肤失去濡养而成。肝气郁滞，情志不遂，郁闷不舒，或紧张劳累，心火上炎，以致气血运行失职，凝滞肌肤，每易成为诱发的重要因素，且致病情反复。总之，情志内伤、风邪侵扰是本病发病的诱发因素，营血失和、气血凝滞则为其病机。

【诊断】

1. 多见于中青年；多在夏季加剧，冬季缓解。

2. 发病部位多见于颈项部、上眼睑处，其次为尾骶、肘、膝关节，亦可见于腰背、两髂、外阴、肛周、腹股沟及四肢等处。常呈对称性分布，亦可沿皮肤皱褶或皮神经分布而呈线状排列。

3. 皮损初起为有聚集倾向的扁平丘疹，干燥而结实，皮色正常或淡褐色，表面有光泽；久之融合成片，逐渐扩大，皮肤增厚干燥呈席纹状，稍有脱屑；长期搔抓可致皮肤浸润肥厚，嵴沟明显，呈苔藓化。自觉阵发性奇痒，入夜尤甚，搔之不知痛楚，情绪波动时瘙痒随之加剧。

4. 局限型皮损仅见于颈项等部位，为少数境界清楚的苔藓样肥厚斑片；泛发型分布较广泛，以肘、膝关节、四肢伸侧、面部及躯干为多见，甚至泛发全身各处。

5. 本病呈慢性病程，常多年不愈，时轻时重，易反复发作。

【鉴别诊断】

1. 慢性湿疮　多由急性湿疮转变而来，皮损也可苔藓化，但仍可有丘疹、小水疱、糜烂、流滋等，病变多在四肢屈侧。

2. 皮肤淀粉样变　原发性皮肤淀粉样变常见于小腿伸侧，为米粒至绿豆大小的扁平丘疹，质硬，密集成群不融合，常呈念珠状排列，组织病理有特异性变化，刚果红试验阳性。

3. 白疕　皮损基底呈淡红色，上覆银白色鳞屑，剥去后有薄膜现象和筛状出血点。

【治疗】

1. 辨证论治

（1）内治

①肝郁化火证

证候：皮疹色红；伴心烦易怒、失眠多梦、眩晕、心悸、口苦咽干；舌边尖红，脉弦数。

治法：疏肝解郁，泻火止痒。

方药：加味逍遥丸加减。心烦失眠者，加钩藤、珍珠母；瘙痒剧烈者，加刺蒺藜、白鲜皮。

②风湿蕴肤证

证候：皮损呈淡褐色片状，粗糙肥厚，剧痒时作，夜间尤甚；舌淡红，苔薄白或白腻，脉濡缓。

治法：祛风利湿，清热止痒。

方药：消风散加减。病久不愈者，加丹参、三棱、莪术；剧痒难忍者，加全蝎、蜈蚣。

③血虚风燥证

证候：皮损色淡或灰白，状如枯木，肥厚粗糙似牛皮；伴心悸怔忡、失眠健忘、女子月经不调；舌淡，苔薄，脉沉细。

治法：养血润燥，息风止痒。

方药：当归饮子加减。失眠健忘者，加夜交藤、女贞子、石菖蒲；月经不调者，加女贞子、旱莲草、泽兰；肥厚粗糙者，加桃仁、红花、丹参。

（2）外治

①肝郁化火、风湿蕴肤证可用三黄洗剂外搽，每天 3 ～ 4 次。

②血虚风燥证可外用油膏加热烘疗法，局部涂油膏后热烘 10 ～ 20 分钟，烘后可将所涂药膏擦去，每天 1 次，4 周为 1 个疗程。

③羊蹄根散醋调搽患处，每天 1 ～ 2 次。

④以醋泡过的鸡蛋蛋黄与蛋白搅匀，用棉棒或棉球蘸其液外搽数次。

⑤皮损浸润肥厚剧痒者，可用核桃枝或叶，刀砍取汁，外搽患处，每日 1 ～ 2 次。

2. 其他疗法

（1）针刺　取曲池、血海、大椎、足三里、合谷、三阴交等穴，每天 1 次，10 次为 1 个疗程。

（2）梅花针　苔藓化明显者，用梅花针在患处来回移动叩刺，每天 1 次，10 次为 1 个疗程。

（3）灸法　对小块肥厚皮损用艾卷点燃后灸患处，每次 15 分钟，每日 1 次，10 次为 1 个疗程。

（4）穴位注射　用维生素 B_1 2500μg 和 0.25% 盐酸普鲁卡因 2mL，取足三里穴位进行注射，每周 2 次，10 次为 1 个疗程。

（5）封闭　可用地塞米松、普鲁卡因做患处皮下封闭，每周 1 次，3 次为 1 个疗程。

【预防与调护】

1. 解除思想负担，生活规律，避免精神刺激。

2. 忌食辛辣刺激性食物。

3. 避免搔抓、摩擦及热水烫洗。

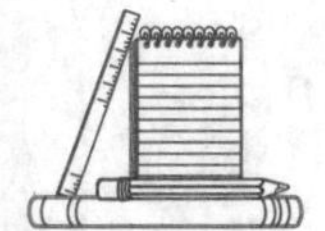

项目十六　猫眼疮

【学习目标】

1. 掌握：猫眼疮的辨证论治。
2. 熟悉：猫眼疮的临床表现。
3. 了解：猫眼疮的预防与调护。

猫眼疮是一种红斑兼有丘疹、水疱等的急性自限性炎症性皮肤病，因其疮形如猫眼，光彩闪烁无脓血面而得名，又称雁疮、寒疮。《医宗金鉴·外科心法要诀》云："猫眼疮，一名寒疮，每生于面及遍身，由脾经久郁湿热，复被外寒凝结而成。初起形如猫眼，光彩闪烁无血，但痛痒不常，久则近胫。宜服清肌渗湿汤，外敷真君妙贴散。"其临床特点是：以虹膜样特征性红斑为主，兼有丘疹、水疱等多形性皮损；常伴黏膜损害，自觉瘙痒或轻度烧灼感；多发于青壮年男女，尤以青年女性为多，好发于冬春季节。

本病相当于西医学的多形性红斑。

【病因病机】

多因禀赋不耐，风寒外袭，以致营卫不和，寒凝血滞而成；或为外感风热，风热之邪郁于肌肤而发；或因风湿热邪内蕴，毒火炽盛，气血燔灼，蕴结肌肤而致；亦可因病灶感染，药物及鱼、虾、蟹类食物过敏等引起。

【诊断】

发病急骤，病程一般 2 ～ 4 周，可自愈，但愈后易于复发。

1. 临床表现　发病前可有头痛、低热、四肢倦怠、食欲不振，以及关节、肌肉疼痛等前驱症状。皮损呈多形性，有红斑、丘疹、水疱、大疱、紫癜、风团等。典型皮疹为水肿性圆形红斑，或淡红色扁平丘疹，红斑中心略凹陷，呈暗红色，中央或形成水疱或形成坏死区，边缘为轻度水肿环，周围绕以鲜红色晕，称为靶形或虹膜状红斑，很像猫眼，故名"猫眼疮"。皮损常对称性发于指缘、手掌，次为前臂、足背、小腿、颜面、耳郭、项部颈旁，少数累及全身皮肤，有时黏膜亦可受损害。自觉瘙痒、灼热、疼痛。按其不同特点，临床分为轻症与重症。

（1）轻症型　此型最为多见，以青年女性为多。皮损以红斑、丘疹为主，也可见水疱、大疱、紫癜或风团等，多发于手足背、前臂和踝部。初起为水肿性圆形红斑或淡红色扁平丘疹，皮损呈远心性扩展，1 ～ 2 日直径可达 1 ～ 2cm，出现典型特征性皮损红斑。皮损有时可融合成环状、图纹状，常对称分布。皮损可分批出现，消退后留有暂时性色素沉着。伴轻度瘙痒，黏膜损害较轻或不受累。无明显全身症状。整个病程 2 ～ 4 周，但有复发的倾向，有的可反复发作。

（2）重症型　亦称为重症大疱型红斑黏膜 – 皮肤 – 眼综合征。多见于儿童，男性多于女性。前驱症状明显，可有畏寒、高热、咽痛、关节疼痛、全身不适等全身中毒症状。皮损常广泛分布于全身，有水肿性红斑、水疱及血疱等。黏膜损害发生早且严重，全身、口腔部位黏膜均可受累，可出现水疱、糜烂、溃疡及出血，自觉疼痛。口腔黏膜损害可影响进食，尿道口、肛门处损害可影响排尿及排便。角膜炎或溃疡、巩膜炎、虹膜炎可导致视力下降，甚至失明。常并

发支气管炎、肺炎、消化道溃疡、心肌炎，以及肝、肾功能损害等。本型病程 3 ～ 6 周，进展急剧，如不及时处理，预后极差。

2. 辅助检查　红细胞沉降率提高，抗链球菌溶血素“O”升高，C 反应蛋白阳性，血白细胞计数、嗜酸性粒细胞比例增加。若肾脏受累，可出现蛋白尿、尿素氮增高。

【鉴别诊断】

1. 冻疮　多见于冬季，好发于肢体末端的显露突出部位，不累及黏膜。皮损主要为紫红色斑片，浸润明显，中心无虹膜样改变；自觉瘙痒，遇热尤甚。

2. 药毒（多形红斑型） 有服药史，发病有一定的潜伏期，停药后经适当处理即可消退。发病与季节无关，也无一定好发部位。

3. 疱疹样皮炎　皮损虽亦为多形性，但主要为群集水疱，环形排列，瘙痒剧烈，黏膜不被累及，好发于四肢远端、躯干部。患者对碘过敏，碘化钾试验多数呈阳性反应。

【治疗】

辨证论治

（1）内治

①风寒阻络证

证候：每于冬季发病，红斑水肿，色暗红或紫红，发于颜面及手足时，形如冻疮；水肿明显，畏寒，遇冷加重，得热则减，小便清长；舌淡，苔白，脉沉紧。

治法：温经散寒，活血通络。

方药：当归四逆汤加减。畏寒肢冷明显者，加制附片、肉桂；关节疼痛者，加羌活、独活、秦艽；水肿明显者，加川防己、车前子、泽泻等；斑色紫暗者，加丹参、赤芍等。

②风热蕴肤证

证候：以红斑、丘疹、小风团样损害为主，颜色鲜红，自觉瘙痒；可伴发热、咽干咽痛、关节酸痛、便干溲黄；舌红，苔薄黄，脉浮数。

治法：疏风清热，凉血解毒。

方药：消风散加减。红斑鲜红伴灼热者，加牡丹皮、紫草、生石膏；水肿、水疱明显者，加车前草、白茅根；关节疼痛甚者，加秦艽、桑枝、老鹳草；咽干咽痛者，加板蓝根、玄参等。

③湿热蕴结证

证候：红斑水肿，色泽鲜红，兼见水疱，或口腔糜烂，外阴湿烂，自感痒痛；或见发热头重、身倦乏力、纳呆呕恶、溲赤便秘，或黏滞不爽；舌红，苔黄腻，脉弦滑。

治法：清热利湿，解毒止痒。

方药：龙胆泻肝汤加减。伴恶心泛呕者，加半夏、厚朴；发热头重者，加藿香、佩兰；瘙痒甚者，加白鲜皮、刺蒺藜。

④寒湿阻络证

证候：皮疹暗红，遇寒加重；伴下肢沉重、关节痛、小便清长；舌淡，苔白，脉沉细或缓。

治法：和营祛寒化湿。

方药：桂枝汤合当归四逆汤加减。

⑤火毒炽盛证

证候：起病急骤，高热恶寒，头痛无力，全身泛发红斑、大疱、糜烂、瘀斑，口腔、二阴破溃糜烂；伴恶心呕吐、关节疼痛，或大便秘结、小便黄赤；舌质红，苔黄，脉滑数。

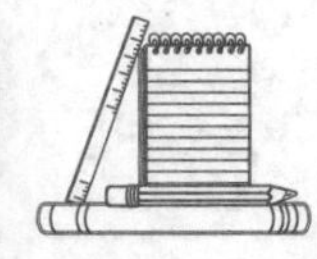

治法：清热凉血，解毒利湿。

方药：清瘟败毒饮合导赤散加减。高热、口干唇燥者，加玄参、天花粉；壮热不退者，加羚羊角粉 0.3g 冲服，或用紫雪散 1 ～ 2g 冲服；大便秘结者，加生大黄；恶心呕吐者，加姜半夏、竹茹。

（2）外治

①皮损以红斑、丘疹、水疱、糜烂为主者，治宜清热、收敛、止痒，选用三黄洗剂水煎湿敷患处，每日 3 ～ 4 次，并外搽黄连膏。

②若皮损以水疱、大疱为主，破后糜烂、渗出明显者，选用三黄洗剂、马齿苋水剂凉敷，然后用青黛膏外涂，每次 20 分钟，每日 4 ～ 5 次。

③黏膜糜烂者，可选用 3% 硼酸水或用以上内服中药煎汤含漱，并用青吹口散、生肌散或锡类散外吹，每日 4 ～ 5 次。

【预防与调护】

1. 首先要祛除可疑致病原因，及时控制感染，停用可疑致敏药物。

2. 风寒、寒湿阻络证患者，应注意保暖，避免冷水、冷风等寒冷刺激。

3. 忌食鱼、虾、葱、蒜等发物。

4. 重症患者，若全身大疱湿烂、糜烂、疮面暴露，应加强护理，皮损处及时换药，注意床上用品消毒与更换，防止感染。

项目十七　白　疕

【学习目标】

1. 掌握：白疕的辨证论治。
2. 熟悉：白疕的临床表现。
3. 了解：白疕的预防与调护。

白疕是一种以红斑、丘疹、银白色鳞屑为特征的慢性易复发的皮肤病，又称“松皮癣”“干癣”“蛇虱”等。《医宗金鉴》记载：“白疕之形如疹疥，色白而痒多不快。固有风邪客肌肤，亦由血燥难容外。”其临床特点是在红斑上覆有多层干燥的银白色鳞屑，剥去鳞屑可见有薄膜及筛状出血点；病程长，反复发作，不易根治。

本病相当于西医学的银屑病。

【病因病机】

本病多因素体血热内蕴，或营血亏损，化燥生风，肌肤失养而成。初发者多因内有蕴热，或性情急躁，或外邪入里，或恣食辛辣肥甘及荤腥发物，郁而化热，复感风寒、风热、湿热之邪，阻于肌肤，内外之邪相合，血热蕴结不散生风而发；也可因素体虚弱，气血不足，或病久耗伤营血，或禀赋不足，阴血亏虚，生风化燥，肌肤失养而成。病程日久，气血运行不畅，以致经脉阻塞，气血瘀结，肌肤失养而反复不愈；热蕴日久，生风化燥，肌肤失养，或流窜关节，闭阻经络，或热毒炽盛，气血两燔而发。

【诊断】

1. 临床表现　本病好发于青壮年，男性多于女性，有一定的遗传倾向；发病有季节性，多

数冬季发病或加重，夏季减轻，反复发作，日久则无规律。白疕可分为寻常型、脓疱型、关节型、红皮病型。

（1）寻常型　最常见。皮损为淡红色或红色丘疹或斑丘疹，表面覆盖多层干燥银白色鳞屑，刮去鳞屑露出半透明的薄膜，刮去薄膜则出现多个如雾水样筛状出血点。皮损初起如针头大小，逐渐扩大为绿豆、黄豆大小，可融合成形态不同的斑片，边界清楚。临床上可见点滴状、钱币状、斑块状、地图状、蛎壳状、混合状等多种形态。

皮损可发生于身体各处，对称分布，尤多发于头皮及肘、膝关节等处。发生在头部则其发呈束状，但毛发正常，无脱落；发生在指（趾）甲则甲板呈点状凹陷似顶针状，可变黄、增厚，甲床分离，边缘翘起或破碎；发生在口腔则黏膜有灰白色环形斑片，四周有红晕，基底浸润；发生在龟头则为光滑、干燥性红斑，边界清楚，刮之有白色鳞屑。

病程一般分为以下 3 期。

①进行期：新的皮疹不断出现，颜色鲜红，不断扩大，鳞屑增多，针刺、摩擦、外伤处可引起新的皮疹，即"同形反应"。

②静止期：病情稳定，基本无新皮疹出现，原皮疹色暗红，鳞屑减少，既不扩大，也不消退。

③退行期：皮损缩小，颜色变淡，鳞屑减少，或从中心开始消退，遗留暂时性的色素减退斑或色素沉着斑。

（2）脓疱型　较少见。皮疹初发多为炎性红斑，或在寻常型的皮损上出现密集的、针尖到粟粒大、黄白色浅在的小脓疱，表面覆盖少量鳞屑，2 周左右消退，再发新脓疱。严重者可急性发病，全身出现密集脓疱，并融合成脓湖，可伴有发热、关节肿痛、全身不适。

（3）关节型　较少见。有寻常型的基本皮肤损害，伴有关节的酸痛、肿胀、活动受限，甚至变形。轻者侵犯指（趾）、掌指、跖趾关节，严重时累及肘、膝、脊柱等大关节。关节红肿热痛，可见骨质破坏，少数可伴有发热等全身症状。

（4）红皮病型　较少见。常由寻常型发展而成，属病情较严重的银屑病；或由于治疗不当，或外用刺激性很强的药物，或长期大量应用激素后突然停药而引起。皮损表现为全身皮肤弥漫性潮红、肿胀、浸润，大量脱屑，皮损间可见小片区正常皮岛，掌跖角化，指（趾）甲增厚甚至脱落。伴有发热、畏寒、头痛、浅表淋巴结肿大等全身症状。

以上 4 型可合并发生或相互转化。

2. 辅助检查

（1）常见血白细胞增高及血沉加快。

（2）脓疱细菌培养阴性。

（3）组织病理具有以下改变。

①寻常型：表皮角化不全，在疏松角质角化不全细胞间夹杂空气间隙，使鳞屑呈银白色。

②脓疱型：表皮变化与寻常型相似，但海绵状脓疱较大，角化不全和表皮突延伸较轻，真皮炎症浸润较重。

③红皮病型：除银屑病的病理特征外，其变化与慢性皮炎相似。

【鉴别诊断】

1. 风热疮　好发于躯干、四肢近端；皮疹为椭圆形红斑，长轴与皮纹走向一致，上覆少量较薄细碎鳞屑，无薄膜及筛状出血现象。病程短，多可自愈，不复发。

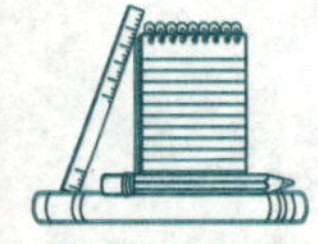

2. 慢性湿疮　好发于四肢屈侧；皮损肥厚粗糙，呈苔藓样变，有色素沉着，鳞屑较少；瘙

痒剧烈，抓之无出血点。

3. 白屑风　多发于头面；红斑边界不清，鳞屑较少而薄，略带黄色，多呈油腻性，无筛状出血点，头发不呈束状，日久常合并有脱发。

4. 白秃疮　儿童多发，见于头部；皮损为灰白色鳞屑斑片，其上有长短不齐的断发，发根有白色菌鞘。真菌检查呈阳性。

【治疗】

寻常型以中医辨证论治为主要治疗方法；脓疱型、关节型、红皮病型应中西医结合治疗。外治以温和药物为主。

1. 辨证论治

（1）内治

①血热内蕴证（进行期）

证候：皮疹多呈点滴状，发展迅速，颜色鲜红，层层鳞屑，瘙痒剧烈，抓之有点状出血；伴口干舌燥、咽喉疼痛、心烦易怒、大便干燥、小便短赤；舌质红，苔薄黄，脉弦滑或数。

治法：清热凉血，解毒消斑。

方药：犀角地黄汤或凉血地黄汤加减。咽喉肿痛者，加板蓝根、山豆根、玄参；因感冒诱发者，加金银花、连翘；大便秘结者，加生大黄。

②血虚风燥证（静止期、消退期）

证候：病程较久，皮疹持续数月甚至数年不退，多呈斑片状，颜色淡红，鳞屑减少，干燥皲裂出血，自觉瘙痒；伴口咽干燥、头晕眼花、面色苍白、大便干结，妇女可见月经量少；舌质淡，苔少，脉沉细。

治法：滋阴养血，润燥祛风。

方药：当归饮子或四物汤合消风散加减。脾虚者，加白术、茯苓；风盛瘙痒明显者，加白鲜皮、刺蒺藜、全蝎。

③湿毒蕴阻证（进行期、静止期）

证候：皮损多发生在腋窝、腹股沟等皱褶部位，红斑糜烂，鳞屑黏厚，颜色污褐，重叠堆积如蛎壳状，瘙痒剧烈，或掌跖红斑、脓疱、脱皮，或阴雨季节加重；或伴关节酸痛、肿胀，下肢沉重，神疲困倦，口苦；舌质红，苔黄腻，脉濡滑。

治法：清利湿热，解毒通络。

方药：萆薢渗湿汤加减。脓疱泛发者，加蒲公英、紫花地丁、半枝莲；关节肿痛明显者，加羌活、独活、秦艽、忍冬藤；瘙痒剧烈者，加白鲜皮、地肤子。

④瘀滞肌肤证（静止期）

证候：病程较长，皮损反复不愈，皮疹多呈紫红色或暗红色，斑块状，浸润肥厚，鳞屑较厚，有的呈蛎壳状，干燥，瘙痒不甚；或伴关节活动不利，妇女可见月经不调，色暗有血块；舌质紫暗有瘀点、瘀斑，脉涩或细缓。

治法：活血化瘀，解毒通络。

方药：桃红四物汤加减。病程日久，反复不愈者，加土茯苓、白花蛇舌草、全蝎、蜈蚣；皮损肥厚色暗者，加三棱、莪术；月经色暗，经前加重者，加益母草、泽兰。

⑤火毒炽盛证（进行期）

证候：急性发病，皮损泛发全身，为针头至粟粒大小的脓疱，周围及基底潮红，或原有的红斑上出现密集的小脓疱，可互相融合成脓湖，脓疱表浅，很快干涸形成污秽的痂皮，层层脱

落，有腥臭味，自觉灼热痒痛，或皮损迅速扩大、融合，全身皮肤潮红肿胀，触之灼热，其上有大量鳞屑，成片脱落，掌跖皮肤硬厚，指、趾甲增厚变形；伴壮热恶寒、面红目赤、心中烦热、口渴欲饮、头身疼痛、大便干燥、小便短赤，或关节肿痛；舌质红绛，苔黄腻，脉弦滑数或洪数。

治法：清热泻火，凉血解毒。

方药：清瘟败毒饮加减。寒战高热者，加羚羊角粉、生玳瑁；大量脱屑，口干唇燥者，加玄参、天花粉、石斛；大便秘结者，加生大黄。

（2）外治

①进行期皮损宜用温和之剂，可用普连软膏、黄连膏外涂，每日 1 次。

②静止期、退行期皮损可用中药复方煎汤，洗浴浸泡患处，再外涂普连膏。

2. 其他疗法

（1）西医治疗　常选用抗生素、维生素类、静脉封闭疗法、物理疗法。免疫抑制剂和皮质类固醇激素虽取效较速，但停药后不久多易复发，且病情加重，故应慎重使用。

（2）针刺　取大椎、肺俞、曲池、合谷、血海、三阴交为主穴。皮损在头面部加风池、迎香，在下肢加足三里、丰隆，中等强度刺激，留针半小时，每日 1 次，10 次为 1 个疗程，症状好转后改为隔日 1 次。

（3）耳针　取肺、神门、内分泌、心、大肠等穴，埋针或压豆，2 天 1 次，5 次为 1 个疗程。

（4）刺络拔罐　取大椎、陶道、肝俞、脾俞、委中等穴，每日选 1 ～ 2 个穴，用三棱针点刺，然后在穴位上拔罐，留罐 5 ～ 10 分钟，隔日 1 次，10 次为 1 个疗程。

【预防与调护】

1. 预防感冒，在秋冬及冬春季节交替之时要特别注意预防感冒、咽炎、扁桃体炎。对反复发作的扁桃体炎合并扁桃体肿大者，可考虑手术摘除。

2. 忌食辛辣腥膻发物，戒烟酒，多食新鲜蔬菜和水果。皮损广泛、大量脱屑者多食瘦肉、鸡蛋、豆制品。

3. 避免过度紧张劳累，生活要有规律，保持情绪稳定。

4. 局部避免刺激，如搔抓及外用刺激性药物等。

项目十八　白驳风

【学习目标】

1. 掌握：白驳风的辨证论治。
2. 熟悉：白驳风的临床表现。
3. 了解：白驳风的预防与调护。

白驳风是一种局限性或泛发性色素脱失性皮肤病，又有“白癜”“白驳”“斑白”“斑驳”等名称。“白癜”之名首见于隋代巢元方《诸病源候论·白癜候》：“白癜者，面及颈项身体皮肤肉色变白，与肉色不同，亦不痒痛，谓之白癜。”其临床特点是皮肤出现大小不同、形态各异的白斑。

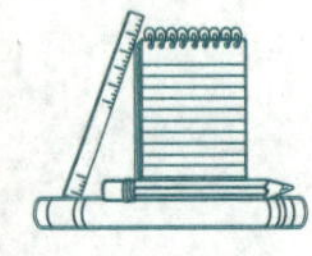

本病相当于西医学的白癜风。

【病因病机】

本病总由气血失和、脉络瘀阻、血不荣肤所致。情志内伤，肝气郁结，气机不畅，复受风邪，搏于肌肤，致血络瘀阻；或由禀赋燥热偏胜，复感风邪，蕴滞肌表；或由病邪久羁，阴血内耗，营血不足，而气血难行，血不荣肤而成本病。或素体肝肾虚弱，精不化血，或亡精失血，伤及肝肾，致肝肾不足，不荣皮肤毛发而变白；或复受外邪侵入，郁于肌肤而发病。或跌打损伤，化学灼伤，络脉瘀阻，毛窍闭塞，肌肤腠理失养，酿成白斑。气滞血瘀和肝肾不足是本病的关键，在此基础上，均可感受外邪（如风、风湿、湿热等），三者有时会相互影响而发生作用，只是偏重有所不同。

【诊断】

1. 临床表现

（1）本病皮损可发于任何部位，尤其病变好发于受阳光照射及摩擦损伤部位，如指背、腕、前臂、颜面、颈项及生殖器周围等；亦可泛发全身。

（2）皮损呈白色或乳白色斑点或斑片，逐渐扩大，大小不等，形态各异，边界清楚，周边色素常反见增加，患处毛发也可变白。患处皮肤光滑，无脱屑、萎缩等变化，有的皮损中心可出现色素岛状褐色斑点。单侧或对称分布，甚至沿神经走行呈带状分布；亦可泛发全身仅存少许正常皮肤。

（3）本病多无自觉症状，少数患者在发病前或同时有患处局部瘙痒感。

（4）常伴其他自身免疫性疾病，如糖尿病、甲状腺疾病、肾上腺功能不全、硬皮病、特应性皮炎、斑秃等。

（5）慢性病程，易诊难治，影响美容。

2. 辅助检查　皮肤病理检查显示表皮明显缺少黑素细胞及黑素颗粒。

【鉴别诊断】

1. 单纯糠疹　皮损淡白或灰白，上覆少量灰白色糠状鳞屑，边界不清；多发于面部，其他部位很少累及；儿童多见。

2. 花斑癣　皮损浅褐、灰褐至深褐色，呈边界清楚的圆形或卵圆形，上覆细碎鳞屑，病变处毛发不变；皮损处镜检可找到真菌；多发生在发际、面部、颈、躯干、双上肢。

3. 贫血痣　自幼发病，多见于颜面，皮损淡白，以手摩擦局部则周围皮肤发红而白斑不红，多发于躯干。

【治疗】

1. 辨证论治

（1）内治

①肝郁气滞证

证候：白斑散在渐起，数目不定；伴有心烦易怒、胸胁胀痛、夜眠不安、月经不调；舌质正常或淡红，苔薄，脉弦。

治法：疏肝理气，活血祛风。

方药：逍遥散加减。心烦易怒者，加牡丹皮、栀子；月经不调者，加益母草、当归；发于头面者，加蔓荆子、菊花；发于下肢者，加木瓜、牛膝。

②肝肾不足证

证候：多见于体虚或有家族史的患者，病史较长。白斑边界截然，脱色明显，斑内毛发多

变白，局限或泛发；伴头晕耳鸣、失眠健忘、腰膝酸软；舌红少苔，脉细弱。

治法：滋补肝肾，养血祛风。

方药：六味地黄丸加减。神疲乏力者，加党参、白术；真阴亏损者，加阿胶。

③气血瘀滞证

证候：多有外伤，病史缠绵。白斑局限或泛发，边界清楚，局部可有刺痛；舌质紫暗或有瘀斑、瘀点，苔薄白，脉涩。

治法：活血化瘀，通经活络。

方药：通窍活血汤加减。跌打损伤后而发者，加乳香、没药；局部有刺痛者，加炙山甲（代）、白芷；发于下肢者，加牛膝；病久者，加苏木、刺蒺藜、补骨脂。

④气血亏虚证

证候：患者素体气血亏虚，兼风邪外袭，多属白癜风稳定期。表现为白斑浅淡；伴神疲乏力、面色皖白；舌质淡，脉沉细而涩。

治法：补气益血，兼祛风和血。

方药：八珍汤加防风、白蒺藜。白斑发生于面部者，加柴胡、白芷；发于头部者，加羌活、川芎；发于项背部者，加葛根；发于腰部者，加续断；发于上肢者，加姜黄；发于下肢者，加牛膝；泛发者，加威灵仙；进展期者，加乌梅、五味子等。

（2）外治

①白斑酊：补骨脂200g，白鲜皮100g，白蒺藜50g，骨碎补100g，斑蝥10g，菟丝子150g，赤霉素1g，二甲基亚砜430mL。前6味粉碎后入适量酒精中浸泡7天，得滤液750mL，加赤霉素和二甲基亚砜混匀。外搽患处，每日1～3次。最好再配合日光浴。

②消斑酊：乌梅60g，补骨脂30g，毛姜10g，按1∶3的比例入80%～85%酒精内浸泡2周，过滤去渣。外搽患处，每日次数不限，每次1～5分钟，搽时用力均匀，以患处皮肤发热为度。

③补骨脂酊：补骨脂300g，乌梅150g，黄连100g，石榴皮50g，白芷50g，菟丝草50g，用75%乙醇1000mL浸泡2周后，取滤液即得。外涂患处，每日3～4次。同时可配合日光照射10～20分钟，或紫外线照射2～3分钟，每日1次。30天为1个疗程。

此外，还可用铁锈水或白茄子蘸硫黄细末擦患处，每日1次。

2. 其他疗法

（1）中成药　消斑丸口服，每次6g，每日2次，饭后服，小儿减半；白癜片口服，每片0.38g，每次服8片，每日3次。

（2）针灸疗法

①梅花针：局部叩刺，可配合外用药涂擦，每日1次。

②耳针：取肺、肾、内分泌、肾上腺等穴，每次选2～3穴，单耳埋针，双耳交替，每周轮换。

（3）自血疗法　皮损范围较小者，可用针管从静脉抽血后立即注射到白斑下，每周2次，10次为1个疗程。

（4）单方验方

①复方马齿苋搽剂：马齿苋20g（鲜品加倍），红糖10g，醋70mL。上三味煮沸后过滤，避光保存，每日蘸少许滤液涂患部1～2次。

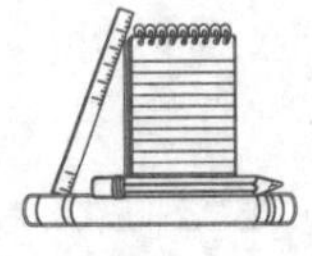

②制斑注射液：补骨脂 2000g，白蒺藜 500g。上药制成注射液 1000g，每支 2mL，每日或隔日 2 ～ 4mL 肌内注射，20 次为 1 个疗程，间隔 1 周后可继续用药。

③白蒺藜冲剂：白蒺藜 5000g，洗净，水煎 2 次，浓缩至 10：1 浸膏，再按 1：4 加糖制成颗粒冲剂，每包 30g，每日 1 包，分早晚 2 次温开水冲服，孕妇及血压偏低者慎用。

（5）西医治疗

①氮芥：乙醇盐酸氮芥 50mg 溶于 95% 乙醇 100mL 中，外搽，每日 2 次，须新鲜配制，冰箱内保存。本制剂有刺激性和致敏性，外搽时仅限于白斑区。

②糖皮质激素：临床常用新适确得软膏外搽，配合紫外线照射 2 ～ 3 分钟，每日 1 ～ 2 次。但须注意长期外用皮质激素可引起局部皮肤萎缩、毛细血管扩张等不良反应。

③自体表皮移植。

④光疗法。

【预防与调护】

1. 可进行适当的日光浴及理疗，要注意光照的强度和时间，并在正常皮肤上搽避光剂，或盖遮挡物，以免晒伤。

2. 避免滥用外搽药物，尤其是刺激性过强的药物，以防损伤肌肤。

3. 坚持治疗，树立信心，愈后巩固治疗，防止复发。

项目十九　黧黑斑

【学习目标】

1. 掌握：黧黑斑的辨证论治。
2. 熟悉：黧黑斑的临床表现。
3. 了解：黧黑斑的预防与调护。

黧黑斑是一种发于面部的慢性色素沉着性疾病，又名蝴蝶斑、妊娠斑、肝斑。《外科证治全书》记载："面色如尘垢，日久煤黑，形枯不泽，或起大小黑斑，与面肤相平，由忧思抑郁、血弱不华。"其临床特点为颧颊、前额、鼻、唇周、颏部皮肤对称出现淡褐色或黄褐色黑色素沉着斑片，尤以额及面颊部多见；男女均可罹患，但以女性多见。

本病相当于西医学的黄褐斑。

【病因病机】

本病多因脾肾虚或肝郁而成。脾气不足，气血不能润泽肌肤所致；肾阴亏虚，则水亏火滞，火郁于面部孙络；肾阳不足则黑色上泛，滞于面部；忧思抑郁，情志内伤，肝气郁结，气滞血瘀，或久郁化火，伤阴灼血，肤失濡养而发。"黧黑"为肾的本病色。

西医学认为，本病多与内分泌失调有关。常见于妊娠、口服避孕药、月经失调、痛经、子宫附件炎、不孕症，以及某些慢性疾病（如女性生殖器疾病、慢性乙醇中毒、慢性胃肠疾病、肝病、结核、癌瘤、恶性淋巴瘤、甲状腺功能亢进和慢性酒精中毒等）和长期应用某些药物（如氯丙嗪、苯妥英钠、避孕药等），均可发生黧黑斑。此外，某些化妆品及日晒、遗传、种族、营养和代谢、劳累等均可诱发黧黑斑，日光照射可加重本病。

黧黑斑也见于未婚、未孕的正常女性或男性，其原因不明。

【诊断】

临床表现

（1）本病以女性为多见，男性也可发生。

（2）皮疹为淡褐色、黄褐色或深褐色斑片，表面平滑，无鳞屑，大小不定，形状不规则，边界清楚或呈弥漫性；基本对称分布于颧部、颊部而呈蝴蝶形，也可累及额部、眉弓部、口周、颈部等处。

（3）本病常在夏季或日晒后、睡眠不足时色素加深，有的女性患者于月经前期加重；可随内分泌因素的变化而变化，但皮损往往经久不退，一部分可于分娩后或停服避孕药后缓慢减退。

（4）一般无自觉症状及全身不适。

【鉴别诊断】

1. 艾迪生病 弥漫性青黑色或褐红色斑片，颜色较深，边界不清；多发于面部、手背、身体屈侧，口腔黏膜、外生殖器等处亦可见到色素增多。同时伴有食欲减退、乏力、体重减轻、血压降低等症状。

2. 黑变病 皮损为褐黑色斑，上有粉状鳞屑，深浅不一，边界不清，弥漫分布，常累及面部大部分，以前额及面部最为显著，可扩展至耳后、颈两侧等处。

3. 雀斑 面部出现较小的淡褐色或褐色斑点，分布散在，不相融合。多发于青少年，有家族史，夏重冬轻。

【治疗】

本病目前尚未找到疗效显著的治疗方法，但若能明确并祛除可能致病因素，如停服避孕药、避免日晒等，并采取中西医结合治疗，仍可取得较为理想的效果。由于本病多由内因所致，故单以外治法只能短时间使斑的颜色变浅，难以达到治愈的目的，应内外治并重，同时应消除引起本病的原因。

1. 辨证论治

（1）内治

①肝郁气滞证

证候：女性患者为主，可有肝病、不孕及月经不调病史。或伴性情急躁、胸胁胀痛、经前乳胀；舌质暗红，苔少，脉弦。

治法：疏肝理气，散瘀退斑。

方药：逍遥散或柴胡疏肝散加川楝子、红花、川芎等。伴口苦咽干、大便秘结者，加牡丹皮、栀子；月经不调者，加女贞子、香附。

②脾虚湿蕴证

证候：斑色灰褐，状如尘土附着；伴有疲乏无力、纳呆困倦、月经色淡、白带量多；舌淡胖边有齿痕，脉濡或细。

治法：健脾益气，祛湿消斑。

方药：参苓白术散加减。伴月经量少色淡者，加当归、益母草。

③水亏火滞证

证候：患者常伴有形体消瘦、面色潮红、咽干口燥、夜寐多梦或寐少；舌质红而舌体削瘦，苔薄少而干，脉弦细。

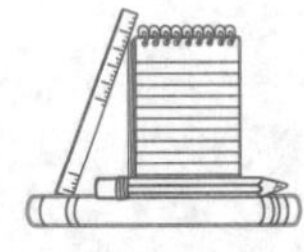

治法：滋阴降火。

方药：大补阴丸加减。

④肾阳不足证

证候：褐斑较浅或伴有面部浮肿，或形寒肢冷，腰膝酸软，脘腹胀满隐痛，便溏，夜间尿频；舌质淡胖而嫩，脉沉细无力。

治法：益肾温阳。

方药：金匮肾气丸加减。

⑤肝肾不足证

证候：斑色褐黑，面色晦暗；伴有头晕耳鸣、腰膝酸软、失眠健忘、五心烦热；舌红少苔，脉细。

治法：补益肝肾，滋阴降火。

方药：六味地黄丸加减。阴虚火旺明显者，加知母、黄柏；失眠多梦者加生龙骨、生牡蛎、珍珠母；褐斑日久色深者，加丹参、白僵蚕。

（2）外治

①用五白散（白附子、白芷、白薇、白术、白及）温水化开洗面，每次用 10g，或制成霜剂外搽；也可用中药面膜（柿叶、三七、珍珠、白芷、白僵蚕适量研极细末，制成霜剂）按摩面部，每组按 30 次左右，10 次为 1 个疗程。

②选用 3% ～ 5% 氢醌霜或 2,6– 二叔丁基苯酚霜等脱色剂外搽。亦可选用 5% 对氨基苯甲酸的 50% 乙醇溶液、10% 水杨酸苯酯乳膏，或 5% 二氧化钛霜剂外搽。

③用茯苓粉或玉容散粉末搽面或洗面，早、晚各 1 次。

2. 其他疗法

（1）配合应用针刺治疗

①耳穴刺血疗法：取内分泌、皮质下、热穴，消毒皮肤后用三棱针尖刺破至微出血，再以消毒棉球敷盖。

②针刺法：取肝俞、肾俞、风池为主穴，迎香、太阳、曲池、血海为辅穴。肝郁加内关、太冲；脾虚加足三里、气海；肾虚加三阴交、阴陵泉。毫针刺入，留针 20 分钟，每日 1 次，10 次为 1 个疗程。

（2）西医治疗　口服大剂量维生素 C，每次 1g，每日 3 次；或静脉注射维生素 C，每次 1g，隔日 1 次，好转后改为口服，每次 0.2g，每日 3 次。可配脱色剂（如氢醌类制剂、维 A 酸制剂、2% ～ 5% 双氧水）外搽脱色，或遮光剂（如对氨基苯甲酸、水杨酸、二氧化钛等）防御紫外线和可见光，或抗皮肤衰老剂（1% 维生素 E 霜、15% 沙棘乳剂）抗衰老和减轻色素沉着。

【预防与调护】

1. 宜多食含维生素 C 的蔬菜、水果，避免辛辣、烟酒。

2. 避免日晒，日光较强时出门应外搽防晒霜和用防紫外线伞。

3. 避免可疑致病因素，慎用化妆品。

4. 畅情志、节房事等。

5. 积极治疗内分泌功能障碍、肝病等原发病，加强营养，忌用刺激性药物及激素类药物。

6. 注意劳逸结合，睡眠充足，避免劳损。

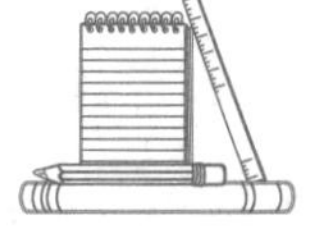

项目二十 粉 刺

【学习目标】

1. 掌握：粉刺的辨证论治。
2. 熟悉：粉刺的临床表现。
3. 了解：粉刺的预防与调护。

粉刺是一种以皮肤生丘疹如刺，可挤出白色碎米样粉汁为主要临床表现的皮肤疾患。其好发于颜面、胸、背等处，属毛囊、皮脂腺的慢性炎症。《医宗金鉴·外科心法要诀》载："此证由肺经血热而成。每发于面鼻，起碎疙瘩，形如黍屑，色赤肿痛，破出白粉汁。"其临床特点是多发于青年人；皮损为丘疹如刺，顶色白或黑，可挤出白色碎米样粉汁。

本病相当于西医学的痤疮。

【病因病机】

青春期阳热偏盛，肺经蕴热，复受风邪，熏蒸面部；或过食辛辣肥甘厚味，助湿化热，湿热互结，循经上熏胸面；或脾失健运，湿浊内生，郁久化热，热胜灼津成痰，痰热互结，凝滞肌肤而发。

【诊断】

临床表现

（1）多发于青春期男女；好发于颜面、胸、肩、背部。

（2）皮损初为粟粒大小的毛囊性丘疹，顶部渐发为白色或黑色，可挤出乳白色或淡黄色粉质物；若因感染可成红色小丘疹、丘疱疹。愈后可留暂时性色素沉着或伴轻度凹陷性瘢痕。严重者感染部位较深，可出现紫红色结节、囊肿，甚至破溃形成窦道和瘢痕，或呈橘皮样改变，常伴皮脂溢出，称聚合型痤疮。

（3）自觉轻度瘙痒或无自觉症状，炎症明显时自感疼痛。

（4）病程长短不一，皮疹易反复，常因饮食不节或随月经前后加重。一般青春期后可逐渐痊愈。

【鉴别诊断】

1. 酒齇鼻 多发于壮年人。好发于鼻准、鼻翼，两颊、前额也可发生。皮损处潮红、充血，常伴有毛细血管扩张，无黑头粉刺。

2. 职业性痤疮 多发于长期接触沥青、煤焦油及石油制品的工人。好发于面部及手背、前臂、肘、膝部等其他接触部位。皮损丘疹密集，并伴毛囊角化。

【治疗】

1. 辨证论治

（1）内治

①肺经风热证

证候：皮损为散在丘疹，色红或正常肤色，皮肤无油腻现象，或有痒痛，或有脓疱；伴口渴喜饮、大便秘结、小便短赤；舌尖红，苔薄黄，脉弦数。

治法：疏风清热宣肺。

方药：枇杷清肺饮加减。伴口渴喜饮者，加生石膏、天花粉；大便秘结者，加生大黄；脓疱多者，加紫花地丁、白花蛇舌草；经前加重者，加香附、益母草、当归。

②脾胃湿热证

证候：皮损为丘疹、脓疱、囊肿，色红且有痛，皮肤油腻；伴口臭、便秘、溲黄；舌红，苔黄腻，脉滑数。

治法：清热除湿解毒。

方药：茵陈蒿汤或黄连解毒汤加减。伴腹胀、舌苔厚腻者，加生山楂、鸡内金、厚朴、枳实；脓疱较多者，加白花蛇舌草、野菊花、金银花。

③痰湿凝滞证

证候：皮损以结节、囊肿、瘢痕为主，色暗红，或见窦道，经久难愈；伴纳呆腹胀；舌质暗红，苔腻，脉弦滑。

治法：除湿化痰，活血散结。

方药：二陈汤合桃红四物汤加减。伴囊肿成脓者，加贝母、夏枯草、皂角刺、野菊花；伴结节、囊肿难消者，加三棱、莪术、皂角刺、夏枯草；伴妇女痛经者，加益母草、泽兰。

（2）外治

①皮疹较多者，用颠倒散茶调涂患处，每晚涂 1 次，次晨洗去。

②囊肿、结节较甚者，外敷金黄膏，每日 1 次。

2. 其他疗法

（1）针灸疗法

①体针：可取大椎、合谷、四白、太阳、下关、颊车、风池等穴位。肺经风热证加曲池、肺俞；脾胃湿热证加大肠俞、足三里、丰隆；月经不调加膈俞、三阴交。中等强度刺激，留针 30 分钟，每日 1 次，10 次为 1 个疗程。

②耳穴：取肺、内分泌、交感、脑点、面颊、额区等穴位。皮脂溢出较多者，加脾穴；便秘加大肠穴；月经不调加子宫穴、肝穴。每次取穴 4 ～ 5 个，埋针或豆，2 ～ 3 天 1 次，5 次为 1 个疗程。

（2）西医治疗　内服抗生素类、维生素 A 族、维生素 B 族、维 A 酸类、锌制剂等。抗生素以四环素、红霉素使用最广泛。配合外用 0.05% 维 A 酸霜，每日 1 ～ 2 次，或 2% 红霉素软膏、5% 硫黄霜，连用 1 ～ 2 个月。

【预防与调护】

1. 经常用温水、硼酸皂清洗患处，皮脂较多者可每日洗 3 ～ 4 次。勿用冷水洗面，以防毛孔收缩，皮脂堵塞，粉刺加重。

2. 忌食辛辣刺激性食物，如辣椒、酒类；少食油腻、甜食；多吃新鲜蔬菜、水果，保持大便通畅。

3. 勿滥用化妆品，有些粉质或油性化妆品会堵塞毛孔，造成皮脂淤积而使粉刺加重。

4. 禁止用手挤压粉刺，以免炎症扩散，致使愈后遗留凹陷性瘢痕。

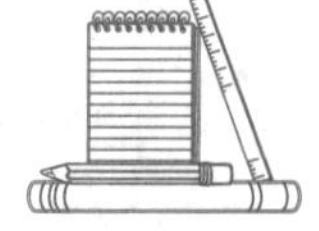

项目二十一 面游风

【学习目标】

1. 掌握：面游风的辨证论治。
2. 熟悉：面游风的临床表现。
3. 了解：面游风的预防与调护。

面游风是一种在皮肤油腻处出现红斑，覆有鳞屑的慢性皮肤病，又名白屑风。《外科正宗》载："多生于头、面、耳、项、发中，初起微痒，久则渐生白屑，叠叠飞起，脱而又生，此皆起于热体当风，风热所化。"其临床特点是皮肤油腻、瘙痒，迭起白屑，脱去又生；青壮年多发，男性多于女性，乳儿期也有发生者。

本病相当于西医学的脂溢性皮炎。

【病因病机】

素体湿热内蕴，复感风邪，风湿热郁日久，耗伤阴血，阴伤血燥，肌肤失于濡养；或平素血燥之体，血虚生风，复感风热，风热燥邪蕴阻肌肤；或由于恣食肥甘油腻、辛辣之品，致脾胃运化失常，湿热内生，蕴阻肌肤而致病。

【诊断】

临床表现 多见于青壮年，好发于皮脂腺丰富的部位，如头皮、前额、眉弓、鼻唇沟、胡须部及胸、腋等处，重者泛发全身。皮损形态多样。

（1）干性型 皮损为大小不一的斑片，基底微红，上有干燥白色糠秕状鳞屑，在头皮处可堆积很厚，瘙痒剧烈，梳发或搔抓时易脱落而呈白屑纷飞；毛发干枯，伴有脱发。

（2）湿性型 多发在皮脂分泌旺盛、异常油腻的皮肤处，皮损为红斑、糜烂、流滋，有油腻性鳞屑和结痂，常伴有臭味。发在头部者，早期出油，或头屑多，瘙痒，继而头发细软、脱落、秃顶；发在耳后和鼻部者，可有皲裂；发于眉毛处，因搔抓出现折断而稀疏；严重者泛发全身，成为湿疹样皮损。

【鉴别诊断】

1. 慢性湿疮 病变境界清楚，无油腻性鳞屑，皮肤粗糙增厚，易成苔藓样变。

2. 白疕 皮损颜色红，鳞屑呈银白色，无油腻感，搔抓后红斑上有筛状出血；发于头皮处无脱发。

3. 白秃疮 多见于儿童。皮损呈灰白色鳞屑斑片，其上有长短不齐的断发，发根有白色菌鞘；真菌检查呈阳性。

【治疗】

1. 辨证论治

（1）内治

①风热血燥证

证候：多发于头面部，为淡红色斑片，干燥，脱屑，瘙痒，受风加重，毛发干枯脱落；伴口干口渴、大便干燥；舌质偏红，苔薄白，脉细数。

治法：祛风清热，养血润燥。

方药：消风散合当归饮子加减。皮损颜色较红者，加牡丹皮、金银花、青蒿；瘙痒较重者，加白鲜皮、刺蒺藜；皮损干燥明显者，加玄参、麦冬、天花粉。

②肠胃湿热证

证候：皮损为潮红斑片，有油腻性痂屑，甚至糜烂、渗出；伴有腥臭味、口苦、口黏、纳减、脘腹痞满、小便短赤、大便臭秽；口舌淡红，苔黄腻，脉滑数或弦数。

治法：健脾除湿，清热止痒。

方药：参苓白术散合茵陈蒿汤加减。糜烂渗出较甚者，加土茯苓、苦参、马齿苋；热盛者，加桑白皮、黄芩。

（2）外治

①干性皮损发于头皮者，用白屑风酊或侧柏叶酊外搽，每日3次；发于面部者，用痤疮洗剂外搽，每日2次。

②湿性皮损有少量渗出者，可用马齿苋、黄柏、大青叶各30g或单味30g煎汤，放凉后外洗或湿敷患处，每次30分钟，每日2～3次。湿敷后用青黛膏外搽。或用脂溢洗方（苍耳子30g，苦参15g，王不留行30g，明矾9g）煎水洗头。

2. 西医治疗

（1）*全身治疗*　可口服维生素B_2、维生素B_6等，瘙痒剧烈时可用镇静剂、止痒剂。

（2）*局部治疗*　以溶解脂肪、角质剥脱、消炎止痒为主。常用药物有硫黄、间苯二酚、咪唑类、水杨酸等，按不同皮损选用不同的剂型，如头皮部位可选用2%酮康唑溶液外洗。

【预防与调护】

1. 忌食荤腥、油腻，少食甘甜、辛辣及浓茶、咖啡、酒等，多食水果、蔬菜。
2. 生活规律，睡眠充足，保持大便通畅。
3. 避免搔抓，不用刺激性强的肥皂洗涤。

项目二十二　酒皶鼻

【学习目标】

1. 掌握：酒皶鼻的辨证论治。
2. 熟悉：酒皶鼻的临床表现。
3. 了解：酒皶鼻的预防与调护。

酒皶鼻是一种主要发生于面部中央鼻周的红斑和毛细血管扩张的慢性皮肤病，也称“酒渣鼻”“酒糟鼻”“酒皻鼻”“玫瑰痤疮”。《外科大成·酒兹鼻》载：“酒兹鼻者，先由肺经血热内蒸，次遇风寒外束，血瘀凝滞而成，故先紫而后黑也。”其临床特点是面部中央鼻周持续性红斑和毛细血管扩张，伴丘疹、脓疱、鼻赘，鼻色紫红如酒渣；多发生于中年，男女均可发病，尤以女性多见。

本病相当于西医学的酒渣鼻。

【病因病机】

本病多由肺胃积热上蒸，复遇风寒外袭，血瘀凝结而成；或嗜酒之人，酒气熏蒸，复遇风寒之邪，交阻肌肤所致。

近年来发现 90% 以上患者在皮损处可找到毛囊虫（螨），故认为其发生与毛囊虫寄生有关。

【诊断】

临床表现　皮损以红斑为主，多发于面部中央，常累及鼻尖、鼻翼、两颊、前额等部位，少数鼻部正常，而只发于两颊和额部。依据临床症状可分为以下 3 型：

（1）红斑型　颜面中部，特别是鼻尖部出现弥漫性潮红色斑，开始为暂时性，时起时消，寒冷或进食辛辣刺激性食物及精神紧张或兴奋时更为明显，日久红斑持久不退，表面油腻光滑；并伴有毛细血管扩张，呈细丝状，分布如树枝。有的数年后可发展成为丘疹脓疱型。

（2）丘疹脓疱型　病情继续发展时，在红斑基础上出现散在性痤疮样丘疹或小脓疱或豆大坚硬的丘疹，但无明显的黑头粉刺形成；鼻部毛细血管扩张更为明显，如红丝缠绕，纵横交错；皮色由鲜红逐渐变为紫褐，自觉轻度瘙痒。病程迁延数年不愈，极少数最终发展成鼻赘。

（3）鼻赘型　临床较少见，多为病期长久的晚期患者。鼻部丘疹增大、融合，致鼻尖部肥大，形成大小不等的结节状隆起，称为鼻赘；且皮肤增厚，皮色紫红，皮脂腺口明显扩大，表面凹凸不平，毛细血管扩张更加明显。

【鉴别诊断】

1. 粉刺　多发于青春期男女，常见于颜面、上胸、背部，鼻部常不侵犯。皮损为散在性红色丘疹，可伴有黑头粉刺。

2. 面游风　分布部位较为广泛，不只局限于面部。有油腻性鳞屑，无毛细血管扩张，常有不同程度的瘙痒。

【治疗】

1. 辨证论治

（1）内治　治宜清泄肺胃积热、理气活血化瘀，乃可得愈。

①肺胃热盛证

证候：红斑多发于鼻尖或两翼，压之退色；常嗜酒、便秘、饮食不节、口干口渴；舌红，苔薄黄，脉弦滑。多见于红斑型。

治法：清泄肺胃积热。

方药：枇杷清肺饮加减。

②热毒蕴肤证

证候：在红斑上出现痤疮样丘疹、脓疱，毛细血管扩张明显，局部灼热；伴口干、便秘；舌红绛，苔黄。多见于丘疹脓疱型。

治法：凉血清热解毒。

方药：凉血四物汤合黄连解毒汤加减。

③气滞血瘀证

证候：鼻部组织增生，呈结节状，毛孔扩大；舌略红，脉沉缓。多见于鼻赘型。

治法：活血化瘀散结。

方药：通窍活血汤加减。

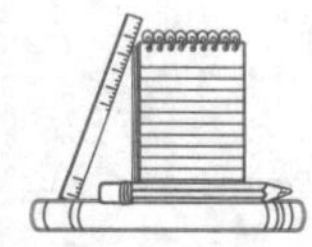

（2）外治

①鼻部有红斑、丘疹者，可选用一扫光或颠倒散洗剂外搽，每天 3 次。

②鼻部有脓疱者，可选用四黄膏或皮癣灵外涂，每天 2 ～ 3 次。

③鼻赘形成者，可先用三棱针刺破放血，颠倒散外敷。

2. 其他疗法　近年来，酒齄鼻的针刺治疗效果显著。

（1）针刺疗法　取素髎、迎香、印堂、上星、地仓、承浆、颧髎，配禾髎、大迎、合谷。血热蕴肺型，配曲池、鱼际；胃经积热型，配足三里、内庭；气血瘀滞型，配太冲、血海。面部穴位轻刺，余穴用泻法，留针 20 ～ 30 分钟，隔日 1 次，15 次为 1 个疗程。

（2）耳穴疗法　取神门、内分泌、肾上腺、耳尖、面颊、外鼻。血热蕴肺型，配肺、大肠；胃经积热型，配胃、脾；气血瘀滞型，配耳中、肝。毫针轻度刺激，留针 10 ～ 15 分钟，或用王不留行籽压贴，双侧交替，15 次为 1 个疗程。

（3）点刺疗法　取大椎、阿是穴（第 1 胸椎至第 12 胸椎两侧旁开 3 寸范围内的反应点）。血热蕴肺型，配肺俞、曲池；胃经积热型，配胃俞、大肠俞；气血瘀滞型，配膈俞、肝俞。严格消毒后，用三棱针点刺鼻部皮损处，密度以每平方厘米约 20 个刺点，出血 3～5 滴，然后针迎香、印堂，并留针 30 分钟。每周 3 次，7 次为 1 个疗程，疗程间隔 7 日。

（4）穴位注射　取合谷（双）、迎香（双）、印堂。维生素 B_1、维生素 B_{12}、扑尔敏、普鲁卡因针剂各 2mL，用 5 号注射针头吸取药液，注入合谷穴各 1mL，迎香穴各 0.5mL，印堂穴 0.5mL（自上向下，取 45° 角斜进针）；或用 5mL 注射器吸入复方丹参注射液 4mL（相当于丹参、降香 4mg），每穴注入 1mL。注射完毕，每穴局部按摩 10 分钟左右。隔日 1 次，5 次为 1 个疗程，疗程间隔 5 天。

【预防与调护】

1. 鼻部及其周围要少摩擦，防止破损感染。

2. 忌食辛辣、酒类等刺激性食物，少食脂肪、糖类，少饮或不饮酒、浓茶、咖啡等，以防助热升阳。

3. 保持大便通畅。

4. 避免精神紧张，保持心情舒畅，忌恚怒。

5. 平时洗脸水温度要适宜，用酸性或碱性小的肥皂洗面，避免冷、热水及不洁物等刺激。

项目二十三　油　风

【学习目标】

1. 掌握：油风的辨证论治。
2. 熟悉：油风的临床表现。
3. 了解：油风的预防与调护。

油风是一种头发突然成片脱落、头皮光亮的慢性皮肤病，又名鬼剃头。《外科正宗》载：“油风乃血虚不能随气荣养肌肤，故毛发根空，脱落成片，皮肤光亮，痒如虫行，此皆风热乘虚攻注而然。”其临床特点是脱发区皮肤光滑，感觉正常，无自觉症状；可发生于任何年龄，但多见于青年人。

本病相当于西医学的斑秃。

【病因病机】

过食辛辣、醇甘厚味化火，或情志抑郁化火，损阴耗血，血热生风，风热上窜巅顶，毛发失于阴血濡养而突然脱落；或跌仆损伤，瘀血阻络，血不畅达，清窍失养，发脱不生；或病久气血两虚，肝肾不足，精不化血，血不养发，毛根空虚成片脱落。

【诊断】

临床表现

（1）头发突然成片脱落，脱发区皮肤光亮，脱发区呈圆形、椭圆形或不规则形；边缘的头发松动，容易拔出，拔出时可见发根近端萎缩；数目不等，大小不一，可相互连接成片，或头发全部脱光而称全秃；严重者眉毛、胡须、腋毛、阴毛甚至全身毛发脱落，称普秃。

（2）一般无自觉症状，多在无意中发现。常在过度劳累、睡眠不足、精神紧张或受刺激后发生。

（3）病程较长，可持续数月或数年，多数能自愈，但也有反复发作或边长边脱者。开始长新发时多纤细柔软，呈灰白色或淡黄，以后逐渐变粗变黑，最后恢复正常。

【鉴别诊断】

1. 面游风 头发稀疏，散在性脱落，多从额角开始，延及前头及颅顶部；皮损处覆有糠秕状或油腻性鳞屑，常有不同程度的瘙痒。

2. 白秃疮 多见于儿童。为不完全脱发，毛发多数折断，残留毛根，长短不齐，附有白色鳞屑和结痂。真菌检查阳性。

3. 肥疮 多见于儿童。头部有典型的碟形癣痂，其间有毛发穿过，头皮有萎缩性瘢痕。真菌检查阳性。

【治疗】

本病治疗实证以清热凉血、活血化瘀为主；虚证以滋补肝肾、调和气血为主，精血得补则毛发易生。选用适当的外治或针灸疗法能促进毛发生长。

1. 辨证论治

（1）内治

①血热风燥证

证候：突然脱发成片，偶有头皮瘙痒，或伴头部烘热；伴心烦易怒、急躁不安；苔薄，脉弦。

治法：清热凉血，养血生发。

方药：四物汤合六味地黄汤加减。若风热偏盛，脱发迅猛者，宜养血散风、清热生发，方用神应养真丹。

②气滞血瘀证

证候：病程较长，头发脱落前先有头痛或胸胁疼痛等症；伴夜多恶梦、烦热难眠；舌有瘀点、瘀斑，脉沉细。

治法：理气活血，祛瘀生发。

方药：通窍活血汤加减。失眠多梦者，加珍珠母、夜交藤、远志。

③气血两虚证

证候：多在病后或产后头发呈斑块状脱落，并呈渐进性加重，范围由小而大，毛发稀疏枯槁，触摸易脱；伴唇白、心悸、气短懒言、倦怠乏力；舌淡，脉细弱。

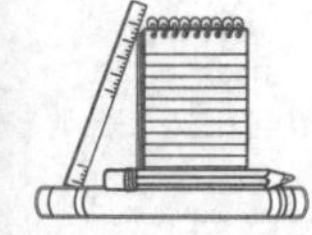

治法：健脾益气，养血生发。

方药：八珍汤加减。心悸失眠者，加柏子仁、炒枣仁、远志；乏力纳呆者，加砂仁、陈皮。

④肝肾不足证

证候：病程日久，平素头发焦黄成花白，发病时呈大片均匀脱落，甚至全秃或普秃；伴头昏、耳鸣、目眩、腰膝酸软；舌淡，苔薄，脉细。

治法：滋补肝肾，填精生发。

方药：七宝美髯丹加减。五心烦热、咽干口燥者，加黄柏、知母；畏寒肢冷者，加淫羊藿、仙茅。

（2）外治

①鲜毛姜（或生姜）切片，烤热后涂擦脱发区，每天数次。

② 5%～10% 斑蝥酊、10% 补骨脂酊、10% 辣椒酊外搽，每天数次。

2. 其他疗法

针刺：主穴取百会、头维、生发穴（风池与风府连线中点），配翳明、上星、太阳、风池、鱼腰透丝竹空。实证用泻法，虚证用补法。每次取 3～5 穴，每日或隔日 1 次。如病期延长，可在脱发区和沿头皮足太阳膀胱经循行部位用梅花针移动叩刺，每日 1 次。

【预防与调护】

1. 保持心情舒畅，避免烦躁、忧愁、动怒等。
2. 加强营养，多食富含维生素的食物，纠正偏食的不良习惯。
3. 注意头发卫生，加强头发护理，不用碱性强的肥皂洗发，少用电吹风吹烫头发。

项目二十四　瓜藤缠

【学习目标】

1. 掌握：瓜藤缠的辨证论治。
2. 熟悉：瓜藤缠的临床表现。
3. 了解：瓜藤缠的预防与调护。

瓜藤缠是一种发生于下肢的红斑结节性、皮肤血管炎性皮肤病。《医宗金鉴》载："此证生于腿胫，流行不定，或发一二处，疮顶形似牛眼，根脚漫肿……若绕胫而发即名瓜藤缠，结核数枚，日久肿痛。"其临床特点是散在性皮下结节，色鲜红至紫红，大小不等，疼痛或压痛，好发于小腿伸侧；多见于青年女性，以春秋季发病者为多。

本病相当于西医学的结节性红斑。

【病因病机】

素体血分有热，外感湿邪，湿与热结，或脾虚失运，水湿内生，湿郁化热，湿热下注，气滞血瘀，瘀阻经络而发；或体虚之人，气血不足，卫外不固，寒湿之邪乘虚外袭，客于肌肤腠理，流于经络，气血瘀滞，寒湿凝结而发。

西医学认为，本病是一种由多种原因引起的皮肤变态反应，真正的发病机制尚不清楚。有认为是与链球菌感染有关，也有认为本病与结核感染有密切关系，某些药物尤其是溴剂和磺胺药是常见的致病原因。其他如球孢子菌病、组织胞浆菌病、猫抓热、发癣菌病、溃疡性结肠炎、结节病、白

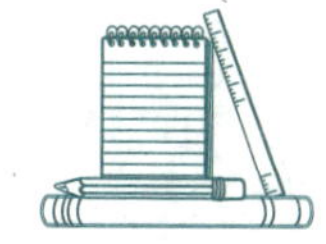

塞病、麻风病和性病淋巴肉芽肿，均可伴发本病。此外，病毒感染与本病有关，其他少见的原因如急性外阴溃疡，急性、慢性白血病，也可伴发本病。

【诊断】

1. 临床表现

（1）发病前常有低热、倦怠、咽痛、食欲不振等前驱症状。

（2）皮损好发于两小腿伸侧，为鲜红色疼痛性红肿结节，略高出皮面，蚕豆至杏核大或桃核大，对称性分布，若数个结节融合在一起，则大如鸡蛋；皮损周围水肿，但境界清楚，皮肤紧张，自觉疼痛，压之更甚。颜色由鲜红渐变为暗红。约经几天或数周，颜色及结节逐渐消退，不留痕迹，不化脓亦不溃破。在缓解期，常残存数个小结节，新的结节可再次出现。

（3）皮损发生部位除小腿外，大腿、臀部也可发生，少数患者可发于上肢及面颈部。

（4）本病发病急，经过迅速，一般在6周左右可自愈，但亦有长达数月不愈者。部分患者可因劳累、感冒受寒、妇女行经而复发。

2. 辅助检查　外周血白细胞总数正常或稍升高，红细胞沉降率加快。

【鉴别诊断】

1. 硬结性红斑　秋冬季节发病，起病缓慢，结节较大而深在，好发于小腿屈侧下1/3处，疼痛轻微，易溃破而发生溃疡，愈合后留有瘢痕；病程较长，常有结核病史。

2. 皮肤变应性血管炎　皮损为多形性，可有红斑、丘疹、斑丘疹、瘀斑、结节、溃疡、瘢痕等，疼痛较轻；反复发作，病程较长。

【治疗】

1. 辨证论治

（1）内治

①湿热瘀阻证

证候：发病急骤，皮下结节，略高于皮面，灼热红肿；伴头痛、咽痛、关节痛、发热、口渴、大便干、小便黄；舌质微红，苔白或腻，脉滑微数。

治法：清热利湿，化瘀通络。

方药：萆薢渗湿汤合桃红四物汤加减。

②寒湿入络证

证候：皮损暗红，反复缠绵不愈；伴有关节痛，遇寒加重，肢冷，口不渴，大便不干；舌淡，苔白或白腻，脉沉缓或迟。

治法：散寒祛湿，化瘀通络。

方药：当归四逆汤合三妙丸加减。

（2）外治　以消炎、散结、止痛为原则。

①皮下结节较大，红肿疼痛者，外敷金黄膏、四黄膏或玉露膏，每天换1次。

②皮下结节色暗红，红肿不明显者，外敷冲和膏。

③蒲公英、丹参、紫草各30g，荆芥、牡丹皮、当归各20g，水煎外洗。

2. 其他疗法

（1）针刺　主穴取足三里、三阴交、昆仑，阳陵泉，实证用泻法，虚证用补法，隔日1次。

（2）西医治疗　疼痛明显者，可考虑给予非甾体类抗感染药物治疗；皮损广泛，炎症较重，疼痛剧烈者，可考虑使用皮质类固醇激素。

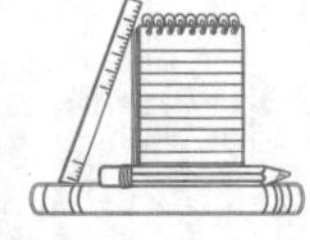

（3）红光治疗　用纱布浸透金粟兰酊后敷于结节处，然后用红光照射20分钟。

【预防与调护】

1. 注意休息，适当抬高患肢，以减轻局部肿痛。

2. 注意饮食宜忌，勿食辛辣等刺激性食物。

3. 避风寒，防潮湿，冬季注意保暖，以防复发。

项目二十五　红蝴蝶疮

【学习目标】

1. 掌握：红蝴蝶疮的辨证论治。
2. 熟悉：红蝴蝶疮的临床表现。
3. 了解：红蝴蝶疮的预防与调护。

红蝴蝶疮是一种在面部出现蝴蝶样红斑损害的皮肤疾患。因其可累及全身多脏器出现自身免疫现象，故亦属自身免疫性疾病。其临床特点是皮损多为慢性局限性红斑，多呈蝴蝶样，好发于面颊部。本病临床常分为盘状红蝴蝶疮和系统性红蝴蝶疮。盘状红蝴蝶疮好发于面颊部，主要表现为皮肤损害，多为慢性局限性；系统性红蝴蝶疮除有皮肤损害外，同时累及全身多系统多脏器，病变呈进行性改变，预后较差。本病青少年时期发病率高，多见于 15 ～ 40 岁女性，且病情危笃。

本病相当于西医学的红斑狼疮。

【病因病机】

本病病情常虚实互见，复杂多变。六淫侵袭、劳倦内伤、七情郁结、妊娠分娩、日光暴晒、内服药物都可成为发病的诱因。

总由先天禀赋不足，肝肾亏虚，兼或情志劳伤，热积内燔，抑或复感六淫邪气而成本病。肾之阴精不足，不得涵养肝血，虚火上炎，耗阴伤气；正气虚弱，抗邪无力，腠理不密，外邪乘虚而入，或感风寒湿邪，或日光暴晒，热毒侵入，邪阻肌肤脉络，则生盘状红蝴蝶疮；邪气入里，热毒内传，或因情志内伤，肝郁血瘀，心脾积热，内火炽盛，二热相搏，燔灼营血，阻隔经络，伤于脏腑，瘀阻肌肉、关节，则发为系统性红蝴蝶斑。病久气血两虚，致心阳不足，或阴损及阳，累及于脾，以致脾肾两虚，水湿不化，膀胱气化失权。在整个发病过程中，热毒炽盛之症可相继或反复出现，甚或表现为热毒内陷，热盛动风。

【诊断】

1. 临床表现　本病分为盘状红蝴蝶疮与系统性红蝴蝶疮，以后者多见。

（1）盘状红蝴蝶疮　多见于青年女性，男女之比约为 1∶3，有家族史。好发于面颊和鼻背，其次为头项、耳郭、眼睑、口唇、额角，亦可见于手背、指侧、肩胛等处。夏季或日晒后加重，入冬减轻。

皮损初起为一片或数片红色或淡红色小丘疹或小斑片，黄豆大小，略高于皮肤；逐渐扩大，呈圆形或不规则形或类圆形盘状局限性红斑，境界清楚；边缘隆起呈环状，色素较深，有毛细血管扩张；表面附有黏着性灰褐色鳞屑，剥去鳞屑，可见扩大毛孔，状如筛口；剥掉的鳞屑底面原毛孔处有角质栓，犹如钉板。

发于鼻梁两侧和面颊部者，皮损呈典型的蝴蝶样形状；发于手背及指侧者，皮损呈冻疮样红斑皮疹，手指关节酸痛呈游走性，屈伸不利，可因萎缩而发生畸形；发于足跖的皮损，为表面角质显著增生、基底浸润，日久形成溃疡；发于头部者，可引起脱发、头皮萎缩；发于口唇者，可累及黏膜，多见于下唇，除鳞屑红斑外，一般为灰白色小片糜烂，绕以紫色红晕。部分患者的皮损可同时或相继在颜面、头皮、手背、足跟等多处发生，称为播散性盘状红蝴蝶疮。

一般无自觉症状，进展时或日光暴晒后可有轻度瘙痒感，少数患者可有低热、乏力及关节痛等全身症状。

病程慢，日久可趋于静止状态，呈陈旧性损害，皮损中央萎缩凹陷，间杂色素沉着及减退，消退后遗留浅表性瘢痕。极少数患者具有红蝴蝶疮遗传素质者，可能转变为系统性红蝴蝶疮，个别患者可癌变。

（2）系统性红蝴蝶疮　多见于青年及中年女性，男女之比约为 1∶10。除皮肤损害外，常侵犯器官、组织，初起可单个器官受累，也或多个系统同时被侵犯。故本病早期表现多种多样，常表现为不规则发热，关节疼痛，食欲减退，伴体重减轻、皮肤红斑等。皮损症状多出于全身症状之后。

约 80% 的患者相继出现广泛对称性皮损。典型者在开始时与盘状红蝴蝶疮皮损相似，在两颊和鼻部出现蝶形水肿性红斑，可扩及前额、下颌、耳缘等处，为大小不等的不规则形，色鲜红或紫红，有时可见鳞屑，病情缓解时红斑消退，留有棕色色素沉着，较少出现萎缩现象。皮损发生在指甲周围皮肤及甲下者常为出血性紫红色斑片，高热时红肿光亮，时隐时现；发生在口唇者，则为下唇部红斑性唇炎的表现；发生在掌跖、四肢大小关节面、肩胛、上臂、臀部等易摩擦的部位，可见压之不退色的水肿性红斑，其表面可发生坏死，干燥后结成厚痂。皮损严重者可有全身泛发性多形性红斑、紫红斑、水疱等，口腔、外阴黏膜有糜烂，头发可逐渐稀疏或脱落。发病早期可有手部遇冷时出现雷诺现象。有少数患者在整个病程中始终没有皮损表现，应予以注意。

可出现以下全身症状。

①发热：一般都有不规则发热，多数呈低热，急性活动期出现高热，甚至可达 40 ～ 41℃。

②关节、肌肉疼痛：约 90% 的患者有关节及肌肉疼痛，多见于四肢肘膝以下大小关节，呈游走性，软组织可有肿胀，但很少发生积液和潮红。

③肾脏损害：几乎所有的系统性红蝴蝶疮皆累及肾脏，但有临床表现的约占 75%，可见到各种肾炎的表现，早期以肾小球肾炎多见，后期肾功能损害可出现尿毒症、肾病综合征表现。预后不良，常给患者带来致命的后果。

④心血管系统：约 1/3 的患者有心血管系统病变，以心包炎、心肌炎、心包积液较为常见，也有的伴发周围血管性疾患，如血栓性静脉炎、血栓闭塞性脉管炎。

⑤呼吸系统：主要表现为胸膜炎和间质性肺炎，出现呼吸功能障碍。

⑥消化系统：约 40% 的患者有恶心呕吐、腹痛腹泻、便血等消化道症状。约 30% 的患者有肝脏损害，呈慢性肝炎样表现。

⑦神经系统：多见于后期，可表现为各种精神、神经症状，如抑郁失眠、精神分裂症样改变，严重者可出现抽搐、症状性癫痫。

⑧其他病变：可累及淋巴系统，表现为局部或全身淋巴结肿大，质软无压痛；累及造血系统，见贫血、全血细胞减少。女性可出现月经紊乱或停经。另外，约 20% 的病例有眼底病变，如视乳头水肿、视网膜病变。

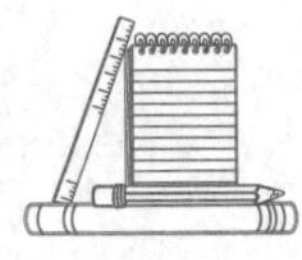

2. 辅助检查

（1）一般检查　血常规呈中度贫血，约 56% 的患者白细胞及血小板减少，血沉在活动期可明显加快，缓解期恢复正常。尿中有蛋白及红、白细胞和管型，蛋白电泳白蛋白减少，γ 球蛋白、α_2 球蛋白增多，白、球蛋白比例倒置。

（2）免疫学检查

①红斑狼疮细胞：阳性率在 60% 左右，急性期可达 80% 以上，但特异性低，使用激素的患者阳性率低。

②抗核抗体检查：阳性率在 90% 以上，其中抗双链 DNA 抗体特异性高，阳性率为 95%，效价与病情轻重成正比。抗核抗体在 1∶160 以上是本病活动性的重要指标。其他如抗 Sm 抗体、抗 SS-A 抗体、抗 SS-B 抗体阳性率为 30% 左右。

③补体及免疫复合物检查：循环免疫复合物升高，血清总补体及 C_3、C_4 均降低。

④狼疮带试验检查：用直接荧光免疫法在患者表皮真皮连接处检查，可见免疫球蛋白和补体沉积，呈颗粒状、球状或线条状排列的黄绿色荧光带，在系统性红蝴蝶疮的正常皮肤暴露部位阳性率为 50% ～ 70%，皮损部位高达 90% 以上，诊断意义较大。

【鉴别诊断】

1. 皮痹　本病多在四肢末端、颜面、前胸、后背等部位发生非炎症性浮肿性硬化，常有雷诺现象。无蝶形红斑、光敏感现象。

2. 肌痹　多从面部开始；皮损为以双眼睑为中心的紫蓝色水肿性红斑，多发性肌炎症状明显；肌酶、尿肌酸含量异常。

3. 面游风　应与盘状红蝴蝶疮相鉴别。面游风见于面部，有脂样鳞屑，易于除去，无角质栓及毛囊口哆开。

4. 日晒疮　应与系统性红蝴蝶疮鉴别。日晒疮可见于面、颈及胸前，但呈多形性，日光暴晒时加剧，痒甚，毛孔不开大，无角栓形成，无关节肌肉疼痛。

5. 风湿性关节炎　关节肿胀明显，也可呈游走性疼痛，抗风湿因子阳性，红斑狼疮细胞及抗核抗体检查阴性。对日光反应不敏感。

【治疗】

本病临床多难以治愈，但有效治疗可稳定病情，且能带病延年。系统性红蝴蝶疮首推皮质类固醇激素和免疫抑制剂治疗，但不宜长期使用；中西医结合治疗可以缓解症状，减少激素用量和不良反应。

1. 辨证论治

（1）内治

①热毒炽盛证

证候：相当于系统性红蝴蝶疮急性活动期。面部蝶形红斑，色鲜艳，皮肤紫斑甚至水疱或血疱；关节肌肉疼痛；伴突然高热或持续不退、烦躁口渴、神昏谵语、吐血、衄血、抽搐、大便干结、小便短赤；舌质红绛，苔黄腻，脉洪数或细数。

治法：清热凉血，化斑解毒。

方药：犀角地黄汤合黄连解毒汤加减。高热不退、大汗大渴者，加生石膏、知母；大便干结者，加生大黄；高热神昏者，加服安宫牛黄丸，或服紫雪丹、至宝丹。

②阴虚火旺证

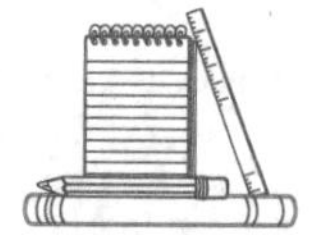

证候：相当于系统性红蝴蝶疮缓解期。斑疹暗红，关节痛，足跟痛；伴有不规则发热或持

续性低热、手足心热、心烦失眠、疲乏无力、自汗盗汗、面部潮红、月经量少或闭经；舌红，苔薄，脉细数。

治法：滋阴清热，益气养血。

方药：六味地黄丸合大补阴丸、清骨散加减。关节疼痛者，加秦艽、威灵仙；自汗盗汗者，加生黄芪、生牡蛎；夜寐不安者，加夜交藤、远志；月经不调者，加当归、益母草。

③气滞血瘀证

证候：多见于盘状局限型及亚急性皮肤型红蝴蝶疮。红斑暗淡，角质栓形成及皮肤萎缩；伴倦怠乏力、纳差、月经量少有暗红血块；舌质暗红，有瘀斑或瘀点，苔白或光面舌，脉沉细涩。

治法：疏肝理气，活血化瘀。

方药：逍遥散合血府逐瘀汤加减。腹胀恶心者，加半夏、陈皮；肝脾肿大者，加三棱、莪术。

④脾肾阳虚证

证候：面部红斑不显，或无皮损，眼睑、下肢浮肿，胸胁胀满，尿少或尿闭，面色无华；伴腰膝酸软、面热肢冷、口干不渴；舌淡胖，苔少，脉沉细。

治法：温肾壮阳，健脾利水。

方药：附桂八味丸合真武汤加减。下肢水肿者，加猪苓、赤小豆；尿蛋白不消者，加黄芪、芡实；尿中有红细胞者，加败酱草、马鞭草；恶心呕吐者，加姜半夏、竹茹；有胸水者，加葶苈子；有腹水者，加大腹皮、猪苓。

⑤心阳不足证

证候：患者心悸怔忡，乏力懒言，语声低微，汗出肢冷，下肢浮肿，面色苍白；舌质暗淡，苔白腻，脉细弱。

治法：温通心阳，宁心安神。

方药：桂枝甘草龙骨牡蛎汤加减。气虚明显者，加黄芪；心阳欲脱，大汗淋漓者，加人参、附子。

⑥风寒湿痹证

证候：系统性红蝴蝶疮部分患者早期可出现四肢小关节酸痛，呈游走性，屈伸不利，关节胀痛，或出现雷诺现象，或肢端出现冻疮性皮损；可伴四肢逆冷；舌质紫暗，苔薄白，脉浮紧。

治法：温阳散寒，祛风胜湿。

方药：阳和汤合四物汤去麻黄、白芥子，加淫羊藿、巴戟天、秦艽、威灵仙。

（2）外治

①面部红斑：可用白玉膏、黄柏霜等外搽，或马齿苋煎汤冷敷，每日3～4次，外用10%氧化锌软膏。

②四肢红斑：可用马齿苋、蒲公英、黄柏等单味中药或中药复方煎汤外洗。

2. 其他疗法

（1）中成药　雷公藤多苷片，按每日每千克体重1～1.2mg，分2～3次口服。

（2）西医治疗

①对急性期或重型病例宜选用皮质类固醇激素，治疗原则为早期、足量和持续用药。病情越重者最初用量越大，以迅速控制病情，抢救生命。

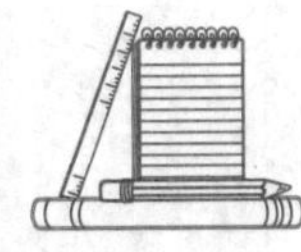

②选用抗疟药，对控制皮损和轻度关节症状有效。

③选用免疫抑制剂及免疫调节剂。

④血浆置换疗法。

【预防与调护】

1. 避免日光暴晒，夏日应特别注意避免阳光直接照射，外出时应戴遮阳帽或撑遮阳伞，也可外搽避光药物。

2. 避免感冒、受凉，严冬季节对暴露部位应适当予以保护，如戴手套、穿厚袜及戴口罩等。

3. 避免各种诱发因素，对易于诱发本病的药物如青霉素、链霉素、磺胺类、普鲁卡因胺及避孕药应避免使用，皮损处忌涂有刺激性的外用药。

4. 忌食酒类等刺激性食品，有水肿者应限制钠盐的摄取；注意加强饮食营养，多食富含维生素的蔬菜、水果。

5. 注意劳逸结合，加强身体锻炼，避免劳累，病情严重者应卧床休息。

6. 肾脏受损害者应忌食豆类及含植物蛋白高的食品，以免加重肾脏负担。

项目二十六　淋　病

【学习目标】

1. 掌握：淋病的辨证论治。
2. 熟悉：淋病的临床表现。
3. 了解：淋病的预防与调护。

淋病是一种主要通过性接触传染的由淋病双球菌（淋病奈瑟菌）所致的泌尿生殖系统、肛门直肠、咽部等部位的化脓性感染性的性传播疾病。此为西医学名称，属于中医学“淋浊”范畴。其临床特点：主要出现尿频、尿急、尿痛、尿道口溢脓，甚至排尿困难的症状；病程短，可治愈，易重复感染；多数患者有不洁性交史，极少数也可通过污染的衣物等间接传染。该病可经血行播散，引起关节炎、心内膜炎、脑膜炎、菌血症、男女不育不孕、失明，甚至危及生命。

淋病为世界范围内流行甚广的性传播疾病，在我国性传播疾病中其发病率居首位。是《中华人民共和国传染病防治法》规定的乙类传染病，也是我国重点监测防治的 8 种性病之一。

【病因病机】

本病多因卖淫嫖娼、恋色不洁或误用淫毒污染之品，湿热秽浊之气由下焦前阴窍口入侵，阻滞于膀胱及肝经，以致局部经络阻滞，气血运行不畅，湿热蒸酿，精败肉腐，气化失司而成。若湿热秽毒久恋，耗气伤津，肝肾阴亏，以致本虚标实，虚实夹杂，病久难愈。

西医学认为，本病的病原菌为革兰阴性奈瑟双球菌，又称淋病双球菌，简称淋球菌或淋菌。其主要通过性接触而传染，引起尿道炎、宫颈炎、直肠炎等，但也可通过污染的衣裤、床上用品等间接传染，孕妇淋病患者胎膜破裂、继发羊膜腔内感染时也可感染胎儿，产道感染也可引起新生儿淋菌性结膜炎。轻症或无症状的淋病患者是主要的传染源。淋球菌主要寄生在淋病患者的泌尿生殖系统，造成皮下组织或黏膜下层扩散性感染病灶；并可长期潜伏在腺组织深部，成为慢性淋病而反复发作。黏膜坏死后由鳞状上皮或结缔组织代替，引起尿道瘢痕性狭窄、输

卵（精）管狭窄、梗阻，继发宫外孕和男女不育、不孕。严重者淋球菌可经血行播散全身，引起脑膜炎、心内膜炎等。

【诊断】

1. 临床表现　本病好发于青壮年，多见于 20 ～ 30 岁的性活跃者，其中又以男性发病率高，而女性患者多数基本无症状，处于亚临床感染状态，有 5% ～ 20% 的男性和 40% ～ 60% 的女性患者成为无症状的带菌者。发病前均有与淋病患者性接触或非性接触史。

（1）男性淋病

①急性淋菌性尿道炎（急性淋病）：有不洁性交史。潜伏期为 1 ～ 14 日，常为 2 ～ 5 日。

急性前尿道炎：初起尿道口红肿、发痒及轻微刺痛，并有稀薄透明黏液流出；约 2 日后分泌物变得黏稠，尿道口溢脓，脓液呈深黄色或黄绿色，并有尿道炎性刺激症状，如尿频、尿急、尿痛、排尿困难等。夜间常有阴茎痛性勃起。可有腹股沟淋巴结肿大或红肿疼痛，亦可化脓破溃。若不治疗，可持续 3 ～ 4 周后症状逐渐减轻或消失。

急性后尿道炎：急性前尿道炎发病 2 周后，约 60% 的患者转为后尿道的症状，表现有尿意窘迫、尿频，排尿终末时疼痛或疼痛加剧，急性尿潴留，偶有终末血尿。病情经过 1 ～ 2 周，症状逐渐消失。

急性淋菌性尿道炎可伴有发热、头痛、全身不适等症状。尿两杯试验若仅第一杯尿液混浊为前尿道炎，两杯皆混浊为后尿道炎。

②慢性淋菌性尿道炎（慢性淋病）：症状持续 2 个月以上的称为慢性淋菌性尿道炎。因治疗不彻底，淋球菌可隐伏于尿道腺体、尿道隐窝，使病程转为慢性。慢性淋病好侵犯尿道球部及前列腺部等。慢性淋病症状轻微，主要表现为尿道刺痒、灼热、轻度尿痛及排尿无力，尿形变细，尿后余沥，晨起尿道口有少量浆液痂封口，未经治疗的慢性淋病 5 ～ 10 年可发生尿道狭窄。

③有合并症的淋菌性尿道炎：主要合并前列腺炎、精囊炎、输精管炎、附睾炎、睾丸炎等。

（2）女性淋病　大多数症状轻微或无症状，潜伏期难以确定。

①急性淋病

急性淋菌性宫颈炎：子宫颈红肿、糜烂，有黄绿色脓性分泌物，并有外阴刺痒和烧灼感，偶有下腹痛及腰痛。

急性淋菌性尿道炎：尿道口红肿并见脓性分泌物，伴有尿频、尿急、尿痛。

急性淋菌性前庭大腺炎：腺体开口处红肿、剧痛、溢脓，严重者形成脓肿。

②慢性淋病：急性淋病未经治疗或治疗不彻底，可转为慢性。淋球菌潜伏于子宫颈腺、尿道旁腺、前庭大腺深处，可反复发作，引起上述器官的慢性炎症，主要表现为下腹坠胀、腰痛、白带增多等症状。

③有合并症的淋病：主要有盆腔炎，包括输卵管炎、子宫内膜炎，偶可继发输卵管、卵巢脓肿破裂所致的盆腔脓肿、腹膜炎等。

④幼女淋菌性外阴及阴道炎：表现为外阴红肿、灼痛，阴道及尿道有黄绿色脓性分泌物等。

（3）其他部位的淋病　可有新生儿淋菌性结膜炎、淋菌性咽炎、淋菌性直肠炎等。

（4）播散型淋病　淋球菌通过血行播散到全身，表现为寒战、发热、皮疹、关节疼痛等，甚至出现较为严重的全身症状。主要有淋菌性皮炎、淋菌性关节炎、淋菌性败血症、脑膜炎、心内膜炎及心包炎等全身感染性疾病。皮损初起为红色丘疹、红斑，继而出现水疱或脓疱。关节受累时出现膝、肘、腕等关节疼痛，局部肿胀，关节腔内积液或关节活动受限。

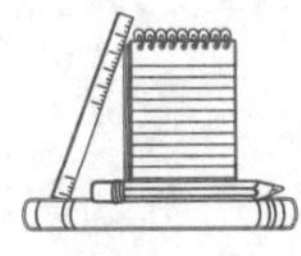

2. 辅助检查　包括涂片、细菌培养、药敏试验等。涂片取材于尿道或宫颈分泌物，在多形

核白细胞内查到革兰阴性双球菌即可做出诊断。慢性淋病患者男性取前列腺液涂片镜检，女性取宫颈分泌物用培养法确诊。药敏试验指导选择抗生素。必要时做糖发酵试验和荧光抗体试验可确诊。

【鉴别诊断】

1. 非淋菌性尿道炎　潜伏期长，多为 7 ～ 21 日。尿道刺痒，分泌物少或无，质稀薄，尿痛、排尿困难轻或无。分泌物涂片检查细胞内无革兰阴性双球菌，病原体培养主要为沙眼衣原体或解脲支原体。

2. 念珠菌性尿道炎　病程长，多有反复感染史。尿道口、龟头、包皮潮红，可有白色垢物，明显瘙痒。实验室检查可见念珠菌。

【治疗】

本病宜早期诊断、早期治疗。急性淋病以抗生素治疗为主，慢性淋病以中西医结合治疗为佳。性伴侣应同时治疗，治疗期间停止性生活。注意隔离消毒，保持局部清洁。

1. 辨证论治

（1）内治

①湿热毒蕴证（急性淋病）

证候：尿道口红肿，尿频、尿急、尿痛，尿道口溢脓，尿液混浊如脂，严重者尿道黏膜水肿，附近淋巴结红肿疼痛；女性宫颈充血、触痛，并有脓性分泌物，可有前庭大腺红肿热痛等；可伴有发热等全身症状；舌质红，苔黄腻，脉滑数。

治法：清热利湿，解毒化浊。

方药：龙胆泻肝汤加土茯苓、萆薢、大血藤、白花蛇舌草等。

②阴虚毒恋证（慢性淋病）

证候：病久不愈，小便不畅、短涩、淋沥不尽，晨起尿道口有少许黏液，女性带下多，饮酒或劳累后加重或复发；伴体倦乏力、食少纳差、腰酸腿软、五心烦热；舌质红，苔少，脉细数。

治法：滋阴降火，利湿祛浊。

方药：知柏地黄汤加土茯苓、萆薢、白花蛇舌草等。

③毒邪流窜证（伴合并症者）

证候：前列腺肿痛、拒按，小便溢浊、淋沥不畅，有腰酸下坠感；可有低热等全身症状，女性可有下腹部隐痛、压痛，外阴瘙痒，白带增多；舌红，苔黄，脉滑数。

治法：清热利湿，解毒化浊。

方药：龙胆泻肝汤加土茯苓、大血藤、白花蛇舌草等。

④阴虚毒恋证（慢性淋病）

证候：小便灼热刺痛，尿液赤涩，下腹痛；伴头痛高热、神情淡漠、面目浮肿、四肢关节酸痛、心悸烦闷；舌红绛，苔黄燥，脉滑数。

治法：清热解毒，凉血化浊。

方药：清营汤加土茯苓、鱼腥草等。

（2）外治　可用土茯苓、苦参、地肤子、芒硝等中药煎水外洗局部，每日 2 ～ 3 次。

2. 其他疗法　西医可选用有效的抗生素，首选头孢曲松（头孢三嗪、菌必治），常用的还有头孢噻肟、壮观霉素、诺氟沙星（氟嗪酸）、环丙沙星、普鲁卡因青霉素等，对上述药物过敏者可用四环素（孕妇及儿童禁用）、强力霉素、红霉素、阿奇霉素等。

（1）淋菌性尿道炎、宫颈炎、直肠炎　头孢曲松 250mg，肌内注射，每日 1 次；或头孢克

肟 400mg，口服，每日 1 次；也可以大观霉素（淋必治）2g（女性 4g），肌内注射，每日 1 次；或头孢噻肟 1g，肌内注射，每日 1 次。以上为 7 日 1 个疗程。也可诺氟沙星（氟哌酸）800mg 或氧氟沙星 400mg，口服，每日 1 次或分成 2 次，共服用 10 日。

（2）有并发淋菌性盆腔炎、淋菌性附睾炎等　头孢曲松 250mg，肌内注射，每日 1 次，10 日为 1 个疗程。可加服阿奇霉素 1g，1 次口服；或强力霉素 100mg，口服，每日 2 次，共 7 日。也可头孢噻肟 1g 或大观霉素 2g，肌内注射，每日 1 次，10 日为 1 个疗程。患盆腔炎者，应加服甲硝唑 500mg，口服，每日 2 次，共 14 日。

（3）成人播散性淋菌感染　头孢曲松 1g，静脉或肌内注射，24 小时 1 次；或大观霉素 2g，肌内注射，每 12 小时 1 次。在症状改善后继续用药 24 ～ 48 小时，然后改用头孢克肟 400mg 或氧氟沙星 400mg，口服，每日 2 次，服用 7 日。

【预防与调护】

1. 加强性病防治教育，禁止嫖娼卖淫，杜绝不洁性交，性交时提倡使用避孕套。

2. 及时规范治疗，并同时治疗性伴侣。

3. 患病期间停止性生活，注意消毒隔离。

4. 忌烟酒及辛辣刺激之品。

5. 加强对患者使用及接触过的物品的消毒处理。淋病双球菌不耐干、热，干燥环境中 1 ～ 2 小时死亡，在 55℃下 5 分钟即死亡，一般消毒剂很易将其杀灭。

附：

非淋菌性尿道炎

【学习目标】

1. 掌握：非淋菌性尿道炎的辨证论治。
2. 熟悉：非淋菌性尿道炎的临床表现。

非淋菌性尿道炎是一种由淋球菌以外的多种病原微生物引起的泌尿、生殖器黏膜的非化脓性炎症性疾病。此为西医学的病名，属中医学“淋证”“淋浊”范畴。其临床特点是主要由衣原体和支原体引起，通过性交传染，侵犯泌尿、生殖器官，有尿道炎症表现，但尿道分泌物查不到淋球菌。

目前本病在西方国家发病率已超过淋病，居性传播疾病的首位，在我国则仅次于淋病、尖锐湿疣，居第 3 位。一般认为，非淋菌性尿道炎经治愈后预后良好，无任何后遗症。如不及时治疗，迁延为慢性，导致前列腺炎、附睾炎、慢性盆腔炎、精囊精索炎、直肠炎及肛周炎等并发症发生时，则可贻害一生。

【病因病机】

本病多因卖淫嫖娼或性紊乱时感受淫浊之气，或接触被淫浊之气污染的物品等，淫浊之气由阴窍入侵，淫毒与下焦湿热互结，或与肝气郁结而化火，以致局部经络阻滞，气血运行不畅，膀胱气化失司，三焦水道通调不利而成。病久可致肝肾阴亏。

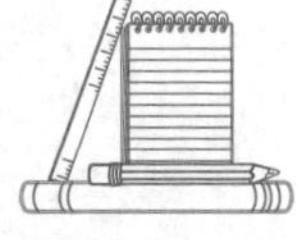

西医学认为，本病主要由沙眼衣原体和解脲支原体引起，通过性接触传染。衣原体和支原体均是通过黏附易感细胞表面，被宿主细胞吞饮而进入人体，并引起尿道及泌尿生殖系的炎症

性疾病。另外，阴道滴虫、白念珠菌、单纯疱疹病毒、巨细胞病毒、生殖支原体、腺病毒、类杆菌等均可导致本病的发生。

【诊断】

1. 临床表现　本病好发于年轻人，男、女均可发生，以性活跃者为多。有不洁性交史，潜伏期一般为 7 ～ 21 日。临床特征为尿频、尿急、尿道灼痛或刺痛，晨尿有糊口现象，尿液分叉及尿末有浆液性或黏液性分泌物溢出等，类似淋病而症轻。

（1）男性非淋菌性尿道炎　主要表现为尿道炎症状，尿频、尿急、尿痛，尿道刺痒、刺痛或烧灼感，尿道口潮红，尿末有浆液性或黏液性分泌物，长时间不排尿或晨起尿道口有少量黏性分泌物或仅有痂膜封口，排尿时有阻塞感和尿液分叉现象，分泌物常引起黏湿感及污染内裤等。转为慢性时，可并发前列腺炎、附睾炎、精囊精索炎等；也可并发 Reiter 综合征，其特征为非化脓性关节炎、尿道炎及结膜炎。也有相当多的患者因症状不明显而漏诊。

（2）女性非淋菌性尿道炎　表现常不特异、不明显或无症状。当发生尿道炎时，约一半的患者可有尿频、尿急及排尿困难，基本无尿痛感，尿道口红肿，压迫后尿道有少量淡黄色分泌物流出，易发生黏液脓性宫颈内膜炎，宫颈充血、水肿、糜烂、分泌物增多等，还可并发前庭大腺炎、阴道炎等。如母亲有衣原体感染，有 35%～50% 的新生儿通过产道时发生衣原体眼炎。并发急慢性盆腔炎者，急性发作时出现发热、头痛、恶心、呕吐、腹胀和下腹部疼痛等，慢性期时主要表现为下腹部坠胀感和疼痛、月经不调、白带增多及不孕症等；并发前庭大腺炎者，在小阴唇和处女膜间的腺体开口处出现潮红、水肿和局部疼痛，严重时可出现脓肿，慢性反复发作可形成囊肿等；并发直肠炎者，肛门有痛痒、疼痛及黏液分泌物；并发肝周炎，为沙眼衣原体引起的肝脏表面和邻近腹膜的局限性纤维性炎症，主要表现为发热和肝区痛等。

患者如不注意肛周和阴部卫生，容易合并尖锐湿疣、生殖器疱疹、念珠菌感染等，而掩盖本病的症状。

2. 辅助检查

（1）尿道、宫颈分泌物涂片革兰染色，每个高倍显微镜视野下多形核白细胞数＞5 个，可做初步诊断。

（2）分离培养衣原体、支原体等病原微生物。

【鉴别诊断】

主要与淋病和念珠菌性尿道炎鉴别（见项目二十六淋病）。

【治疗】

本病应早期诊治，预防转为慢性和合并症的发生。中西医结合治疗效果好，在应用抗生素的同时应用中医中药辨证施治。若同时出现淋病症状，须兼顾治疗，否则单纯治疗淋病多无法痊愈。

1. 辨证论治

（1）内治

①湿热下注证

证候：小便频数、短赤混浊，尿道口红肿，尿道刺痒、灼热、涩痛，尿液淋沥不尽，尿末流出少量如米泔状物；伴口干、口渴、大便干结；舌质红，苔黄腻，脉濡数。

治法：清热利湿，分清泌浊。

方药：萆薢分清饮或八正散加减。

②肝郁化火证

证候：小便频数、短赤，尿道刺痒、灼热、疼痛，尿末流出少量如米泔状物；伴双目红肿、

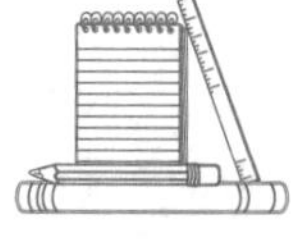

羞明多眵、阴部胀痛等；舌红，苔黄，脉弦数。

治法：疏肝解郁，清肝泻火。

方药：龙胆泻肝汤加减。

③肾阳亏虚证

证候：小便艰涩无力，尿道刺痒，淋沥不尽，时有白浊物流出或污染内裤；伴精神不振、腰膝酸软、头昏耳鸣、阳痿、面白肢冷、白带增多等；舌质胖嫩，边有齿痕，苔薄，脉沉细无力。

治法：温补肾阳，清化湿毒。

方药：右归丸加金银花、白花蛇舌草、土茯苓等。

（2）外治　可用苦参、重楼、败酱草、贯众等或黄柏、土茯苓、白鲜皮、蒲公英等水煎外洗，每日 2 次。

2. 西医治疗　西医治疗常用抗生素联合治疗。如头孢曲松 250mg，1 次肌内注射，合强力霉素 100mg，口服，每日 2 次，连用 7 日；阿奇霉素 1g，1 次口服，合强力霉素 100mg，口服，每日 2 次，共 7 日；另外还可用红霉素、罗红霉素、美满霉素、氧氟沙星、环丙沙星等。新生儿结膜炎，可用阿莫西林干糖浆粉剂口服，连用 2 周，可配以金霉素、红霉素等眼药膏点涂。女性患者可用妇炎洁、肤阴洁等外用药物洗涤坐浴，每日 1 ～ 2 次。

【预防与调护】

1. 加强性病防治教育，禁止嫖娼卖淫，杜绝不洁性交，性交时提倡使用避孕套。
2. 对高危人群进行普查，及时发现无症状的带菌者，并给予恰当的处理。
3. 对患者及其性伴侣给予同时治疗，患病期间停止性生活，注意消毒隔离。
4. 忌烟酒及辛辣刺激之品。
5. 加强对患者使用及接触过的物品的消毒处理。衣原体和支原体对外界环境的抵抗力很弱，加热 56℃下 5 ～ 10 分钟可将其杀灭，常用的消毒剂如福尔马林、石炭酸、来苏尔等均可将其杀灭。
6. 治疗淋病时，可采取同时治疗非淋菌性尿道炎联合方案。

项目二十七　梅　毒

【学习目标】

1. 掌握：梅毒的辨证论治。
2. 熟悉：梅毒的临床表现。
3. 了解：梅毒的预防与调护。

梅毒是一种由苍白螺旋体（梅毒螺旋体）引起的一种系统性、慢性传染性性传播疾病。梅毒是西医学病名，中医学有“花柳病”“霉疮”“疳疮”“杨梅疮”之称，是中医性病学中具有代表性的病种之一。其临床特点是早期主要表现为皮肤黏膜损害，晚期可造成心血管、中枢神经系统、骨骼及眼部等多器官组织的病变，临床表现极为复杂，病程中有时呈无症状的潜伏状态。如早期未经治疗或治疗不当，病变进入恶性晚期梅毒阶段，后果极其严重，引起组织和器官破

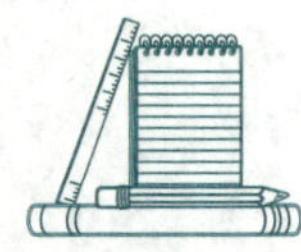

坏，功能丧失，导致损容或终身残疾，甚则危及生命。

在明清时期，中医学对梅毒的病因、传播途径、发病机理、治法及有效方药等方面进行了探索。如《外科正宗》载："夫杨梅疮者……总由湿热邪火之化。"《医宗金鉴》载："总不出气化精化之因，但气化传染者轻，精化欲染者重。"论述了本病的传播方式及病机。明代陈实功则提出了以朱砂、水银、轻粉等药治疗梅毒。

【病因病机】

本病多由外感淫秽疫毒与湿热、风邪杂合所致。初染淫疫之毒，结于阴器发为疳疮，流注于经脉则生横痃；后期疫毒内侵，伤及骨髓、关窍、脏腑，变化多端，证候复杂。其传染途径分为精化（直接传染）、气化（间接传染）及胎传。精化传染主要是与梅毒患者房事精泄时，淫毒乘肝肾之虚入里；气化传染是通过被患者污染的生活用品等触及秽毒，毒气循脾肺二经传入；胎中染毒则是禀受于母体之梅毒疫疠之毒而发。

西医学认为，梅毒的病原体为梅毒螺旋体，又称苍白螺旋体。成人患者主要通过性行为传染，少数可因接吻、输血及接触患者的物品等非直接接触传染；儿童多由胎盘、产道或哺乳传染。梅毒螺旋体经黏膜或破损皮肤进入机体后，即在侵入处组织中繁殖，在外生殖器处形成硬下疳，发为一期梅毒。后在局部免疫反应下，部分螺旋体被消灭，损害逐渐消退，成为一期潜伏梅毒。硬下疳消退后约 6 周，潜伏的螺旋体大量繁殖，进入血液循环，侵入多种组织内，全身皮肤黏膜广泛出现梅毒疹，成为二期梅毒。由于机体的免疫力，皮肤黏膜的梅毒疹也可消退。但当机体的抵抗力低下时，未被自身免疫力消灭的螺旋体仍然可以引起皮损的再发，成为二期复发性梅毒。一、二期梅毒统称为早期梅毒。2 年后进入晚期，此期可为无症状的晚期隐性梅毒。如有复发，则可侵犯任何组织，如皮肤黏膜、神经系统及心血管系统等重要脏器，受累组织内梅毒螺旋体虽少，但具有极大的破坏性而致组织缺损及功能障碍，成为三期梅毒。

【诊断】

本病好发于青壮年，男性多于女性，早期梅毒最为多见，一般有不洁性交史或性伴侣有梅毒发病史。

按目前国际国内通行的分类标准，梅毒可分为获得性梅毒（后天梅毒）和胎传梅毒（先天梅毒），同时根据其感染时间、临床表现和传染性分为早期梅毒和晚期梅毒。先天梅毒又可分为早期先天梅毒和晚期先天梅毒。早期梅毒包括一期、二期及早期潜伏梅毒，晚期梅毒包括三期和晚期潜伏梅毒。

1. 临床表现

（1）一期梅毒　疳疮（硬下疳）为一期梅毒的主要症状特征。多发生在感染后的 2 ～ 4 周，常出现在生殖器、肛门部位，少数发生在口唇及乳房等部位。皮损初起时为丘疹或浸润性红斑，继而出现轻度糜烂或成浅表性溃疡，上有少量黏液性分泌物或覆盖灰色薄痂，一般为单个，偶为多个，圆形，边缘稍高出皮面，境界清楚，触之坚韧，不痛不痒，1 ～ 2cm 大小，若破溃形成四周坚硬凸起、中间凹陷、基底平坦无脓水的溃疡面。3 ～ 4 周自然消失，不留痕迹或仅留轻度萎缩性瘢痕及色素沉着。硬下疳出现后 1 ～ 2 周，胯腹部或患部附近淋巴结可肿大（横痃），初起形如杏核，渐大如鸡卵，色白坚硬不痛，很少溃破，皮核相互孤立而不粘连，持续时间较久，为 1 ～ 2 个月，消退较硬下疳晚。一期梅毒一般无全身症状。

（2）二期梅毒　杨梅疮（杨梅斑、杨梅疹及扁平湿疣）为二期梅毒的主要皮损特征。一般发生在感染后的 6 ～ 10 周，甚至 6 个月，或硬下疳消失后 3 ～ 4 周。此期在皮疹出现前全身症状多表现为恶寒发热、头痛、骨节酸痛、咽喉肿痛等流感样前驱症状，全身淋巴结肿大。2 ～ 3

日后，皮疹出现，全身症状消失，出现皮肤黏膜损害、骨损害、眼梅毒、神经梅毒等。损害常由胸部开始，而后渐及腰腹、四肢屈侧、颜面及颈部，最后是手部。

①皮肤黏膜损害：分布广泛、对称，自觉症状轻微，破坏性小，传染性强。

皮损早期为直径约 0.5cm 的圆形或椭圆形淡红色斑，各个独立，亦可合并出现，进一步发展呈多样性，可有斑疹（玫瑰疹）、斑丘疹、丘疹鳞屑性梅毒疹、毛囊疹、脓疱疹、蛎壳状疹、溃疡疹等，常对称泛发。发于外阴及肛门等皮肤互相摩擦和潮湿的部位者，为扁平湿疣，稍高出皮面，界限清楚，表面湿烂，其颗粒密聚如菜花，覆有灰白色薄膜；发于头部者，头发可呈虫蛀样脱落；发于掌跖者，为暗红斑及脱屑性斑疹；发于妇女的颈部、躯干、四肢、外阴及肛周处者，皮损可为局限性色素脱失斑，称梅毒性白斑，可持续数月。全身浅表淋巴结无痛性肿大。除皮疹外，尚可出现口腔、舌、咽喉、口唇或生殖器黏膜等黏膜损害，红肿及糜烂，出现黏膜斑。

②骨损害：主要是出现骨膜炎、关节炎等骨损害。白天及活动时较轻，晚上和休息时疼痛较重。多发生于四肢长骨和大关节处，也可发于骨骼肌附着点，如尺骨鹰嘴、髂骨嵴及乳突等处。

③眼梅毒：可出现虹膜炎、虹膜睫状体炎、视神经炎和视网膜炎等。

④神经梅毒：可出现无症状的神经梅毒，检查脑脊液时有异常变化，如蛋白增多，淋巴细胞数增加；极少数患者有脑膜炎症状、颅神经麻痹、脑血管梅毒及脑膜血管梅毒等。

也可出现肝炎、肾炎、胃肠道疾病等内脏损害。

（3）三期梅毒　亦称晚期梅毒。杨梅结毒（结节性梅毒疹及树胶样肿）是三期梅毒的主要皮损特征。病程长，易复发，除皮肤黏膜损害外，常侵犯多个脏器。约 1/3 患者发生三期梅毒，常出现在梅毒感染后 4 ～ 5 年。

以结节性皮疹或黏膜、骨骼树胶样肿为典型表现；亦可出现眼部损害，尤以口腔、鼻、舌、唇的损害为多见；内脏受损，如心血管系统受损，可见单纯性主动脉炎、主动脉瓣闭锁不全、主动脉瘤、冠状动脉狭窄等。

①皮肤梅毒：损害多为局限性、孤立性、浸润性斑块或结节，发展缓慢，破坏性大，愈后留有瘢痕。常见者有以下 3 种。

结节性梅毒疹：多见于面部和四肢，为豌豆大小铜红色的结节，成群而不融合，呈环形、蛇形或星形，质硬，可溃破，愈后留有萎缩性瘢痕。

树胶样肿：先为无痛性皮下结节，继之中心软化溃破，溃疡基底不平，为紫红色肉芽，分泌如树胶样黏稠脓汁，持续数月至 2 年，愈后留下瘢痕。

近关节结节：为发生于肘、膝、髋等大关节附近的皮下结节，对称发生，其表现无炎症，坚硬，压迫时稍有痛感，无其他自觉症状，发展缓慢，不溃破，治疗后可逐渐消失。

②黏膜梅毒：主要见于口、鼻腔，为深红色的浸润型。上腭及鼻中隔黏膜树胶肿可侵犯骨质，产生骨坏死，死骨排出，形成上腭、鼻中隔穿孔及马鞍鼻，引起吞咽困难及发音障碍；少数可发生咽喉树胶肿而引起呼吸困难、声音嘶哑。

③骨梅毒：以骨膜炎为多见，常侵犯长骨，损害较少，疼痛较轻，病程缓慢；其次为骨树胶肿，常见于扁骨，如颅骨，可形成死骨及皮肤溃疡。

④眼梅毒：可发生虹膜睫状体炎、视网膜炎及角膜炎等，可致失明。

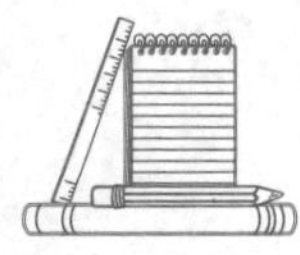

⑤心血管梅毒：主要有梅毒性主动脉炎、梅毒性主动脉瓣闭锁不全、梅毒性主动脉瘤和梅毒性冠状动脉狭窄等。

⑥神经梅毒、脑膜梅毒、脑血管梅毒及脊髓脑膜血管梅毒和脑实质梅毒：可见麻痹性痴呆、脊髓痨、视神经萎缩等。

（4）潜伏梅毒（隐性梅毒）　多有不安全性行为史，或性伴感染史，或多性伴史。患者感染梅毒后，未经治疗或用药剂量不足，无临床症状，而血清反应阳性，排除其他可引起血清反应阳性的疾病存在，脑脊液正常，这类患者称为潜伏梅毒。若感染期限在2年以内者称为早期潜伏梅毒，随时可发生二期复发损害，有传染性；病期在2年以上者称为晚期潜伏梅毒，约20%的患者有发生二期复发性损害的可能，少有传染性，但女患者仍可经过胎盘传给胎儿，发生胎传梅毒。

（5）胎传梅毒　亦称先天梅毒。多发生在妊娠4个月后，发病小于2岁者称早期胎传梅毒，大于2岁者称晚期胎传梅毒。胎传梅毒不发生硬下疳，常有严重的内脏损害，对患儿的健康影响很大，病死率高。

①早期胎传梅毒：多发生于产后2周～3个月。患儿消瘦，发育不良，皮肤干枯苍白、松弛有皱纹，发育迟缓，貌似老人，常有轻度发热，皮疹与二期梅毒基本相同，可表现为斑疹、斑丘疹、水疱、大疱、脓疱、扁平湿疣等，多分布在头面、肢端、口周皮肤。口周可见皲裂，愈后留有辐射状瘢痕是其特有表现。此外，也可发生梅毒性鼻炎及喉炎、甲周炎、甲床炎、无发、骨髓炎、骨软骨炎、贫血、血小板减少等。大部分患儿可有脾大、肝大、全身性淋巴结肿大、贫血，少数出现活动性神经梅毒。死亡率高。

②晚期胎传梅毒：多发生于2岁以后。患儿发育不良，智力低下。其临床表现除前额圆凸、胡氏齿、桑椹齿、马鞍鼻、口腔周围皮肤放射性皲裂、梭状指、镰刀胫等永久性损害外，若仍有活动性损害，还可见角膜实质炎、神经性耳聋，脑脊液异常、肝脾大、鼻或腭树胶肿、骨膜炎等。皮肤黏膜损害与成人相似。

③胎传潜伏梅毒：又称隐性胎传梅毒。胎传梅毒未经治疗，无临床症状而血清反应呈阳性。脑脊液检查正常。发病年龄＜2岁者，为早期隐性胎传梅毒；发病年龄＞2岁者，为晚期隐性胎传梅毒。

2. 辅助检查　多采用梅毒螺旋体检查和梅毒血清试验。梅毒螺旋体检查主要采用暗视野显微镜检查法，适用于早期梅毒的诊断；梅毒血清试验常用快速血浆反应素试验，但需排除生物性假阳性。

【鉴别诊断】

1. 硬下疳与软下疳　后者疼痛剧烈，溃疡数目多、基底柔软、溃疡较深、脓液较多；潜伏期短，发病急。病原菌为杜克雷（Ducreyi）嗜血杆菌。

2. 梅毒玫瑰疹与风热疮（玫瑰糠疹）　后者皮损为椭圆形，红色或紫红色斑，其长轴与皮纹平行，附有糠状鳞屑，常可见较大母斑；自觉瘙痒；淋巴结无肿大；梅毒血清反应阴性。

3. 梅毒扁平湿疣与尖锐湿疣　后者疣状赘生物呈菜花状或乳头状隆起，基底较细，呈淡红色；梅毒血清反应阴性。

4. 生殖器疱疹　集簇性炎症性小疱疹，易破溃糜烂，无硬结，有痛痒感。

【治疗】

本病宜早期确诊，及早治疗。目前国内外仍然以青霉素疗法为首选治疗方案。只要做到及时、足量、规范用药，就能使早期梅毒迅速治愈，即使晚期梅毒，疗效也甚佳。临床主张按方案治疗，中医中药虽作为驱梅治疗中的辅助疗法，但在三期梅毒的骨髓痨等疑难病症上，仍可发挥其传统特色，取得较为满意的疗效。

1. 辨证论治

（1）内治

①肝经湿热证

证候：多见于一期梅毒。阴器及肛门或乳房等处有单个质硬丘疹，四周焮热红肿，腹股沟部有杏核或鸡卵样肿块，色白坚硬，或全身出现杨梅疹、杨梅痘或杨梅斑；伴口苦纳呆、小便短赤、大便秘结；舌苔黄腻，脉象弦数。

治法：清肝利湿，解毒化斑。

方药：龙胆泻肝汤加土茯苓、牡丹皮、赤芍。

②血热蕴毒证

证候：多见于二期梅毒。周身起杨梅疮，色如玫瑰，不痛不痒，或见丘疹、脓疱、鳞屑；兼见口干咽燥、口舌生疮、大便秘结；舌质红绛，苔薄黄或少苔，脉细滑或细数。

治法：凉血解毒，泄热散瘀。

方药：清营汤合桃红四物汤加减。

③毒结筋骨证

证候：见于杨梅结毒。患病日久，在四肢、头面、鼻咽部出现树胶肿，伴关节、骨骼作痛，行走不便，肌肉消瘦，疼痛夜甚；舌质暗，苔薄白或灰或黄，脉沉细涩。

治法：活血解毒，通络止痛。

方药：五虎汤加减。

④肝肾亏损证

证候：见于三期梅毒脊髓痨者。患病可达数十年之久，逐渐两足瘫痪或痿弱不行，肌肤麻木或虫行作痒，筋骨窜痛；伴腰膝酸软、小便困难；舌质淡，苔薄白，脉沉细弱。

治法：滋补肝肾，填髓息风。

方药：地黄饮子加减。

⑤心肾亏虚证

证候：见于心血管梅毒患者。症见心慌气短，神疲乏力，下肢浮肿，唇甲青紫，腰膝酸软，动则气喘；舌质淡有齿痕，苔薄白而润，脉沉弱或结代。

治法：养心补肾，祛瘀通阳。

方药：苓桂术甘汤加减。

除以上辨证施治外，还可选用传统的驱梅疗法，治以清血解毒，选用土茯苓合剂、升丹合剂、复制五宝散、小金丹等。

（2）外治

①疳疮：糜烂者，可选用鹅黄散或珍珠散，掺于患处，红油膏纱条盖贴，每日 2 次；溃疡者，疮面上撒七三丹，外盖红油膏纱条，每日 1 ～ 2 次。

②横痃、杨梅结毒：未溃时选用冲和膏，用醋、酒各半调成糊状，外敷患处，每日 2 次；破溃时先用七三丹或五五丹掺在疮面，外盖生肌玉红膏，每日 1 次；腐脓已尽再用生肌散或生肌玉红膏换药，每日 1 次。

2. 西医治疗

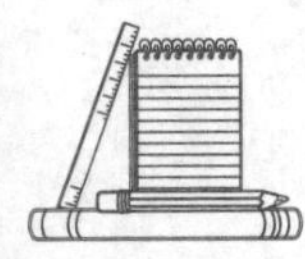

（1）早期梅毒（包括一、二期及病期在 2 年以内的潜伏梅毒）苄星青霉素 G 240 万 U，肌内注射，两侧臀部各 120 万 U，每周 1 次，共 2 ～ 3 次；普鲁卡因青霉素 G 80 万 U，肌内注射，每日 1 次，连续 10 ～ 15 日。青霉素过敏者，可选用四环素 0.5g，口服，每日 4 次，连服

15～30日，或强力霉素100mg，每日2次，连服15日。

（2）晚期梅毒　苄星青霉素G 240万U，每周1次，连续3次；普鲁卡因青霉素G 80万U，肌内注射，连续用药20日，可间隔2周，给予第2疗程治疗。青霉素过敏者，可选用四环素0.5g，口服，每日4次，或强力霉素100mg，每日2次，连续30日为1个疗程。

（3）胎传梅毒　普鲁卡因青霉素G，每日5万U/kg，肌内注射，连续10日；苄星青霉素G，5万U/kg，肌内注射，1次即可（对较大儿童的青霉素用量不应超过成人同期患者的治疗量）。对青霉素过敏者，可选用红霉素7.5～25mg/kg，口服，每日4次。

心血管梅毒、神经梅毒、妊娠期梅毒、先天梅毒的治疗方案，可参照以上方法进行。

【预防与调护】

1. 加强梅毒等性病防治知识的宣传和教育工作，提倡健康的性道德观和保障性安全。
2. 严禁卖淫、嫖娼，对旅馆、浴池、游泳池等公共场所加强卫生管理和性病监测。
3. 宜早诊断、早治疗，坚持查出必治、治必彻底的原则，建立随访追踪制度。
4. 动员患者配偶和性伴侣同时诊治；女性患者宜避孕，或及早中止妊娠。
5. 治疗期间，患者生活器具宜消毒和避免性生活。

项目二十八　尖锐湿疣

【学习目标】

1. 掌握：尖锐湿疣的辨证论治。
2. 熟悉：尖锐湿疣的临床表现。
3. 了解：尖锐湿疣的预防与调护。

尖锐湿疣是由人类乳头瘤病毒（HPV）感染所致的生殖器、会阴和肛门处的表皮瘤样增生性疾病。其又称生殖器疣、性病疣等，此为西医学病名。本病属于中医学“臊瘊”“臊疣”“瘙瘊”范畴。其临床特点是外生殖器、会阴和肛门等皮肤黏膜交界处出现疣状赘生物。此病治愈后易复发，少数易发生癌变，因而逐渐引起人们的高度重视。目前其发病率逐年上升，在我国居性传播疾病的第2位，男、女均可发病，主要发生在性活跃的人群。

【病因病机】

本病主要通过性接触传播，多因性滥交或房事不洁，也可通过自身接种及接触污染的物品等间接传染。感受湿热淫浊之毒，毒邪蕴聚，酿生湿热，郁蕴肝经，下注阴部，凝聚而生赘生物。

西医学认为，本病的病原体为人类乳头瘤病毒，属DNA病毒，具有高度的宿主性和组织特异性，只侵犯人体皮肤黏膜，不侵犯动物。此病毒有很多抗原型，与本病有关的抗原型只侵犯内生殖器、外生殖器和肛门部的皮肤黏膜。病毒通过局部皮肤黏膜细微损伤而接种于该部，经过一定的潜伏期而出现赘生物。

【诊断】

1. 临床表现　本病多见于年轻而性活跃者，男性多于女性。

（1）有与尖锐湿疣患者不洁性交史或生活接触史。潜伏期一般为1～8个月，平均为3

个月。

（2）男性多发于龟头、冠状沟、包皮系带、阴茎体、尿道口、阴囊、肛周等处；女性多发于阴唇、阴蒂、宫颈、阴道和肛门；同性恋者多发于肛门和直肠，亦有发于乳头、口唇、腋下、脐窝等处的报道。

（3）基本皮损为淡红色或灰白色、柔软的表皮赘生物。赘生物大小不一，单个或群集分布，表面分叶或呈棘刺状，有点状、线状、乳头状、鸡冠状及菜花状等不同形态。疣体表面湿润，有分泌物浸渍，可呈灰白色、灰色或红色，摩擦易出血、糜烂，部分患者可有疼痛及瘙痒，继发感染而分泌物增多，且有恶臭。妊娠期或其他原因会导致疣体迅速生长。

（4）一般无自觉症状，少数患者可有瘙痒感。

2. 辅助检查

（1）醋酸白试验阳性。用 3% ～ 5% 醋酸涂抹皮损处 3 ～ 5 分钟，肛周处皮损要涂抹 15 分钟，局部皮肤变白，病灶稍隆起，在放大镜下观察更明显。

（2）甲苯胺蓝试验阳性。用 1% 甲苯胺蓝涂搽皮损处，待干燥后，用 1% 醋酸液洗脱，未脱色者即为阳性。

（3）组织病理学检查可见乳头瘤样增生，棘层上部和颗粒层凹空细胞及真皮乳头内毛细血管增生。

【鉴别诊断】

1. 假性湿疣 又称女阴尖锐湿疣样丘疹。多发于 20 ～ 30 岁的女性。皮损仅局限分布于小阴唇内侧面，为 1 ～ 2mm 大小的白色或淡红色小丘疹，表面光滑如丝绒状、鱼子状、息肉状，丘疹大小相近，触之有颗粒感及柔软感，表面潮湿；一般无自觉症状，或有轻度痒感。

2. 阴茎珍珠样丘疹 多见于青壮年。皮损为冠状沟部珍珠样半透明小丘疹，呈半球状、圆锥状或不规则状，色白或淡黄、淡红，表面光滑、质较硬、丘疹间不融合，沿冠状沟排列成一行或数行，或包绕一周；无自觉症状。

3. 扁平湿疣 为梅毒的常见皮损。疣体较大，表面扁平，略高出皮肤，边界清楚，质韧，湿润，基底不窄。皮损内可找到梅毒螺旋体，梅毒血清试验阳性。

4. 生殖器癌 皮损不规则，有癌前期病变史，局部浸润明显，久治不愈，易形成溃疡和感染，引起淋巴结肿大。组织学检查可做出诊断。

【治疗】

本病的治疗以外治为主，内治为辅。先用外治法祛除疣体，后用中西医结合的内治法，在抗病毒感染、提高免疫力、预防复发及恶变等方面都有较好的疗效。

1. 辨证论治

（1）内治

①湿热下注证

证候：外生殖器或肛门等处出现疣状赘生物，色淡红或灰白，质地柔软，表面潮湿，触之易出血，有恶臭味；伴大便秘结、小便黄；舌质淡胖，苔黄腻，脉滑数。

治法：清热利湿，解毒化浊。

方药：萆薢化毒汤加土茯苓、苦参、黄柏等。

②湿热蕴毒证

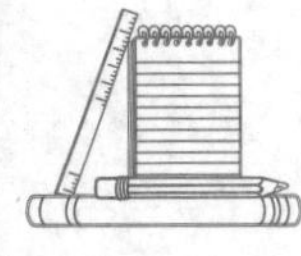

证候：外生殖器或肛门等处出现疣状赘生物，色淡红，触之易出血，表面有大量黄白色分泌物，有恶臭味；伴口渴欲饮、大便秘结、小便黄赤；舌质红，苔黄，脉弦数。

治法：清热解毒，利湿化浊。

方药：黄连解毒汤加土茯苓、苦参、萆薢、马齿苋、大青叶等。

（2）外治　适用于疣体较小而分散者，可在局部麻醉下刮除疣体，外涂青黛散，或用鸦胆子油或五妙水仙膏点涂疣体。疣体祛除后用土茯苓、苦参、百部、大青叶、白矾、木贼草等煎水熏洗，每日 1 ～ 2 次，每次 15 ～ 20 分钟。

2. 西医治疗

（1）提高机体免疫力　干扰素每次 100 万 IU，每周 2 次，肌内注射，连续 3 个月；转移因子每次 3U，每周 20 次，肌内注射，连续 3 个月。

（2）抗病毒药物　常用的有阿昔洛韦、利巴韦林等。

（3）药物涂敷　亦可用足叶草酯素（疣脱欣）、1% ～ 5% 的 5- 氟尿嘧啶霜、3% ～ 5% 的酞丁安霜、30% ～ 50% 的三氯醋酸溶液等直接在疣体表面涂敷，每日 2 ～ 3 次，连用 5 日。

（4）手术疗法等　疣体较大、基底较宽及巨大尖锐湿疣均应用手术方法治疗，在局部浸润麻醉下行手术切除；或用激光、微波、冷冻或电灼等方法祛除疣体。

【预防与调护】

1. 加强性病防治教育，禁止嫖娼、卖淫，杜绝不洁性交，性交时提倡使用避孕套。

2. 积极治疗诱发尖锐湿疣的疾病，如包皮过长、慢性淋病、单纯性疱疹、非淋菌性尿道炎等。

3. 对患者及其性伴侣给予同时治疗，患病期间停止性生活，注意消毒隔离。

4. 忌烟酒及辛辣刺激之品。

5. 早期诊治，预防恶变。

项目二十九　艾滋病

【学习目标】

1. 掌握：艾滋病的传播途径及辨证论治。

2. 熟悉：艾滋病的临床表现。

3. 了解：艾滋病的预防与调护。

艾滋病是一种由性传播引起的病毒性疾病，全称为获得性免疫缺陷综合征（AIDS），是由人类免疫缺陷病毒（HIV）所致的性传播疾病。此为西医学病名，属中医学“疫疠”“虚劳”“癥瘕”等范畴。在中医学医方史籍中，无类似艾滋病的明确记载。该病是 1981 年才被认识的一种新的性传播疾病。其临床特点是条件致病性感染及发生恶性肿瘤。

由于该病的病死率高，传染性强，易患条件性感染和少见的恶性肿瘤，因而对人类健康生存构成极大的威胁，且目前尚无治愈该病的有效药物和方法，故有“超级癌症”之称，是当今世界头号性传播疾病，也是头号传染病，已引起全世界的高度重视。

本病主要通过性接触及血液、血制品和母婴传染、传播，HIV 能特异性侵犯 $CD4^+$淋巴细胞，引起机体细胞免疫系统严重缺陷，从而易患各种条件性感染和少见的恶性肿瘤，并对机体各系统尤其是神经系统造成致命的损害。

【病因病机】

本病多因恋色娼妓、性紊乱、同性恋、吸毒、输血、胎传等，淫毒阴邪经阴窍或血脉等侵入人体。

初起淫毒阴邪结聚经络、气血，暗耗人体正气，正气越虚，邪气越盛，邪毒蕴久则化为阴火痰毒，入侵五脏六腑，特别是五脏的损伤、气血津液的耗竭，元气难复，正已不能胜邪，瘀血、痰毒、浊气凝而踞之，发为癌肿，最终导致正气衰竭、脏腑衰竭、阴阳离绝而死亡。

西医学认为，本病的病原体为 HIV，属逆转录病毒科的慢性病毒。HIV 能特异性侵犯 $CD4^+$ 淋巴细胞，引起机体细胞免疫系统严重缺陷，从而易患各种条件性感染和少见的恶性肿瘤，并对机体各系统尤其是神经系统造成致命的损害。感染后，患者免疫功能遭到严重破坏，导致免疫缺陷，而诱发顽固的条件致病性感染和恶性肿瘤。同时 HIV 能侵犯神经系统，感染脑脊髓，出现神经系统症状。

传染源为艾滋病患者及 HIV 携带者，主要通过性交传染、血液传染或母婴传染。患者的精液、血液、唾液、眼泪、乳汁、尿液、阴道分泌物中均可分离出 HIV，但主要是通过精液、血液及含有血液的分泌物经血流或破损的皮肤、黏膜进入人体。HIV 侵入人体后，其核酸可以与宿主染色体 DNA 整合，强占遗传机构而复制，故无论是免疫接种预防还是治疗都是极其困难的。

【诊断】

本病多见于同性恋者、娼妓、性病患者（特别是有生殖器溃疡者，如梅毒、软下疳、生殖器疱疹等）、性紊乱者、接受输血者（或血液成分或血液制品）、父母患艾滋病的儿童等高危人群，目前成人较为多发，在世界范围内主要通过性接触传播。潜伏期一般为 6 个月至 5 年或更长时间。

1. 临床表现　由于细胞免疫缺陷的程度不同，临床症状可分为以下 3 个阶段。

（1）艾滋病病毒感染阶段　初次感染者可完全无症状，为 HIV 的携带者，是艾滋病的传染源。急性感染期有的可表现出非特异性症状，如发热、出汗、乏力、肌痛、关节痛、厌食、腹痛、腹泻、无渗出的咽炎、头痛、怕光和脑膜刺激征，皮肤上出现斑丘疹、玫瑰疹或荨麻疹。少数患者可出现脑炎、周围神经炎和急性上升性多发性神经炎。也有些患者除腹股沟部位外，全身淋巴结至少有 2 处以上持续肿大 3 个月以上。

（2）艾滋病综合征阶段　主要表现为长期低热、易疲倦、盗汗、持续性腹泻、体重下降、全身浅表淋巴结肿大，同时常有非致命性的真菌、病毒或细菌性感染，如口腔白念珠菌病、皮肤单纯疱疹、带状疱疹和脓皮病等。严重者可合并消化道出血或脑出血，常肝脾大，伴贫血及白细胞减少。

（3）艾滋病发病阶段　严重的细胞免疫缺陷而致的条件性病原体感染和少见的恶性肿瘤，如卡氏肺囊虫性肺炎、慢性隐孢子虫病、弓形虫病、念珠菌病、鸟型结核分枝杆菌感染、隐球菌病、类圆线虫病、巨细胞病毒感染、慢性播散性疱疹病毒感染、进行性多灶性白质脑炎、卡波西肉瘤、非霍奇金淋巴瘤等；或出现消耗综合征（明显消瘦）及痴呆（青年人生活自理能力丧失、无定向力、无逻辑性等）等。终因各种条件致病性疾病和癌肿，导致全身极度衰竭而死亡。

2. 辅助检查

（1）HIV 检查　包括病毒分离培养、抗体检测、抗原检测、病毒核酸检测等。

（2）免疫检查　包括外周血淋巴细胞计数显著减少，$CD4^+$ 淋巴细胞减少，$CD4^+/CD8^+ < 1$，自然杀伤细胞活性下降，B 淋巴细胞功能失调。

【鉴别诊断】

应与原发性和继发性免疫缺陷病、传染性单核细胞增多症、血液病、肺部真菌感染、传统型卡波西肉瘤（90% 为 50 ～ 70 岁男性，耳、面、躯干、口腔有淡红、蓝黑、青紫斑块或结节，硬如象皮，软腭、结节可发生溃疡或坏疽）和中枢神经病变（如感染、痴呆）相鉴别。

【治疗】

本病的治疗目前尚无特效的疗法，预防疫苗尚未研制成功，因此当务之急是严加防范、追踪感染者和隔离监控治疗。在治疗上采取以西医为主的姑息疗法和对症治疗，以减轻患者的痛苦、提高其生存质量和延长生命为目的。而中医中药在防御、抵抗和抑制病毒，以及增强人体正气、提高免疫功能等方面有着先天的优势和独特的潜能，目前在临床上正积极地研究和运用。

1. 辨证论治

（1）邪毒外袭证

证候：见于艾滋病病毒感染期。可有发热、微畏寒、乏力，身痛、咽痛等；舌质淡红，苔薄白或薄黄，脉浮。

治法：疏风解表，清热解毒。

方药：银翘散加土茯苓、大青叶、板蓝根等。

（2）肺脾两虚证

证候：可有长期低热、盗汗、恶心呕吐、厌食纳呆、腹痛腹泻、身体困倦、气短乏力等；苔黄厚腻或花剥，脉弦细数。

治法：益气健脾，养阴和胃。

方药：参苓白术散合补中益气汤加减。

（3）肺肾阴虚证

证候：多伴有卡氏肺囊虫肺炎、肺孢子菌肺炎、肺结核等。可有发热，咳嗽，无痰或有少量黏痰，痰中带血，气短胸痛，动则气喘，口干咽痛，消瘦，乏力，盗汗，全身见淡红色皮疹，伴轻度瘙痒；舌质红，少苔，脉细数。

治法：滋补肺肾，解毒化痰。

方药：百合固金汤合苓部丹加减。

（4）脾肾阳虚证

证候：多见于晚期患者。可有发热或低热，面色苍白，神疲乏力，形体极度消瘦，心悸气短，头晕目眩，腰膝酸痛，食欲不振，恶心，腹泻，五更泻；舌质淡或胖，苔薄白，脉沉细弱。

治法：温补脾肾，益气回阳。

方药：肾气丸合四神丸加减。

（5）气虚血瘀证

证候：多伴有卡波西肉瘤。可有面色苍白，乏力，气短懒言，纳差，四肢、躯干部出现多发性肿瘤，瘤色紫暗，易于出血，淋巴结肿大；舌质暗，脉沉细涩无力。

治法：补气化瘀，活血清热。

方药：补阳还五汤、犀角地黄汤合消瘰丸加减。

（6）痰蒙清窍证

证候：多见于伴有中枢神经系统症状的晚期患者。可有发热，头痛，恶心呕吐，神志不清或神昏谵语，项强惊厥，四肢抽搐；或伴癫痫或痴呆；舌质暗或舌体胖，或舌体干枯，苔黄腻，

脉滑细数。

治法：清热化痰，开窍通闭。

方药：安宫牛黄丸、紫雪丹、至宝丹等。若为寒痰闭窍，宜用苏合香丸，待窍开后再辨证治其本。

近年来研究和临床验证发现多种中草药对 HIV 有抑制作用或可增强机体的免疫功能。具有抗 HIV 功能的有甘草素、天花粉蛋白、香菇多糖、黄瓜提取物、紫花地丁等，其中天花粉蛋白已试用于临床；增强机体免疫功能的有人参、当归、女贞子、灵芝、香菇素、刺五加等。

2. 其他疗法

（1）西医治疗　艾滋病患者应予隔离治疗，适量地补充高蛋白、高维生素饮食，其中维生素 A、维生素 C、氨基酸、葡萄糖、锌均能保证机体的有效免疫反应。

①抗 HIV 的药物：甲磷酸盐、锑钨酸盐、苏拉明、三氮唑核苷、异构多聚阴离子 –23、叠氮胸苷、羟基脲及利福霉素衍生物等。

②免疫调节法：如使用白细胞介素 –2（IL–2）、α – 干扰素、转移因子、丙种球蛋白等药物。另外，骨髓移植、胸腺移植、单克隆抗体等也有一定的疗效。

③条件病原体感染的治疗：根据不同的病原体和感染状况给予相应的处理。复方新诺明、乙胺嘧啶、磺胺嘧啶、碘胺嘧啶、灭滴灵、环丙沙星、利福平、无环鸟苷、伊曲康唑等。

④鸡尾酒疗法：用蛋白酶抑制剂与逆转录酶抑制剂联合治疗。

⑤抗肿瘤疗法：根据肿瘤的类别，选择手术、放疗、化疗、免疫疗法、中药等相结合的综合疗法。如治疗卡波西肉瘤的方法有病损内注射长春新碱，放射治疗，柔红霉素脂质体、阿奇霉素、博来霉素及长春新碱联合治疗，以及大剂量 α – 干扰素治疗。

（2）针刺疗法　针灸可调动机体的免疫系统，从而提高抗病能力。可选用足三里、内关、合谷、曲池、列缺、百会、风池、阴陵泉、阳陵泉、关元、命门、腰俞、脾俞、委中等穴。

【预防与调护】

1. 加强宣传普及艾滋病的防治知识，不吸毒，提倡合法安全的性生活，推广正确使用安全套。

2. 早期发现，早期诊断，尽快隔离治疗，追踪与患者有性接触的高危人群。

3. 不用污染的血制品，不共用注射器，凡与血液有接触的医疗器械和手术器械必须严格消毒。HIV 离开人体后不易存活，对热敏感，在 56℃下经 30 分钟可灭活，许多化学物质如乙醚、2% 次氯酸钠、50% 乙醇、10% 漂白粉、2% 戊二醛及 4% 福尔马林等都可将其迅速灭活，但对紫外线不敏感。

复习思考

一、单项选择题

1. 患者男性，28 岁，左侧肩背部红斑，上覆簇状水疱，刺痛 2 天，最可能的疾病是（　　）

A. 药毒　　B. 接触性皮炎　　C. 冻疮

D. 丹毒　　E. 蛇串疮

2. 患者以双下肢对称性红斑、丘疹、糜烂、渗出为主要表现，伴有瘙痒，最有可能的诊断是（　　）

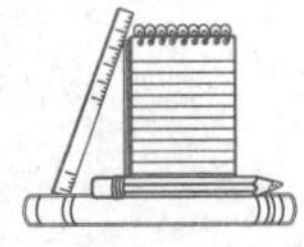

A. 黄水疮　　B. 瓜藤缠　　C. 热疮

D. 湿疮　　E. 接触性皮炎

3. 有明确的接触史，皮损形态单一，边界清楚，局部瘙痒明显的疾病是（　　）

A. 黄水疮　　B. 面游风　　C. 热疮

D. 湿疮　　E. 接触性皮炎

4. 无原发性皮肤损害而以瘙痒为主要症状的皮肤感觉异常的疾病是（　　）

A. 湿疮　　B. 风瘙痒　　C. 热疮

D. 湿疮　　E. 瘾疹

5. 以皮肤上出现风团，时隐时现为主要表现的瘙痒性皮肤病是（　　）

A. 湿疮　　B. 风瘙痒　　C. 热疮

D. 湿疮　　E. 瘾疹

6. 疥疮的特效外用药物是（　　）

A. 硝酸益康唑乳膏　　B. 莫匹罗星软膏　　C. 硫黄软膏

D. 糠酸莫米松乳膏　　E. 阿昔洛韦乳膏

7. 以反复发作的红斑、银白色鳞屑伴瘙痒，剥去鳞屑可见筛状出血点为主要表现的疾病是（　　）

A. 白疕　　B. 热疮　　C. 面游风

D. 风瘙痒　　E. 蛇串疮

8. 发于面部的黄褐色斑，无自觉症状，慢性经过的是（　　）

A. 湿疮　　B. 热疮　　C. 黧黑斑

D. 红蝴蝶疮　　E. 扁瘊

9. 头发突然成片脱落、头皮光亮的慢性皮肤病是（　　）

A. 面游风　　B. 热疮　　C. 油风

D. 白秃疮　　E. 白驳风

10. 男性不洁性生活后，出现尿道口滴脓伴尿频尿急尿痛，最有可能的诊断是（　　）

A. 湿疮　　B. 精浊　　C. 淋病

D. 梅毒　　E. 黄水疮

二、简答题

1. 试述风邪的致病特点及皮疹的疹型。
2. 用西医学知识说明中医学对有关虫引起的皮肤病的认识。
3. 举例说明血虚风燥所致皮肤病的皮损特征。
4. 简述糜烂与溃疡的不同点。
5. 简述用于治疗皮肤病的洗剂与粉（散）剂的相同点和不同点。
6. 如何根据不同的皮损选用相应的外用药物剂型？
7. 举例说明患皮肤病后情志、房室、饮食等宜忌。
8. 癣和疥疮的根治措施有哪些？
9. 癣的治疗方法的选择原则是什么？
10. 癣的宜忌有哪些？
11. 简述蛇串疮的主症。
12. 接触性皮炎的诊断要点有哪些？
13. 简述接触性皮炎的治疗思路及方法选择。
14. 接触性皮炎与药疮的概念有何不同？其治疗关键是什么？

扫一扫，查阅
复习思考题答案

15. 简述急性湿疮与接触性皮炎的鉴别要点。
16. 简述慢性湿疮与摄领疮的鉴别。
17. 瘾疹的治疗方法如何选择？其内治分证及治法有哪些？
18. 简述固定性红斑型药疹的皮损特点。

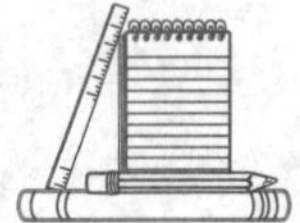

扫一扫，查阅本模块 PPT、视频等数字资源

模块十　肛门直肠疾病

项目一　概　述

【学习目标】

1. 掌握：肛门直肠疾病的诊断。
2. 熟悉：肛门直肠疾病的治疗。
3. 了解：肛门直肠疾病的预防与调护。

肛门直肠疾病是指发生于肛门直肠部位的疾病。常见的有痔、肛隐窝炎、肛裂、肛痈、肛漏、脱肛、息肉痔、锁肛痔等，在中国古代医学文献中统称为“痔疮”“痔瘘”。

【解剖生理概要】

1. 肛管、直肠解剖

（1）直肠　直肠起源于内胚层，上端约在第三骶椎平面，上接乙状结肠，下端在尾骨尖稍上方与肛管相连，全长 12 ～ 15cm，其上、下两端狭小，中间部分膨大，膨大部分称为直肠壶腹。直肠腔内有 3 个半月形的黏膜皱襞，称为直肠瓣，可防止粪便的逆行。直肠在盆腔内的位置与骶椎腹面关系密切，与骶椎有相同的曲度。沿骶尾骨弯曲前方下行，与肛管形成了一个近似于 90° 的角，称肛直角。因此，当行乙状结肠镜检查时，要注意顺应这一角度，以避免损伤直肠。肛直角对维持肛门自制功能至关重要。

直肠上 1/3 前面和两侧面有腹膜覆盖；中 1 /3 前面有腹膜，并向前反折形成直肠膀胱陷凹或直肠子宫陷凹；下 1 /3 全部位于腹膜外。故直肠为腹腔内外各半的肠道。直肠后壁无腹膜遮盖。

直肠壁由浆膜层、肌层、黏膜下层、黏膜层 4 层组织构成，黏膜层丰厚，黏膜下层疏松，因此易与肌层分离而造成直肠黏膜内脱垂。

（2）肛管　肛管是消化道的末端，长 2 ～ 3 cm。①解剖学肛管：其下界为肛门缘，通于体外；上界为齿线，与直肠相连接。肛管的表层为复层上皮，下部为鳞状上皮，表面光滑，无汗腺、皮脂腺和毛囊。②外科学肛管：下界为肛门缘，上界为肛管直肠环，上缘有直肠穿过盆膈处，长约 4cm。

肠腔内黏膜在直肠下端被折成 6 ～ 10 个纵行的皱襞，称为直肠柱或肛柱，内有血管和纵行肌。两个相邻直肠柱下端之间有半月形黏膜皱襞，称为肛门瓣。肛门瓣与直肠柱之间的肠壁黏膜形成向上开口的袋状间隙，称为肛隐窝，又称肛窦。肛隐窝底部有肛腺导管开口。由于该处常积存粪屑，因而易发生感染，引发肛隐窝炎，进而导致肛门直肠周围脓肿、肛瘘等疾病。直肠柱的基底部有 2 ～ 6 个乳头状突起，称为肛乳头。肛乳头长度一般≤ 2mm，局部炎症刺激易使其增大，临床称为肛乳头肥大。由于这些解剖结构，直肠黏膜与肛管皮肤之间形成一条不整

齐的齿状的交界线，称为齿线。齿线是重要的解剖标志（图 10–1）。

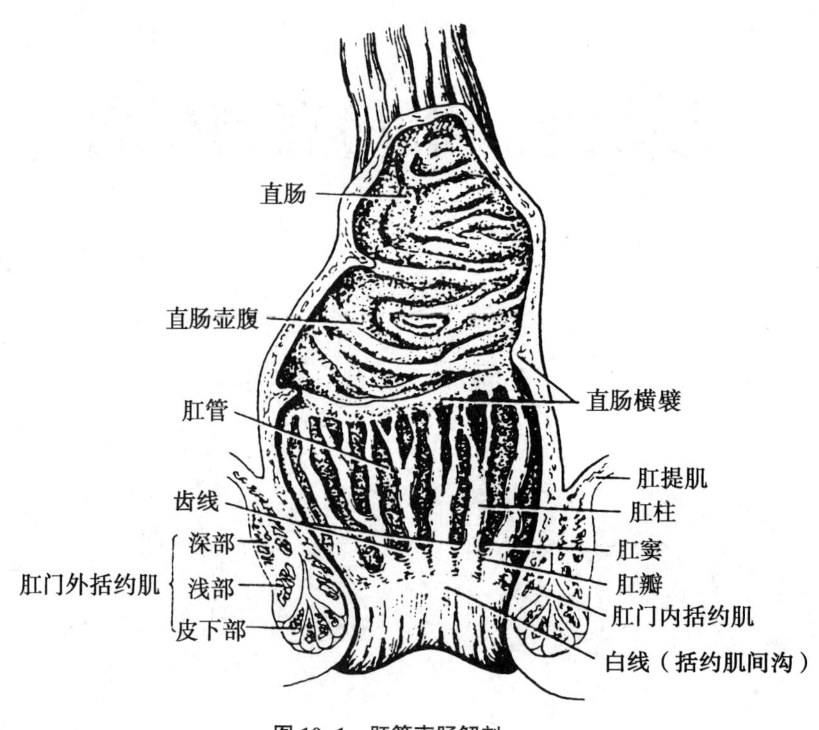

图 10–1　肛管直肠解剖

（3）齿线　齿线为直肠与肛管的交界线，由肛瓣及肛柱下端组成，该线呈锯齿状，故称齿线（或称梳状线）。齿线上、下的组织结构明显不同，为重要的解剖标志。其主要区别见表 10–1。

（4）肛管直肠肌肉　主要有两种功能不同的肌肉：一种为随意肌，位于肛管之外，即肛管外括约肌和肛提肌；另一种为不随意肌，在肛管壁内，即肛管内括约肌。

表 10–1　齿线上、下解剖的比较

	齿线以上	齿线以下
组织	复层立方上皮	复层扁平上皮
动脉供应	直肠上、下动脉	肛门动脉
静脉回流	直肠上静脉丛回流入门静脉	直肠下静脉丛回流入下腔静脉
神经支配	自主神经支配，无痛觉	阴部内神经支配，疼痛敏感
淋巴回流	腹主动脉周围或髂内淋巴结	腹股沟淋巴结或髂外淋巴结

肛管括约肌：分为内括约肌与外括约肌。内括约肌实际上是直肠环肌在下端的增厚部分，亦分为外层纵肌和内层环肌，围绕着肛管的上部。外括约肌被直肠纵肌和肛提肌纤维穿过分为皮下部、浅部、深部。皮下部是环形肌束，位于肛管下端皮下层内，内括约肌的下方。两者之间形成一个环形的沟，称为括约肌间沟，恰是肛门白线的部位。手术时皮下部常被切断，但不引起大便失禁。浅部是椭圆形肌束，在皮下部与深部之间，起于尾骨，向前围绕肛管，止于会阴中心腱。深部位于浅部的上外侧，亦为环形肌束，后半部与耻骨直肠肌相融合。前方肌纤维交叉附于对侧坐骨结节。

肛提肌：由耻骨直肠肌、耻骨尾骨肌和髂骨尾骨肌 3 部分组成，起自骨盆前壁和两侧壁，斜行向下止于直肠壁下部两侧。肌层薄而阔，呈漏斗状。其主要作用是载托盆内脏器，启闭肛门，协助排便。特别是耻骨直肠肌，在收缩时能将肠管向耻骨联合处牵拉，增加肛管直肠交接

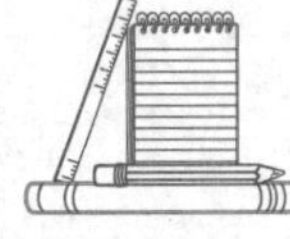

处的角度，形成“肛直角”，有重要的括约作用。

外括约肌的深、浅二部围绕直肠纵肌及肛门内括约肌并联合肛提肌的耻骨直肠肌，环绕肛管直肠连接处，组成一个肌环，称为肛管直肠环。手术时完全切断该环将可能引起肛门失禁。

（5）肛管直肠周围间隙　肛管及直肠周围有较多间隙，充满疏松结缔组织，易感染发生脓肿。较大的肛管直肠周围间隙有5个（图10–2）。

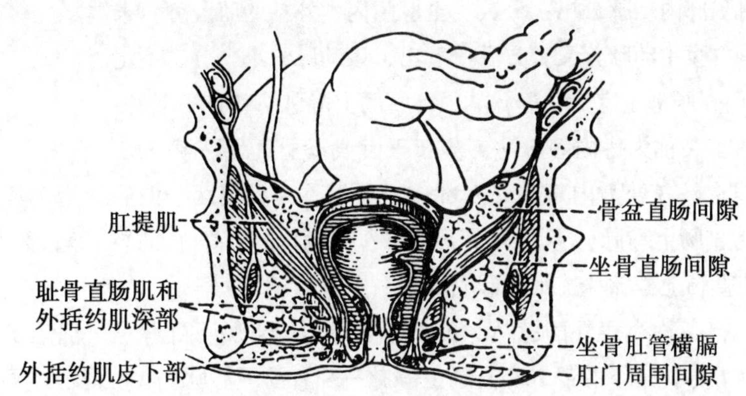

图10–2　肛管直肠周围间隙

骨盆直肠间隙：位于直肠的两旁，在肛提肌以上，腹膜反折以下，左右各1个。

直肠后间隙：位于直肠后方，在骶骨前面，两侧骨盆直肠间隙的后中间，间隙内有骶神经丛和交感神经支及直肠下动脉和骶中动脉通过。

坐骨直肠间隙：位于肛管的两旁，在肛提肌以下，坐骨和闭孔内肌的内侧，左、右各1个。间隙内有肛门动脉和神经通过。感染时脓液可以从一个坐骨直肠窝通过肛管前方或后方至对侧坐骨直肠窝，形成所谓的“蹄铁型”脓肿。

（6）肛管、直肠血管（图10–3）

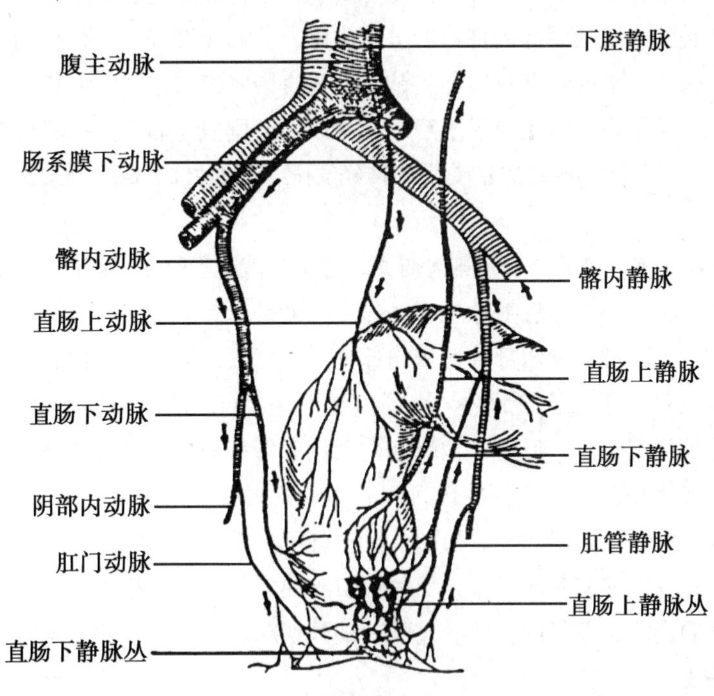

图10–3　肛管直肠部血液供应

1）动脉　肛门直肠动脉供应主要来自直肠上、下动脉，肛门动脉及骶中动脉。

直肠上动脉：是肠系膜下动脉的终末支，在直肠上端分为左、右两支，沿直肠两侧下行，在齿线以上分出许多小支与直肠下动脉、肛门动脉吻合。

直肠下动脉：为髂内动脉前干的一个分支，主要供应直肠前壁肌层和直肠下部各层，其大小与分布不规则。

肛门动脉：由阴部内动脉分出，分数支至肛门内、外括约肌及肛管末端。

骶中动脉：是由腹主动脉分叉上方后壁发出，该动脉细小，分支不定。

2）静脉　肛门直肠部位有2个静脉丛，即直肠上静脉丛和直肠下静脉丛。

直肠上静脉丛：又称为痔内静脉丛，分布于齿线以上直肠黏膜下层，在右前、右后、左侧较为屈曲和丰富，上述3处为内痔的好发部位，所以称为母痔区。该静脉丛汇集成数支静脉，穿过直肠壁合成为直肠上静脉，经肠系膜下静脉入脾静脉、门静脉。这些静脉无瓣膜，穿过肌层时易受压迫，使直肠上静脉丛扩张而形成内痔。

直肠下静脉丛：又称为痔外静脉丛。位于齿线以下的直肠下静脉丛，汇集于直肠下静脉、肛门静脉，入髂内静脉，进下腔静脉。直肠上静脉丛和直肠下静脉丛在肛门白线附近互为交通，使门静脉系统与体静脉系统相通。门静脉高压症患者此处为一侧支循环的通路，故此类患者引起的内痔不宜做手术结扎。

（7）肛管、直肠的淋巴　以齿线为界，分为上、下两组，两组淋巴网经吻合支可彼此相通。

上组：在齿线以上，包括直肠黏膜下层、肌层、浆膜下及肠壁外淋巴网。这些淋巴网的淋巴液主要向3个方向汇流：①向上至直肠后骶骨前淋巴结，再至乙状结肠系膜根部淋巴结，最后至腹主动脉根部淋巴结；②向两旁至肛提肌上淋巴结，再至闭孔淋巴结，最后至髂内淋巴结；③向下至两侧坐骨直肠窝淋巴结，然后穿过肛提肌至髂内淋巴结。

下组：在齿线以下，包括外括约肌、肛管和肛门周围皮下的淋巴网，经会阴部流入腹股沟淋巴结，至髂外淋巴结。

（8）肛管、直肠神经分布　肛管、直肠受属于自主神经系统的交感、副交感神经支配。肛管部的神经受体神经系统的阴部内神经的分支支配，分布至肛提肌、外括约肌、肛管及肛门周围皮肤。所以，齿线以上的黏膜对痛觉迟钝，但在直肠胀满和按压时可感到不适；而肛管和肛门周围皮肤感觉异常敏锐，炎症或手术后刺激可以引起剧烈疼痛，并引起反射性肛提肌和内括约肌痉挛。另外，膀胱颈部的肌肉也受阴部神经支配，因此肛门部疾病或手术可引起小便困难、尿潴留等。

2. 肛管、直肠生理　主要功能是排泄粪便、分泌黏液、吸收水分和部分药物。

排便是一项复杂而协调的反射性生理动作。一般是由骨盆神经丛发出冲动来完成。如有便意而未排便，则由腹下神经和阴部神经传出冲动，随意收缩肛管外括约肌，制止粪便排出。在正常情况下，粪便贮存于乙状结肠内，直肠内无粪便，当结肠出现蠕动时，将粪便推入直肠，使直肠下端膨胀而引起便意，反射性地引起内括约肌舒张和外括约肌松弛，从而排出粪便。若经常抑制排便，则可使直肠对粪便的压力刺激逐渐失去敏感性，加之粪便在大肠内停留过久，水分被过多地吸收而变干硬，产生排便困难，引起便秘。

在排便时由于粪便膨胀刺激肠壁，反射性引起内、外括约肌松弛而排出粪便；同时，用一些辅助动作增加腹内压，以帮助排便。直肠下端的切除、神经反射的障碍、括约肌张力的丧失都可引起大便失禁。

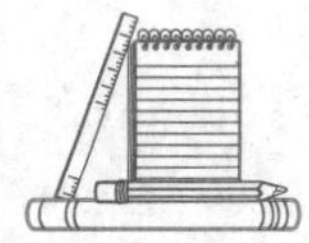

晨起和早饭后产生的胃结肠反射都可促进结肠高振幅传输性收缩，产生排便反射。因此，

晨起和早饭后定时排便符合生理要求，对预防肛管直肠疾病有重要意义。

【病因病机】

肛门直肠疾病的致病因素很多，但常见的主要有风、湿、燥、热、气虚、血虚等。

1. 风　风为阳邪，善行而数变，且多夹热，热伤肠络，血不循经而下溢，则便血。因风而引起的便血其色鲜红，出血急暴，呈滴血或射血状，多见于内痔实证。

2. 湿　湿为阴邪，其性重着黏滞，易下注肛门而为病。湿有内、外之分。外湿多因久居雾露潮湿之处所致；内湿多由饮食不节，恣食生冷肥甘，损伤脾胃而生。湿与热结，致肛门部气血纵横、筋脉交错而发内痔；湿热蕴阻肛门，经络阻隔，气血凝滞，热盛肉腐而成脓，易形成肛周脓肿；湿热下注大肠，肠道气机不利，经络阻滞，瘀血凝聚，发为直肠息肉。

3. 热　热为阳邪，易伤津动血。热积肠道，津液亏损，则大便秘结不通，久之可导致气血不畅，瘀滞不散，结而为痔；热盛则迫血妄行，或灼伤肠络，或血不循经，则血下溢而成便血；热与湿结，蕴阻肛门，腐蚀血肉而发肛周脓肿。

4. 燥　燥有内、外之分，引起肛门疾病者多为内燥。常因饮食不节，过食辛辣厚味，以致燥热内结，耗伤津液，无以下润大肠，则大便干结；或素有血虚，血虚津乏，肠道失于濡润，可致大便干燥。排便时用力努挣，常使肛门裂伤或擦伤痔核而致便血等。

5. 气虚　气虚也是肛门直肠病的发病因素之一，以脾胃失运、中气不足为主。妇女生育过多，小儿久泻久痢，老年气血不足、功能衰退，以及某些慢性疾病等，都能导致中气不足，气虚下陷，无以摄纳而引起直肠脱垂不收、内痔脱出不纳；气虚则正不胜邪，不能托毒外出，故肛门直肠周围发生脓肿时初起症状不明显，难消难溃，溃后脓水稀薄，久不敛口。

6. 血虚　因长期便血而致血虚，血虚则气虚，气虚则无以摄血而致下血，更导致血虚，如此往复，形成恶性循环。血虚生燥，无以润滑肠道，则大便燥结，损伤肛门而致肛裂，或擦伤内痔而便血；创口的愈合需赖血的濡养，故血虚可致陈旧性肛裂难以愈合，肛痈易成肛瘘。

总之，人体肛肠疾病发生的原因不外乎外感六淫、内伤七情、房事过度、饮食不节等。而且各种病因可单独致病，也可合而致病。病程也有长短和缓急之分，病性又有寒热、虚实之别，或寒热虚实相兼，出现错综复杂的证候。所以在临证时必须审证求因，全面分析，进行辨证论治。

【诊断】

1. 辨症状　肛门直肠疾病常见的症状有便血、肿痛、脱垂、流脓、便秘、分泌物等。由于病因不同，表现的症状及轻重程度也不一致。

（1）便血　便血是内痔、肛裂、直肠息肉、直肠癌等多种肛门直肠疾病最常见的症状。疾病、病因不同，其表现特点也不一样。血不与大便相混，附于大便表面，或便时点滴而下，或一线如箭，凡出血而无疼痛者，多为内痔；便血少而肛门部有撕裂样疼痛者，多为肛裂；儿童便血，大便次数和性质无明显改变者，多为直肠息肉；血与黏液相混，其色晦暗，肛门有重坠感者，应考虑有直肠癌的可能。

便血鲜红，血出如箭，多由风邪引起；如伴有口渴、便秘、尿赤、舌红、脉数等症状，多属风热肠燥；便血色淡，日久而量多，多属血虚肠燥，常伴有面色无华、头晕心悸、神疲乏力、舌质淡、脉沉细等症。

（2）肿痛　常见于肛旁脓肿、内痔嵌顿、外痔水肿、血栓性外痔等病。肿势高突，疼痛剧烈，多为湿热阻滞，可伴有胸闷腹胀、体倦身重、食欲不振、发热、苔黄腻、脉濡数等症，常见于肛旁脓肿、外痔水肿等；微肿微痛者，每因气血、气阴不足又兼湿热下注之虚中夹实证，

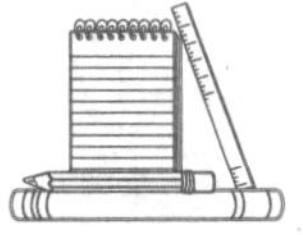

可伴发热不高、神疲乏力、头晕心悸、盗汗、便溏或便秘、舌质淡或红、苔黄或腻、脉濡细等症，常为肛旁脓肿症状不明显者或结核性肛周感染。

（3）脱垂　是Ⅱ期及Ⅲ期内痔、息肉痔、直肠脱垂的常见症状。直肠脱垂呈管状、环形；内痔脱出呈颗粒状，如枣形；息肉痔头圆而有长蒂。肛门松弛易脱出，不能自行回纳，伴有面色无华、头晕眼花、心悸气短、自汗盗汗、舌质淡、脉沉细弱等症，为气血虚衰，中气下陷；内痔脱出，嵌于肛外，红肿疼痛，不易复位者，多为湿热下迫；若复因染毒，热毒熏灼则局部糜烂坏死，可伴有寒热烦渴、便干溲赤、舌红苔黄或腻、脉弦数等症。

（4）流脓　常见于肛痈或肛瘘。脓出黄稠带粪臭者，多为湿热蕴阻肛门，热盛肉腐而成脓，伴有发热等症。脓出稀薄不臭，或微带粪臭，淋沥不尽，疮口凹陷，周围有空腔，不易敛合者，多为气阴两亏兼湿热下注之证，可伴低热盗汗、面色萎黄、神疲纳呆、舌淡红、脉濡细或细数等症。

（5）便秘　是痔、肛裂、肛痈等许多肛门直肠病的常见症状。腹满胀痛拒按，大便秘结，伴口臭、心烦、身热、溲赤、舌红苔黄燥、脉数等症，多为燥热内结，热结肠燥；腹满作胀，喜按而大便燥结，伴有面色㿠白、头晕心悸、神疲乏力、舌质淡、脉细无力等症，多为血虚肠燥。

（6）分泌物　常见于内痔脱出、直肠脱垂、肛瘘等。多为湿热下注或热毒蕴结所致，多伴有局部肿痛、口干、食欲不振、胸闷不舒、便溏或干结、溲赤、舌红、苔黄腻、脉弦数等症，内痔、直肠脱垂嵌顿及实证肛瘘多见。分泌物清稀不臭，多为气虚脱肛、内痔脱垂或虚证肛瘘。

2. 辨部位　肛门病的部位常用膀胱截石位表示，以时钟面的十二等分标记法，将肛门分成12个部位。会阴部正中称12点，骶尾部正中称6点，左侧中点称3点，右侧中点称9点，其余以此类推。不同的肛肠疾病各有其好发部位，了解这些情况有助于正确诊断和治疗肛肠疾病。内痔好发于肛门齿线以上3、7、11点处；赘皮外痔多发生于6、12点处；肛裂好发于6、12点处；环形的结缔组织性外痔多见于经产妇；血栓性外痔好发于肛缘3、9点处。过3、9点做一连线，肛瘘瘘管外口发生于连线上方的，其管道多为直行；发生于下方的，其管道往往弯曲，且其内口多在6点附近；凡瘘管外口距肛缘近的，其管道亦短（直通向肛内），凡肛瘘外口距肛缘较远的，则其管道亦长；环肛而生的肛瘘其内口往往在6点附近。

【检查方法】

1. 体位　根据患者情况和检查要求常选择以下体位：

（1）侧卧位　一般用左侧卧位，臀部靠近床边。上腿充分向前屈曲，靠近腹部，下腿自然伸直。使臀部及肛门充分暴露。侧卧位为常用的检查和治疗体位，适用于老年体弱及重病的患者（图10–4）。

（2）膝胸位　患者两腿分开跪伏在检查床上，肘关节及前胸贴床，臀部抬高，头偏向一侧，使肛门充分暴露。膝胸位适用于检查直肠下部及直肠前部的病变，或做乙状结肠镜检查（图10–5）。

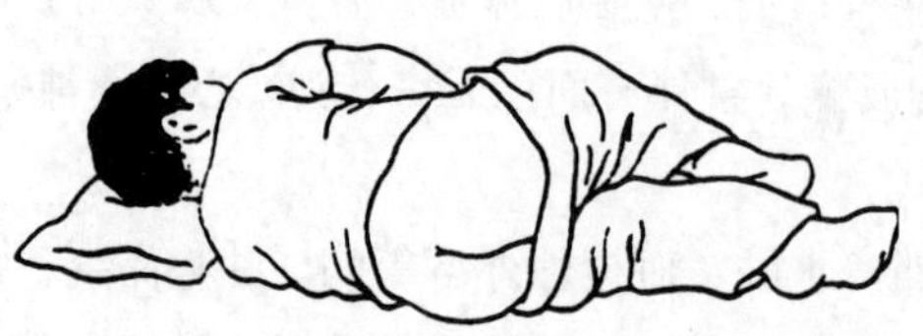

图10–4　侧卧位

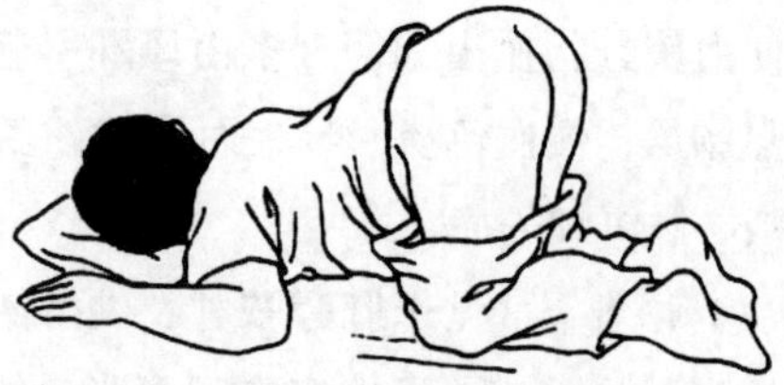

图10–5　膝胸位

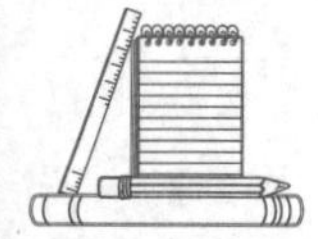

（3）截石位　患者取仰卧位，双腿屈曲分开外展放在腿架上，将臀部移至手术台边缘，使肛门暴露良好。截石位适用于肛门直肠手术和痔术后大出血的处理（图 10–6）。

（4）蹲位　患者取下蹲大便姿势，并用力增加腹压。蹲位适用于检查Ⅱ期及Ⅲ期内痔、脱肛、直肠下段、息肉痔等脱出性疾病，仅用于视诊（图 10–7）。

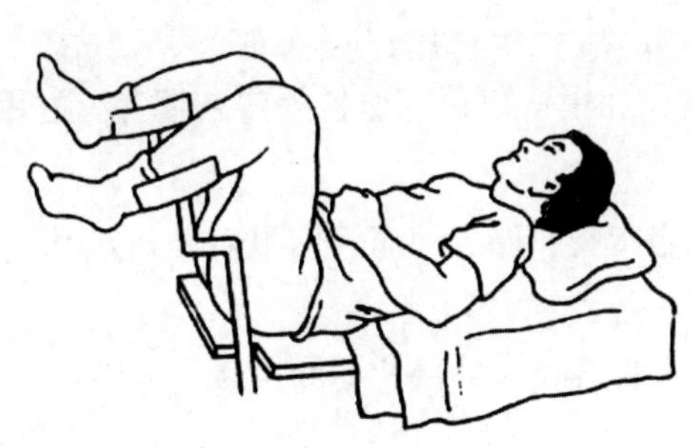

图 10–6　截石位

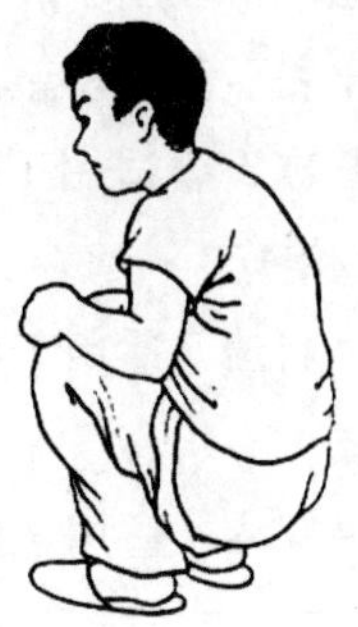

图 10–7　蹲位

2. 方法

（1）肛门视诊　患者取侧卧位，暴露肛门。首先查看肛门周围有无脓、血、粪便、黏液、肿块或瘘管外口等；然后以两拇指或食指、中指、无名指 3 指按住肛门两侧皮肤，向两侧分开，使肛管外翻，观察有无痔、肛裂、环状痔等病变；最后嘱患者蹲位，观察有无脱出性疾病。

（2）肛门直肠指诊　常用于检查直肠下部、肛管及肛门周围病变。患者取左侧卧位或膝胸位。检查者戴手套或指套，涂润滑剂（肥皂液或液态石蜡），先按压肛门周围观察有无压痛；然后轻轻按摩肛缘，使括约肌松弛，将食指缓慢转入直肠，检查肛管括约肌松紧度，正常时肛管直肠仅能伸入一指；再查看肛管直肠前、后壁及周围有无触痛、搏动、肿块、狭窄；检查完毕手指抽出后，要看指套上是否染有脓血、黏液或脱落的坏死组织。

（3）肛门镜检查　患者取侧卧位或膝胸位，嘱其做深呼吸，放松肛门。检查者右手持肛门镜并用拇指顶住芯子，将整个镜管涂润滑剂后，用左手将左臀部拉开，显示肛门口，缓慢插入镜管至直肠壶腹，取出内芯，在灯光下观察直肠黏膜颜色，有无充血、溃疡、息肉、肿瘤等病变；再将窥肛器缓缓退到齿线附近，查看有无内痔、肛瘘内口、肛乳头肥大、肛隐窝炎等。肛门狭窄、疼痛剧烈者和妇女月经期不宜检查。

（4）乙状结肠镜检查　是诊断直肠上段和乙状结肠下段病变的重要检查方法。对原因不明的血便、黏液便、脓血便、慢性腹泻、里急后重、肛门直肠疼痛、粪便变形等症可应用乙状结肠镜检查；但肛管狭窄、妇女月经期、精神病，以及有严重的心、肺、肾病患者和高血压患者不宜做此项检查。

操作方法：排空粪便或灌肠，常用膝胸位。一般先做直肠指诊，再做此项检查。左手牵开臀部，右手将涂上润滑剂的镜筒缓缓插入肛门，方向指向腹侧，插入约 5cm，取出镜芯，接上灯源、口镜和橡皮球，打入空气。在直视下将镜端改指向骶骨部伸入，镜管进入 8cm 后改水平方向缓慢推进。在 6 ～ 13cm 处一般可见到 3 个半月形直肠瓣。当肠镜进入 15cm 处可见肠腔狭窄及较多的黏膜皱襞，即直肠与乙状结肠交界处。此处较难推进，应在直视下小心进行。有人主张适当注入空气，使肠腔充盈，便于肠镜继续推进。肠镜一般可以放入 25 ～ 35cm 深度。检查完毕后以螺旋式慢慢退出镜筒，边退边观察。对于肿块、息肉、溃疡可做活体组织检查，进一步明确诊断。取下组织后的创面可用干棉球蘸止血散、5% 酚甘油或明胶海绵压迫止血。术后

应休息数小时，并观察患者有无腹痛、便血。必要时测血压及脉搏变化，有出血及肠穿孔时应及时处理。

3. 其他检查　根据患者的具体情况做必要的化验、X 线等其他检查。

【治疗】

1. 内治法　一般用于肛门直肠疾病初期或不需要手术治疗者，或伴有严重的心、肝、肾脏疾病及年老体衰不宜手术者。

（1）清热凉血　适用于风热肠燥便血，如内痔出血、血栓外痔初期等。方用凉血地黄汤、槐角丸等加减治疗。

（2）清热利湿　适用于肛痈实证、肛隐窝炎、外痔肿痛等偏湿盛者。方用萆薢渗湿汤或龙胆泻肝汤加减。

（3）清热解毒　适用于肛门直肠痈疽实证和内、外痔感染的患者。方用黄连解毒汤、仙方活命饮加减。

（4）清热通腑　适用于热结肠燥而致便秘者。方用大承气汤或脾约麻仁丸加减。

（5）活血祛瘀　适用于气滞血瘀、经络闭阻的患者。选方常用桃红四物汤加减。

（6）补养气血　适用于素体气血不足或久病气血虚弱者。方用八珍汤或十全大补汤加减。

（7）生津润燥　适用于血虚津乏便秘者。方用润肠汤或五仁汤加减。

（8）补中升陷　适用于小儿或年老体衰者、经产妇气虚下陷之直肠脱垂、内痔脱出等。方用补中益气汤。

2. 外治法

（1）熏洗法　以药物加水煮沸或用散剂冲泡，先熏后洗，具有清热解毒、消肿止痛、收敛止血、祛风除湿、杀虫止痒等作用。适用于内痔脱垂、嵌顿、术后水肿、外痔肿痛、脱肛、肛周湿疹等。常用五倍子汤、苦参汤加减。

（2）敷药法　即以药物敷于患处。每日大便后先坐浴，再外敷药物，每日 1～2 次。方用九华膏、五倍子散、黄连膏、消痔膏等，具有消炎、止痛、生肌、收敛止血等作用。此外，尚有清热消肿的金黄膏、提脓化腐的九一丹、生肌收口的生肌散和白玉膏等。

（3）塞药法　是将药物制成栓剂，纳入肛内，可以溶化、吸收，直接作用于病变部位。一般用于内痔、肛肠疾病术后、肛裂、肛周脓肿等。常用的栓剂有痔疮栓、九华栓、消炎痛栓等。

（4）手术　有关肛门直肠疾病的手术治疗，如结扎疗法、挂线疗法见总论，其他各种手术详见有关各病。

【预防与调护】

1. 保持大便通畅，每日定时排便，临厕不宜久蹲努责。

2. 注意饮食卫生，少食辛辣刺激性食物，多吃蔬菜、水果，保持大便通畅。

3. 保持肛门清洁，勤换内裤，用柔软便纸，以防擦伤。

4. 加强锻炼，增强体质。

5. 积极治疗易引起痔疮的高血压病、门静脉高压、糖尿病等全身性疾病，肛门周围的疮、痈、肠道寄生虫病要及时检查与治疗，以防继发肛瘘、肛周皮肤病等。

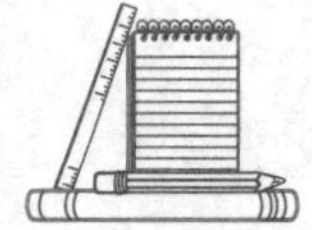

项目二　痔

【学习目标】

1. 掌握：痔的辨证和治疗。
2. 熟悉：痔的病因病机。
3. 了解：痔的预防与调护。

痔是直肠末端黏膜下和肛管皮下的静脉丛发生扩大曲张所形成的静脉性团块。本病是临床常见病、多发病，好发于 20 ～ 40 岁的成人，并随着年龄的增长而逐渐加重，发病率约占肛肠疾病的 60%。痔根据发病部位分为内痔、外痔和混合痔。

一、内痔

内痔是由黏膜下痔内静脉丛扩大曲张所形成的柔软静脉团，位于齿线以上，以出血和脱出为主要症状。内痔多发于肛门右前、右后和左侧（即截石位 3、7、11 点），常称为母痔；其余部位发生的痔则称为子痔。

【病因病机】

因饮食不节，过食辛辣，损伤脾胃，湿热内生，下注大肠所致；或因久泻久痢，久坐久立，久忍大便，经脉流溢，渗漏肠间，以致冲发为痔；或因外感风、湿、燥、热之邪，下冲肛门所致；或因内伤七情，热毒蕴积，气血壅滞下坠，经络不通而瘀滞结聚于肛门，以致冲突为痔。

西医学对痔的病因病机的认识尚无定论。20 世纪 70 年代美国学者提出“肛垫下移学说”，认为痔是肛垫病理性肥大、移位形成；也有认为是肛垫内动静脉吻合调节障碍导致的肛垫肥大或脱垂，或血管增生造成痔的症状。目前可以肯定的是，痔疮症状是多种不同因素共同作用的结果。

【诊断】

1. 临床表现

（1）便血　初起为排便中或便后无痛性出血，色鲜红，量少，附着于大便表面或将手纸染红，有时为滴血或喷射状出血，便后自动停止，时发时止。饮酒、疲劳、过食辛辣食物、便秘等诱因常使症状加重，出血量多则可出现贫血。

（2）脱出　常为晚期症状。随着痔核体积增大，逐渐与肌层分离，排便时受到粪便挤压可脱出肛门外。轻者脱出后能自行复位；重者在外力作用下方能复位；更严重者除排便时脱出外，凡用力、行走、咳嗽、打喷嚏、下蹲等都可能脱出。脱出的痔核如不及时回纳，极易发生嵌顿，以致复位困难。

（3）疼痛　单纯内痔一般无疼痛；内痔脱出后发生嵌顿，局部炎性肿胀、糜烂坏死则可引起剧烈疼痛。

（4）瘙痒　肛门括约肌松弛，分泌物增多，脱出痔核反复刺激，使肛门周围潮湿不洁，易发生湿疹和瘙痒。

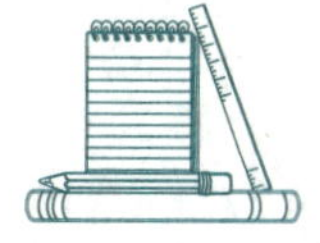

（5）便秘　患者常因害怕出血和脱肛而人为地控制排便，形成习惯性便秘，大便干结反过来又加重了痔核出血和脱出，形成恶性循环。

2. 分期　由于病程的长短不同，内痔可分为以下 3 期：

（1）Ⅰ期　痔核较小，无明显自觉症状，仅于排便时出现带血、滴血或喷血现象，出血可较多；痔块不脱出肛门外。肛门镜检查在齿线上见直肠肛柱扩大，呈结节状突起。

（2）Ⅱ期　痔核较大，排便时痔核可脱出肛外，便后自行回纳，排便时可间歇带血。

（3）Ⅲ期　痔核更大，黏膜变厚，暗红色，表面粗糙。脱出后不能自然复位，需用手推回或平卧后始能复位；凡是遇到用力、咳嗽、行走和蹲下时都可能脱出；如脱出后未能及时复位，可形成嵌顿性内痔。

【鉴别诊断】

1. 直肠息肉　多见于儿童。低位带长蒂的直肠息肉可脱出肛门，易误诊为内痔脱出，但脱出息肉一般为单个，头圆而有长蒂，质较痔核稍硬，活动度大。

2. 脱肛　易误诊为环状痔，但直肠黏膜或直肠环状脱出时脱出物呈环状或螺旋状，表面光滑，无静脉曲张，一般不出血，脱出后有黏液分泌，括约肌不松弛。但长期脱肛患者肛门括约肌会被破坏而松弛。

3. 直肠癌　多见于中老年人。粪便中混有脓血、黏液、腐臭的分泌物，便意频数，里急后重，晚期大便变细。指检常可触及菜花状肿物或凸凹不平的溃疡，质地坚硬，不能推动，触之易出血。

4. 肛裂　常为便时出血，色红量少，伴肛门排便周期性疼痛，出血与肛门疼痛相对应。局部检查可见 6 点或 12 点处肛管有梭形裂口。

【治疗】

无症状静止的痔只需要注意饮食，保持大便通畅，预防并发症出现，无需治疗。当痔经非手术治疗失败或Ⅲ期内痔周围支持的结缔组织广泛破坏，痔出血，血栓形成，痔脱出引起症状或嵌顿等，应采取手术治疗。各种非手术治疗都在于促使痔周围组织纤维化，将脱垂的肛管直肠黏膜及曲张的血管固定在直肠壁肌层，以固定松弛的肛垫，达到防止脱出的目的。内痔的治疗方法很多，如治疗不当，可产生严重的后果。

1. 辨证论治

（1）内治　多适用于Ⅰ、Ⅱ期内痔，或内痔嵌顿有继发感染，或年老体弱，或内痔兼有其他严重慢性疾病而不宜手术治疗者。

①风热肠燥证

证候：大便带血、滴血或喷射状出血，血色鲜红，大便秘结或有肛门瘙痒；体质壮实，伴口渴、便结、溲赤；舌质红，苔薄白或薄黄，弦脉数。

治法：清热凉血祛风。

方药：凉血地黄汤加减。大便秘结者，加润肠汤。

②湿热下注证

证候：大便血色鲜红，量较多，肛缘肿物隆起，灼热疼痛，或肛内肿物外脱，可自行回纳，肛门灼热，重坠不适，甚则溃烂流滋水；伴口渴、便结、溲赤；舌红，苔黄腻，脉滑数。

治法：清热利湿止血。

方药：脏连丸加减。出血多者加地榆炭、仙鹤草。

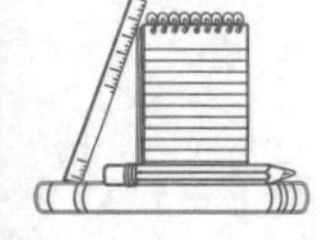

③气滞血瘀证

证候：肛内肿物脱出，甚或嵌顿，肛管紧缩，坠胀疼痛，甚则肛旁痔核突起，坚硬如珠，色青紫，灼热疼痛；或伴口渴，便结，溲赤；舌质暗红，苔白或黄，脉弦细涩。

治法：清热利湿，行气活血。

方药：止痛如神汤加减。

④脾虚气陷证

证候：肛门松弛，内痔脱出不能自行回纳，需用手还纳，肛门坠胀，似有便意，大便血色鲜或淡；可出现贫血、面色少华、头昏神疲、少气懒言、纳少便溏；舌淡胖，边有齿痕，舌苔薄白，脉弱。

治法：补中益气，升阳举陷。

方药：补中益气汤加减。血虚者合四物汤。

（2）外治　适用于各期内痔及内痔嵌顿肿痛等。

①熏洗法：此法适用于痔核发炎、水肿或糜烂、溃疡，或脱出嵌顿，肿痛不收，或伴肛门瘙痒、湿疹等。以药物加水煮沸，先熏后洗，或用毛巾蘸药液做湿热敷，具有活血、止痛、止血、收敛、消肿等作用。常用五倍子汤、苦参汤等，痒甚加花椒。

②外敷法：适用于内痔发炎、出血、肿痛或初期内痔。肛门温水坐浴后，将药物敷于患处，具有消肿止痛、收敛止血、祛腐生肌等作用。如消痔散、五倍子散等。

③塞药法：适应证同外敷法。将药物制成栓剂，塞入肛内，具有消肿、止痛、止血等作用，如九华痔疮栓、肛泰栓、马应龙痔疮栓等。

④枯痔法：适用于Ⅱ、Ⅲ期内痔和混合痔的内痔部分。以药物如枯痔散、灰皂散敷于Ⅱ、Ⅲ期能脱出肛外的内痔痔核的表面，具有强烈的腐蚀作用，能使痔核干枯坏死，达到痔核脱落痊愈的目的。此法目前已极少采用。

2. 其他治疗

（1）注射法　注射法是目前治疗内痔较好的方法。根据其药理作用的不同，分为硬化萎缩和坏死枯脱两种方法。由于坏死枯脱疗法所致并发症较多，故目前临床上普遍采用内痔硬化剂注射疗法，但硬化剂若注入量过多或注射不当也可致坏死。注射疗法的目的是将硬化剂注入痔块周围，产生无菌性炎性反应，使小血管闭塞和痔块内纤维增生、硬化萎缩。

适应证：Ⅰ、Ⅱ、Ⅲ期内痔，内痔兼有贫血者，混合痔的内痔部分。

禁忌证：外痔、内痔伴肛门周围急、慢性炎症或腹泻；Ⅳ期内痔，内痔伴有严重肺结核、高血压及肝、肾疾病或血液病患者；因腹腔肿瘤引起的内痔和临产期孕妇。

常用药物：5%～10%石炭酸甘油、5%鱼肝油酸钠、4%～6%明矾液、消痔灵（硬化萎缩剂）、枯痔液、新六号枯痔注射液（坏死枯脱剂）等。

操作方法：以硬化萎缩注射法为例。患者术前排空大便，取侧卧位或截石位。局部麻醉消毒后，在肛门镜下或将痔核暴露于肛外，检查内痔的部位、数目、大小、母痔与子痔的关系；并做直肠指检，确定母痔区有无动脉搏动。在肛镜直视下用0. 1%新洁尔灭或络合碘直肠内局部消毒，用皮试针抽取5%石炭酸甘油或4%～6%明矾液，于痔核最高部位进针至黏膜下层，针头斜向上15°进行注射，每个痔核注射0.3～0.5mL（其他药物剂量参照该药物说明书），一般每次注射1～2个痔核。注射当日避免过多活动，24小时内不宜排大便，7～10日后再注射第2次或注射其他痔核。注射不宜太深，否则易引起肌层组织硬化或坏死（图10–8）。

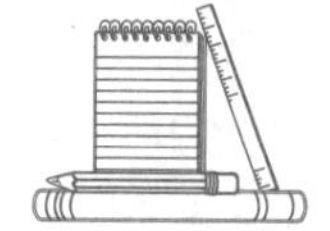

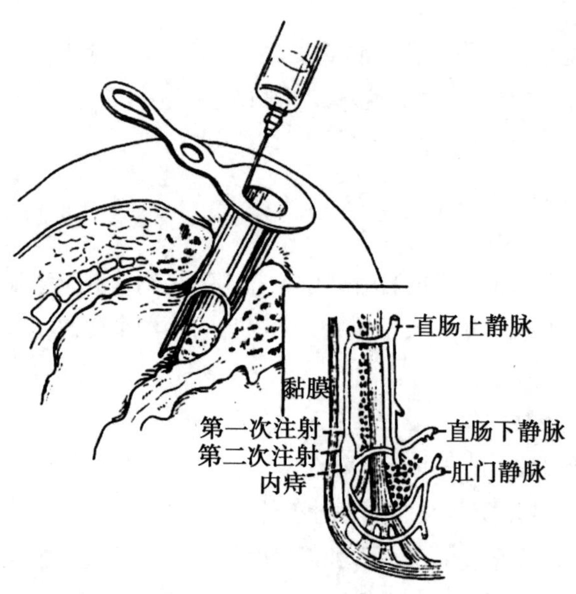

图 10–8　内痔注射治疗

知识链接

消痔灵液四步注射法

第一步为痔核上方的痔上动脉区注射。用 1∶1 浓度（即消痔灵液用 1% 普鲁卡因稀释 1 倍）注射 1 ～ 2mL。

第二步为痔黏膜下层注射。用 1∶1 浓度在痔核中部进针，刺入黏膜下层后行扇形注射，使药液尽量充满黏膜下层血管丛中。注入药量多少的标志以痔核弥漫肿胀为度，一般为 3 ～ 5mL。

第三步为痔核黏膜固有层注射。当第二步注射完毕后，缓慢退针，多数病例有落空感，可作为针尖退到黏膜肌板上的标志，注药后黏膜呈水疱状，一般注射 1 ～ 2mL。

第四步为洞状静脉区注射。用 1∶1 浓度在齿线上 0.1cm 处进针，刺入痔体的斜上方 0.5 ～ 1cm 呈扇形注射，一般注射 1 ～ 3mL，1 次注射总量 15 ～ 30mL。注射完毕后肛内放入凡士林纱条，外盖纱布，胶布固定。

注意事项：①注射时必须注意严格消毒，每次注射都必须消毒。②首次注射最重要，如注射足量则疗效良好，以较少量多次注射为佳。必须用 5 号针头进行注射，否则针孔过大进针处容易出血，出针后药液易流出。③注射中和注射后都不应有疼痛，如觉疼痛，往往为注射太近齿线所致。④进针的针头勿向各方乱刺，以免过多地损伤痔内血管，引起出血，致使痔核肿大，增加局部的液体渗出，延长痔核的枯脱时间。⑤勿将药液注入外痔区，或注射位置过低使药液向肛管扩散，造成肛门周围水肿和疼痛。⑥操作时应先注射小的痔核，再注射大的痔核，以免小痔核被大痔核挤压、遮盖，从而遗漏或增加操作困难。⑦注射后 24 小时内不应大便，以防痔块脱垂。大便时内痔脱出后及时托回以免嵌顿肿痛。

（2）结扎疗法　其原理是通过阻断内痔的血运，使痔缺血、坏死、脱落而痊愈。常见的有贯穿结扎法和胶圈套扎法。

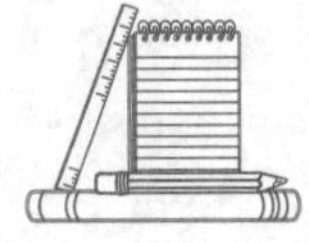

1）贯穿结扎法

适应证：Ⅱ、Ⅲ期内痔，对纤维型内痔更为适宜。

禁忌证：肛门周围有急性脓肿或湿疮者；内痔伴有痢疾或腹泻患者，因腹腔肿瘤引起的内痔；内痔伴有严重肺结核、高血压及肝脏、肾脏疾患或血液病患者；临产期孕妇。

术前准备：清洁灌肠，如在门诊手术者，嘱先排空大便。患者取侧卧位（患侧在下）或截石位。肛门周围剃毛，并用 1∶5000 的高锰酸钾溶液冲洗，拭净；肛周消毒后铺消毒巾。

操作方法：患者取侧卧位，局部麻醉或腰俞穴麻醉，用 0.1% 新洁尔灭或络合碘肛周消毒，铺巾，再用双手食指进行扩肛，充分暴露痔核，用弯血管钳夹住痔核基底部，用左手向肛外同一方向牵引，右手用持针钳夹住已穿有丝线的缝针，将双线从痔核基底部中央稍偏上穿过。将已贯穿痔核的双线交叉放置，并用剪刀沿齿线剪一浅表裂口，再行“8”字形结扎。结扎完毕后，用弯血管钳挤压被结扎的痔核，亦可在被结扎的痔核内注射 6% 明矾溶液，加速痔核的坏死。最后将存留在肛外的线端剪去，再将痔核送回肛内，并用红油膏少许涂入肛内，用纱布、橡皮膏固定（图 10–9）。

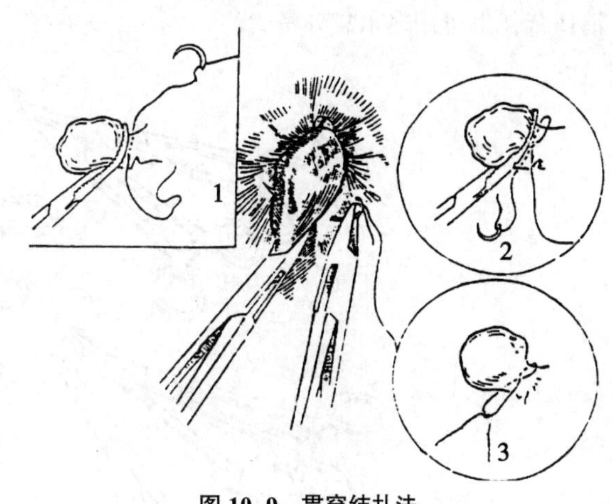

图 10–9　贯穿结扎法

注意事项：①结扎内痔时先结扎小的痔核，后结扎大的痔核。②缝针贯穿痔核基底时，不可穿入肌层，否则结扎后可引起肌层坏死，或并发肛周脓肿。③结扎紧线时，夹住痔的止血钳要随紧线缓慢放松退出，不放松易过多地结扎到直肠黏膜；过早松开则线易向外滑，只结扎住痔的半截。④结扎术后当日不宜大便，若便后痔核脱出，应立即将痔核送回肛内，以免发生水肿，加重疼痛反应。⑤痔下端的结扎线要嵌入小切口内，否则扎到肛管皮肤会引起剧痛。⑥在结扎后的 7 日左右为痔核脱落阶段，嘱患者减少活动，大便时不宜用力努挣，以避免术后的大出血。

2）胶圈套扎法　将特制的 0.2 ～ 0.3cm 宽的乳胶圈套在痔根部，常用内痔套扎器套扎法或双钳套扎法。目前临床上多采用自动弹力线套扎器代替。

适应证：Ⅱ、Ⅲ期内痔及混合痔的内痔部分。

禁忌证：同贯穿结扎法。

操作方法：以双钳套扎法为例。局部消毒、麻醉，待肛门松弛、痔核显露后，将乳胶圈套在一把止血钳的根部，用此钳夹住痔核基底部，用另一把止血钳夹住乳胶圈的一侧，将乳胶圈拉长绕过痔核上端套扎在痔核基底部，放松血管钳退出即可。术后处理同贯穿结扎法（图 10–10）。

（3）手术后的常见反应及处理方法

①疼痛：手术后用 0.5% 布比卡因注射液在肛周点状注射封闭，或口服去痛片；必要时肌内注射苯巴比妥钠 0.1g 或盐酸哌替啶 50 ～ 100mg 。

②小便困难：应消除患者精神紧张；用车前子水煎代茶；下腹部热敷或针刺三阴交、关元、中极等穴，留针 15 ～ 30 分钟；或用 1% 盐酸利多卡因 10mL 长强穴封闭；肛门敷料过多或压迫

过紧引起者，可适当放松敷料；必要时采用导尿术。

③出血：内痔结扎不牢而脱落或内痔枯萎脱落时可出现创面渗血，甚至小动脉出血。对于创面渗血，可用凡士林纱条填塞压迫，或用桃花散外敷；至于小动脉出血，必须显露出血点，进行缝合包扎，彻底止血；如出血过多，面色苍白，血压下降者，应快速补液、输血、抗休克。

④发热：一般因组织坏死、吸收而引起的发热不超过38℃，除加强观察外，无须特殊处理。局部感染引起的可应用清热解毒药或抗生素等。

⑤水肿：以芒硝30g煎水熏洗，每日1～2次，或用1∶5000高锰酸钾溶液热水坐浴后外敷消痔膏，也可用热水袋外敷。

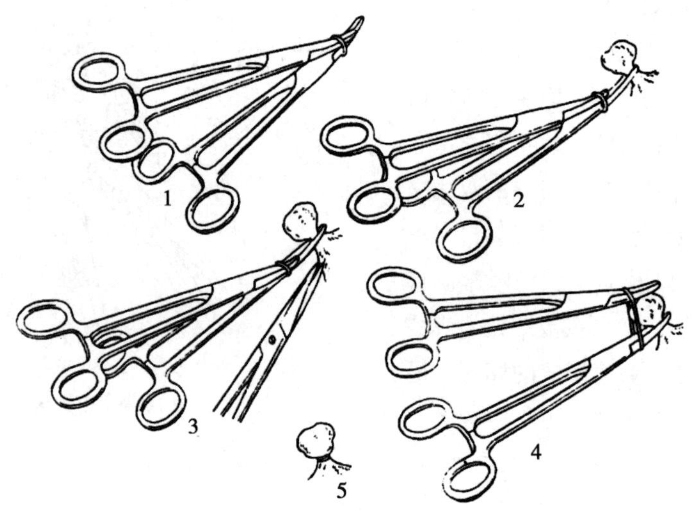

1. 准备；2. 夹住内痔基底部；3. 齿线处剪口；4. 进行套扎；5. 套扎完成

图10-10　双钳套扎法

知识链接

PPH术

PPH术即吻合器痔上黏膜环切术，是源于"肛垫下移学说"的术式，适用于严重环状痔或内痔伴有直肠黏膜脱垂者。麻醉下插入肛镜缝扎器，根据脱垂程度在痔上黏膜处做荷包缝合，借助圆形吻合器切除痔上区黏膜，使脱垂的痔组织回复原位。

【预防与调护】

1. 保持大便通畅。养成每日定时排便的习惯，临厕不宜久蹲努责。
2. 注意饮食调和，多喝开水，多食蔬菜，少食辛辣、醇酒、炙煿之品。
3. 避免久坐久立，进行适当的活动。定时做肛门括约肌运动，早、晚各30次。
4. 发生内痔应及时治疗，防止进一步发展。

二、外痔

外痔是由痔外静脉丛扩大曲张或痔外静脉丛破裂或反复发炎结缔组织增生而成的疾病，多发生于齿状线以下。其临床特点是自觉肛门坠胀、疼痛、有异物感。根据临床症状和病理特点的不同，外痔可分为静脉曲张性外痔、炎性外痔、血栓性外痔和结缔组织外痔等。

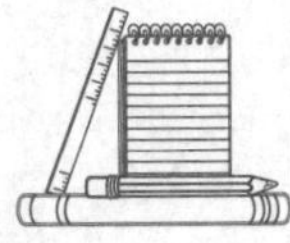

【病因病机】

排便努挣、肛门裂伤、内痔反复脱垂，致使邪毒外侵，气血运行不畅，筋脉瘀阻；或湿热下注，阻塞脉络，气滞血瘀。

【诊断】

1. 结缔组织外痔　患者初起仅有肛门异物感或便后肛门不易清洁。因少量分泌物或粪便积存刺激，可伴肛门潮湿、瘙痒。一般无疼痛，不出血，如染毒而肿胀时可觉疼痛。

检查：肛门缘皱襞的皮肤发生结缔组织逐渐增生、肥大，又称哨兵痔，质地柔软。若发生于截石位 6、12 点处的外痔，常由肛裂引起；若发生于 3、7、11 点处的外痔，多伴有内痔；赘皮呈环形或形如花冠状的，多见于经产妇。

2. 静脉曲张性外痔　由齿线以下的痔外静脉丛发生扩大曲张而成，初起只感觉肛门部坠胀不适，一般不疼痛，染毒时可肿大疼痛，在排便或用力时症状明显。

检查：局部有椭圆形或长形肿物，触之柔软，并呈暗紫色，按之较硬，便后或按摩后肿物缩小变软。

3. 血栓性外痔　是痔外静脉破裂出血，血积皮下而形成的血凝块。排便或用力后肛门部突然剧烈疼痛，肛缘皮下有一触痛性肿物，分界清楚。排便、坐下、行走甚至咳嗽等动作均可使疼痛加重。好发于膀胱截石位的 3、9 点处。

4. 炎性外痔　常由肛缘皮肤损伤和感染引起，多有肛门疼痛，在排便时疼痛加重、便血，肛门部有少许分泌物。局部检查肛旁隆起的肿物，色红，充血明显，有触痛。

【鉴别诊断】

1. 内痔嵌顿　齿线上内痔脱出、嵌顿，疼痛时间较长，皮瓣水肿，消退缓慢，痔核表面糜烂，伴有感染时有分泌物和臭味。

2. 肛裂　肛门疼痛呈周期性，便鲜血。局部检查可见 6 点或 12 点处有纵行裂口。

【治疗】

1. 辨证论治

（1）内治

①气滞血瘀证

证候：肛缘肿物突起，排便时可增大，有异物感，可有胀痛或坠痛，局部可触及硬性结节；舌紫，苔淡黄，脉弦涩。

治法：活血化瘀。

方药：桃仁承气汤加减。

②湿热下注证

证候：肛缘肿物隆起，灼热疼痛或有滋水，便干或溏；舌红，苔黄腻，脉滑数。

治法：清热利湿，活血散瘀。

方药：防风秦艽汤加减。

③脾虚气陷证

证候：肛缘肿物隆起，肛门坠胀，似有便意；伴神疲乏力、纳少便溏；舌淡胖，苔薄白，脉细无力。多见于经产妇、老弱体虚者。

治法：补中益气，升阳举陷。

方药：补中益气汤加减。

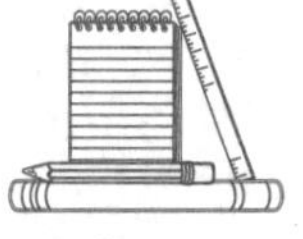

结缔组织外痔一般无须治疗，当外痔染毒肿痛时可用清热利湿之法，方用止痛如神汤或五

神汤加减；静脉曲张性外痔染毒者宜清热利湿、活血散瘀，方用萆薢化毒汤合活血散瘀汤加减；血栓性外痔宜清热凉血、消肿止痛，方用凉血地黄汤加减。

（2）外治　肿胀疼痛者可用苦参汤加减熏洗，外敷黄连膏等。

2. 手术治疗

（1）静脉丛剥离术

适应证：静脉曲张性外痔。

操作方法：取侧卧位或截石位。局部消毒铺巾，局部麻醉。用组织钳提起外痔组织，在痔中心自下缘至齿线做一纵行梭形切口，再用剪刀分离皮下曲张的静脉丛，将皮肤及皮下组织一并切除，用凡士林纱条引流，无菌纱布压迫，宽胶布固定。每日便后用 1∶5000 高锰酸钾溶液坐浴，更换敷料。

（2）血栓性外痔剥离术

适应证：血栓性外痔较大，血块不易吸收，炎症水肿局限者。

操作方法：取侧卧位，病侧在下方，局部消毒。局部麻醉后在痔中央做放射状或梭形切口，用止血钳将血块分离并摘除。修剪伤口两侧皮瓣，使创口敞开，用凡士林纱条嵌塞，外盖无菌纱布，宽胶布固定。每日便后熏洗换药。

三、混合痔

混合痔是指同一方位的内、外痔静脉丛曲张，相互沟通吻合，使内痔部分和外痔部分形成一个整体者。其临床特点是内痔、外痔部分无明显分界，括约肌间沟消失；多发于截石位 3、7、11 点处，以 11 点处最为多见；兼有内痔、外痔的双重症状。

【治疗】

混合痔的内、外治法与内痔、外痔基本相同。较严重的混合痔可行外痔剥离内痔结扎术，具体操作如下：

取截石位或侧卧位，常规消毒肛门部，局部浸润麻醉，充分暴露痔核后将外痔部分做“V”字形或梭形切口，用组织剪锐性剥离外痔皮下静脉丛至齿线稍下方。然后用弯止血钳夹住被剥离的外痔皮瓣和内痔基底部，在内痔基底正中用圆针粗丝线贯穿做“8”字形结扎。剪除“V”字形内皮肤及静脉丛，使肛门部呈一放射状伤口。用相同的方法处理其他痔核（图 10–11）。创面用凡士林纱布覆盖。术后当日限制大便，以后每次便后用 1∶5000 高锰酸钾溶液或温开水坐浴并换药。

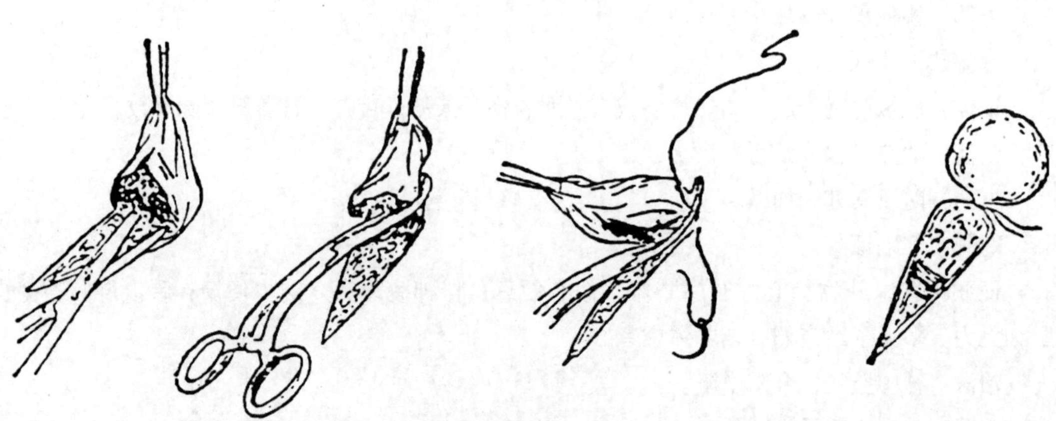

图 10–11　混合痔外剥内扎术

注意事项：①一般每次剥离结扎痔核不超过 4 个，否则易引起肛门变窄，大便难出，且易引起丝线滑脱；②缝针穿过痔核基底部时不可穿入肌层，否则结扎后可引起肌层坏死；③如外痔剥离切口靠上，可使用 3-0 可吸收缝线闭合齿线上方切口；④手术中尽量保留肛管皮肤和黏膜，以防术后肛门直肠狭窄。

【预防与调护】

1. 保持大便通畅，定时排便，大便时不要久蹲努责。
2. 及时治疗肠道急、慢性炎症。
3. 保持肛门部清洁，坚持便后用温开水坐浴。
4. 少食辛辣刺激之品，多吃蔬菜、水果。

项目三　肛　裂

【学习目标】

1. 掌握：肛裂的辨证和治疗。
2. 熟悉：肛裂的病因病机。
3. 了解：肛裂的预防与调护。

肛裂是指齿线以下肛管皮肤全层开裂并感染所形成的溃疡。其临床特征为肛门排便周期性疼痛，大便秘结和便血。肛裂好发于肛门的前后方，即截石位 6 点和 12 点处，发于两侧者极为少见。一般男性多发于后方，女性多发于前方，青壮年人为多见。在肛门部疾病中，肛裂发病率位居第三。该病在中医学中属于“钩肠痔”“脉痔”“裂肛痔”等范畴。

【病因病机】

本病多由血热肠燥，大便秘结，排便过于用力，使肛门皮肤破裂，反复感染而发病。《医宗金鉴·外科心法要诀》曰：“肛门围绕，折纹破裂，便结者，火燥也。”也有因肛管狭窄、肛门湿疹、痔疮损伤等感染而发病的。

西医学认为，本病的发生与下列因素有关：①解剖学因素：肛门前后方不如两侧牢固，容易受损伤；肛管向下、向后与直肠壁形成一近 90° 的角，因此肛门后部受粪便压迫较重；又因肛管后部血液循环不足，弹性较差，肛门腺分布又较多，这些都是发生肛裂的因素。②外伤因素：干硬的粪便或异物容易引起肛管皮肤的损伤。③感染因素：主要是肛门后部的肛隐窝感染，炎症向肛管皮下部蔓延，致使皮下脓肿，破溃而成。④内括约肌痉挛：由于肛管部位损伤或炎症刺激，使肛门内括约肌处于痉挛状态，致使肛管张力增强。

【诊断】

1. 临床表现

（1）*疼痛*　肛门部排便周期性疼痛是肛裂的主要特征。排便时立刻感觉肛门内灼痛或刀割样疼痛，称为便痛；持续数分钟至 10 分钟后疼痛停止或减轻，这个时期称为疼痛间歇期；然后因肛门括约肌痉挛收缩，患者又感觉剧烈疼痛。疼痛的程度随着肛裂的大小和深浅的不同而有轻有重。在此期间的疼痛常持续半小时至数小时，当括约肌因痉挛而疲乏时疼痛才逐渐停止。这是疼痛的一个周期（图 10-12）。以后又因排便或因打喷嚏、咳嗽、排尿等，都能引起周期性疼痛反复发作。

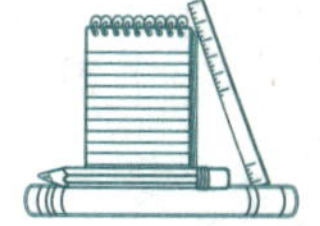

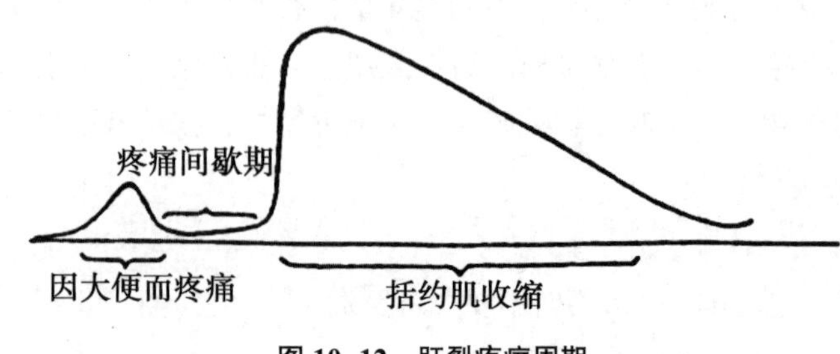

图 10-12 肛裂疼痛周期

（2）出血　大便时出血，量不多，色鲜红，有时染红便纸，或附着于粪便表面，有时滴血。出血量的多少与肛裂的大小和深浅有关，裂口越大、越深则出血越多。

（3）便秘　患者多数有习惯性便秘。干硬粪便易撕裂肛管皮肤，排便疼痛产生惧便感，形成恶性循环。

（4）瘙痒　患者多因分泌物自肛门流出，刺激肛门周围皮肤而引起肛门瘙痒，或并发肛周皮肤皲裂。

2. 分类　根据病程不同，肛裂可分为急性肛裂和慢性肛裂。

（1）急性肛裂　病程较短，可见肛管纵行裂口或纵行梭形溃疡，色鲜红，底浅，边缘整齐有弹性，触之敏感，容易痊愈。

（2）慢性肛裂　病程较长，反复发作。疼痛剧烈，肛裂创面裂口深，色灰白，边缘变硬增厚，底部形成平整而硬的灰白色组织（栉膜带）。由于裂口周围慢性炎症，常可伴发结缔组织外痔（“哨兵痔”）、单口内瘘、肛乳头肥大、肛窦炎、肛乳头炎等。因此，裂口、栉膜带、哨兵痔、肛乳头肥大、单口内瘘、肛窦炎、肛乳头炎 7 种病理改变为慢性肛裂的病理特征。慢性肛裂上端常有肥大肛乳头，下端常有“哨兵痔”，一般称为肛裂三联征。前哨痔似外痔，位于裂口外缘，检查时先见此痔，而后见到肛裂，故名“哨兵痔”或“裂痔”。慢性肛裂晚期可伴发肛周脓肿或潜行肛瘘。

【鉴别诊断】

1. 肛门结核　溃疡形态不规则，边缘不整齐，有潜行，溃疡底部呈污灰色苔膜，有脓血分泌物。疼痛轻，出血少，无赘皮性外痔。多有结核病史，在病理切片中可见结核结节及干酪样坏死病灶。

2. 肛门皮肤皲裂　多由肛门瘙痒症、皮炎、肛门湿疹等继发引起。裂口多发，位置不定，表浅而短，不到肛管肌层，疼痛轻而出血少，瘙痒较重，无溃疡、赘皮性外痔和肛乳头肥大等并发症。冬、春季加重，夏季减轻。

3. 肛门皮肤癌　溃疡形态不规则，表面凹凸不平，边缘隆起，质硬，并有奇臭味和持续疼痛。在病理切片中可见癌细胞。

【治疗】

肛裂的治疗原则是软化大便，保持大便通畅，制止疼痛，解除括约肌痉挛，中断恶性循环，促使创面愈合。

1. 辨证论治

（1）内治

①血热肠燥证

证候：肛门疼痛，裂口色红，大便两三日一行，质干硬，便时滴血或手纸染血；伴腹部胀

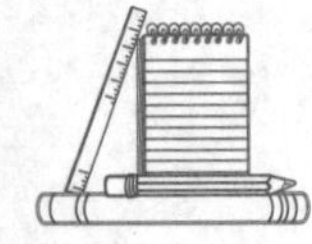

满、溲黄；舌质偏红，苔黄燥，脉弦数。

治法：清热润肠通便。

方药：凉血地黄汤合脾约麻仁丸。

②阴虚津亏证

证候：肛门裂口深红，大便干燥，数日一行，便时疼痛、点滴下血；伴口干咽燥、五心烦热；舌红，少苔或无苔，脉细数。

治法：养阴清热润肠。

方药：润肠汤。

③气滞血瘀证

证候：肛门刺痛，便时便后尤甚，肛门紧缩，裂口色紫暗；舌质紫暗，脉弦或涩。

治法：理气活血，润肠通便。

方药：六磨汤加红花、桃仁、赤芍等。

（2）外治

①急性肛裂：早期初发急性肛裂完全可以经保守治疗而愈。口服缓泻剂或液态石蜡，使大便松软、润滑，增加多纤维食物和改变大便习惯，逐步纠正便秘的发生。再用生肌玉红膏蘸生肌散涂于裂口，每日 1 ～ 2 次。每日便后以 1∶5000 高锰酸钾液坐浴，也可用苦参汤煎水坐浴，或用花椒、食盐水坐浴。

②慢性肛裂：可用七三丹或枯痔散等腐蚀药搽于裂口，2 ～ 3 日腐脱后改用生肌白玉膏、生肌散收口。可使用 2% 硝酸甘油软膏外用 4 ～ 6 周。也可选用封闭疗法，于长强穴用 0.5% ～ 1% 普鲁卡因 5 ～ 10mL 做扇形注射，隔日 1 次，5 日为 1 个疗程；亦可于裂口基底部注入长效止痛液，每周 1 次。

2. 其他疗法　慢性肛裂和非手术疗法治疗无效的早期肛裂可考虑手术治疗，并根据不同情况选择不同的手术方法。

（1）扩肛法　适用于急性肛裂或慢性肛裂不并发乳头肥大及前哨痔者。取截石位或侧卧位，腰麻或局部麻醉后，术者戴橡皮手套，并将双手食指和中指涂上润滑剂，先后将右、左手食指插入肛内，两指掌侧向外侧扩张肛管，以后逐渐伸入两中指，持续扩张肛管 3 ～ 4 分钟，扩张至能容纳 4 指即可。术后每日便后用 1∶5000 高锰酸钾溶液坐浴。肛管扩张后可祛除肛管括约肌痉挛，故能立即止痛。术后肛裂创面经扩大，引流通畅，创面很快愈合。但此法并发出血、肛周脓肿、痔脱垂及短时间大便失禁，复发率较高是其不足。

（2）切开疗法　适用于陈旧性肛裂伴有结缔组织外痔、乳头肥大等。取侧卧位或截石位，局部消毒、麻醉，在肛裂正中行纵向切口，上至齿线，切断栉膜带及部分内括约肌环形纤维，下端向下适当延长，切断部分外括约肌皮下部肌纤维，使引流通畅，同时将赘皮性外痔、肥大乳头等一并切除，修剪溃疡边缘发硬的瘢痕组织，形成一顶大底小的“V”字形开放创口，用红油膏纱条嵌压创面，再用纱布覆盖固定。术后每日便后坐浴，换药至痊愈。

（3）纵切横缝　适用于陈旧性肛裂伴有肛管狭窄者。在腰俞穴麻醉下，取侧卧位或截石位，局部消毒后，沿肛裂正中做一纵切口，上至齿线上 0. 5cm，下至肛缘外 0. 5cm，切断栉膜带及部分内括约肌纤维，如有潜行性皮下瘘管、哨兵痔、肛乳头肥大、肛窦炎也一并切除，修剪裂口创缘，再游离切口下端的皮肤，以减少张力，彻底止血，然后用细丝线从切口上端进针，稍带基底组织，再从切口下端皮肤穿出，拉拢切口两端丝线结扎，使纵切口变成横缝合，一般缝合

3～4针，外盖红油膏纱布，纱布压迫，胶布固定。

（4）*术后处理* 术后进流质饮食或软食2日，控制大便1～2日。便后用1∶5000高锰酸钾溶液坐浴，肛内注入九华膏换药，5～7日拆线。

【预防与调护】

1. 养成良好的排便习惯，及时治疗便秘。

2. 保持大便通畅，饮食中应多含蔬菜、水果，防止大便干燥。可服用蜂蜜、麻油或麻仁丸等缓泻剂，润滑粪便，防止肛门损伤。

3. 扩肛和肛门镜检查时禁用猛力。

4. 及时治疗炎性肠病，防止并发肛裂。

项目四 肛 痈

【学习目标】

1. 掌握：肛痈的辨证和治疗。
2. 熟悉：肛痈的病因病机。
3. 了解：肛痈的预防与调护。

肛痈是肛管直肠周围间隙因发生急、慢性化脓性感染所形成的脓肿。在我国古代医学文献中，因发病部位的不同而有不同的称谓，如“脏毒”“肛痈”“盘肛痈”“悬痈”“坐马痈”“跨马痈”“鹤口疽”等。本病可发生于任何年龄人群，但以20～40岁青壮年人发病较多见，男性多于女性。

本病相当于西医学的肛门直肠周围脓肿，简称肛周脓肿。因其发生部位不同而有不同名称。

【病因病机】

多因饮食不节，过食辛辣厚味，湿热内生，热毒结聚而致；或因肌肤损伤，感染毒邪，瘀血凝滞，经络阻塞，血败肉腐而成。如属虚证，多因肺、脾、肾三阴亏损，湿热乘虚下注肛门所致。

西医学认为，肛门直肠周围有许多蜂窝组织，容易感染生脓。这种脓肿多由隐窝炎引起，经肛腺管、肛腺及其分支直接蔓延，或经淋巴管向外周扩散。致病菌多为大肠杆菌，其次为金黄色葡萄球菌，偶有厌氧菌和结核杆菌。

【诊断】

本病主要表现为肛门周围疼痛、肿胀、有结块，伴有不同程度的发热、倦怠等全身症状。

1. 肛门旁皮下脓肿 发生于肛门周围的皮下组织内，为最常见的一种脓肿。肛门旁有明显红肿、硬结或触痛；如脓成，可有波动感。局部疼痛明显，全身症状轻微。

2. 坐骨直肠间隙脓肿 发于肛门与坐骨结节之间，脓肿范围广而深，容量60～90mL。发病时患侧持续性疼痛，逐渐加重，在排便、咳嗽、行走时疼痛加剧；可伴全身感染症状，如发热、畏寒、头痛、食欲不振等。肛门指诊患侧饱满，有明显的压痛和波动感。

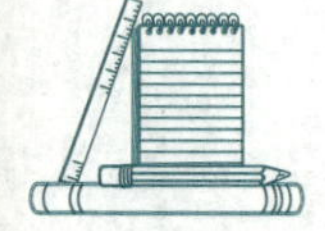

3. 骨盆直肠间隙脓肿　此类脓肿少见。局部症状不明显，有时仅有直肠下坠感；但全身症状明显。肛门指诊可触及患侧直肠壁处隆起、压痛及波动感。

4. 直肠后间隙脓肿　症状与骨盆直肠间隙脓肿相同，但直肠内有明显的坠胀感，骶尾部可产生钝痛，并可放射至下肢，在尾骨与肛门之间有明显的深部压痛。肛门指诊直肠后方肠壁处有触痛、隆起和波动感（图 10–13）。

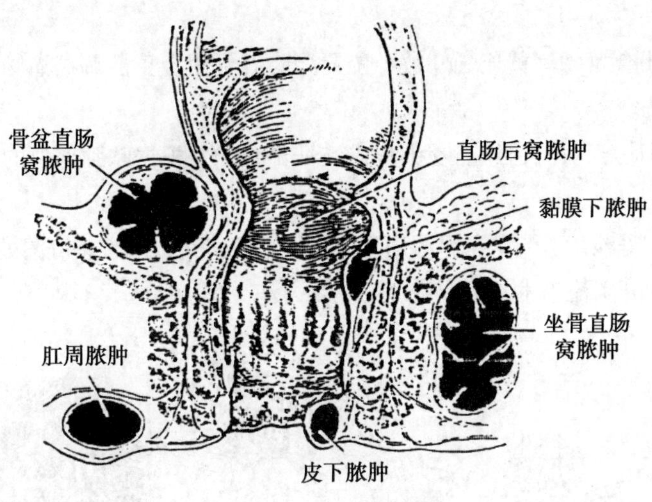

图 10–13　肛周脓肿

【鉴别诊断】

1. 结核性脓肿　发病缓慢，局部无急性炎症表现，疼痛较轻，破溃后流出脓汁，质稀薄呈淘米水样和白絮样，混有干酪样坏死组织；常伴有其他结核。

2. 肛周毛囊炎、疖肿　病灶仅在皮肤或皮下，因发病与肛窦无病理性联系，破溃后不会形成肛漏。

3. 骶前肿瘤　继发感染时与直肠后间隙脓肿类似。肛门指诊直肠后有肿块，光滑，无明显压痛，有囊性感。MRI 检查是骶前肿瘤的首选检查方法。

【治疗】

肛痈的治疗以手术为主，注意预防肛漏的形成。

1. 辨证论治

（1）内治

①火毒蕴结证

证候：肛门周围突然肿痛，持续加剧，肛门红肿结块，触痛明显，质硬，表面灼热；伴有恶寒发热、头身疼痛、便秘、溲赤；舌红，苔黄腻，脉滑数或洪大有力。

治法：清热解毒。

方药：仙方活命饮、黄连解毒汤加减。若有湿热之象，可合用萆薢渗湿汤。

②热毒炽盛证

证候：肛门肿痛剧烈，可持续数日，痛如鸡啄，夜寐不安，肛周红肿，按之有波动感或穿刺有脓；伴恶寒发热、口干便秘、小便困难；舌红，苔黄，脉弦滑。

治法：清热解毒透脓。

方药：透脓散加减。

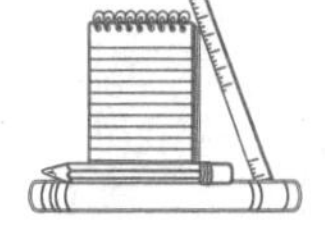

③阴虚毒恋证

证候：肛门肿痛、灼热，表皮色红，溃后难敛；伴有午后潮热、心烦口干、夜间盗汗、面色苍白、少气懒言；舌红，少苔，脉细数。

治法：养阴清热，祛湿解毒。

方药：青蒿鳖甲汤合三妙丸加减。

（2）外治

①初起：实证用金黄膏、黄连膏外敷，位置深隐者可用金黄散调糊灌肠；虚证用冲和膏外敷或阳和解凝膏盖贴。

②成脓：宜早期切开引流，外上咬头膏或苍耳子虫。并根据脓肿部位的深浅和病情的缓急选择手术方法。

③溃后：用九一丹纱条引流，脓尽改用生肌散纱条。日久成漏者按肛漏处理。

2. 手术疗法　切开引流手术是治疗肛痈的主要方法（图 10–14）。

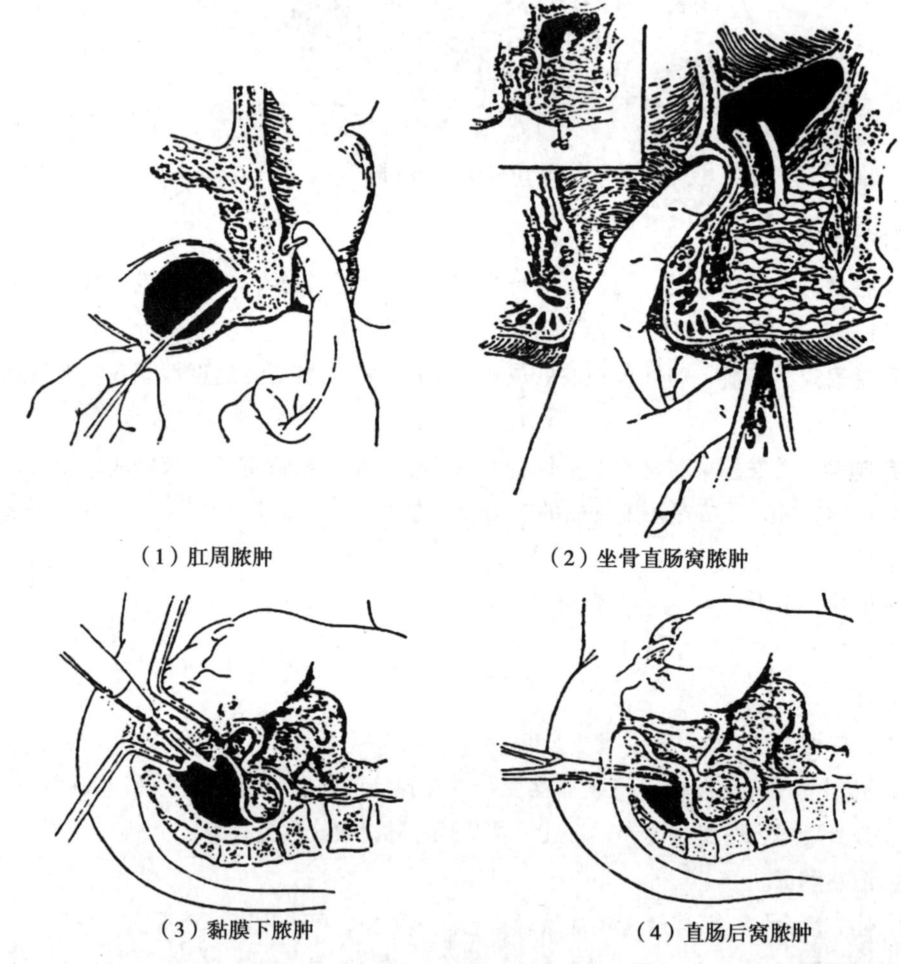

（1）肛周脓肿　　（2）坐骨直肠窝脓肿

（3）黏膜下脓肿　　（4）直肠后窝脓肿

图 10–14　肛痈切开引流

（1）一次切开法

适应证：浅部脓肿。

操作方法：在腰俞穴麻醉或局部浸润麻醉下，取截石位，局部消毒，在脓肿最高处做放射状切口；排出脓液后伸入食指探查脓腔大小，分开其间隔；最后放入油纱条引流。如脓腔与肛窦相通，可在切开脓肿后用探针仔细探查内口，将切口与内口之间的组织切开，并搔刮清除，

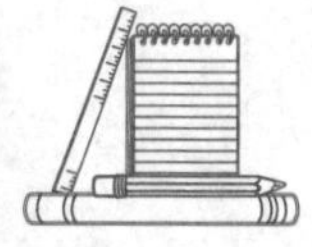

以免形成肛漏。术后每次便后用苦参汤或 1∶5000 高锰酸钾溶液坐浴，每日换药。常规使用抗生素、中药及缓泻剂。

（2）一次切开挂线法

适应证：高位脓肿（坐骨直肠间隙脓肿、骨盆直肠间隙脓肿、直肠后间隙脓肿）。

操作方法：在腰俞穴麻醉下，患者取截石位，局部消毒、铺巾。做放射状或弧形切口，再用组织钳分离至脓腔，引流脓液，用双氧水和生理盐水清洗脓腔。再用探针从脓腔向肛内探查，探通内口，用橡皮筋从内口穿出（另一端从脓腔拉出），将两端收拢，有一定张力后结扎，脓腔内填以红油膏纱条，外敷纱布，宽胶布固定。挂线者一般约 10 日自行脱落，可酌情紧线或剪除。

（3）分次切开法

适应证：适用于体质虚弱或不愿住院治疗的深部脓肿患者。

操作方法：切口应在压痛或波动感明显部位，尽可能靠近肛门，切口呈弧状或放射状，须有足够长度，用红油膏纱布条引流，以保持引流通畅。待形成肛漏后，再按肛漏处理。病变炎症局限和全身情况良好者，如发现内口，可采用切开挂线法，以免二次手术。

（4）手术中的注意事项

①定位要准确，一般在脓肿切开引流前应先穿刺，待抽出脓液后再行切开引流。

②浅部脓肿可行放射状切口，深部脓肿行弧形切口，避免损伤括约肌而导致肛门失禁。

③切开脓肿后要用手指探查脓腔，分开脓腔内的纤维间隔，以利引流。引流要彻底。

④手术中应切开原发性感染的肛隐窝（即内口），可防止肛漏形成。

【预防与调护】

1. 保持肛门清洁及大便通畅。
2. 积极防治肛门病变，如肛隐窝炎、肛腺炎、肛乳头炎、直肠炎、内外痔等。
3. 患病后应及早治疗，防止炎症范围扩大。
4. 手术后须注意有无高热、寒战等，如有则应及时处理。

项目五　肛　漏

【学习目标】

1. 掌握：肛漏的辨证和治疗。
2. 熟悉：肛漏的病因病机。
3. 了解：肛漏的预防与调护。

肛漏是肛管或直肠腔与肛门外皮肤相通的一种异常管道，又称为肛管直肠瘘。我国古代文献又称“痔漏”“漏疮”等。本病多由肛痈治疗不彻底所致。一般由原发性内口、瘘管和继发性外口三部分组成，也有仅具内口或外口者。内口为原发性，绝大多数在肛管齿线处的肛窦内；外口是继发的，在肛门周围皮肤上，常不止一个。其临床特点是以局部反复流脓、疼痛、瘙痒为主要症状。肛漏任何年龄皆可发生，男性青壮年多见。其在肛门直肠病中发病率仅次于痔。

本病相当于西医学的肛瘘。

【病因病机】

肛痈溃后，湿热余毒未尽，蕴结不散，血行不畅，疮口不合，日久成漏；或因脾、肺、肾三阴亏损，或因肛裂损伤感染，邪乘于下，郁久肉腐成脓，溃后成漏。

西医学认为，肛瘘多为一般化脓性感染所致，为肛痈发展而来，少数为结核性感染。

【分类标准】

1975 年我国第一次肛肠学术会议制定了肛漏的统一分类标准，以外括约肌深部画线为标志，漏管经过此线以上者为高位，在此线以下者为低位，其分类如下：

1. 低位单纯性肛漏　只有 1 个漏管，并通过外括约肌深层以下，内口在肛窦附近。

2. 低位复杂性肛漏　漏管在外括约肌深层以下，外口和管道有 2 个以上，内口在肛窦部位（包括多发性漏）。

3. 高位单纯性肛漏　仅有 1 个管道，漏管穿过外括约肌深层以上，内口位于肛窦部位。

4. 高位复杂性肛漏　有 2 个以上外口及管道，有分支窦道，其主管道通过外括约肌深层以上，有 1 个或 2 个以上内口。

【诊断】

1. 临床表现　本病可发生于各种年龄和不同性别，但以成年人为多见。通常有肛痈反复发作史，并有自行溃破或切开排脓的病史。

（1）流脓　外口间歇性或持续性流脓，不易收口是肛漏的主要症状。一般初形成的肛漏流脓较多，有粪臭味，脓液色黄质稠；以后逐渐减少，时有时无，色白，质稀淡。有时外口暂时封闭，流脓停止。如脓水突然增多，兼有肛门部疼痛者，常表示有急性感染或有新的肛漏支管形成。

（2）疼痛　当漏管引流通畅时，则局部无疼痛，仅有轻微发胀不适。若外口暂时闭合，脓液积聚，则有胀痛；若溃破后脓水流出，症状可迅速减轻或消失。但也可因内口较大，粪便流入管道而引起疼痛，尤其是排便时疼痛加剧。

（3）瘙痒　由于脓液不断刺激肛门周围皮肤而引起瘙痒，有时可伴发肛周湿疮。

（4）全身症状　一般肛漏常无全身症状，但复杂性肛漏和结核性肛漏因病程长，有的带病数十年，常出现身体消瘦、贫血、便秘和排便困难等症状；如继发感染，再发脓肿时，则出现相应的症状。

2. 肛漏管道走行规律（梭罗门定律）　将肛门两侧的坐骨结节画一条横线，当漏管外口在横线之前距离肛缘 4cm 以内，内口在齿线处与外口位置相对，其管道多为直行；如外口在距离肛缘 4cm 以外，或外口在横线之后，内口多在后正中齿线处，其漏管多为弯曲或马蹄形（图 10–15）。

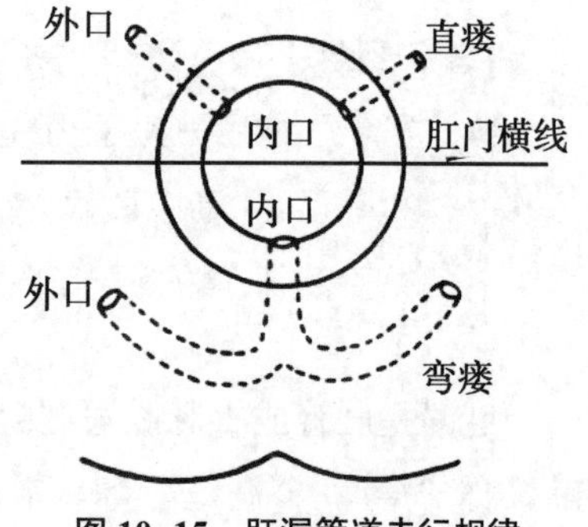

图 10–15　肛漏管道走行规律

3. 常用检查

（1）肛门视诊　在肛门周围皮肤或臀部可见外口，外口呈乳头状突起或肉芽组织隆起，压之有少量脓液流出。如外口较大，不整齐，呈潜行性边缘，周围皮肤红紫色，多为结核性漏管。单纯性肛漏仅有 1 个外口，复杂性肛漏则有 2 个以上外口。

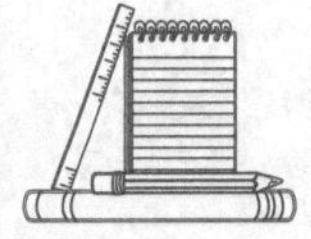

（2）触诊　低位肛漏之漏管在皮下可以摸到绳状硬条，由外口行向肛门，用手指按压可有脓液由外口流出。高位或结核性者一般不易触及。以探针探查常可找到内口。

（3）直肠指检　常在肛管后侧、外口对应的齿线附近可摸到中心凹陷的小硬结，有轻微压痛，即原发内口。

（4）实验室和其他辅助检查　内口是肛漏的原发病灶，内口的位置是检查的关键。常用的检查方法有肛门镜检查、探针检查、X线碘油造影术等。

【鉴别诊断】

肛门部化脓性汗腺炎　为皮肤及皮下组织的慢性炎症性疾病，其病变范围较广泛，呈弥漫性或结节状。在肛周皮下形成漏管及外口，流脓，并不断向四周蔓延。检查时可见肛周皮下多处漏管及外口，皮色暗褐而硬，肛管内无内口。

【治疗】

一般以手术治疗为主，内治法多用于手术前后以增强体质，减轻症状，控制炎症发展。

1. 辨证论治

（1）内治

①湿热下注证

证候：肛周经常流脓液，脓质稠厚，有臭味，肛门胀痛，局部灼热，肛周有溃口，按之有索状物通向肛内；伴大便不畅、小便短赤；舌红，苔黄腻，脉弦或滑数。

治法：清热利湿。

方药：二妙丸合革薢渗湿汤加减。

②正虚邪恋证

证候：肛周流脓液，质地稀薄，肛门隐隐作痛，外口皮色暗淡，漏口时溃时愈，肛周有溃口，按之较硬，或有脓液从溃口流出，且多有索状物通向肛内；可伴有神疲乏力；舌淡，苔薄，脉濡。

治法：托里透毒。

方药：托里消毒散加减。

③阴液亏损证

证候：肛周有溃口，颜色淡红，局部常无硬索状物可扪及；可伴有形体消瘦、潮热盗汗、心烦口干、食欲不振；舌红，少苔，脉细数。

治法：养阴清热。

方药：青蒿鳖甲汤加减。肺虚者，加沙参、麦冬；脾虚者，加白术、山药。

（2）外治　苦参汤煎水坐浴，每日1次，每次20～30分钟。

2. 其他疗法　肛漏不能自愈，临床以手术治疗为主，根据漏管位置的高低及复杂程度，其手术方式可分为挂线疗法、肛漏切开或切除术、切开加挂线疗法等。手术成功的关键在于准确地找到内口，并将内口及漏管周围瘢痕组织同时切除。

（1）挂线疗法　为中医治疗肛漏的传统疗法。其机理在于利用结扎线的机械作用，使结扎处组织发生血运障碍，逐渐压迫坏死；同时结扎线可作为漏管引流物，使漏管内渗液排出。肛管括约肌被缓慢切开，防止了肛管直肠环突然断裂回缩而引起肛门失禁的发生。

适应证：适用于距离肛门4cm以内，有内、外口的低位肛漏或高位单纯性直漏；或作为复杂性肛漏切开或切除的辅助方法。

禁忌证：肛门周围有皮肤病者；漏管仍有酿脓现象存在者；有严重的肺结核、梅毒等或极度虚弱者；有癌变者。

操作方法：腰俞穴麻醉或局部浸润麻醉，取侧卧位或截石位。常规消毒、铺巾。先在球头探针尾端缚扎一橡皮筋，再将探针从漏管外口轻轻地向内探入，将食指伸入肛管协助探针，摸查探针头，将探针弯曲，从肛门口拉出，使橡皮筋通过漏管，由内口拉出，提起橡皮筋，切开漏管内、外口之间的皮肤及皮下组织，拉紧橡皮筋，紧贴皮下切口用止血钳夹住，在止血钳下方用粗丝线收紧橡皮筋并双重结扎之，然后在结扎线外 1.5cm 处剪去多余的橡皮筋。松开止血钳，用红油膏纱布条填塞伤口压迫止血，外垫纱布，宽胶布固定。一般在术后 10 日左右肛漏组织被橡皮筋切开，如橡皮筋不脱落者，可用剪刀将剩余管壁剪开。2 ～ 3 周后创口即能愈合（图 10–16）。

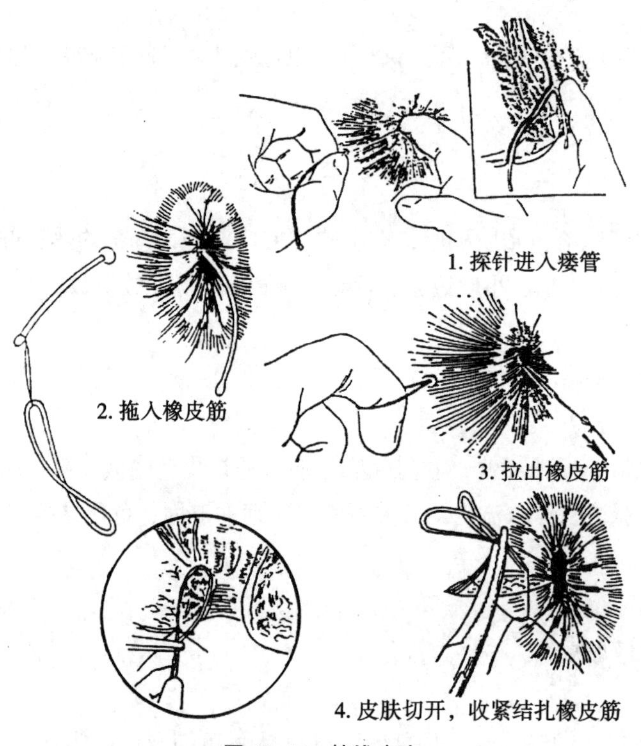

图 10–16　挂线疗法

（2）切开疗法

适应证：低位单纯性肛漏和低位复杂性肛漏。

禁忌证：同挂线疗法。

操作方法：腰俞穴麻醉或局部浸润麻醉，取截石位或侧卧位。常规消毒后铺巾。先在肛门内塞入一块盐水纱布，再用钝头针头注射器由漏管外口注入 1% 亚甲蓝溶液，如纱布染有颜色，则可有助于寻找内口，也便于在手术时辨认漏管走向。将有槽探针从漏管外口轻轻插入，然后沿探针走行切开皮肤和皮下组织及漏管外壁，使漏管部分敞开，再将有槽探针插入漏管残余部分。同样方法切开探针的表面组织，直到整个漏管完全切开。漏管全部敞开后用刮匙将漏管壁上染蓝色的坏死组织和肉芽组织刮除，修剪创口两侧的皮肤和皮下组织形成一口宽底小的创面，使引流通畅。仔细止血，创面填塞红油膏纱布条，外垫纱布，宽胶布压迫固定（图 10–17）。

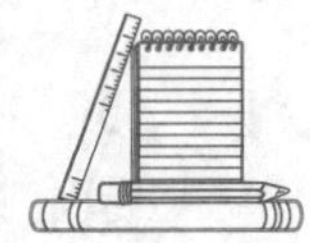

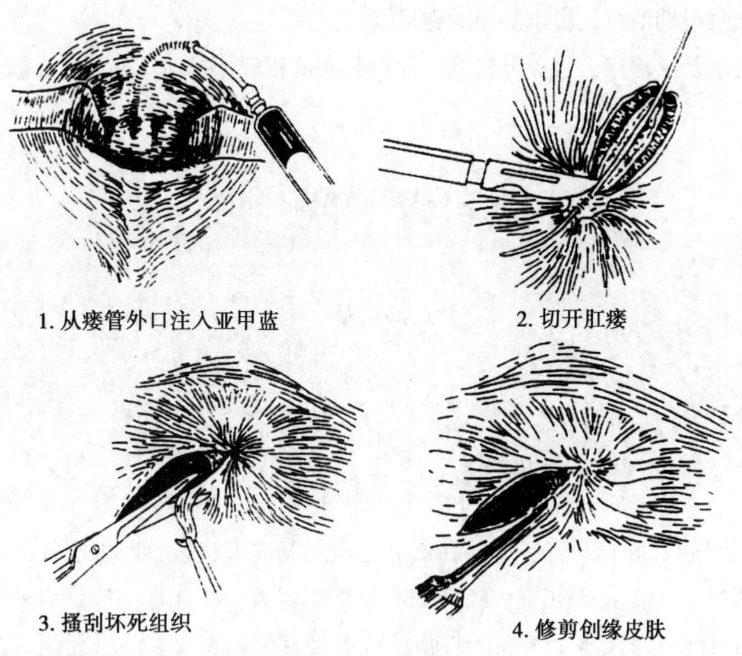

1. 从瘘管外口注入亚甲蓝　2. 切开肛瘘

3. 搔刮坏死组织　4. 修剪创缘皮肤

图 10-17　切开疗法

（3）手术中的注意事项

①探针由外口探入时不能使用暴力，以免造成假道。

②如漏管在肛管直肠环下方通过，可以一次全部切开漏管。如漏管通过肛管直肠环的上方，必须加用挂线疗法，即先切开外括约肌皮下部浅部及其下方的漏管，然后用橡皮筋由剩余的管道口通入，由内口引出，缚在肛管直肠环上，这样可避免由于一次切断肛管直肠环而造成肛门失禁。如肛管直肠环已纤维化者，也可一次全部切开，无须挂线。

③漏管若在外括约肌深、浅两层之间通过者，该处肌肉未形成纤维化时，不能同时切断两处外括约肌，在切断外括约肌时要与肌纤维成直角，不能斜角切断。

④高位肛漏通过肛尾韧带，可以做纵行切开，不能横行切断肛尾韧带，以免造成肛门向前移位。

（4）术后处理

①术后须保持大便通畅，必要时可给予润下剂。

②术后疼痛者可给予对症治疗。

③每日便后用苦参汤或 1 : 5000 高锰酸钾溶液坐浴、换药。

④一般挂线后橡皮筋在 7 日左右可以脱落，若 10 日橡皮筋不脱落者，可用剪刀将剩余管壁剪开。若结扎橡皮筋较松，需再紧线 1 次。

⑤伤口必须从基底部开始生长，防止表面过早粘连封口而形成假愈合。

⑥管道切开或挂开后，改用生肌散纱条或生肌玉红膏纱条换药至收口。

⑦肛漏在切开或挂开后可有少量脓水流出，四周肿胀逐渐消散；如仍有较多脓水，应检查有无支管或残留的管道。

⑧如有局部感染，应及时予以治疗。

【预防与调护】

1. 经常保持肛门清洁，养成良好的卫生习惯。

2. 发现肛痈宜早期治疗，可以防止后遗肛漏。

3. 肛漏患者应及早治疗，避免外口堵塞而引起脓液积聚，排泄不畅，引发新的支管。

项目六 脱 肛

【学习目标】

1. 掌握：脱肛的辨证和治疗。

2. 熟悉：脱肛的病因病机。

3. 了解：脱肛的预防与调护。

脱肛是直肠黏膜、肛管、直肠全层和部分乙状结肠向下移位，脱出肛外的一种疾病。各种年龄的人均可发病，但多见于儿童、经产妇和年老体弱者；在儿童本病是一种自限性疾病，在5岁前有自愈的可能；女性多于男性。其临床特点是直肠黏膜及直肠反复脱出肛门外，伴肛门松弛。

本病相当于西医学的肛管直肠脱垂。

【病因病机】

多因小儿气血未旺，老年人气血衰退，或由劳倦、房事过度、久泻久痢、久咳，或妇女分娩用力耗气、气血亏损等，均易导致气虚下陷，固摄失司，以致肛管直肠向外脱出。

西医学认为，本病发生的全身因素以神经调节功能失常为主，但局部因素如解剖结构缺陷、肠源性疾病、长期腹压增高等亦可导致脱肛的发生。

【诊断】

1. 临床表现

（1）*脱出* 为肛门直肠脱垂的主要症状。起病缓慢，无明显全身症状。早期便后有黏膜从肛门脱出，便后能自行还纳；随着病情的发展，日久失治，致使直肠各层组织向下移位，直肠或部分乙状结肠脱出，甚至咳嗽、蹲下或行走时也可脱出，不能自然回复，须手托或平卧方能复位。

（2）*坠胀感* 由于黏膜下脱，引起直肠或结肠套叠，压迫肛门部，产生坠胀感。患者常有大便不尽和大便不畅感，或出现下腹部坠痛，腰部、腹股沟及两侧下肢有酸胀和沉重感觉。

（3）*瘙痒* 因直肠黏膜反复脱出，常发生充血、水肿、糜烂、出血，故肛门可流出黏液，刺激肛周皮肤，可引起瘙痒。

（4）*嵌顿* 肛门直肠脱出时间稍长，局部静脉回流受阻，因而发炎肿胀，并导致嵌顿。这时，黏膜由红色逐渐变成暗红色，甚至出现表浅黏膜糜烂坏死，或脱垂肠段因肛门括约肌收缩而绞窄坏死。全身可出现体温升高，食欲减退，小便困难，大便干结，疼痛坠胀加剧，坐卧不安，甚者发生肠梗阻症状。

2. 分度 根据直肠脱垂的程度，可分为三度：

（1）*Ⅰ度脱垂* 排便或增加腹压时直肠黏膜脱出，色淡红，长3～5cm，质软，无弹性，不出血，便后自行缩回，肛门括约肌功能良好。属于不完全性脱垂。

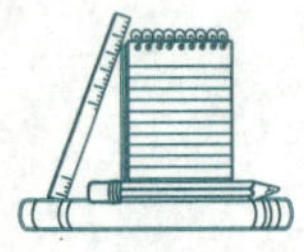

（2）*Ⅱ度脱垂* 排便或增加腹压时直肠全层脱出，脱出物长5～10cm，淡红色，表面为环

状而有层次的黏膜皱襞，触之较厚，有弹性，肛门松弛，用手回复。属于完全性脱垂。

（3）Ⅲ度脱垂　直肠及部分乙状结肠脱出，长达 10cm 以上，呈圆柱形，环状皱襞消失，触之很厚，肛门松弛无力。

【鉴别诊断】

环状内痔脱出　环状内痔脱垂时可见充血肥大的痔块，呈梅花状，易出血，且在痔块间出现凹陷的正常黏膜。直肠指诊括约肌收缩有力，而直肠黏膜脱垂则松弛。

【治疗】

分内、外药物治疗及针灸、注射和手术治疗。内、外药物及针灸治疗可以增强盆腔内的张力，增强对直肠的支持固定作用。对Ⅰ度直肠脱垂，尤其对儿童可收到较好疗效；但对于Ⅱ、Ⅲ度直肠脱垂仅能改善症状，很难彻底治愈。注射与手术治疗主要是使直肠与周围组织或直肠各层组织粘连固定，使直肠不再下脱。

1. 辨证论治

（1）内治

①脾虚气陷证

证候：便时肛内肿物脱出，轻重不一，色淡红，伴有肛门坠胀，大便带血；神疲乏力、食欲不振，甚则有头昏耳鸣、腰膝酸软；舌淡，苔薄白，脉弱。

治法：补气升提，收敛固涩。

方药：补中益气汤加减。脱垂较重而不能自行还纳者，宜重用升麻、柴胡、党参、黄芪；腰酸耳鸣者，加山茱萸、覆盆子、诃子等。

②湿热下注证

证候：肛内肿物脱出，色紫暗或深红，甚则表面部分溃破、糜烂，肛门坠痛，肛内指检有灼热感；舌红，苔黄腻，脉弦数。

治法：清热利湿。

方药：萆薢渗湿汤加减。出血多者，加地榆、槐花、侧柏炭。

（2）外治　以收敛、固涩为主。

①熏洗：以苦参汤加石榴皮、枯矾、五倍子煎水熏洗，每日 2 次。

②外敷：以五倍子散或马勃散调凡士林外敷。

2. 其他疗法

（1）注射法　将药液注入直肠黏膜下层或直肠周围，使分离的直肠黏膜与肌层粘连固定，或使直肠与周围组织粘连固定（图 10–18）。

①黏膜下注射法：此法分为黏膜下层点状注射法和柱状注射法两种。

适应证：Ⅰ、Ⅱ度直肠脱垂，以Ⅰ度直肠脱垂效果最好。

禁忌证：直肠炎、腹泻、肛周炎及持续性腹压增加疾病者。

药物：6% ～ 8% 明矾溶液。

操作方法：取侧卧位或截石位，局部消毒后将直肠黏膜暴露肛外，或在肛门镜下，在齿线上 1cm 环形选择 2 ～ 3 个平面，或纵行选择 4 ～ 6 行。每个平面或每行选择 4 ～ 6 个点，各点距离相互交错，每点注药 0.2 ～ 0.3mL，不要过深刺入肌层或过浅注入黏膜内，以免无效或坏死。总量一般为 6 ～ 10mL。注射完毕后用塔形纱布压迫固定。柱状注射是在肛外直肠黏膜 3、6、9、12 点齿线上 1cm 的黏膜下层做柱状注射。长短视脱出长度而定，每柱药量 2 ～ 3mL，注射完毕

送回肛内。注射当日适当休息，不宜剧烈活动。流质饮食，控制大便 1 ～ 3 日。一般 1 次注射后可收到满意的效果，若疗效不佳，7 ～ 10 日后再注射 1 次。

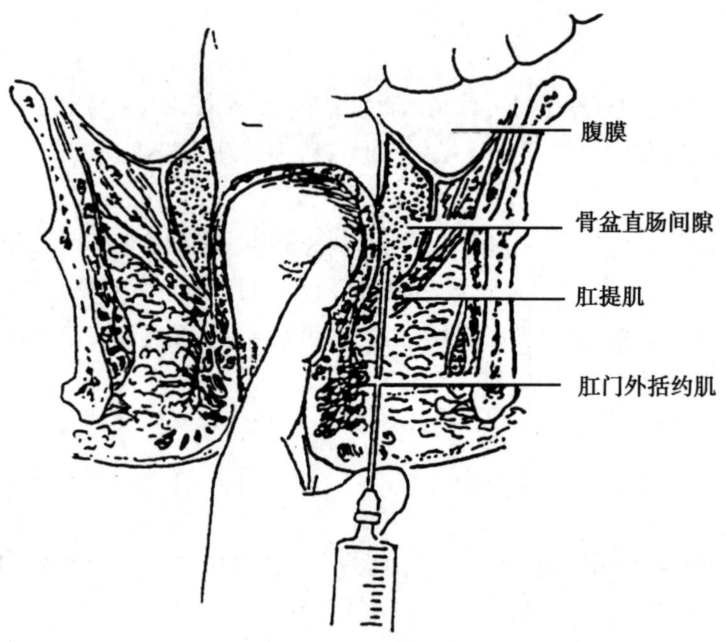

（1）骨盆直肠间隙注射

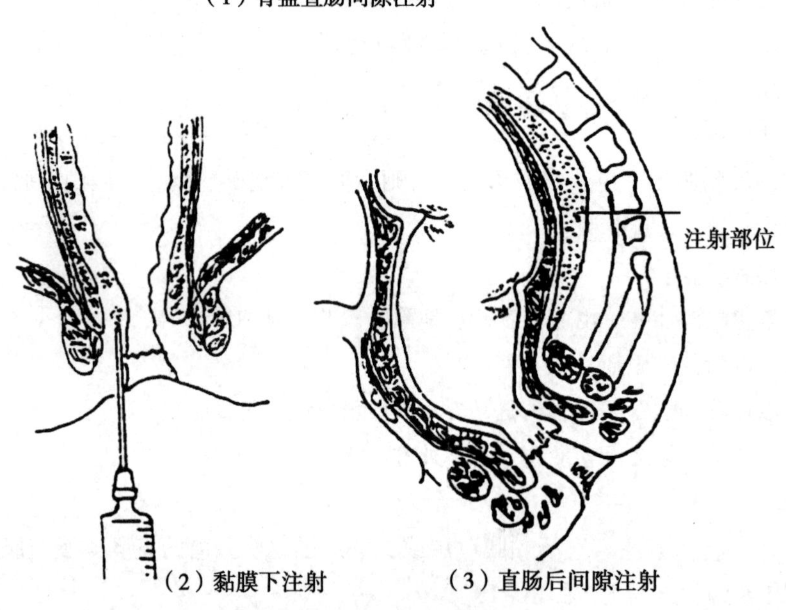

（2）黏膜下注射　　（3）直肠后间隙注射

图 10–18　直肠脱垂注射疗法

②直肠周围注射法

适应证：Ⅱ、Ⅲ度直肠脱垂。

禁忌证：肠炎、腹泻、肛门周围急性炎症者。

药物：6% ～ 8% 明矾溶液。

术前准备：术前晚上和术前各灌肠 1 次。

操作方法：在腰俞穴麻醉或局部浸润麻醉下，取截石位。局部和肛内消毒，术者戴无菌手套，选定在距离肛缘 1.5cm 的 3、6、9 点三个进针点，然后用细长腰穿针头和 20mL 注射器吸入注射药液，选 3 点处刺入皮肤、皮下，进入坐骨直肠窝，进入 4 ～ 5cm 时针尖遇到阻力，即

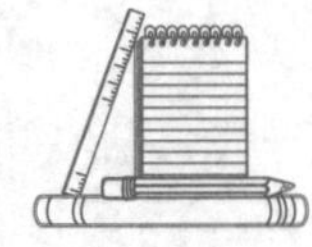

达肛提肌，穿过肛提肌，进入骨盆直肠间隙。此时，另手食指伸入直肠内，仔细寻摸针尖部位，确定针尖在直肠壁外，再将针深入 2 ～ 3cm，为了保证针尖不刺入直肠壁内，以针尖在直肠壁外可以自由滑动为准，然后缓慢注入药物 6 ～ 8mL，使药液呈扇形均匀散开。用同法注射对侧。最后在 6 点处注射，沿直肠后壁进针，刺入 4 ～ 5cm，到直肠后间隙，注药 4 ～ 5mL。三点共注射药量 16 ～ 20mL。

注射完毕，局部消毒后，用无菌纱布覆盖。卧床休息，控制大便 3 日。注射后 1 ～ 3 小时可出现肛门周围胀痛，一般可自行缓解。术后 2 ～ 3 日有时有低热，如不超过 38℃，局部无感染者为吸收热，可不予特殊处理；如超过 38℃，局部有红、肿等感染性炎症改变时，应给予抗生素治疗。

（2）针灸

①体针及电针：取长强、百会、足三里、承山、八髎、提肛穴。

②梅花针：在肛门周围外括约肌部位点刺。

此外，还有直肠瘢痕支持固定术、肛门紧缩术和直肠悬吊术等手术方法。

【预防与调护】

1. 早诊断，早治疗，防止病情加重。

2. 纠正便秘，养成良好的排便习惯。

3. 防止腹压过度增高，积极治疗慢性腹泻、便秘、慢性咳嗽等。

4. 加强身体锻炼，增强体质，每日进行提肛运动锻炼。

项目七　息肉痔

【学习目标】

1. 掌握：息肉痔的辨证和治疗。
2. 熟悉：息肉痔的病因病机。
3. 了解：息肉痔的预防与调护。

息肉痔是指直肠黏膜上的赘生物，是一种常见的良性肿瘤。其临床特点是便后出血，其色鲜红，肿物蒂小质嫩；可单发或多发，前者多见于儿童，后者多见于青壮年。很多息肉积聚在一段或全段大肠内称息肉病，少数可发生恶性变，尤其以多发性息肉恶性变较多。

本病相当于西医学的直肠息肉。

【病因病机】

本病是湿热下迫大肠，以致肠道气机不利、经络阻滞、瘀血浊气凝聚而成。

西医学认为，其发病可能与遗传有关，或因慢性刺激、慢性炎症、痢疾、血吸虫病感染等所致。

【诊断】

临床表现　本病初起在黏膜上有一个小的突起，多无其他症状。其逐渐长大，小者如黄豆粒，大者如核桃。肿物质软有弹性，色多鲜红而易出血。

低位息肉或蒂部较长者排便时可脱出肛外，小者便后可自回，大者需手法送回；常伴有排

便不畅、下坠感等。高位息肉一般通过直肠镜或乙状结肠镜发现。多发性息肉以腹痛、腹泻、便血为主要症状。若息肉并发溃疡及感染，表面糜烂，则症状加重，大便次数增多，大便时往往有鲜血及黏液随粪便排出，稀便内常见泡沫，秽臭，里急后重。病久则出现形体消瘦、体弱无力、面色苍白等。

【鉴别诊断】

1. 内痔 二者均可脱出，便血。但内痔多位于齿线上左中、右前、右后三处，基底较宽而无蒂，便血量较多。多见于成年人。

2. 直肠癌 早期为大便带血，血色暗红或血与黏液相混；继则大便习惯改变，便意频繁，大便变形。直肠指检或镜检可发现凹凸不平的肿块，触之质地坚硬不移；组织活检有助于诊断。

【治疗】

本病发现后常应及早切除治疗，根据病情辅以中药辨证内服。中药硬化剂息肉底部注射可使其脱落或缩小，对预防和控制癌变可起到一定的作用。

1. 辨证论治

（1）内治

①风伤肠络证

证候：便血鲜红，滴血、带血，息肉表面充血明显，脱出或不脱出肛外；舌红，苔白或薄黄，脉浮数。

治法：清热凉血祛风。

方药：凉血地黄汤加减。

②气滞血瘀证

证候：肿物脱出肛外，不能回纳，疼痛甚，表面紫暗；舌紫，脉涩。

治法：活血化瘀，行气止痛。

方药：膈下逐瘀汤加减。

③脾气亏虚证

证候：肿物易于脱出肛外，表面增生粗糙，或有少量出血；伴面色萎黄、纳差、消瘦、肛门松弛；舌淡，苔薄，脉弱。

治法：补中益气。

方药：参苓白术散加减。

（2）外治

灌肠法：适用于多发性息肉。用6%明矾液50mL保留灌肠，每日1次；或取乌梅12g，五倍子6g，五味子6g，牡蛎30g，夏枯草30g，海浮石12g，紫草15g，贯众15g，浓煎为150～200mL，每次50mL保留灌肠，每日1次。

2. 其他治疗

（1）注射疗法 适用于小儿无蒂息肉。术前用肥皂水洗肠1～2次，侧卧位，局部消毒麻醉，在肛镜下找到息肉，新洁尔灭或络合碘消毒，将6%～8%明矾液或5%鱼肝油酸钠注入息肉基底部，一般用药0.3～0.5mL，术后防止便秘，每日服麻仁丸9g或液态石蜡20mL。常规使用抗生素2～3日。

（2）结扎法 适用于低位带蒂息肉。取侧卧位或截石位，局部消毒，局部麻醉扩肛后用食指将息肉轻轻拉出肛外，或在肛镜下用组织钳夹住息肉轻轻拉出肛外，用圆针丝线在息肉基底贯穿结扎，然后切除息肉，肛内注入九华膏（图10-19）。常规使用抗生素2～3日。

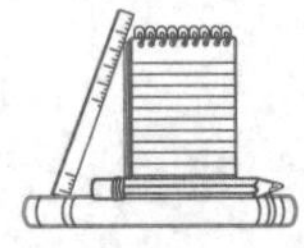

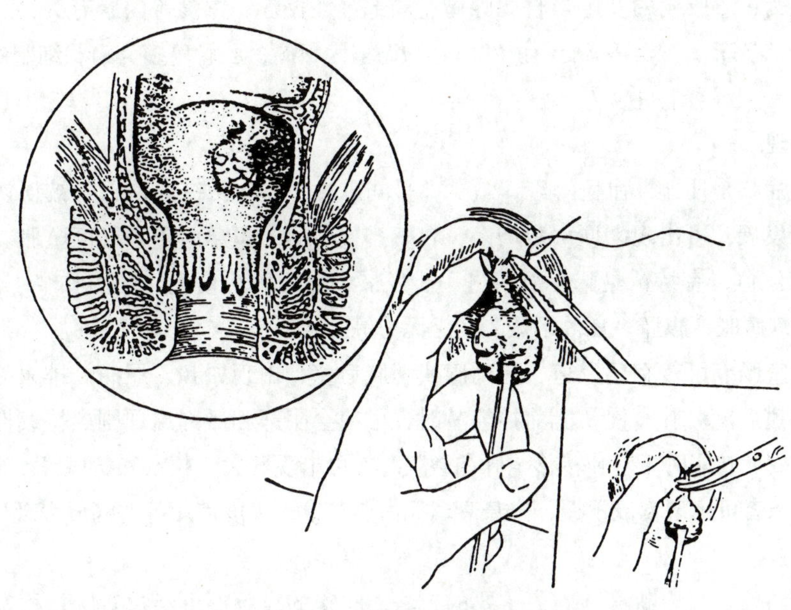

图 10-19　直肠息肉结扎法

（3）电烙法　适用于较高位的小息肉。膝胸位或俯卧位，在肛镜或乙状结肠镜下直接烧灼息肉根部。无蒂息肉可烧灼中央部，但须注意切勿烧灼过深，以免引起肠穿孔。术后卧床休息 1 小时；1 周后复查，如脱落不全，可电灼第 2 次。

（4）病变肠段切除术　适用于高位多发性腺瘤。必要时可考虑做病变肠段切除术。

【预防与调护】

1. 及时治疗相关疾病，如慢性肠炎、肛窦炎、内外痔等。

2. 保持肛周清洁卫生，养成定时排便习惯，防止便秘。

项目八　锁肛痔

【学习目标】

1. 掌握：锁肛痔的辨证和治疗。

2. 熟悉：锁肛痔的病因病机。

3. 了解：锁肛痔的预防与调护。

锁肛痔是发生在肛管直肠的恶性肿瘤，是消化道最常见的恶性肿瘤之一。平均发病年龄 45 岁左右，也可见于 30 岁以下的青年人。发病初期常无明显症状，仅有便血、大便习惯的改变；病至后期，癌肿引起肠腔狭窄可致腹胀、腹痛、大便困难、粪便变细变形等。

本病相当于西医学的肛管直肠癌。

【病因病机】

忧思抑郁，情志不畅，日久气滞血瘀；肝气不舒，横逆犯脾，运化失常，湿热痰浊内生；或饮食不节，久泻久痢，息肉虫积，损伤脾胃。湿热痰浊内生，与气血结聚于肠道而成肿瘤。总之，湿热痰浊、气血瘀结成肿块是本病之标，而正气不足、脾肾亏虚乃病之本。

西医学认为，直肠癌的发生与直肠腺瘤、局部慢性炎症、饮食等因素有关；肛管癌多由肛门部瘢痕组织、湿疣、肛瘘等病变所诱发。直肠癌多为腺癌，肛管癌多为鳞状细胞癌。

【诊断】

1. 临床表现

（1）最早症状是便血，血色鲜红，量少，呈间歇性，血中常夹黏液，常被误认为内痔或痢疾。随着病情发展，可出现大便次数增多，自感排便不尽，里急后重，肛门坠胀。粪便中有黏液脓血，呈暗红色，有特殊臭味。病情进一步发展，由于肿块侵犯，肠腔狭窄，使大便变细、变扁，以及出现腹胀、腹痛、食欲不振、疲乏无力等。

（2）男性直肠癌可侵犯后尿道、前列腺或膀胱后壁，出现尿频、尿痛、排尿困难。女性直肠癌可侵蚀阴道后壁。肿瘤侵及骶前神经丛时，可使会阴部和骶部出现剧烈持续性疼痛，并向下腹部、腰部或下肢放射。癌肿转移至肝和腹膜时，可出现肝大、腹水和黄疸等。

（3）晚期患者可出现食欲不振、全身衰弱无力、贫血、极度消瘦等恶病质表现。

2. 辅助检查

（1）直肠指检　为诊断直肠癌最重要的方法，80% 的直肠癌可经过直肠指检发现。初期表现为直肠黏膜或肛门皮肤一突起硬结，肿瘤较大时指检可清楚地扪到肠壁上有突出、质地坚硬、表面高低不平的肿块，或边缘外翻的溃疡；退指后可见指套上染有血、脓和黏液。肛管癌较少见，早期肿块较小，可活动，呈现疣状，生长迅速，表面凹凸不平，或变为溃疡，基底不平，质硬，渗流臭水；并可能有卫星转移结节和腹股沟淋巴结转移。

（2）直肠镜或乙状结肠镜检查　对所有指检可疑或已明确无疑的直肠癌均应进行直肠镜或乙状结肠镜检查，更重要的是取活组织进行病理检查，以确定诊断。

【鉴别诊断】

早期大便出血，便次增多，应与痢疾、肠炎、内痔出血等相鉴别。指检触到肿块应与息肉、肛乳头肥大相鉴别。肛管癌性溃疡应与肛漏、湿疣等相鉴别。这些疾病的鉴别可借助大便常规、大便培养、肛镜和直肠镜检查及活组织病理切片检查等进行诊断。

【治疗】

根治性手术切除仍是治疗本病的主要方法。根据肿瘤情况，术前、术后应用中医药疗法及放疗或化疗可以提高疗效。

1. 辨证论治

（1）内治

①湿热蕴结证

证候：大便带血，血色暗红，或带黏液，便次增多，肛门灼热坠胀，里急后重，腹部阵痛；或有发热、口渴、口臭、脘腹胀满、小便黄；舌红，苔黄腻，脉滑数。

治法：清热利湿。

方药：槐角地榆丸加减。

②气滞血瘀证

证候：肛周肿物隆起，触之坚硬如石，或肿块突起，肛门坠痛不休，尤以夜间为甚，躁动不安，蹲坐不便，大便变细，或有沟痕，或大便带血，色紫暗，里急后重，排便困难；舌质紫暗，脉弦涩。

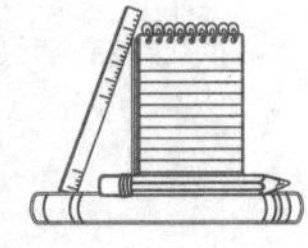

治法：行气活血，破瘀散结。

方药：桃红四物汤合失笑散加减。

③气阴两虚证

证候：大便难出，或便中带血，肛门坠胀；伴口干心烦、疲乏无力、面色少华、身体消瘦；舌红，少苔，脉细弱。

治法：益气养阴，清热解毒。

方药：八珍汤合增液汤加减。

（2）外治

①灌肠法：败酱草 30g，白花蛇舌草 30g，水煎浓缩成 100～150mL，保留灌肠，每日 2 次，每次 50～60mL。适用于直肠癌出血严重者。

②药膏外敷：肛管癌溃烂时，可外敷九华膏或黄连膏。

2. 其他疗法　本病一经确诊，应尽早手术。若肿块局限于直肠壁而且只有局部淋巴结转移者，可行根治性切除术。若肿块广泛转移，不能行根治性手术者，可行乙状结肠造瘘术。直肠癌由于深入盆腔，手术困难，不易得到根治，术后局部复发率高。下段直肠癌与肛门括约肌接近，不易保留肛门。

【预防与调护】

1. 积极治疗肛门直肠部的慢性疾病。
2. 对高发病区人群进行普查，积极防治血吸虫病。
3. 合理饮食，以低脂肪多纤维素饮食为佳，不吃发霉的食物。
4. 普及肿瘤知识，做到“四早”，即早发现、早就诊、早检查、早治疗。
5. 调节情志，注意心情开朗、乐观、积极进取。
6. 对人工肛门及造瘘术患者要保持局部清洁，防止感染。

复习思考

一、单项选择题

1. 直肠全长为（　　）

A. 8～10cm　　B. 12～15cm　　C. 15～18cm

D. 20～22cm　　E. 22～24cm

2. 内痔好发于肛门齿线以上的（　　）

A. 3、7、11 点处　　B. 6、12 点处　　C. 3、9 点处

D. 4、8 点处　　E. 4、5 点处

3. 适用于检查直肠下部及直肠前部病变的体位是（　　）

A. 侧卧位　　B. 膝胸位　　C. 截石位

D. 蹲位　　E. 坐位

4. 外痔根据临床症状和病理特点可分为几种类型（　　）

A. 2 种　　B. 3 种　　C. 4 种

D. 5 种　　E. 6 种

5. 血栓性外痔的常见好发部位是（　　）

A. 6、12 点处　　B. 3、9 点处　　C. 3、7、11 点处

D. 4、8 点处　　E. 5、6 点处

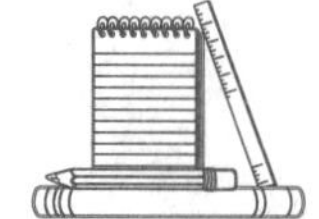

6. 锁肛痔是发生在哪个部位的恶性肿瘤（　　）

A. 胃　　B. 肝　　C. 肛管直肠

D. 肺　　E. 以上都不对

7. 锁肛痔病至后期可能出现的典型症状是（　　）

A. 便血　　B. 排便习惯改变　　C. 肛门狭窄，排便困难

D. 大便变形　　E. 以上都不对

8. 以下哪项检查方法对诊断锁肛痔有重要意义（　　）

A. X 线摄片　　B. 肛门直肠指诊　　C. 病理检查

D. 纤维结肠镜检查　　E. 以上都不对

9. 肛门坠胀，便次增多，大便带血，色泽暗红，或夹黏液，或下痢赤白，里急后重；舌红，苔黄腻，脉滑数。辨证论治治则为（　　）

A. 清热利湿　　B. 补中益气　　C. 行气活血

D. 益气养阴　　E. 发散风寒

10. 肛门坠胀，便次增多，大便带血，色泽暗红，或夹黏液，或下痢赤白，里急后重；舌红，苔黄腻，脉滑数。辨证论治方药为（　　）

A. 槐角地榆丸加减　　B. 桃红四物汤合失笑散加减

C. 八珍汤合增液汤加减　　D. 通窍活血汤加减

E. 逍遥散合海藻玉壶汤加减

11. 肛周肿物隆起，触之坚硬如石，疼痛拒按，或大便带血，色紫暗，里急后重，排便困难；舌紫暗，脉涩。辨证论治治则为（　　）

A. 清热利湿　　B. 补中益气　　C. 行气活血

D. 益气养阴　　E. 发散风寒

12. 肛周肿物隆起，触之坚硬如石，疼痛拒按，或大便带血，色紫暗，里急后重，排便困难；舌紫暗，脉涩。辨证论治方药为（　　）

A. 槐角地榆丸加减　　B. 桃红四物汤合失笑散加减

C. 八珍汤合增液汤加减　　D. 通窍活血汤加减

E. 逍遥散合海藻玉壶汤加减

13. 面色无华，消瘦乏力，便溏或排便困难，便中带血，色泽紫暗，肛门坠胀；或伴心烦口干，夜间盗汗；舌红或绛，苔少，脉细弱或细数。辨证论治治则为（　　）

A. 清热利湿　　B. 补中益气　　C. 行气活血

D. 益气养阴　　E. 发散风寒

14. 面色无华，消瘦乏力，便溏或排便困难，便中带血，色泽紫暗，肛门坠胀；或伴心烦口干，夜间盗汗；舌红或绛，苔少，脉细弱或细数。辨证论治方药为（　　）

A. 槐角地榆丸加减　　B. 桃红四物汤合失笑散加减

C. 八珍汤合增液汤加减　　D. 通窍活血汤加减

E. 逍遥散合海藻玉壶汤加减

15. 下面关于锁肛痔的描述正确的是（　　）

A. 对能切除的肛管直肠癌应尽早行根治性切除术

B. 已侵犯的子宫、阴道壁也可以同时切除

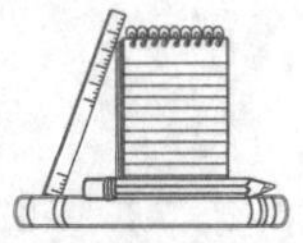

C. 当晚期肛管直肠癌已广泛转移，不能行根治性手术时，可行乙状结肠造瘘术，以解除梗阻，减轻患者痛苦

D. 积极治疗肛门部病变，一旦发现肛门不适，肛缘有硬结、出血或肿痛，应及时检查，尽可能做到早期发现，早期治疗

E. 以上都对

二、简答题

1. 简述齿线上、下的组织结构。
2. 简述治疗内痔贯穿结扎法的操作步骤。
3. 慢性肛裂“三联征”是什么？
4. 肛痈在手术中应注意什么？
5. 简述肛漏的临床分类标准。
6. 简述治疗肛漏挂线疗法的机理。
7. 简述治疗脱肛直肠周围注射法的步骤及注药量。
8. 简述直肠息肉和内痔的鉴别要点。
9. 简述锁肛痔的临床特点。

扫一扫，查阅
复习思考题答案

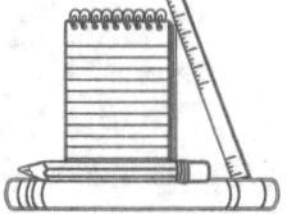

扫一扫，查阅本模块PPT、视频等数字资源

模块十一 泌尿男性疾病

项目一 概 述

【学习目标】

1. 掌握：泌尿男性疾病的病因病机和治疗大法。
2. 了解：泌尿男性生殖系统与脏腑经络的关系。

泌尿、男性生殖系统包括泌尿系统（肾、输尿管、膀胱）和男性生殖系统（睾丸、附睾、输精管、前列腺、精囊、阴囊、阴茎），以及两者的同一通道即尿道。其发生的疾病是指发生在肾、输尿管、膀胱、睾丸、附睾、输精管、前列腺、阴囊、阴茎等的病变。主要症状有排尿异常（尿频、尿急、尿痛、排尿困难、尿失禁、遗尿、尿流中断、尿潴留），尿道分泌物异常（血性、脓性），局部和放射性疼痛，性功能障碍（阳痿、早泄），以及全身症状。中医学将泌尿系统功能的外在表现称为溺窍，男性生殖系统功能的外在表现称为精窍，归属于中医肾与膀胱疾病的范畴。《外科真诠》划分为：玉茎（阴茎）属肝；马口（尿道）属小肠；阴囊属肝；肾子（睾丸、附睾）属肾；子系（精索）属肝。

【病因病机】

1. 外邪内侵 六淫外邪，与泌尿、男性生殖系统疾病关系密切者是湿、热、寒邪，而且常相兼为患。

（1）湿 湿性趋下，易袭阴位。若邪壅肝络或湿热下注，则可壅滞成痈；或湿浊下注膀胱，则生尿浊；内留滞络而成水疝。

（2）热 热为阳邪，热极为火。若外感热邪，热灼膀胱或精室，血络受损，则血尿或血精；客于肾子，壅遏气血，则生子痈。

（3）寒 寒为阴邪，其性收引、凝滞。若寒滞肝经，气血运行受阻，可见少腹拘急或胀痛、睾丸坠胀；寒邪直中肾经，损伤肾阳，水湿不运，可致阴茎包皮水肿等。

2. 邪毒内侵 若房事不洁，湿热邪毒内侵，可致霉疮、淋证等病。

3. 药物伤害 不论是中药还是西药，若使用不当，或长期或大量使用，也可导致男性生殖系统疾病。

4. 跌仆损伤 跌仆损伤外阴，瘀血阻络，气血痹阻，阴茎失养可造成阳痿；或络损血溢，聚于阴囊、肾子，则成血疝。

5. 脏腑功能失调

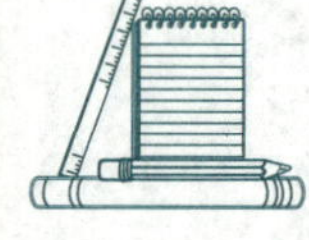

（1）肝 肝藏血，主疏泄，主筋，筋得其养而运动有力。玉茎为宗筋所聚，若肝气郁结，

筋失所养，可致阳痿；肝火亢盛，疏泄失司，精窍瘀阻，而致不射精。肝脉络阴器，肝失疏泄，则气滞血瘀，湿热下注，或湿毒侵袭，可见子痈、囊痈、精浊、血精等；或水湿下注成水疝。

（2）肾　肾藏精，主生殖，为水之下源，开窍于二阴。肾阴不足，阴虚火旺，火扰精室，可致遗精、早泄、精浊等；灼伤血络可出现血精、尿血等；虚火灼津为痰，聚于前阴，发为子痰或阴茎痰核。肾阳不足，精关不固，可致白浊、遗精、早泄；阳虚宗筋不用，可发阳痿。

（3）心　心为君主之官，为君火，主血脉而藏神，开窍于舌，与小肠相表里，易受火邪扰动。心火亢盛，移热小肠，则心烦舌糜，小便短赤，发为热淋；心主血脉，如心火亢盛灼伤血络，迫血妄行，下出阴窍，则为血淋、尿血；肾精需心火温煦，若心火下劫，肾水妄动，或心火亢盛，肾水不济，则心肾不交，出现精浊、血精等。

（4）脾　脾为后天之本，气血生化之源，主运化。脾虚水湿下注，可致水疝；湿聚为痰，滞于阴茎，则发为子痰、阴茎痰核等。脾虚不摄，水精下流，而发尿浊。脾不统血，则为血尿。

（5）肺　肺主气，司呼吸，通调水道，下输膀胱。肺失宣降，水道不利，可致癃闭；肺气虚弱，水道失制，可致小便失禁或遗尿。

故男性泌尿生殖系统疾病与脏腑功能关系密切，脏腑功能的异常是导致男性泌尿生殖系统疾病的重要原因。

【治疗】

1. 内治法　因不同的疾病有其不同的基本病理变化，所以在具体治疗时除辨证施治外，还要适当考虑辨病论治。

（1）清热利湿　用于湿热下注证。证候主要表现为尿频、尿急，茎中热痛，尿赤，血淋，阴囊红肿热痛，附睾、睾丸肿痛。

①肝经湿热：阴囊红肿热痛，睾丸肿大疼痛，小便短赤，烦躁易怒，口苦纳呆；苔黄腻，脉弦滑数。

②脾经湿热：阴囊内积水，口干少津，大便秘结；舌干苔少，脉细弱而数。

③膀胱湿热：尿频尿急，尿黄赤，茎中热痛；舌红，苔黄腻，脉滑数。

溺窍异常多为膀胱湿热，用八正散、导赤散等加减；精窍异常多为脾肾湿热，用萆薢分清饮加减；前阴病多为肝经湿热，用龙胆泻肝汤加减。

（2）行气活血　用于气血瘀滞证。多见于病久之后，证候主要表现为睾丸硬结，少腹会阴胀痛或刺痛，排尿涩痛或小便闭塞不通，精血暗褐或有血块等；舌暗或舌淡有瘀点、瘀斑，脉涩。

气滞为主者，以行气为主，用橘核丸、枸橘汤加减；血瘀为主者，以活血为主，用代抵当丸、活血散瘀汤加减。

（3）化痰散结　用于痰浊凝结证。证候表现为附睾慢性肿块或阴茎结节，皮色不变，不痛或微痛。若浊痰化热，局部可发红发热，伴有疼痛，或化脓破溃；浊痰滞于溺窍，可出现排尿淋沥不畅，尿线变细。舌淡，舌苔白腻，脉滑。

寒痰凝结者，当温阳化痰散结，用阳和汤、橘核丸、化坚二陈丸等加减；阴虚火旺痰凝者，当滋阴化痰散结，用滋阴除湿汤加减；浊痰化热者，当清热化痰散结，用消核丸加减；精窍痰凝者，当通窍化痰散结，用苍术导痰汤加减。

（4）滋补肾阴　用于肾阴不足证。证候表现为腰膝酸痛，头目眩晕，盗汗失眠，五心烦热，血精、精浊等；舌淡红少津，苔少，脉细或细数。

常用方为六味地黄丸、大补阴丸等。溺窍异常表现为肾阴不足证者，用知柏地黄丸合萆薢

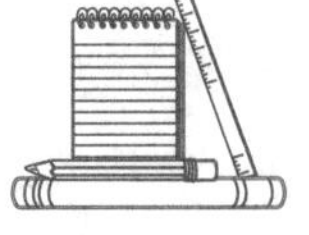

分清饮加减；前阴病表现为肾阴不足证者，用滋阴除湿汤加减。

（5）温补肾阳　用于肾阳虚衰证。证候表现为形寒肢冷，腰膝酸痛，小便清长，夜尿频多，阳痿不举，精冷不育等；舌淡润，苔薄白，脉沉细。

常用方为金匮肾气丸、右归丸、济生肾气丸加减。

2. 外治法　根据疾病的不同，可采用不同的外治方法。如用五倍子煎水浸泡清洗龟头治疗早泄等。

3. 其他治法　根据疾病的不同，可配合西药、手术等方法治疗。如重度精索静脉曲张引起的不育症，可采用精索静脉高位结扎手术治疗。

知识链接

前列腺的检查方法

1. 患者多取膝胸位或截石位，也可取侧卧位。

2. 医师戴手套或指套，指端涂凡士林或液态石蜡。

3. 医师以右手食指先在肛门口轻轻按摩，使患者适应，以免肛门括约肌骤然紧张。然后将手指轻柔缓慢插入肛门，当指端进入距肛门约 5cm 直肠前壁处即可触及前列腺，注意前列腺的大小、形态、质地、有无结节、有无压痛、中央沟是否变浅或消失。

4. 按摩前列腺时，自前列腺两侧向中央沟，自上而下纵向按摩 2 ～ 3 次，再按摩中央沟 1 次，这样前列腺液即可由尿道排出，留取标本送检。急性前列腺炎时禁忌按摩。

项目二　子　痈

【学习目标】

1. 掌握：子痈的诊断和辨证论治。
2. 熟悉：子痈的病因病机及鉴别诊断。
3. 了解：子痈的预防与调护。

子痈是指附睾及睾丸的化脓性疾病。中医学称睾丸和附睾为肾子，故以名之。急性子痈与慢性子痈均以睾丸或附睾肿胀疼痛为临床特点。

本病相当于西医学的病毒引起的急、慢性附睾炎。

【病因病机】

1. 湿热下注　肝经脉络阻隔，气血凝滞于睾丸；或跌仆损伤，络伤血瘀后湿热乘机下注而成子痈。

2. 气滞痰凝　急性子痈失治或误治，气血瘀结不散，日久则成为慢性肿块。郁怒伤肝，情志不畅，肝郁气结，经脉不利，血瘀痰凝，发于肾子，则为慢性子痈。

【诊断】

1. 临床表现

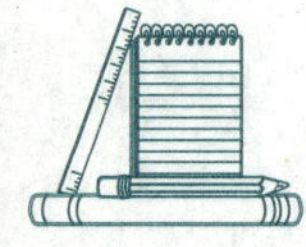

（1）急性子痈　发病突然，附睾或睾丸肿大疼痛，拒按，站立或行动时疼痛加重。疼痛可

沿输精管放射至腹股沟及下腹部，波及子系则子系增粗，波及阴囊则阴囊红肿热痛。伴有恶寒发热、口渴欲饮、尿黄便秘等症状。附睾可触及肿块，触痛明显。化脓时阴囊红肿光亮，中心软而高起。切开引流或溃破后脓出毒泄，症状迅速消退，疮口逐渐愈合。

（2）慢性子痈　临床较多见。多有急性子痈发作史，或开始即为慢性。一般无全身症状。附睾上有硬结，并有不同程度的触痛。自觉坠胀隐痛或牵引少腹疼痛。劳累或饮食辛辣可使肿痛加重。检查可触及附睾增大、变硬，伴轻度压痛，同侧输精管增粗。

2. 辅助检查　急性子痈血白细胞总数增高，尿中可有白细胞。

【鉴别诊断】

1. 卵子瘟（腮腺炎性睾丸炎）　多继发于痄腮（腮腺炎）之后，多发于冬末春初，青少年人群，有传染性。睾丸肿痛，一般不化脓。

2. 子痰　发病缓慢，疼痛轻微，附睾触及结节，常有泌尿系结核病史，输精管增粗，呈串珠样改变，溃破后流出稀薄豆渣样的脓液，淋沥不断，形成窦道，不易收口。

3. 睾丸扭转　睾丸扭转也可引起阴囊内剧烈疼痛，并放射至腹股沟或下腹部，出现局部压痛，这些与急性子痈很类似。但睾丸扭转发病过程更急骤，常有阴囊损伤或剧烈运动的诱因，疼痛呈绞窄性，无发热。托起阴囊可使疼痛加剧（子痈则减轻）。阴囊触诊检查发现睾丸呈横位或上移，可扪及精索呈麻绳状扭曲。

4. 嵌顿性斜疝　斜疝疝块嵌闭于阴囊，不能回纳腹腔，可发生阴囊部疼痛、肿胀，有时被误认为急性子痈。全面详细询问病史及进行系统的体格检查，可发现疝块反复下坠阴囊的既往病史，肿物与阴囊仍有一定的界限。

【治疗】

急性子痈在辨证论治的同时可配合使用抗生素，慢性子痈多应用中医药治疗。

1. 辨证论治

（1）内治

①湿热蕴结证

证候：多见于成年人。睾丸或附睾肿大疼痛，压痛，阴囊皮皱消失、潮红，焮热疼痛，痛引少腹，局部触痛明显，脓肿形成时按之应指；伴恶寒发热、口干口苦；舌红，苔黄腻，脉滑数。

治法：清热利湿，解毒消肿。

方药：枸橘汤或龙胆泻肝汤加减。疼痛剧烈者，加延胡索、金铃子。

②火毒炽盛证

证候：病变未及时控制，睾丸肿痛加剧，阴囊红肿，睾丸按触痛甚而应指；伴高热不退、口干口苦；舌红，苔黄，脉弦数。

治法：清热透脓托毒。

方药：五味消毒饮合透脓散加减。

③正虚邪恋证

证候：睾丸肿痛渐消，触痛减轻，或溃脓后出脓不畅，或窦道形成；舌质红，少苔，脉细无力。

治法：扶正，清解余毒。

方法：四妙汤加王不留行、薏苡仁、山药、茯苓。

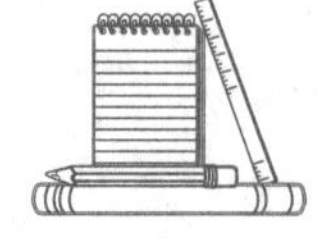

④气滞痰凝证

证候：附睾结节，子系粗肿，轻微触痛，或牵引少腹不适；多无全身症状；舌淡或有瘀斑，苔薄白或腻，脉弦滑。

治法：疏肝理气，化痰散结。

方药：橘核丸加减。

⑤阳虚寒凝证

证候：附睾结节，子系粗肿，触痛不明显，阴囊寒冷；可伴腰酸、阳痿、遗精；舌淡或有齿痕，脉沉或细。

治法：温肾散寒，理气散结。

方药：右归丸合阳和汤加减。

（2）外治

①急性子痈：未成脓者，取金黄散或玉露散用温开水调成糊状或凡士林适量外敷。溃后脓稠、腐肉较多时，可选用九一丹或八二丹药线引流；脓液已净时，用生肌散纱条直至溃口愈合。

②慢性子痈：葱归溻肿汤坐浴，或冲和膏外敷。

2. 其他治疗

（1）抗生素的应用　急性子痈主张早期足量、联合应用抗生素，在药敏试验未获结果前，可选用抗菌谱较广的抗生素。常用抗生素有头孢类、喹诺酮类、青霉素类。在细菌培养结果尚未明确前，宜首选喹诺酮类。若为病毒性睾丸炎，则宜选用抗病毒药物如利巴韦林等。

（2）手术　病灶有波动感，穿刺有脓者，应及时切开引流。对睾丸病变严重，经保守治疗不能控制病情或反复发作者，可考虑行附睾摘除术。

【预防与调护】

1. 外生殖器有龟头炎、包茎、尿道狭窄等时，应及时治疗。

2. 急性子痈患者宜卧床休息并托起阴囊，忌房事、恼怒。对切开排脓者，要注意引流通畅。

3. 饮食宜选择清淡、富含营养的食物，如草鱼、猪肉、泥鳅、水果、蔬菜等，忌辛辣、烟、酒、炙煿之品。

项目三　囊　痈

【学习目标】

1. 掌握：囊痈的诊断和辨证论治。
2. 熟悉：囊痈的病因病机及鉴别诊断。
3. 了解：囊痈的预防与调护。

囊痈是发于阴囊皮肤的急性化脓性疾病。其临床特点是急性发作，阴囊红肿热痛，皮紧光亮，形如瓢状，寒热交作。

本病相当于西医学的阴囊蜂窝织炎。

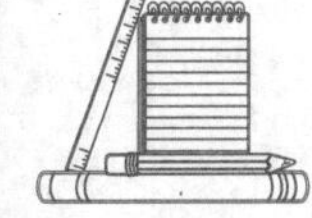

【病因病机】

由于坐卧湿地，外感湿毒；或囊痒搔抓，外伤染毒；或饮食不节，过食膏粱厚味，恣啖生冷，脾失健运，湿自内生。湿热毒邪下注肝肾之络，使阴囊部气血壅滞而成痈肿。

【诊断】

1. 临床表现　初起阴囊部出现红肿灼热，肿大如鸡卵，压痛明显，腹股沟臖核肿大。伴有发热、口干、喜冷饮、小便赤热、大便干结等全身症状。若热重于湿，则阴囊红赤灼热明显；湿重于热，则阴囊水肿明显，肿大如瓢，亮如水晶，坠胀疼痛。如治疗不及时，身热不退，肿痛不减，可形成脓肿而应指，溃后脓出，肿消痛减，易于愈合。

2. 辅助检查　血常规检查白细胞总数及中性粒细胞比例增高。

【鉴别诊断】

1. 子痈　睾丸或附睾肿硬疼痛，早期阴囊肿胀不明显；而囊痈初期即出现阴囊红肿灼热，炎症一般不波及睾丸。

2. 脱囊　该病是一种发于阴囊的特发性坏疽性疾病，临床少见。多有明显阴囊皮肤外伤史，阴囊由红肿迅速变为紫黑腐烂，甚至睾丸暴露，病情危重，易发生内陷。

3. 水疝　阴囊或精索部发现有不红不热的囊性肿物，除坠胀感外，没有疼痛，全身无恶寒发热。透光试验阳性，穿刺可抽到液体。

【治疗】

多以清热利湿为主，早期宜配合抗生素治疗。

1. 辨证论治

（1）内治

①湿热下注证

证候：阴囊红肿灼热，坠胀疼痛，拒按，酿脓时局部胀痛、跳痛，指压有应指感；伴发热、口干、喜冷饮、小便赤热；舌红，苔黄腻或黄燥，脉弦数或紧数。

治法：清肝泄热，利湿消肿。

方药：龙胆泻肝汤加减。

②肝肾阴虚证

证候：囊痈化脓，溃后热退痛减；伴腰膝酸软、口干、盗汗、倦怠；舌质红，苔少根腻，脉细数。

治法：滋补肝肾，清热除湿。

方药：滋阴除湿汤加减。

（2）外治　未成脓者用玉露散、金黄散或双柏散凉开水调糊外敷。若红肿范围较大者，用三黄汤（大黄、黄柏、黄芩）煎汤冷湿敷，频换敷料，保持冷湿，以消肿止痛。水肿严重者可用50%朴硝溶液湿敷。

2. 其他疗法　已成脓者应及时切开引流，切开时注意避免损伤鞘膜与睾丸。溃后用九一丹提脓祛腐。

【预防与调护】

1. 平时注意保持阴囊部的清洁及干燥，及时处理阴囊部外伤。

2. 勿饮酒，忌食鱼腥发物和辛辣炙煿食物。

3. 卧床休息，并将阴囊托起。

项目四　子　痰

【学习目标】

1. 掌握：子痰的诊断和辨证论治。
2. 熟悉：子痰的病因病机及鉴别诊断。
3. 了解：子痰的预防与调护。

子痰是生于肾子的疮疡性质的化脓性疾病。其临床特点是附睾有慢性硬结，缓慢增大，形成无痛的肿块，溃破后脓液稀薄如痰，并夹有败絮样物质，易形成窦道，经久不愈。中医文献称之为“穿囊漏”。

本病相当于西医学的附睾结核。

【病因病机】

本病多由肝肾亏损，络脉空虚，浊痰乘虚下注，结于肾子；或阴虚内热，相火偏旺，灼津为痰，阻于经络，痰瘀互结而成。浊痰日久，郁而化热，热胜肉腐成脓。若脓水淋漓，病久不愈，阴损及阳，可出现阴阳两虚、气血两亏之候。肿硬不消，形成瘘管，经久不愈。

【诊断】

1. 临床表现　本病好发于 20 ～ 40 岁的青壮年，起病缓慢，初起自觉阴囊坠胀，附睾尾部有不规则的局限性、质硬的结节，触痛不明显，结节常与阴囊皮肤粘连。日久结节逐渐增大，形成脓肿，溃破后脓液清稀，或夹有豆腐渣样絮状物，易形成反复发作、经久不愈的窦道。扩散到整个附睾及睾丸，子系增粗变硬，上有串珠状结节。重者常有五心烦热、午后潮热、盗汗、倦怠乏力、脉细数等阴虚内热症状。

2. 辅助检查　尿常规检查可见红细胞、白细胞及脓细胞，红细胞沉降率多增高。脓液培养有结核杆菌生长。

【鉴别诊断】

1. 慢性子痈　可有急性发作史。附睾肿块压痛明显，一般与阴囊皮肤无粘连，输精管无串珠样改变。

2. 精液囊肿　多发于附睾头部，形圆光滑。透光试验阳性，穿刺有乳白色液体，镜检有死精子。

【治疗】

在辨证论治的同时，应用西药抗结核治疗 6 个月以上。初期补肾为本，温经通络，化痰散结；中期滋阴清热，除湿化痰，透脓解毒；后期虚者补之，常见阴虚、阴阳两虚。

1. 辨证论治

（1）内治

①寒痰凝结证

证候：见于初起硬结期。肾子处坠胀不适，附睾上有不规则的硬结，子系增粗，上有串珠状结节；无明显的全身症状；苔薄，脉滑。

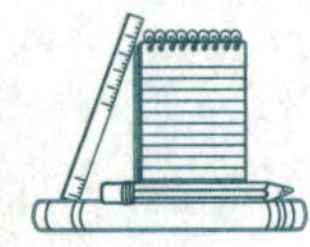

治法：补益肝肾，温经通络，化痰散结。

方药：阳和汤加减，配服小金丹。

②阴虚内热，湿热痰结证

证候：见于中期成脓期。病程日久，肾子结节逐渐增大并与阴囊皮肤粘连，皮色暗红，触之可有应指感；伴倦怠、食少、低热、盗汗；舌红，少苔，脉细数。

治法：养阴清热，除湿化痰，佐以透脓解毒。

方药：滋阴除湿汤加黄芪、皂角刺、炮山甲（代）。

③气血虚弱证

证候：见于后期溃脓期。脓肿破溃，流出清稀如涎的脓液，并夹有败絮样物质，疮口凹陷，最后形成漏管，反复发作，经久不愈；伴虚热不退、面色无华、腰膝酸软；舌淡，苔白，脉沉细无力。

治法：益气养血，化痰消肿。

方药：十全大补汤加减，兼服小金丹。

（2）*外治*　未成脓者，外敷冲和膏消肿散结，或用葱归溻肿汤常规坐浴，每日1～2次。脓肿已成不能吸收时，应及时切开引流，用提脓祛腐药如七三丹纱条。脓尽后改用九一丹或生肌散，外用生肌白玉膏盖贴。窦道形成者选用腐蚀平胬药物制成药线或药条外用。经抗结核治疗2周以上无效者，可考虑行患侧附睾或附睾睾丸切除术。

2. 其他疗法

（1）*抗结核治疗*　常用药物有异烟肼、利福平、吡嗪酰胺、乙胺丁醇等，一般主张联合用药。目前常用抗结核药物治疗方法是：吡嗪酰胺每天1.0～1.5g（2个月为限，避免肝毒性），异烟肼每天300mg，利福平每天600mg，维生素C每天1.0g，维生素B_6每天60mg，顿服，睡前服药；同时喝牛奶，有助于耐受药物。服用期间，注意结合服用保肝药物，定期复查肝功能。

（2）*局部封闭疗法*　疼痛甚者，可用0.5%盐酸普鲁卡因10mL于附睾周围浸润注射；局部症状重而脓肿尚未形成者，可用链霉素常规量局部封闭注射。

【预防与调护】

1. 注意休息，增强体质，提高机体抗病能力。

2. 注意营养，调整饮食结构，多食清淡营养食物，忌食辛辣炙煿之品。

3. 保持心情舒畅，坚定治疗信心，做好长期治疗的心理准备，预防肾结核，彻底治疗肾结核。

4. 及时治疗泌尿生殖系统的尿路感染，以防对肾功能造成影响。

项目五　阴茎痰核

【学习目标】

1. 掌握：阴茎痰核的诊断和辨证论治。
2. 熟悉：阴茎痰核的病因病机及鉴别诊断。
3. 了解：阴茎痰核的预防与调护。

阴茎痰核是阴茎海绵体白膜发生纤维化硬结的一种疾病。其临床特点是阴茎背侧可触及条状或斑块状结节，阴茎勃起时伴有弯曲或疼痛。

本病相当于西医学的阴茎硬结症。

【病因病机】

阴茎为宗筋所聚，太阳、阳明之所合，多气多血之络。如饮食不节，脾失健运，浊痰内生，下注宗筋；或肝肾阴虚，阴虚火旺，灼津为痰，痰浊下注；或玉茎损伤，脉络瘀阻，气血痰浊搏结宗筋，则成结节。

【诊断】

本病多见于中年人。阴茎背侧可触及硬结或条索状斑块，无压痛，大小不一，或单发或数个不等，发展缓慢，不破溃。阴茎勃起时有疼痛或弯曲变形，严重者可影响性交，甚至引起阳痿。

【鉴别诊断】

肾岩 结节多发生在阴茎头、冠状沟或包皮内板处，溃烂后状如翻花；晚期两侧腹股沟淋巴结可肿大。病理学检查可发现癌细胞。

【治疗】

本病疗程较长，应内治与外治相结合进行综合治疗。

1. 辨证论治

（1）内治

痰浊凝结证

证候：阴茎背侧可触及条索状结块，皮色不变，温度正常，无明显压痛，阴茎勃起时可发生弯曲或疼痛；舌淡边有齿印，苔薄白，脉滑。

治法：温阳通脉，化痰散结。

方药：阳和汤合化坚二陈丸加减。

（2）外治 阳和解凝膏或黑退消外敷。

2. 其他疗法

（1）局部注射类固醇（氢化可的松、氢化泼尼松）等可抑制组织纤维化，但要防止出血。

（2）局部进行理疗，有一定的效果。

【预防与调护】

避免暴力性交、酒后性交，防止阴茎损伤。

项目六 尿石症

【学习目标】

1. 掌握：尿石症的诊断和辨证论治。
2. 熟悉：尿石症的病因病机及鉴别诊断。
3. 了解：尿石症的预防与调护。

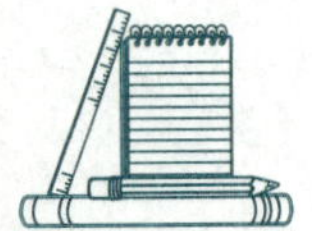

尿石症又称为泌尿系结石，包括上尿路结石（肾结石、输尿管结石）和下尿路结石（膀胱结石和尿道结石），是泌尿科常见疾病之一。其临床特点是以腰腹部绞痛和血尿为主。本病属于中医学“石淋”范畴。小便涩痛，尿中有砂石者，又名砂淋；尿血或尿中夹血者，又名血淋。

【病因病机】

本病多由下焦湿热、气滞血瘀或肾气不足引起，病位在肾、膀胱和溺窍，肾虚为本，湿热、气滞血瘀为标。肾虚则膀胱气化不利，导致尿液生成与排泄失常，加之摄生不慎，感受湿热之邪，或饮食不节，嗜食辛辣肥甘醇酒之品，导致湿热内生，蕴结膀胱，煎熬尿液，结为砂石；湿热蕴结，气机不利，结石梗阻，不通则痛；结石损伤血络，可引起血尿。

【诊断】

1. 临床表现

（1）*上尿路结石*　上尿路结石包括肾和输尿管结石，典型的临床症状是突然发作的腰部或腰腹部绞痛和血尿。其程度与结石的部位、大小及移动情况等有关。绞痛发作时疼痛剧烈，患者可出现恶心、呕吐、冷汗、面色苍白等症状。疼痛为阵发性，并沿输尿管向下放射到下腹部、外阴部和大腿内侧。检查时肾区有叩击痛或压痛。结石较大或固定不动时，可无疼痛，但常伴有肾积水或感染。绞痛发作后出现血尿，多为镜下血尿，肉眼血尿较少，或有排石现象。有时活动后镜下血尿是上尿路结石唯一的临床表现。

结石合并感染时，可有尿频、尿急、尿痛；伴发急性肾盂肾炎或肾积脓时，可有发热、畏寒、寒战等全身症状。双侧上尿路结石或孤肾伴输尿管结石引起完全梗阻时，可导致无尿。

（2）*下尿路结石*　包括膀胱结石、尿道结石，其症状各不相同。

膀胱结石：其典型症状是排尿中断并感疼痛，放射至阴茎头部及远端尿道。小儿患者此时常用手牵拉或揉搓阴茎，蹲坐哭叫，经变换体位后痛苦减轻，又可顺利排尿。多数患者平时有排尿不畅、尿频、尿急、尿痛和终末血尿。前列腺增生继发膀胱结石时，排尿困难加重。结石位于膀胱憩室者，常无上述症状，仅表现为尿路感染。

尿道结石：主要表现为排尿困难、排尿费力，呈滴沥状，有时出现尿流中断及急性尿潴留。排尿时有明显的疼痛，可放射至阴茎头部。后尿道结石可伴有会阴和阴囊部疼痛。

2. 辅助检查　最常用的方法是B型超声检查，简便、经济、无创伤，可以发现2mm以上的结石。但由于受肠道内容物的影响，对输尿管中下段结石的敏感性较低。尿路平片（KUB）可发现90%左右的阳性结石，能大致确定结石的大小、形态、数量和位置。静脉尿路造影（IVU）、CT扫描等检查有助于临床诊断。

【鉴别诊断】

1. 胆囊炎　表现为右上腹疼痛且牵引背部作痛，疼痛不向下腹及会阴部放射，墨菲征阳性。经尿路X线平片、B型超声及血、尿常规检查，两者即可鉴别。

2. 急性阑尾炎　以转移性右下腹痛为主症，麦氏点压痛，可有反跳痛或肌紧张。经腹部X线平片和B型超声检查即可鉴别。

【治疗】

结石横径小于1cm，且表面光滑、无肾功能损害者，可采用中药排石；较大结石可先行体外震波碎石，再配合中药治疗。初起宜宣通清利，日久则配合补肾活血、行气导滞之剂。

1. 辨证论治

（1）*湿热蕴结证*

证候：腰痛或小腹痛，或尿流突然中断，尿频，尿急，尿痛，小便混赤，或为血尿；伴口

干欲饮；舌红，苔黄腻，脉弦数。

治法：清热利湿，通淋排石。

方药：三金排石汤加减。

（2）气血瘀滞证

证候：发病急骤，腰腹胀痛或绞痛，疼痛向外阴部放射，尿频，尿急，尿黄或赤；舌暗红或有瘀斑，脉弦或弦数。

治法：理气活血，通淋排石。

方药：金铃子散合石韦散加减。

（3）肾气不足证

证候：结石日久，腰酸坠胀，疲乏无力，时作时止，尿频或小便不利，夜尿多；伴面色无华或面部轻度浮肿；舌淡，苔薄白，脉细无力。

治法：补肾益气，通淋排石。

方药：济生肾气丸加减。

2. 中西医结合总攻疗法

（1）适应证　结石直径＜1cm，表面光滑；双肾功能基本正常；无明显尿路狭窄或畸形。

（2）治疗方法　见表 11-1。

总攻治疗以 6 ～ 7 次为 1 个疗程，隔天 1 次。该疗法治疗后结石下移或排而未净者，休息 2 周后可继续进行下一个疗程，一般不超过 2 个疗程。如多次使用氢氯噻嗪等利尿药进行总攻疗法，必要时可口服补钾，以防低血钾的发生。

3. 其他治疗　根据病情选择使用体外震波碎石或手术治疗。

表 11-1　尿路结石总攻疗法

时　间	方　法
7 : 00	排石中药头煎 300mL，口服
7 : 30	氢氯噻嗪 50mg，口服
8 : 30	饮水 500 ～ 1000mL
9 : 00	饮水 500 ～ 1000mL
9 : 30	排石中药二煎 300mL，口服
10 : 30	阿托品 0.5mg，口服
10 : 40	针刺肾俞、膀胱俞（肾盂、输尿管中上段结石）；肾俞、水道（输尿管下段结石）；关元、三阴交（膀胱、尿道结石）。电针刺激初弱后强，共 20 分钟
11 : 00	跳跃

【预防与调护】

1. 遵医嘱做跳跃活动以利于结石排出。

2. 每日饮水量应达到 2000 ～ 3000mL，且宜分多次进行。若能饮用磁化水效果更好。

3. 调节饮食，合理进蛋白质饮食，有助于预防上尿路结石。痛风患者应少食动物内脏、肥甘之品。菠菜、豆腐之类不宜进食太多。

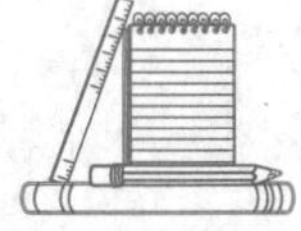

项目七　精　浊

【学习目标】

1. 掌握：精浊的诊断和辨证论治。
2. 熟悉：精浊的病因病机及鉴别诊断。
3. 了解：精浊的预防与调护。

精浊是中青年男性常见的一种生殖系统综合征，常见症状是尿频、尿急、尿痛，偶见尿道溢出少量乳白色液体，并伴有会阴、小腹等部位胀痛。其临床特点是发病缓慢，病情顽固，反复发作，缠绵难愈。

本病相当于西医学的慢性前列腺炎。

【病因病机】

多因相火妄动，所愿不遂，或忍精不泄，或被阻中止，肾火郁而不散，离位之精化成白浊；或房事过度以竭其精，精室空虚，湿热从精道内侵精室，湿热壅滞，气血瘀阻而成；病久伤阴，肾阴暗耗，可出现阴虚火旺证候；亦有肾阳偏虚者，久则火势衰微，易见肾阳不足之象。

【诊断】

1. 临床表现　急性者发病急骤，发热恶寒，常有尿急、尿频、尿痛及腰骶、会阴部胀痛不适等，严重者尿后带血。形成脓肿时常发生尿潴留。

慢性者临床表现不一，患者可出现轻微的尿频、尿急、尿痛、尿道内灼热不适或排尿不净之感；或在排尿终末或大便用力时自尿道滴出少量白浊，甚至在不排尿排便时亦自行溢出。多数患者腰骶、腹股沟、小腹及会阴、睾丸等处可有不同程度的坠胀隐痛，有时可牵扯到耻骨上、阴茎及股内侧。部分患者因病程较长，可出现阳痿、早泄、遗精或射精痛等，伴有头晕耳鸣、失眠多梦、腰酸乏力等症状。

2. 辅助检查　直肠指检前列腺为正常大小，或增大或稍小，上有硬结或全部变硬，触诊可有轻度压痛。前列腺分泌物涂片检查见白细胞增多并成堆聚集，而卵磷脂小体减少。尿三杯试验可作为参考。前列腺感染严重者精液化验可发现大量脓细胞和死精，甚至完全无精子生存；但慢性非细菌性前列腺炎患者占绝大多数，细菌培养多呈阴性。

【鉴别诊断】

1. 慢性子痈（附睾炎）　其临床表现类似慢性前列腺炎，阴囊、腹股沟部隐痛不适。但慢性子痈（附睾炎）附睾部可触及结节，并伴轻度压痛。

2. 前列腺增生症　多在老年人群中发病。尿频伴排尿困难，尿线变细，残余尿增多。肛门指检、B 型超声检查可鉴别。

3. 精囊炎　精囊炎和慢性前列腺炎多同时发生，除有类似前列腺炎的症状外，还有血精及射精疼痛的特点。

【治疗】

临床以辨证论治为主，应抓住肾虚（本）、湿热（标）、瘀滞（变）三个基本病理环节，分清主次，权衡用药。溺浊病在膀胱，精浊病在心肾，所以本病之源在肾。初病多实，久病多虚。

湿热壅阻、气血壅滞者为实证，以疏导为主；肾阴阳不足者为虚证，以补益为主。

1. 辨证论治

（1）内治

①湿热蕴结证

证候：湿热蕴于精室，尿频、尿急、尿痛，尿道有灼热感，排尿终末或大便时尿道有白浊溢出，会阴、腰骶、睾丸、少腹坠胀疼痛；舌红，苔黄腻，脉滑数。

治法：清热利湿。

方药：龙胆泻肝汤加减。

②气滞血瘀证

证候：病程较长，小腹、会阴、睾丸、腰骶等部位坠胀不适、疼痛，有排尿滴沥不爽之感；尿道灼热涩痛，尿末或大便时尿道滴白；舌暗或有瘀斑，苔白或薄黄，脉沉涩。

治法：活血祛瘀，行气止痛。

方药：前列腺汤或血府逐瘀汤加减。

③阴虚火旺证

证候：病程日久未愈，尿末或大便时有白浊溢出，尿道不适，遗精、早泄或血精，会阴、腰骶隐痛不适，腰膝酸软；伴五心烦热、失眠多梦、阳事易举；舌红少苔，脉细数。

治法：滋阴降火。

方药：知柏地黄汤加减。

④肾阳虚损证

证候：多见于中年人，病程日久未愈，排尿淋沥，受累后尿道即有白色分泌物溢出，腰膝酸痛，阳痿早泄；伴头晕神疲、食欲欠佳、形寒肢冷；舌淡胖，边有齿痕，苔白，脉沉细。

治法：补肾助阳。

方药：右归丸合金锁固精丸加减。

（2）外治

①浸浴疗法：每日用葱归溻肿汤煎水或温开水坐浴浸泡会阴。

②贴膏药：代温灸膏贴关元、中极、肾俞等穴。

③灌肠疗法：可用如意金黄散 10 ～ 30g 温开水调煮成 150 ～ 200mL，保留灌肠，每晚睡前 1 次。

④贴脐疗法：以麝香粉 0.15g 填入脐内，再将白胡椒 7 粒研细末覆盖在上面，白纸封闭，胶布固定，7 日换药 1 次。

2. 其他疗法

（1）针刺疗法　选肾俞、关元、膀胱俞、三阴交等穴，毫针平补平泻，每次 15 ～ 30 分钟，每日或隔日 1 次。

（2）物理疗法　前列腺按摩，7 ～ 10 日 1 次；热水坐浴，每日 1 次；会阴部理疗，每日 1 次。

（3）局部注射疗法　通过前列腺液细菌培养和药敏试验，选择适合的抗生素，经会阴部直接注射到前列腺内。

（4）手术　对于顽固难治、反复不愈且年龄较大的慢性前列腺炎患者，可行前列腺摘除术。

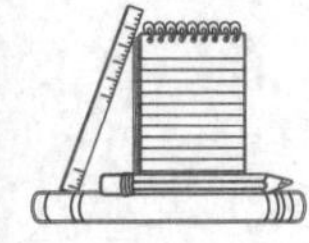

【预防与调护】

1. 节制性生活，适当控制且使性生活有规律，戒除手淫恶习。

2. 宜清淡饮食，禁酒，忌过食肥甘及辛辣、炙煿之品。

3. 劳逸结合，生活规律，不要久坐或长时间骑车。

4. 保持心情舒畅，树立战胜疾病的信心。

项目八　精　癃

【学习目标】

1. 掌握：精癃的诊断和辨证论治。

2. 熟悉：精癃的病因病机及鉴别诊断。

3. 了解：精癃的预防与调护。

精癃相当于西医学的前列腺增生症，是老年男性的常见病之一。其临床特点是尿频，夜尿次数增多，排尿困难，严重者可发生尿潴留或尿失禁，甚至出现肾积水和肾功能不全，进而导致生命危险。本病属于中医学的“癃闭”范畴，现称之为“精癃”。

【病因病机】

中医学认为，本病由于三焦气化失常，上焦肺失宣泄，中焦不能升清降浊，下焦不能摄纳膀胱，则小便不利，发为癃闭。

1. 脾肾两虚　年老脾肾气虚，推动无力，不能运化水湿，痰湿凝聚，阻于尿道而成本病。

2. 气滞血瘀　肝气郁结，疏泄失常，致气血瘀滞，阻塞尿道；或年老之人气虚阳衰，不能运行气血，久之气血不畅，聚而为痰，痰血凝聚于水道；或憋尿过久，败精瘀浊停聚不散，凝滞于溺窍，致膀胱气化失司而发为本病。

3. 湿热蕴结　若水湿内停，郁而化热，或外感湿热，或饮食不节酿生湿热，或恣饮醇酒聚湿生热等，均可致湿热下注，蕴结不散，瘀阻于下焦而诱发本病。

西医学认为，本病是由于前列腺组织细胞增多导致前列腺体积增大，进而压迫尿道前列腺部并出现一系列临床表现。

【诊断】

1. 临床表现　本病多见于50岁以上的老年男性。轻者逐渐出现进行性尿频，以夜间为明显，伴排尿困难、尿线变细，重者排之不出而闭。部分患者由于尿液长期不能排尽，导致膀胱残余尿增多而出现假性尿失禁。在发病过程中，常因劳累、受寒、房事过度、过食辛辣刺激食物、憋尿、便秘等而发生急性尿潴留。严重者可出现肾积水和肾功能不全，进而导致生命危险。有些患者可并发尿路感染、膀胱结石、疝气或脱肛等。

2. 辅助检查　直肠指检发现前列腺常有不同程度的增大，表面光滑，中等硬度而富有弹性，中央沟变浅或消失。此外，可行膀胱尿道造影、膀胱镜及尿流动力学、B型超声、CT等检查以协助诊断。

【鉴别诊断】

1. 前列腺癌　两者发病年龄相似，且可同时存在。但前列腺癌有早期发生骨骼与肺转移的特点；前列腺特异抗原（PSA）和酸性磷酸酶增高；直肠指诊前列腺多不对称，表面不光滑，可触及不规则、无弹性的硬结。盆腔部CT或前列腺穿刺活体组织检查可确定诊断。

2. 神经源性膀胱功能障碍 部分脑神经系统疾病、糖尿病患者可发生排尿困难、尿潴留或尿失禁等，且多见于老年人。神经系统检查常有会阴部感觉异常或肛门括约肌松弛等。用尿流动力学、膀胱镜检查可协助鉴别。

【治疗】

中医治疗以辨病与辨证相结合，以辨证为主。因本病的基本病机为肾虚血瘀，故处方用药应以通为用，温肾益气、活血利尿为治疗原则。临证时可根据具体情况进行辨证施治，或疏肝理气，或清热利湿，或补中益气。

1. 辨证论治

（1）内治

①肺热气壅证

证候：小便不利突然加重或点滴不通；伴咳嗽喘促、咽干口燥、烦渴欲饮、咯痰、呼吸不利；舌红，苔薄黄，脉滑数。

治法：清热宣肺，通调水道。

方药：黄芩清肺饮加减。

②湿热蕴结证

证候：尿频、尿急、尿少而黄，尿道灼热或涩痛，排尿不畅，甚或点滴不通，小腹胀满；伴大便干燥、口苦口干；舌质暗红，苔黄腻，脉滑数或弦数。

治法：清热利湿，消癃通闭。

方药：八正散加减。

③脾肾气虚证

证候：尿频，滴沥不畅，尿线细，甚或夜间遗尿或尿闭不通；伴神疲乏力、气短懒言、腰膝酸软、畏寒肢冷、纳谷不香、面色萎黄、便溏脱肛；舌质淡，苔白，脉沉细无力。

治法：补脾益气，温肾利尿。

方药：补中益气汤加菟丝子、肉苁蓉、补骨脂、车前子等。

④气滞血瘀证

证候：小便努责难出，尿线变细或点滴而下，甚或小便闭塞，点滴全无，会阴少腹胀痛，偶有血尿；舌质暗或有瘀点瘀斑，苔白或薄黄，脉弦或涩。

治法：行气活血，通窍利尿。

方药：沉香散合抵当汤加减。

⑤肾阴亏虚证

证候：小便频数不爽，滴沥不尽，甚至点滴难解；伴午后潮热、夜间盗汗、五心烦热、头晕耳鸣、腰膝酸软、咽干口燥、大便秘结；舌红少津，苔少或剥脱，脉细数。

治法：滋补肾阴，通窍利尿。

方药：知柏地黄丸加丹参、琥珀、王不留行、地龙等。

⑥肾阳虚衰证

证候：排尿困难，滴沥不尽，甚或小便自溢或失禁，小便频数，夜间尤甚，尿线变细，尿程缩短；伴精神萎靡、面色无华、腰膝酸软、畏寒肢冷；舌质淡润，苔薄白，脉沉细。

治法：温补肾阳，通窍利尿。

方药：济生肾气丸加减。

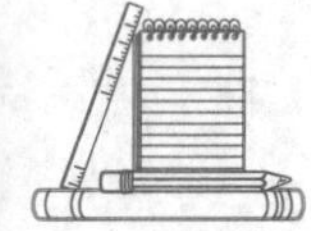

（2）外治 多针对暴闭，小便不通者，为急则治标之法，必要时可行导尿术。

①脐疗法：独头蒜1个，生栀子3枚，净芒硝3g，盐少许。先将生栀子碾成粉末，次入大蒜捣烂如泥敷脐部，外以胶布固定；或以葱白适量捣烂如泥，加少许麝香和匀敷脐部，外用胶布固定；或以食盐250g炒热，布包熨脐腹部，冷后再炒再熨，用于尿闭，待小便解后去药。

②灌肠法：大黄15g，白芷、泽兰各10g，肉桂6g。煎汤150mL，每日保留灌肠1次。

2. 其他疗法

（1）西药治疗　常用的有α-受体阻滞剂，如坦索罗辛、特拉唑嗪、多沙唑嗪等；激素类药物包括5α-还原酶抑制剂，如非那雄胺等；雌激素，如己烯雌酚等；生长因子抑制剂，如通尿灵等。

（2）手术治疗　开放摘除术能将前列腺完全摘除，解除梗阻。但开放手术对患者损伤较大，出血多，危险性亦较大，应严格掌握手术适应证。

（3）前列腺腔内汽化电切术　术式是经尿道用电板将前列腺组织汽化，达到摘除前列腺、解除梗阻的目的。这种手术因其损伤小、出血少、安全、适应证广泛而全球普遍使用。

（4）物理疗法　可选用微波、射频、激光等。

（5）针灸疗法　对于尿潴留患者，实证选膀胱俞、阳陵泉，用泻法；虚证选关元、肾俞、足三里，用补法，并可施用温灸。尿闭者选气海、中极、三阴交、归来，用强刺激。

【预防与调护】

1. 定时排尿，不要憋尿，保持大便通畅。
2. 饮食宜清淡，忌饮酒，少食辛辣刺激性食物。
3. 及时治疗尿路梗阻和感染。
4. 避免受凉，预防感冒。
5. 避免性冲动，节制性生活。
6. 外阴要保持清洁，每日清洗会阴部。

附

血　精

【学习目标】

1. 掌握：血精的辨证论治。
2. 熟悉：血精的临床表现。

血精是指男性排出的精液中含有血液。其临床特点是在性交射精或遗精的精液中肉眼可见混有血液。

本病相当于西医学的精囊炎，常与前列腺炎同时发病。临床上分为急性精囊炎和慢性精囊炎两类，前者较少，后者多见。

【病因病机】

热入精室，损伤血络；或瘀血内停，阻滞血络，血不循经；或脾肾气虚，血失统摄，血溢脉外；或肾阴不足，相火亢旺，精室被扰，迫血妄行，未及化精，血溢脉外，随精而出。

【诊断】

1. 临床表现　主要表现是性交或遗精时射出含血的精液。急性者多呈鲜红色，伴尿急、尿

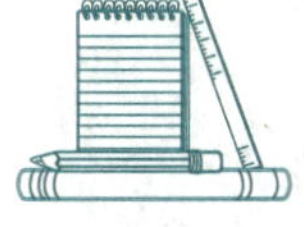

频、尿痛，少腹胀痛伴射精疼痛等。慢性者多表现为血精反复发作，精色暗红，或精液中夹有血丝或血块，伴耻骨区隐痛、会阴部不适，或有性欲减退等。

2. 辅助检查 可见精液中有大量红细胞。B 型超声、CT 和精囊造影可协助诊断，并可与精囊肿物相鉴别。

【治疗】

本病多络损血溢，治疗以止血为要。因其病机有瘀、热、虚之不同，故当辨证施治。

辨证论治

（1）湿热下注证

证候：发热，会阴部红肿疼痛或压痛，腹股沟及小腹、腰背有放射痛；舌质红，苔黄或黄腻，脉滑数。

治法：清热利湿，解毒通络。

方药：龙胆泻肝汤加减。痛甚者，加制乳香、制没药；精囊变硬者，加川贝母、三棱、莪术；会阴部红肿甚者，加蒲公英、野菊花、红花；腹股沟肿胀者，加橘核、荔枝核。

（2）气滞血瘀证

证候：会阴部肿痛，压痛明显，腹股沟及腰背胀痛，入夜尤甚；肛诊精囊肿大质硬，压痛；舌质淡暗，苔黄，脉涩。

治法：疏肝祛瘀。

方药：血府逐瘀汤加减。大便干结者，加生大黄、元明粉；会阴胀痛者，加青皮、川楝子、水蛭；血精甚者，加小蓟、大蓟、地榆炭。

（3）阴虚火旺证

证候：性交或遗精时射出含血精液；伴腰膝酸软、头晕耳鸣、夜梦遗精、心烦咽干；舌红少苔，脉细数。

治法：滋阴降火，凉血止血。

方药：大补阴丸加减。

（4）阳虚痰瘀阻络证

证候：会阴坠胀肿痛不甚，血精，性功能障碍；肛诊精囊肿大，质坚无压痛；舌质淡暗，苔白，脉软无力。

治法：温肾化痰，祛瘀通络。

方药：金匮肾气丸合少腹逐瘀汤加减。便秘者，加厚朴、熟大黄；会阴坠胀甚者，加升麻、黄芪；腰痛甚者，加炮山甲（代）、王不留行。

复习思考

一、单项选择题

1. 子痈是指哪个部位的化脓性疾病（　　）

A. 睾丸及附睾　　B. 阴茎　　C. 尿道

D. 膀胱　　E. 前列腺

2. 囊痈是哪个部位的痈（　　）

A. 阴茎　　B. 阴囊　　C. 睾丸

D. 附睾　　E. 前列腺

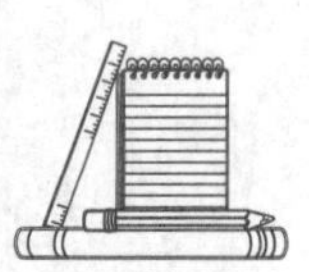

3. 囊痈的主要症状不包括（　　）

A. 恶寒发热　　B. 口干喜凉饮　　C. 小便赤涩
D. 睾丸肿大　　E. 阴囊红肿热痛

4. 子痰相当于西医学的哪种疾病（　　）

A. 附睾炎　　B. 睾丸炎　　C. 附睾结核
D. 前列腺炎　　E. 精囊炎

5. 阴茎痰核的主要临床表现不包括（　　）

A. 阴茎内可扪及硬结　　B. 阴茎勃起时弯曲、疼痛　　C. 会阴部不适
D. 尿痛或尿涩　　E. 尿道流出白浊物

6. 尿石症的临床特点主要包括（　　）

A. 腰腹部绞痛　　B. 血尿　　C. 尿频尿急
D. 尿痛　　E. 以上都是

7. 精浊狭义上主要指哪种疾病（　　）

A. 尿道炎　　B. 膀胱炎　　C. 慢性前列腺炎
D. 乳糜尿　　E. 急性前列腺炎

8. 精癃的主要症状不包括（　　）

A. 排尿困难　　B. 尿频尿急　　C. 尿痛
D. 小腹及会阴部疼痛　　E. 发热

9. 下列哪项不是治疗子痈气滞痰凝证的代表方剂（　　）

A. 小金丸　　B. 左归丸　　C. 二陈汤
D. 抵当丸　　E. 橘核丸

10. 治疗湿热下注型囊痈的代表方药是（　　）

A. 龙胆泻肝汤　　B. 左归丸　　C. 二陈汤
D. 抵当丸　　E. 滋阴除湿汤

二、简答题

1. 何谓子痈？其特点是什么？
2. 囊痈的病因是什么？其症状有哪些？
3. 子痰的特点是什么？该病相当于西医学的哪种疾病？
4. 尿石症的主要临床表现是什么？
5. 何谓精癃？其病因有哪些？
6. 泌尿男性疾病的病因病机有哪些？

扫一扫，查阅
复习思考题答案

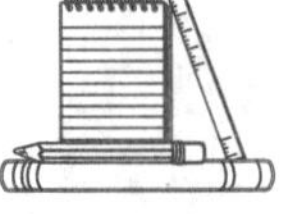

扫一扫，查阅本模块 PPT、视频等数字资源

模块十二 瘿

项目一 概 述

【学习目标】

1. 掌握：瘿的概念与分类；甲状腺疾病的检查方法。
2. 熟悉：瘿病的内治方法。

瘿是指发生在颈前结喉部的肿块，其临床特点是：发病部位在颈前结喉两侧甲状腺部，或为漫肿，或为结块，或有灼痛，多数皮色不变，肿块可随吞咽动作上下移动；亦可伴有烦热、心悸、多汗及月经不调，甚至闭经等症状。瘿病一般分为气瘿、肉瘿、石瘿、瘿痈4种。

宋代陈无择《三因极一病证方论·瘿瘤证治》中较为详细地描述了“五瘿”的分类及临床特点，即“坚硬不可移者，名曰石瘿；皮色不变者，即名肉瘿；筋脉露结者，名筋瘿；赤脉交络者，名血瘿；随忧愁消长者，名气瘿”。

瘿病发于颈前结喉两侧，颈前属任脉所主，任脉起于少腹中极穴之下，沿腹部和胸部正中线直上，抵达咽喉，再上至颏部，经过面部进入两目；颈前也属督脉之分支所过，督脉循少腹直上者贯脐中央，上贯心，入喉；而任督两脉皆系于肝肾，且肝肾之经脉皆循喉咙。所以颈前部位与任、督、肝、肾经关系密切。

本病相当于西医学的甲状腺疾病，女性发病率较高。

【病因病机】

正气不足，外邪积聚于经络、脏腑，或脏腑功能失调，均可导致气滞、血瘀、痰凝，结于颈部而逐渐形成瘿病。

1. 气滞 情志内伤是形成瘿病的一个重要原因。若长期忧思疑虑，抑郁恼怒，情志不畅，使得肝失疏泄，气机郁滞，气郁日久，积聚成形，或气聚血结，或气与痰湿相结，均可导致肿块蕴结于颈前结喉两侧而成瘿，如气瘿。

2. 血瘀 气与血关系密切，气为血之帅，血为气之母。气行则血行，气机郁滞，或气虚推动无力，血不行久必致瘀，形成瘕结肿块，如石瘿。

3. 痰凝 痰是一种病理产物，同时亦是致病因素，其生成与肺、脾、肾、肝关系密切。肺失宣降，脾失健运，肝气郁结、气机不畅，肾火不足、温煦失职、气化失司，皆可导致津液凝聚成痰，结于颈部则为瘿。

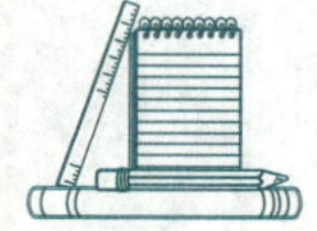

【检查方法】

1. 望诊

（1）头面部　毛发是否稀疏；眼球突出与否；结膜有无水肿、充血；面部表情是否呆滞或呈兴奋状态等。

（2）颈部　患者坐位，医师站在患者对面，嘱患者头向后仰，观察颈部是否漫肿、红肿，甲状腺的大小和对称性。并嘱患者做吞咽动作，观察肿块是否能随吞咽动作向上移动等。

2. 闻诊　测量血压是否正常，脉压是否增大。触到甲状腺肿大时，用听诊器放于肿大的甲状腺上可听到连续性血管杂音。

3. 问诊　发病期间，用过何种药物治疗，效果如何，做过何种检查，有无出汗、心慌、急躁易怒等表现等。

4. 切诊　医师站在患者对面，检查峡部时，用拇指从胸骨上切迹向上触摸。触摸甲状腺侧叶时，一手拇指施压于一侧甲状软骨，将气管推向对侧，另一手食指、中指在对侧胸锁乳突肌后缘向前推挤甲状腺侧叶，拇指在胸锁乳突肌前缘触诊，配合吞咽动作，重复检查，可触及被推挤压的甲状腺。同样的方法可检查另一叶甲状腺。了解甲状腺是否肿大；若肿大，应明确是弥漫性还是结节性；如有结节，则需注意其部位、大小、数目、质地、活动度、压痛及有无波动感等情况。

【治疗】

瘿病的治疗分为药物治疗和手术治疗两大类。对于瘿痈、早期的气瘿、肉瘿及晚期石瘿不适合手术者，可选用药物治疗；对于石瘿应早期诊断，尽早手术治疗；气瘿、肉瘿后期出现压迫症状或伴有甲亢，经药物治疗无效，或疑有恶变者，可考虑手术切除。

1. 理气解郁

证候：肝郁气滞证。发病与精神因素有关，症见结块漫肿软绵，或坚硬如石；伴见急躁易怒、胸胁胀痛、善太息；舌苔薄白，脉弦滑。

方药：逍遥散加减。常用药物有柴胡、川楝子、延胡索、香附、青皮、陈皮、木香、八月札、砂仁、枳壳、郁金等。

2. 活血化瘀

证候：气滞血瘀证。症见肿块色紫坚硬，或肿块表面凸凹不平，推之不移，或肿块表面青筋盘曲或网布红丝，痛有定处，肌肤甲错；舌质紫暗，有瘀点瘀斑，脉涩或沉细。

方药：桃红四物汤加减。常用药物有桃仁、红花、赤芍、丹参、三棱、莪术、泽兰、乳香、没药、土鳖虫、血竭等。

3. 化痰软坚

证候：气郁痰凝证。症见肿块不红不热，按之坚实或有囊性感，胸膈痞闷，女性患者常见月经不调；舌苔腻，脉滑。

方药：海藻玉壶汤加减。常用药物有海藻、昆布、夏枯草、海蛤壳、海浮石、生牡蛎、半夏、贝母、黄药子、山慈菇、白芥子等。

此外，尚有清热化痰、调摄冲任等治法，分别适用于痰火郁结证、冲任失调证等。

项目二　气　瘿

【学习目标】

1. 掌握：气瘿的辨证论治。

2. 熟悉：气瘿的临床表现。

3. 了解：气瘿的预防与调护。

气瘿，因其颈前结喉部漫肿，按之柔软有囊性感，无痛，其内似有积气，可随喜怒而消长，故而得名。俗称“大脖子病”。其临床特点是颈前一侧或两侧漫肿，皮色不变，可随喜怒消长，病程缠绵，既不消散，也不溃破。本病好发于缺碘高原山区，尤以云贵高原和陕西、山西、宁夏等地区居民多见，随着碘盐的普及，该病现已少见。

本病相当于西医学的单纯性甲状腺肿。

【病因病机】

《诸病源候论》谓：“瘿者，由忧恚气结所生，亦曰饮沙水，沙随气入于脉，搏颈下而成之。”说明本病的原因一为忧恚，二为水土。主要由于忧愁愤恨，情志内伤，以致肝脾气逆，脏腑失和而生。其与人的生活地区和所饮水质有关，亦每因情志波动而使肿块消长。故《诸病源候论》又有“诸山水黑土中出泉流者，不可久居，常食令人作瘿病，动气增患”一说。总之，本病的发生与内外各种因素的综合作用有关。外因如平素饮水或食物中含碘不足；内因如情志不畅，忧怒无节，气郁伤肝，思虑伤脾，以致气郁而痰湿内生，结于咽喉而形成本病。此外，产后肾气亏虚，外邪乘虚侵入，亦可引起本病。

西医学认为，本病的病因主要有：缺碘，甲状腺激素合成量不足；甲状腺激素需要量激增；甲状腺素生物合成和分泌障碍。

【诊断】

1. 临床表现

（1）弥漫性甲状腺肿　多见于病程早期，起病缓慢，初起时无明显不适感，甲状腺常有轻中度肿大。早期主要表现为甲状腺弥漫性肿大，腺体表面较平坦，质软不痛，皮色如常，腺体可随吞咽而上下移动，无血管杂音及震颤，也无甲亢或甲减临床症状。

（2）结节性甲状腺肿　多见于病程晚期，甲状腺逐渐发展呈巨大甲状腺肿，并可出现大小不等的结节，呈结节性甲状腺肿。结节不对称，表面光滑，多个大小不等的结节可聚集在一起，表现为颈部肿块，可随吞咽动作上下移动。有的肿块过大而下垂，患者自觉沉重感。若肿块进行性增大，尤其是向胸骨后发展时，则会出现以下各种压迫症状。

①压迫气管：比较常见。自一侧压迫可使气管向对侧移位或变弯曲；自两侧压迫则气管变为扁平，可导致呼吸困难。

②压迫食管：可引起吞咽不适，但不会引起梗阻。

③压迫颈深部大静脉：可引起头部血液回流障碍，出现面部青紫、肿胀及颈胸部表浅静脉扩张。

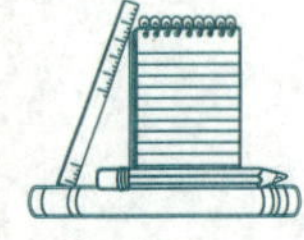

④压迫喉返神经：可引起声带麻痹而致声音嘶哑。

2. 辅助检查

（1）*核素扫描*　可发现一侧或两侧甲状腺内有多个大小不等、功能状况不一的结节。

（2）*B 型超声*　可发现甲状腺内囊性、实质性或混合性多发结节。

（3）*颈部 X 线检查*　可确定气管受压、移位及狭窄情况和胸骨后甲状腺肿及钙化的结节情况。

【鉴别诊断】

1. 肉瘿　肿块多呈半球形，表面光滑，边界清楚，质地柔韧，发展缓慢。

2. 瘿痈　气瘿伴囊肿出血而疼痛时要与瘿痈相鉴别。瘿痈急性发病，甲状腺迅速增大，红肿，灼热，疼痛可牵引至耳后枕部，伴全身发热、咽痛等症状。

3. 石瘿　结节性甲状腺肿需与石瘿相鉴别。石瘿的肿块质地坚硬如石，表面凹凸不平，吞咽时移动受限，甚至推之不移。可伴疼痛，牵引至耳、枕、肩部剧痛；可伴声音嘶哑、呼吸或吞咽困难等。

【治疗】

气瘿是一种内分泌系统疾病，缺碘是其主要原因。一般仅需改变饮食习惯，膳食中配用碘盐或多食海产植物即可。必要时可配合中药治疗，一般采用以疏肝解郁、化痰软坚为主的内治疗法。

1. 辨证论治

（1）*肝郁气滞证*

证候：颈部弥漫性肿大，边缘不清，随喜怒消长，皮色如常，质软无压痛，肿块随吞咽动作上下移动；伴急躁易怒、善太息；舌质淡红，苔薄，脉沉弦。

治法：疏肝解郁，健脾益气。

方药：四海舒郁丸加减。

（2）*肝郁肾虚证*

证候：颈部肿块皮宽质软；伴形寒肢冷、神情呆滞、倦怠乏力、行动迟缓、性欲下降；舌质淡，脉沉细。

治法：疏肝补肾，调摄冲任。

方药：四海舒郁丸合右归饮加减。

2. 其他疗法

（1）青春发育期或妊娠期的生理性甲状腺肿可以不予药物治疗。应多食含碘丰富的海带、紫菜等。

（2）针灸可以取大椎穴、甲状腺周围、太冲穴、合谷穴等，强刺激，不留针。每日 1 次，15 日为 1 个疗程。

（3）对于 20 岁以下的年轻人的弥漫性单纯性甲状腺肿，手术治疗不但妨碍了此时期甲状腺的功能，复发率也很高。可给予小剂量甲状腺素以抑制垂体前叶促甲状腺素的分泌，有较好的疗效。常用剂量为 15 ～ 30mg，每日 2 次，3 ～ 6 个月为 1 个疗程。

（4）地方性甲状腺肿，若有较大的结节，或有恶变的可能，或出现压迫症状，或伴甲状腺功能亢进者，应行甲状腺次全切除术。

【预防与护理】

1. 在本病流行地区除改善水源外，应以碘化食盐（即每千克食盐中加入 5 ～ 10mg 碘化钾）煮菜，作为集体性预防。

2. 经常用海带、紫菜或其他海产品佐餐，尤其是在怀孕期和哺乳期。

3. 平时保持心情舒畅，勿郁怒动气。

项目三　肉　瘿

【学习目标】

1. 掌握：肉瘿的辨证论治。
2. 熟悉：肉瘿的临床表现。
3. 了解：肉瘿的预防与调护。

肉瘿是结喉部较局限而柔韧的肿块。其临床特点是颈前结喉单侧或双侧结块，柔韧而圆，如肉之团，随吞咽动作而上下移动，发展缓慢。本病好发于青年女性及中年人。

本病相当于西医学的甲状腺腺瘤或囊肿，属甲状腺的良性肿瘤。

【病因病机】

本病由于忧思郁怒，气滞、痰浊、瘀血凝结而成。因情志抑郁，肝气郁结，气滞血瘀，或肝旺侮土，脾失健运，痰湿内蕴，痰浊、血瘀随气而行，留注于结喉，聚而成行，即成肉瘿。

【诊断】

1. 临床表现　多发于40岁以下的青壮年，女性较男性为多。多数患者无自觉症状，往往无意中发现颈前肿物。多在结喉正中附近，常为单个肿块，肿块呈圆形或椭圆形，皮色如常，表面光滑，边界清楚，质地柔韧或有囊性感，与皮肤无粘连，按之不痛，可随吞咽动作上下移动，生长缓慢，一般无明显的全身症状。肿瘤直径多在1cm左右，巨大者少见。巨大瘤体可产生邻近器官受压征象，但很少发生呼吸困难和声带麻痹。

有的患者可伴有性情急躁、胸闷、易汗、心悸、月经不调、手部震颤等症状；或出现能食善饥、体重减轻、形体消瘦、神疲乏力、脱发、便溏等甲状腺功能亢进征象。极少数患者发生癌变。

2. 辅助检查　常做B型超声检查，了解颈前肿块的性质、数目、大小等。甲状腺同位素^{131}I扫描多为温结节，囊肿多为冷结节，伴甲亢者多为热结节。

【鉴别诊断】

1. 甲状舌骨囊肿　也为颈部无痛性肿块。但肿块位于颈部正中，位置较低，常在胸锁关节上方，由于和舌骨相连，也可随吞咽而活动。可做伸舌试验，若随伸舌动作上下移动，则为甲状舌骨囊肿。

2. 石瘿　石瘿的肿块质地坚硬如石，表面凹凸不平，吞咽时移动受限，甚至推之不移；可伴疼痛，牵引至耳、枕、肩部剧痛，可伴声音嘶哑，呼吸或吞咽困难等。

【治疗】

一般多采用内治法，以理气解郁、化痰软坚为主。若在应用中药治疗3个月后肿块无明显缩小，或伴有甲状腺功能亢进，或肿块坚硬者，宜考虑手术治疗。

1. 辨证论治

（1）内治

①气滞痰凝证

证候：颈部肿块呈圆形或卵圆形，不红、不热，随吞咽动作上下移动；一般无明显的全身症状，如肿块过大可有呼吸不畅或吞咽不利；伴急躁易怒、胸胁胀闷；苔薄腻，脉弦滑。

治法：理气解郁，化痰软坚。

方药：逍遥散合海藻玉壶汤加减。可酌加黄药子、三棱、莪术、生牡蛎等软坚散结。

②气阴两虚证

证候：颈部肿块柔韧，随吞咽动作上下移动；常伴有急躁易怒、汗出心悸、失眠多梦、消谷善饥、形体消瘦、月经不调、手部震颤等；舌红，苔薄或少苔，脉弦或弦细。

治法：益气养阴，软坚散结。

方药：生脉散合海藻玉壶汤加减。

（2）外治　乌梅与甘遂 2∶1，共研末，每 30g 混合末加入麝香 0.05g，用醋调糊，敷贴于患处，每日 1 次，连用 1 ～ 2 个月。

2. 其他疗法

（1）手术治疗　肉瘿多个结节，伴有甲状腺功能亢进者，或近期肿块增大较快，有恶变倾向者，应及时考虑手术治疗。囊内出血者可在 B 型超声引导下行穿刺抽吸治疗。

（2）针灸治疗

①取定喘穴，隔日针刺 1 次，连针 15 次。

②沿甲状腺周围针刺，强刺激，不留针，每日或隔日 1 次，连续 15 ～ 30 日。

【预防与护理】

1. 保持心情舒畅，避免忧思郁怒。

2. 手术时注意止血，预防喉痉挛的发生。

项目四　石　瘿

【学习目标】

1. 掌握：石瘿的辨证论治。
2. 熟悉：石瘿的临床表现。
3. 了解：石瘿的预防与调护。

瘿病颈前结块，坚硬如石，不可移动者，称为石瘿。其临床特点是颈部结喉两侧结块，坚硬如石，高低不平，不能随吞咽动作而上下移动，或推之不动等。本病好发于 40 岁以上的中年人。

本病相当于西医学的甲状腺癌。

【病因病机】

由于情志内伤，肝气郁滞，脾失健运，痰湿内生，以致气郁、痰湿、瘀血凝滞颈部而成；亦可由肉瘿日久转化而来。

【诊断】

1. 临床表现

（1）多见于40岁以上者，女性多于男性，或既往有肉瘿病史。

（2）初期，甲状腺部位肿块较小，不易发觉，一经发现肿块即质地坚硬，表面凹凸不平，吞咽时移动受限，甚至推之不移。也有由肉瘿多年不愈，颈前多年存在的肿块突然增大变硬，恶变而来。可伴有疼痛，若颈丛神经浅支受侵，则耳、枕、肩部剧痛。若肿块压迫，引起喉头移位或侵犯喉部神经时，可引起呼吸或吞咽困难，甚或发生声音嘶哑。若侵蚀气管造成溃疡时，可有咳血。颈部静脉受压时可发生颈部静脉怒张与面部浮肿。

（3）本病发生的淋巴结转移较为常见，有时颈部出现淋巴结肿大，这往往是一些微小而不易触及的乳头状腺癌的最初体征。血行转移多出现在肺和骨髓，后者常可引起病理性骨折。

2. 辅助检查　甲状腺同位素 ^{131}I 扫描多显示甲状腺肿物为凉结节（或冷结节）；还可进行B型超声、CT检查，显示甲状腺肿物质地不均，内有钙化，边缘不整。必要时可行穿刺活检以助确诊。

【鉴别诊断】

1. 气瘿（结节性甲状腺肿）　多数表现为双侧腺叶弥漫性肿大，有多个大小不等的结节，表面光滑,B型超声检查多为囊性，可有明显钙化区，肿物很少产生压迫症状，即使很大也可活动。

2. 肉瘿　颈前结喉一侧或双侧结块，柔韧而呈圆形或卵圆形，边界清楚，触之表面光滑，能随吞咽动作而上下移动。

【治疗】

石瘿为恶性肿瘤，一旦确诊，宜早期手术切除。内治以行气活血，化痰抗癌为大法。

1. 辨证论治

（1）内治

①痰瘀内结证

证候：颈部结块增大较快，坚硬如石，高低不平，推之不移；但全身症状尚不明显；舌暗红，苔薄黄，脉弦。

治法：解郁化痰，活血消坚。

方药：海藻玉壶汤合桃红四物汤加白花蛇舌草、三棱、莪术、山慈菇、蛇六谷、石见穿等。

②瘀热伤阴证

证候：石瘿晚期，或溃破流血水，或颈部以外处发现转移性结块，或声音嘶哑；伴体倦形瘦；舌质紫暗，或见瘀斑，脉沉涩。

治法：和营养阴。

方药：通窍活血汤合养阴清肺汤加减。

（2）外治　局部可外用冲和膏、阳和解凝膏、阿魏化痞膏，每日或2日换1次。

2. 其他疗法　石瘿一旦确诊后，宜早期手术切除，以求根治。但未分化癌不宜手术切除，因手术可加速癌细胞的血行扩散，治疗以放射疗法为主。

【预防与护理】

1. 甲状腺结节患者应定期检查。

2. 肉瘿患者久治不愈或结节迅速增大变硬，宜及早手术切除。

3. 保持心情舒畅，树立战胜疾病的信心。

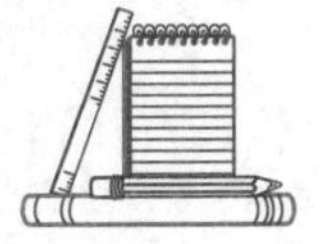

项目五　瘿　痈

【学习目标】

1. 掌握：瘿痈的辨证论治。
2. 熟悉：瘿痈的临床表现。
3. 了解：瘿痈的预防与调护。

瘿痈是颈前结喉两侧急性炎症性肿块疾患。其临床特点是结喉两侧结块，红肿，灼热，疼痛可牵引至耳后枕部；常伴有发热、头痛等症状。

本病相当于西医学的急性或亚急性甲状腺炎。

【病因病机】

本病多因风温、风火客于肺胃，内有肝郁胃热，积热上壅，夹痰蕴结，以致气血凝滞而成。

【诊断】

1. 临床表现　本病多见于中年女性，起病前多有感冒、咽痛等病史。

颈部肿胀多突然发生，肿块迅速增大，边界不清，色红灼热，疼痛可牵引至耳后枕部，颈部活动或吞咽时疼痛加重，伴发热、恶寒等，严重者可有声嘶、气促、吞咽困难。少数患者可出现寒战、高热，结块处跳痛而化脓，成脓后可出现波动感。

2. 辅助检查　急性期白细胞总数及中性粒细胞比例增高，血沉加快，免疫球蛋白可升高。甲状腺超声探测有助于诊断。

【鉴别诊断】

1. 颈痈　发病在颈部两侧，儿童多见。皮色渐红，肿痛灼热，部位局限，易脓易溃。

2. 锁喉痈　急性发病，颈部弥漫性红肿热痛，甚则张口困难、汤水难下，全身症状较危重。

【治疗】

本病以内治为主，宜疏肝清热、化痰散结。

1. 辨证论治

（1）内治

①风热痰凝证

证候：局部结块，疼痛明显；伴恶寒发热、头痛、口渴、咽干；苔薄黄，脉浮数或滑数。

治法：疏风清热，化痰消肿。

方药：牛蒡解肌汤加减。

②气滞痰凝证

证候：肿块坚实，轻度作胀，重按才感疼痛，其痛牵引耳后枕部，或有喉间梗塞感，痰多；一般无全身症状；苔黄腻，脉弦滑。

治法：清肝理气，化痰散结。

方药：柴胡清肝汤加减。

（2）外治

①初期宜用箍围药，如金黄散、四黄散、双柏散，水或蜜调制外敷，每日1～2次。

②成脓宜切开排脓，八二丹药线引流；脓尽后外用生肌散，以促进收口愈合。

2. 其他疗法 若高热和中毒症状严重者应配合抗生素治疗，并辅以必要的支持疗法。

【预防与调护】

1. 加强体育锻炼，增强机体抵抗力，减少上呼吸道感染的发生。
2. 保持心情舒畅，少食辛辣之品。
3. 病重者宜卧床休息，注意保持呼吸道通畅。

复习思考

一、单项选择题

1. 气瘿、肉瘿、石瘿的总称是（　　）

A. 瘰疬　B. 瘿病　C. 痰核

D. 失荣　E. 乳岩

2. 以下哪项是肉瘿的主要特点（　　）

A. 肿块坚硬如石

B. 肿块柔软，随喜怒消长

C. 肿块溃破，脓水淋漓

D. 肿块边界不清，推之不动

E. 肿块皮色不变，漫肿无头

3. 石瘿的肿块一般具有什么特点（　　）

A. 柔软光滑，可随吞咽上下移动

B. 质地较硬，或有结节

C. 边界不清，与周围组织粘连

D. 皮肤红肿热痛

E. 肿块溃破后脓水清稀

4. 以下哪项是气瘿的主要病因（　　）

A. 痰浊凝结　B. 瘀血阻滞　C. 肝气郁结

D. 热毒壅盛　E. 脾肾阳虚

5. 肉瘿的治疗原则主要是（　　）

A. 疏肝解郁，化痰散结　B. 活血化瘀，软坚散结　C. 清热解毒，消肿散结

D. 温阳散寒，化痰散结　E. 益气养血，扶正祛邪

二、简答题

1. 简述瘿病的主要病因病机。
2. 简述气瘿的临床表现。
3. 简述肉瘿的诊断及辨证论治。
4. 简述石瘿的鉴别诊断。
5. 简述瘿痈的辨证论治。

扫一扫，查阅复习思考题答案

模块十三　周围血管疾病

扫一扫，查阅本模块 PPT、视频等数字资源

项目一　概　述

【学习目标】

1. 掌握：周围血管疾病的诊疗要点。

2. 了解：周围血管疾病的常见症状及体征。

周围血管疾病是指发生于心、脑、肾等脏器组织血管以外的血管疾病。其可分为动脉病和静脉病，动脉病包括血栓闭塞性脉管炎、动脉硬化性闭塞症、糖尿病动脉闭塞症、动脉栓塞、多发性大动脉炎、动脉瘤等，另外还包括肢端动脉舒缩功能紊乱疾病，如雷诺综合征、红斑性肢痛症等；静脉病包括血栓性浅静脉炎、深静脉血栓形成、深静脉瓣膜功能不全、静脉曲张等。

中医学称周围血管为“经脉”“脉管”，故将周围血管疾病统称为“脉管病”。

【常见症状及体征】

1. 疼痛　肢体疼痛是周围血管疾病的常见症状，包括间歇性疼痛、持续性疼痛（静息痛）。其主要原因有动脉供血不足、静脉回流障碍、血液循环异常等。

（1）间歇性疼痛　主要有运动性疼痛，是指伴随运动所出现的不适症状，包括供血不足部位所出现的怠倦、钝痛、紧张或压迫感、痉挛性疼痛或锐痛。发生于下肢的运动性疼痛又称为间歇性跛行，表现为患者以一定速度行走一定距离后，下肢的某个部位出现酸胀感及痉挛感，迫使患者停步，休息 1 ～ 5 分钟后症状缓解或消失。再次行走又出现同样的症状。从开始行走到出现疼痛的距离称为跛行距离；从出现疼痛后休息到疼痛缓解的时间称为缓解时间。出现间歇性跛行的动脉闭塞性疾病常见的有血栓闭塞性脉管炎、动脉硬化性闭塞症、糖尿病足和大动脉炎性狭窄等，其他如动脉创伤、受压、动脉栓塞和动静脉瘘等。

（2）持续性疼痛（静息痛）　指肢体在静止状态下产生的疼痛，疼痛持续存在，尤以夜间为甚。持续性疼痛的发生常提示病变及缺血的程度均已加重，已接近失代偿的程度。

动脉急性或慢性闭塞都可因供血障碍引起缺血性神经炎而使肢体持续性疼痛。疼痛表现为持续性钝痛伴有间歇性剧烈刺痛，可向肢体远端放射，并有麻木、厥冷或烧灼、蚁行、针刺等感觉异常。症状常夜间加重，患者须抱膝而坐借以缓解疼痛。当肢体因缺血引起营养障碍性溃疡或坏疽时，也常伴有局部持续性剧烈的疼痛。营养障碍性静息痛的特点：疼痛剧烈、持续，有时可有短暂的间歇期，数分钟后再发，严重影响睡眠，肢体下垂时可略减轻疼痛。

静脉性静息痛的疼痛程度较动脉性为轻，常伴有静脉回流障碍的其他表现。并可因平卧休息或抬高患肢而缓解。

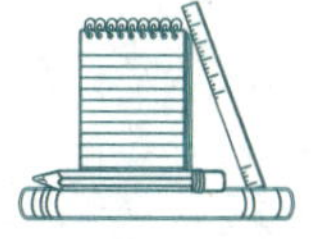

2. 皮肤温度异常 肤温变化主要取决于肢体的血流量。动脉闭塞性病变多为肢端寒冷，闭塞程度越重，距离闭塞平面越远，寒冷越明显。静脉病变多为下肢潮热感，下垂时更明显。

3. 皮肤颜色异常 供血不足或血管舒缩失常而致的皮色改变包括苍白、紫绀和潮红等。静脉瘀血时，渗出于血管外的红细胞崩解可造成色素沉着。某些血管疾病以皮肤颜色改变为主要临床表现，如雷诺病，由于指（趾）小动脉和毛细血管阵发性收缩和扩张而产生指（趾）阵发性发白、发紫和发红。

4. 感觉异常 周围血管疾病所发生的感觉异常除疼痛外，还有潮热和寒冷、倦怠感、麻木、针刺或蚁行感等。

5. 肢体增粗或萎缩 肢体肿胀多发生于下肢，静脉瘀滞性肿胀一般为凹陷性水肿，按之较软，愈向远侧愈明显，多伴色素沉着、皮下组织炎症和纤维化、“足靴区”溃疡等，如深静脉血栓形成、下肢深静脉瓣膜功能不全、下肢静脉曲张等。

肢体或趾（指）变细、瘦小、萎缩均是由于局部动脉血液供应不足，长期缺乏必要的营养，加之由于疾病造成机体疼痛等限制患肢活动诸因素所造成。萎缩是慢性动脉功能不全的重要体征。

6. 溃疡和坏疽 缺血性溃疡由动脉病变引起，由于动脉闭塞病变影响皮肤血液循环，以致组织缺氧而形成溃疡。淤积性溃疡多由静脉病变引起，常见于下肢静脉曲张和下肢深静脉瓣膜功能不全，静脉血液回流障碍导致局部郁积性缺氧，从而并发溃疡。

肢体出现坏疽病灶，提示血液循环供应局部的营养不足以维持静息时组织的代谢需要，以致发生不可逆的变化。如无继发感染，坏疽区因液体蒸发和吸收，可形成“干性坏疽”；如并发感染则形成“湿性坏疽”，坏死组织受细菌作用而崩解、化脓，有恶臭。

【检查方法】

周围血管疾病患者应重点检查皮肤温度、皮肤颜色、肢体营养状况、肢体是否肿胀增粗或萎缩、有无肿块、有无溃疡或坏疽等。周围血管疾病的检查包括两大类，即临床检查和辅助检查。

1. 临床检查 临床检查包括常见的物理学检查（如皮肤温度、营养状态、血管搏动等）和血管功能试验。

（1）*皮肤温度测定* 测定皮温的方法有扪诊法、半导体或数字皮温计、红外线热像仪等。测定皮温时应对比同一平面两侧肢体的温度差别。当某处皮温较对侧及同侧其他部分明显降低时（相差大于2℃），则提示该处动脉血流减少，可见于动脉栓塞、慢性动脉闭塞性疾病；若某处皮温较对侧或同侧其他部位明显升高，则提示该部动脉或静脉血流量增加，如深静脉血栓形成、红斑性肢痛症、动静脉瘘等。

（2）*营养状况检查* 检查营养状况应重点观察肢体皮肤及附件、肌肉有无营养障碍的表现，如皮肤松弛、变薄、脱屑，汗毛稀疏、变细或脱落，趾（指）甲生长缓慢、变脆、增厚，出现甲嵴、嵌甲，以及肌肉萎缩等。

（3）*动脉搏动和血管杂音听诊* 为检查动脉性疾病的重要方法，受检动脉为桡动脉、尺动脉、肱动脉、股动脉、腘动脉、足背动脉、胫后动脉。检查时应注意感测动脉搏动的强度、动脉的性质（如硬度、有无弯曲、结节、震颤）、血管杂音的部位及强度等。

（4）*血管功能试验* 常用的血管功能试验包括以下七种。

①皮肤指压试验：用手指压迫指（趾）端或甲床，观察毛细血管充盈时间，可了解肢端动脉血液供应情况。正常人指（趾）端饱满，皮肤呈粉红色。压迫时局部呈苍白色，松开后毛细

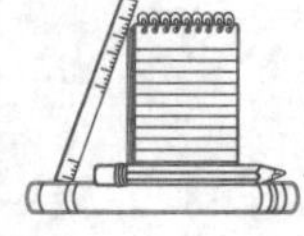

血管可在 1 ～ 2 秒充盈，迅速恢复为粉红色。如充盈缓慢，延长至 4 ～ 5 秒后恢复原来的皮色，或皮色苍白或紫绀，表示肢端动脉血液供应不足。

②肢体位置试验：患者仰卧床上，显露双足达踝以上直至膝部，观察足部皮肤颜色。随即使患者两下肢直伸抬高，髋关节屈曲 70° ～ 80°，保持该位置约 60 秒钟后进行观察。检查上肢时，坐位或立位，两上肢伸直高举过头部。血液循环正常时，足趾、足底或手掌保持淡红色或稍发白。当动脉血液供应障碍时，可呈苍白或蜡白色。如肢体抬高后皮肤颜色改变不明显，可使患者抬高的两足反复屈伸 30 秒或两手快速握松 5 ～ 6 次后再观察。抬高后肢体苍白的程度与动脉血供减少的程度成正比，苍白的范围随动脉病变的位置而异。最后，患者坐起，两小腿和足下垂床沿或两上肢下垂于身旁，再观察皮肤颜色的改变。正常人在 10 秒钟内可恢复正常。动脉血循环有障碍者恢复时间可延迟至 45 ～ 60 秒或更长，且颜色不均，呈斑块状。下垂位后正常人的足部浅表静脉应在 15 秒钟内充盈，如时间延长，也提示动脉血液供应不足。若肢体伴有浅静脉曲张，下垂试验则无价值。

③运动试验：间歇性跛行是慢性动脉供血不足的特征性表现，间歇性跛行距离和时间与缺血的程度相关，临床上常以此作为反映病情程度和疗效的指标。测定方法为患者以一定速度（60 ～ 80 步 / 分）行走，直到出现症状，该段时间为跛行时间，所行距离为跛行距离。

④大隐静脉瓣膜功能试验：可检查大隐静脉瓣膜的功能。患者平卧，高举下肢，使浅静脉血向心回流，在大腿根部、卵圆窝平面远方扎止血带，其紧张度以能够压迫大隐静脉，但不致影响动脉血流和深静脉回流为标准。让患者站立，10 秒钟内释放止血带，如浅静脉超过 30 秒而逐渐充盈者，属正常情况；如血柱自上而下立即充盈大隐静脉及分支，提示大隐静脉瓣膜功能不全。如患者站立，保持止血带压迫的情况下，在其远端某一部位迅速出现扩张静脉，提示血液通过小隐静脉或功能不全的交通支反流至浅静脉。

⑤深静脉通畅试验：患者站立，在大腿上 1/3 处扎止血带以压迫大隐静脉，交替屈伸膝关节 10 余次。如深静脉通畅，交通支瓣膜功能健全，小腿肌肉泵的作用将使血液流入深静脉而浅静脉瘪陷，下肢无发胀感觉。如深静脉通畅而大隐静脉和交通支瓣膜功能不全，浅静脉血液在运动时也能流入深静脉，一旦运动停止，浅静脉立即充盈血液。如深静脉不通，交通支瓣膜功能不全，则在运动时浅静脉将愈加扩张，小腿有胀痛感。

⑥直腿伸踝试验和压迫腓肠肌试验：二者均为小腿深静脉血栓形成的体征。直腿伸踝试验方法为：患者仰卧，膝关节伸直，小腿略抬高。检查者手持足部用力使膝关节背屈，牵拉腓肠肌。如小腿后部明显疼痛，属阳性反应，这是腓肠肌受牵拉后压迫深部静脉血栓或有炎症的静脉所致，常伴有腓肠肌饱满和紧张感。压迫腓肠肌试验方法为：患者仰卧屈膝，足跟平置检查台上，检查者用手指按触腓肠肌深部组织。如发现增厚、浸润感和疼痛，即属阳性。

⑦冷水试验和握拳试验：这两项试验可诱发雷诺病患者出现苍白→紫绀→潮红→复常的皮色改变。冷水试验方法：将手指或足趾放入 4℃左右的冷水中 1 分钟，然后观察皮色有无上述改变。握拳试验方法：两手紧握 1 分钟后，弯曲状态下放开，观察有无皮色改变。

2. 辅助检查　周围血管疾病常用的辅助检查包括理化检查、无损伤检查和影像学检查等。

（1）理化检查　常用的理化检查有血液流变、血脂、血凝等。

①血液流变检查：检测指标有血细胞比容（HCT）、全血黏度（BV）、全血还原黏度、血浆黏度（PV）、纤维蛋白原（FG）、血细胞沉降率、红细胞电泳时间等，这些指标可反映血液流变学的变化。血栓闭塞性脉管炎、动脉硬化闭塞症、多发性大动脉炎等常伴有血液流变学的异常，多表现为全血黏度和全血还原黏度、血浆黏度等不同程度升高。在血栓形成疾病中，还可以表

现为红细胞电泳时间延长和纤维蛋白原升高等。

②血凝检测：检测指标有出血时间（BT）、血小板计数（BPC）、血小板黏附时间（PAdT）、血小板聚集时间（PAgT）、凝血时间（CT）、血浆凝血酶原时间（PT）、活化部分凝血活酶时间（APTT）、凝血酶时间（TT）、血浆纤维蛋白原（FG）定量测定、纤维蛋白原降解产物（FDP）、D-二聚体（D-dimer）测定等。还有一些特殊指标，如各凝血因子活性及抗原性测定、纤溶系统指标等。血凝检测能够提示机体的凝血状态，血栓性疾病患者往往表现为凝血功能亢进，而出血性疾病患者则多表现为凝血功能减弱。血凝指标的检测不仅有利于疾病的诊断，而且对血栓性疾病的治疗效果还具有重要的评价作用。

③血脂监测：检测指标有血清甘油三酯、总胆固醇、高密度脂蛋白、低密度脂蛋白、载脂蛋白等。血脂异常是动脉粥样硬化的重要原因之一，因此周围血管疾病患者大多存在血脂的异常。而在疾病治疗过程中，对于血脂的控制也越来越受到关注。

（2）无损伤性检查　临床常用彩色多普勒超声、连续波多普勒超声、节段血压及压力指数测定等。

①彩色多普勒超声：可观察血管内径、血管壁有无连续中断、管腔有无狭窄、血管走行及形态等。该检查直观且操作简单，可重复性好。对于血管阻塞性疾病具有较高的诊断价值。

②连续波多普勒超声：通过对外周血管的体表听诊及波形描计来判断外周血管的通畅性及血流方向等，从而判定是否存在静脉反流性疾病。其优势在于无创伤，操作简便，可反复操作。

③节段血压及压力指数测定：通过对肢体不同节段血压和压力指数的测定，来判定肢体动脉是否存在狭窄或闭塞，并初步评价阻塞部位和程度。不仅应用于疾病诊断，而且还是评价疾病治疗效果的重要指标。同时结合影像学检查，还可对确定动脉阻塞性疾病的手术方式有一定的指导意义。压力指数是指下肢不同部位的血压与肱动脉血压的比值，正常情况下测量下肢动脉压应首先测量双侧踝压，得到踝肱指数（踝动脉收缩压 / 肱动脉收缩压）。通过测定不同节段的压力对评价血管的病变有一定的帮助。通常情况下相邻节段压力差不应大于 20mmHg，若压力差大于 30mmHg，则认为相邻动脉节段存在闭塞性病变。

（3）影像学检查　常用X线平片检查、数字减影血管检查（DSA）、核磁共振血管造影（MRA）、计算机扫描血管三维成像（CTA）等。

① X 线平片检查：可初步判定血管病变的位置、大小、范围，以及血管病变所引起的周围或病变血管所供组织器官的继发病变。其缺点是显示血管及周围组织的对比度和清晰度有一定的局限。

②数字减影血管造影：通过造影剂在血管中显影，直接观察血管的通畅性及走行，其结果是目前公认的血管疾病诊断的"金标准"。血管造影技术目前还是重要的治疗手段，在动态观测的状态下进行必要的介入治疗。

③核磁共振血管造影：使外周血管造影更加简便快捷，临床上可选择应用于疾病诊断。

④计算机扫描血管三维成像：通过逐层扫描病变血管，经计算机软件重建成三维图像，使病变部位更清晰、更直观，对疾病的诊断有重要帮助。

【病因病机】

周围血管疾病的病因可分为内因与外因两大类。外因包括外感六淫、特殊毒邪、外伤等；内因包括饮食不节、七情内伤、脏腑经络功能失调、劳伤虚损等。

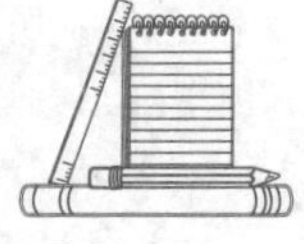

周围血管疾病的病机特点是血瘀。血管是血液运行的通路，必须保持畅通无阻，才能保证血液的正常运行。在疾病发展过程中，血脉瘀滞不仅是病理演变的结果，而且是疾病进一步发展的病理因素。在分析病机变化时，应注意邪、虚、瘀三者相互影响、互为因果的关系。其中邪既可以是外因，也可以是血瘀后的病理产物（如瘀血、痰浊、水湿）；虚既是受邪的条件，也可能是血瘀损伤正气的结果；瘀往往是因邪而致，也有的是因虚而成。所以在邪、瘀、虚的病理变化过程中，可以出现多种多样血管病变的临床证候。

虽然血管病变多数在血管的某一局部，但与脏腑气血有密切的关系。因为脏腑功能失调则会出现运血无力，统摄无权，疏泄失常，使血液不能正常运行而发生病变；反之，血脉瘀阻也会使各脏腑失去濡养而虚损。气血的虚衰与血管病变有直接的因果关系。此外，在周围血管病的诊治中，应重视禀赋不耐、遗传因素、冲任失调等致病因素。

【治疗】

1. 内治法　周围血管疾病虽然病因有寒、湿、热之有余，或气、血、阴、阳之不足，但血瘀是本病的基本病机。《素问·阴阳应象大论》曰："血实宜决之。"《素问·至真要大论》云："疏其气血，令其条达，而致和平。"因此，活血化瘀是周围血管疾病的总治则。应用活血化瘀还必须结合病证的寒、热、虚、实特点，灵活应用理气活血化瘀、益气活血化瘀、散寒活血化瘀、清热活血化瘀、祛湿活血化瘀、补血活血化瘀等治法。

（1）理气活血化瘀　适用于肝郁气滞血瘀的周围血管疾病患者，尤宜于病情随情志刺激而变化者，或平素情志忧郁者。

（2）益气活血化瘀　适用于气虚血瘀证，血瘀证多伴病久气短，心悸，体倦乏力，纳差，舌淡苔白，脉虚弱无力等；常见于动脉狭窄、闭塞性疾病和深静脉血栓形成及血栓性深静脉炎的后期。

（3）散寒活血化瘀　用温热药物配合活血化瘀药物，解除寒凝，促使经脉疏通，血活瘀化。①温经通阳活血化瘀法：适用于外寒客络血瘀证，主要表现除有血瘀征象外，尚伴局部肤色苍白、发凉，疼痛得热则缓，舌淡紫，苔白润，脉沉紧等；常见于动脉狭窄、闭塞或痉挛性疾病的早期。②补阳益气活血化瘀法：适用于阳虚内寒血瘀证，除有上述表现外，还伴腹胀便溏，腰膝逆冷，小便频数或不利，阳痿，脉沉细等；常见于动脉狭窄、闭塞性疾病的后期。

（4）清热活血化瘀　在应用清热活血化瘀法时，必须分清热之虚实，灵活应用清热凉血活血化瘀、清热解毒活血化瘀、养阴清热活血化瘀法。①清热凉血活血化瘀法：适用于血热血瘀证，主要表现为血瘀证，伴患部皮肤发红、灼热，瘀斑色红或紫，舌红绛，脉数等；常见于急性血栓性深、浅静脉炎。②清热解毒活血化瘀法：适用于热毒瘀滞证，主要表现为血瘀证，伴局部溃疡，舌红，苔黄厚而干，脉弦滑数等；常见于动脉狭窄、闭塞性疾病坏疽的早期。③养阴清热活血化瘀法：适用于阴虚血瘀证，主要表现除有血瘀征象外，多病程较长，局部发热恶凉亦恶热，伴五心烦热，咽干口燥，舌红少苔，脉细数等；常见于动脉狭窄、闭塞性疾病的后期。

（5）祛湿活血化瘀　因湿为阴邪，易阻遏气机而致血瘀。应用祛湿活血化瘀治法时，必须分别病情，灵活运用清热利湿活血化瘀、健脾利湿活血化瘀、温肾利湿活血化瘀法。①清热利湿活血化瘀法：适用于湿热瘀滞证，主要表现为血瘀证，伴患肢肤红灼热，水肿，或疮面湿烂，舌红，苔黄腻，脉滑数等。②健脾利湿活血化瘀法：适用于脾虚湿瘀证，主要表现为患肢水肿，全身倦怠，脘腹胀满，大便清稀，舌苔白腻，脉濡缓等。③温肾利湿活血化瘀法：适用于肾虚湿瘀证，主要表现为患肢水肿，肤冷，全身畏寒，舌淡，苔白润或腻，脉沉弱等。以上各证常见于深静脉血栓形成及深静脉回流障碍病。

（6）补血活血化瘀　适用于血虚血瘀证，主要表现为血瘀证，病久且伴头晕，心悸，面色萎黄或苍白，唇爪色淡，舌淡，脉细等；常见于动脉狭窄、闭塞性疾病的早期或后期。

根据辨证论治的原则，针对患者的不同疾病及疾病的不同阶段，还常用温经散寒、清热利湿、清热解毒等治法。

2. 外治法 根据周围血管疾病的病情，可适当选用熏洗、箍围、浸渍、热烘等外治法。

对周围血管疾病坏疽的清创处理，必须注意患肢的供血情况。清创必须在全身状况得到改善的条件下进行。清创的基本原则：急性炎症期不做清创处理，炎症控制后适当清除坏死组织，在坏死组织的界限清楚后彻底清创。常用的清创方法有“鲸吞法”与“蚕食法”。所谓“鲸吞法”，即在麻醉下将坏死组织自坏死组织与存活组织分界处进行清除。所谓“蚕食法”，就是在换药时视具体情况逐渐地将能清除的坏死组织清除。“蚕食”坏死组织时可应用化腐生肌中药，这些药物应用得当，可以起到祛腐生新的作用。

3. 介入、手术疗法 在周围血管疾病病情允许的情况下，可运用介入、手术方法治疗，可获得比较满意的临床效果。

项目二 股 肿

【学习目标】

1. 掌握：股肿的辨证。
2. 熟悉：股肿的治疗。
3. 了解：股肿的预防与调护。

股肿是指血液在深静脉血管内发生异常凝固而引起静脉阻塞、血液回流障碍的疾病。其临床特点为好发于下肢髂股静脉和股静脉，肢体肿胀、疼痛、局部皮温升高和浅静脉怒张，严重者可并发肺栓塞而危及生命。

本病相当于西医学的下肢深静脉血栓形成。

【病因病机】

本病主要因产后或创伤长期卧床，以致肢体气血运行不畅，气滞血瘀，瘀血阻于脉络，脉络滞塞不通，营血回流受阻，水津外溢，聚而为湿而发病。

1. 血脉损伤 手术、跌仆损伤等可直接损伤人体，使局部气血凝滞，瘀血流注于下肢而发病。如清代唐容川《血证论》曰：“瘀血流注，亦发肿胀，乃血变成水之证。”

2. 久卧伤气 因长期卧床或产后，肢体气机不利，气滞血瘀于经脉之中，营血回流不畅而发病。如清代吴谦《医宗金鉴》曰：“产后闪挫，瘀血作肿者，瘀血久滞于经络，忽发则患肢木硬不红微热。”

3. 气虚血瘀 多因肥胖、年老、瘤岩等使患者气血虚弱，气为血之帅，气虚则无力推动营血运行，下肢又为血脉之末，故易发生血脉阻塞。

西医学认为，静脉管壁结构改变、血流滞缓和血液成分变化是静脉血栓形成的基本因素。而外伤、手术、分娩、肿瘤等则为直接诱发本病的重要因素。

【诊断】

1. 临床表现 股肿多见于产后、肢体外伤、肿瘤等的长期卧床患者，以及其他血管疾病、各种手术、血管内导管术者。主要表现为单侧下肢突发性、广泛性粗肿、胀痛，行走不利，可

伴低热。后期可出现浅静脉曲张、扩张，肢体轻度浮肿，小腿色素沉着及臁疮等。

（1）小腿深静脉血栓形成　肢体疼痛是其最主要的临床症状之一。肢体肿胀以踝及小腿部为主，行走时加重，休息或平卧后减轻，腓肠肌压痛，一般无全身不适。直腿伸踝试验阳性。

（2）髂股静脉血栓形成　临床特征是突发性、广泛性的单侧下肢粗肿。一般患肢的周径可较健侧增粗 5 ～ 8cm。全下肢胀痛明显，以患肢的髂窝、股三角区疼痛尤甚，甚至可连及同侧腰背部或会阴部。站立时加重，平卧时减轻。伴有发热，体温 37 ～ 38℃。初期主要是表浅静脉的网状扩张，后期可在患侧的下腹部、髋部、会阴部出现曲张的静脉。

（3）混合性深静脉血栓形成　常发于手术后，临床表现兼具小腿深静脉和髂股静脉血栓形成的特点。血栓起源于小腿肌肉内的腓肠静脉丛，顺行性生长，蔓延扩展至整个下肢主干静脉，或由原发性髂股静脉血栓形成逆行扩展到整个下肢静脉者，以前者较为多见。

必须注意的是，本病早期，即可出现肺动脉栓塞和急性股动脉痉挛（疼痛性股蓝肿）两种危重的并发症。

（4）深静脉血栓形成后遗症　表现为肢体远端静脉高压、瘀血而产生的肢体肿胀、浅静脉曲张、色素沉着、溃疡形成。这是由于深静脉血栓形成的后期血液回流障碍，或血栓机化再通后静脉瓣膜被破坏，血液倒流，回流不畅所致。

2. 辅助检查

（1）放射性核素静脉造影、纤维蛋白原试验、多普勒血流和体积描记仪检查，有助于明确患肢血液回流和供血情况。

（2）静脉造影可判断有无血栓及其范围、形态，以及侧支循环情况。

【鉴别诊断】

1. 原发性下肢深静脉瓣膜功能不全　发病隐匿，进展缓慢，以双下肢同时发病为特征。本病多为长期从事重体力劳动和站立性工作的劳动者。患者双小腿沉重感、浮肿，站立位肿胀明显，抬高患肢后则肿胀明显减轻或消失；后期可见明显的浅静脉曲张及色素沉着、血栓性浅静脉炎、小腿溃疡等并发症。应用肢体多普勒超声血流检测和深静脉血管造影可明确诊断。

2. 淋巴水肿　淋巴性肿胀并非指陷性水肿，其状似橡胶海绵，肿胀分布范围多自足背开始，逐渐向近心侧蔓延；皮肤和皮下组织增生变厚；慢性淋巴功能不全发展至后期形成典型的象皮肿，皮肤粗糙、增厚而呈苔藓状，溃疡形成和色素沉着者罕见。

【治疗】

本病一般采用中西医结合方法治疗，中医多用清热利湿、活血化瘀法治疗，后期则着重健脾利湿、活血化瘀法。必要时辅以西医的手术治疗和溶栓、抗凝等法。

1. 辨证论治

（1）内治法

①湿热下注证

证候：突然下肢粗肿，局部发红、发热、疼痛，活动受限；或伴有发热、便秘、尿赤等；舌质红，苔黄腻，脉弦数或滑数。

治法：清热利湿，活血化瘀。

方药：四妙勇安汤合五味消毒饮加减。若便秘者加大黄、芒硝（冲服）；高热者加生石膏、知母、漏芦；患肢粗肿胀痛严重者，加桃仁、红花、鸡血藤等。

②血脉瘀阻证

证候：下肢肿胀较轻者呈胀痛，甚者刺痛，且疼痛持续不已，皮色紫暗，下垂肢体则肤色

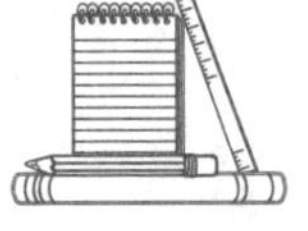

紫暗加重，压痛固定，肢体青筋怒张；舌质暗或有瘀斑，苔白腻，脉沉涩。

治法：活血化瘀，通络止痛。

方药：活血通脉汤加减。痛剧者加乳香、没药、王不留行；局部压痛明显者加三棱、莪术、水蛭等。

③气虚湿阻证

证候：下肢肿胀日久，朝轻暮重，活动后加重，抬高下肢休息后减轻，青筋迂曲，或皮肤瘙痒，或溃疡，皮色略暗，皮温正常或微有热感；倦怠乏力；舌淡紫，边有齿痕，苔薄白，脉缓或濡。

治法：益气健脾，祛湿通络。

方药：参苓白术散加减。

以上三证均可用丹参注射液 20 ～ 30mL 加入 0.9% 生理盐水 250 ～ 500mL 静脉滴注，每日 1 次，15 日为 1 个疗程。

（2）外治法

①急性期：用芒硝 500g，冰片 5g 共研成粉状，混合后装入纱布袋中，敷于患肢小腿肚及小腿内侧，待芒硝结块干结时重新更换。连用数日，可减轻患肢疼痛等。

②慢性期：用中药煎汤趁热外洗患肢，可选用活血止痛散，每日 1 次，每次 30 ～ 60 分钟，或用当归活血酒擦洗，并发溃疡者用脱疽膏外敷。

2. 其他疗法 西医主张早期（72 小时内）采用手术取栓和溶栓及抗凝、祛聚、降黏、扩血管等疗法。如急性肺栓塞和疼痛性股蓝肿发生，应立即采用中西医结合方法救治，必要时应用下肢静脉滤器植入或介入治疗。

【预防与调护】

1. 高血脂患者饮食宜清淡，忌食油腻、肥甘、辛辣之品。严格戒烟，积极参加体育锻炼，肥胖者应减轻体重。

2. 患者术后应慎用止血药物，可抬高患肢或对小腿进行按摩，使小腿肌肉被动收缩，或尽量早期下床活动，以利静脉血回流。

3. 发病 1 个月内应卧床休息，略抬高患肢，不宜进行剧烈活动，以防栓子脱落引起并发症。或用弹力绷带压迫浅静脉，促进静脉血回流。

4. 应鼓励长期卧床患者做背屈活动，经常对小腿肌肉进行按摩，促使小腿肌肉收缩，防止静脉血栓形成。

项目三 筋 瘤

【学习目标】

1. 掌握：筋瘤的辨证。
2. 熟悉：筋瘤的治疗。
3. 了解：筋瘤的预防与调护。

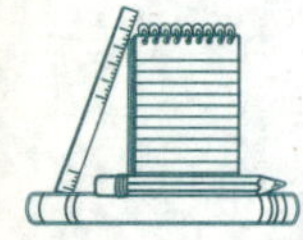

筋瘤是以筋脉色紫、盘曲突起如蚯蚓状、形成团块为主要表现的浅表静脉病变。

本病相当于西医学的下肢静脉曲张所形成的静脉团块。

【病因病机】

长期站立负重，劳倦伤气，或多次妊娠，气滞血瘀，筋脉纵横，血壅于下，结成筋瘤；或骤受风寒或涉水淋雨，寒湿侵袭，凝结筋脉，筋挛血瘀，成块成瘤；或外伤筋脉，瘀血凝滞，阻滞筋脉络道而成。

西医学认为，下肢静脉曲张是由静脉瓣膜功能不全、静脉瓣膜缺陷、静脉壁薄弱和静脉内压力持续升高所引起。

【诊断】

1. 临床表现　多发于长期站立工作者或多次怀孕的妇女。好发于下肢的小腿处。早期患肢疼痛、坠胀不适，站立时明显，行走或平卧时消失。患肢静脉逐渐怒张，小腿静脉盘曲如条索状，甚则状如蚯蚓，色带青紫。瘤体质地柔软，抬高患肢或向远心方向挤压可缩小，但患肢下垂放手顷刻充盈回复。有的在肿胀处发生红肿、灼热、压痛等症，经治疗后则条索状肿物较为坚韧。如碰破瘤体，则流出大量瘀血，经压迫或结扎后方可止血。病久者皮肤萎缩，颜色黑褐，易并发臁疮（慢性溃疡）和湿疮。

2. 辅助检查　彩色多普勒超声检查及下肢静脉顺行或逆行造影检查可显示静脉是否通畅、静脉瓣膜的功能及是否存在静脉血液的倒流。

【鉴别诊断】

血瘤　常在出生时即存在，随着年龄增长而长大；瘤体小者如豆，大者如拳，正常皮色或呈暗红或紫蓝色，形成瘤体的血管为丛状血管或毛细血管。

【治疗】

轻者可用绑腿疗法或辨证论治，有合并症或重症者宜手术治疗。

1. 辨证论治

（1）内治

①劳倦伤气证

证候：下肢筋瘤，久站久行或劳累时瘤体增大，下坠不适感加重；伴气短懒言、神疲乏力、腰酸、脘腹坠胀；舌质淡，苔薄白，脉细缓无力。

治法：补中益气，活血舒筋。

方药：补中益气汤加减。

②寒湿凝筋证

证候：瘤色紫暗，喜暖，下肢轻度肿胀；伴形寒肢冷、口淡不渴、小便清长；舌质淡暗，苔白腻，脉弦细。

治法：散寒暖肝，益气通脉。

方药：暖肝煎合当归四逆汤加减。

③外伤瘀滞证

证候：青筋盘曲，状如蚯蚓，表面色青紫，患肢肿胀疼痛；舌有瘀点，脉细涩。

治法：活血化瘀，和营消肿。

方药：活血散瘀汤加减。

（2）外治　患肢用弹力绷带包扎，长期使用可使瘤体缩小或停止发展。

2. 其他疗法　凡筋瘤无手术禁忌证，患者追求下肢美观者，可考虑手术治疗，一般采取大

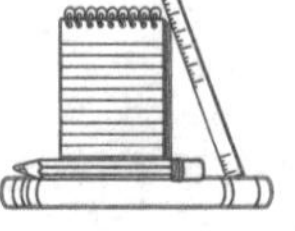

隐静脉高位结扎和曲张静脉剥离术。

【预防与调护】

1. 长期站立工作或分娩后，应适当加强下肢锻炼，配合按摩以促进气血流通，改善症状。

2. 常用绷带外裹或弹力护套，可防止外伤。并发湿疮、臁疮者，应积极治疗，避免搔抓感染。

项目四 脱 疽

【学习目标】

1. 掌握：脱疽的辨证。
2. 熟悉：脱疽的治疗。
3. 了解：脱疽的预防与调护。

脱疽是指发于四肢末端的疼痛、坏疽，甚者趾（指）节脱落的一种慢性周围血管疾病，又称脱骨疽、坏疽等。临床表现是好发于四肢末端，尤以下肢为多见，初起患肢末端发凉、怕冷、苍白、麻木，可伴间歇性跛行，继则疼痛剧烈，日久患趾（指）坏死变黑，甚至趾（指）节脱落。好发于青壮年男子、老年人或糖尿病患者。

西医学的血栓闭塞性脉管炎、动脉硬化性闭塞症和糖尿病足可参照本病治疗。

【病因病机】

本病的发生内因为情志太过，饮食不节，房事过度，肝肾受损；外因为感受寒湿之邪及外伤、烟毒等导致脏腑功能失调，气血运行受阻，脉络痹阻不通而发病。寒、湿、瘀、热是本病的关键。初期以邪实为主，后期则转为正虚。

【诊断】

1. 临床表现 血栓闭塞性脉管炎多发于寒冷季节，以 20 ～ 40 岁男性多见。常先一侧下肢发病，继而累及对侧，少数患者可累及上肢；患者多有受冷、潮湿、嗜烟、外伤等病史。动脉硬化性闭塞症多发于老年人，常伴有高脂血症、高血压和动脉硬化病史，常累及大、中动脉。糖尿病足多伴有糖尿病病史，尿糖、血糖增高，可累及大动脉和微小动脉。

临床上按肢体缺血程度分为三期：

（1）一期（局部缺血期） 患肢末端发凉、麻木、怕冷、酸痛，轻度间歇性跛行，每行走 0.5 ～ 1 公里后，患肢小腿或足底有坠胀疼痛感而出现跛行，休息片刻后症状缓解或消失，再行走同样或较短距离时患肢坠胀疼痛出现。随着病情加重，行走的距离越来越短。患足可出现轻度肌肉萎缩，皮肤干燥，皮色稍苍白，皮温稍低，足背或胫后动脉搏动减弱，病情反复可出现游走性红色硬条索（游走性血栓性浅静脉炎）。

（2）二期（营养障碍期） 上述症状进一步加重，间歇性跛行越来越明显，疼痛转为持续性静息痛，夜间更剧烈，患者常抱足而坐，彻夜难眠。患肢皮肤温度显著降低，明显苍白，或出现紫斑、潮红。皮肤干燥，无汗，汗毛脱落，趾（指）甲增厚变形，生长缓慢，小腿肌肉萎缩，足背、胫后动脉搏动消失。

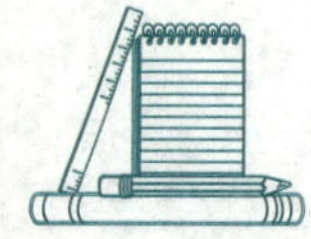

（3）三期（坏死期或坏疽期） 症状继续加重，患肢趾（指）发黑、干瘪，呈干性坏疽。剧

烈疼痛，呈持续性，迫使患者日夜屈膝抚足而坐，或借助下垂肢体以减轻疼痛。广泛坏死继发严重感染后，干性坏疽变成湿性坏疽，溃疡形成，甚至出现高热、烦躁等全身毒血症症状。病久，患者体质渐差，部分患者可伴有贫血等。

肢体坏死可分为三级：

一级：坏疽、溃疡只位于趾（指）部。

二级：坏疽、溃疡延及趾跖（掌指）关节或跖（掌）部。

三级：坏疽、溃疡延及足背（掌背）或侵及跟踝（腕关节）、腿部。

本病发病缓慢，病程较长，常在寒冷季节加重，治愈后可又复发。

2. 辅助检查　肢体多普勒超声、肢体血流图、动脉造影及甲皱微循环、血糖、血脂等检查可明确诊断，有助于鉴别诊断，了解病情严重程度。

【鉴别诊断】

1. 肢端动脉痉挛症（雷诺病）　多发于青壮年女性，手指发病较足趾为多。常对称性发病，表现为阵发性手指苍白→紫绀→潮红→复常等。患肢动脉搏动正常，不发生坏死，但有极少数患者后期出现指（趾）局限性浅表性溃疡或坏疽。

2. 动脉硬化闭塞性坏疽　多见于 50 岁以上男性，常发生在大中型动脉，如腹主动脉分叉处及髂股动脉等。常伴有高血压病，以及其他重要脏器的动脉硬化症，如脑动脉硬化、冠状动脉硬化及肾动脉硬化等。双下肢常同时发病，病程短，进展快，坏疽发生较早且广泛。血液化验胆固醇增高，眼底检查可有异常改变。

3. 糖尿病性坏疽　足部坏疽多为湿性坏疽，坏疽多发展迅速。一般有多食、多饮、多尿、消瘦等全身症状。化验血糖增高，尿糖阳性。

【治疗】

中医辨证论治以活血化瘀法贯穿始终，常配合静脉滴注活血化瘀药物，以建立侧支循环，改善肢体血运；必要时可结合手术等疗法。

1. 辨证论治

（1）内治

①寒湿阻络证

证候：患肢趾（指）畏寒，局部麻木、酸胀，疼痛，遇冷加重，得温痛减，间歇性跛行，皮肤苍白或潮红，病足触之冰凉，趺阳脉搏动减弱或消失；舌淡，苔白润，脉弦紧或沉迟。

治法：温阳散寒，活血通络。

方药：阳和汤加减。

②脉络瘀阻证

证候：患趾（指）畏冷、麻木，坠胀疼痛加重，呈持续性、固定性疼痛，夜难入寐，步履艰难，皮色暗红或紫暗，或有瘀斑，下垂时更甚，皮肤发凉干燥，肌肉瘦削，爪甲增厚不荣，汗毛脱落，趺阳脉无；舌暗红或有瘀斑，苔薄白，脉沉涩。

治法：活血化瘀，通络止痛。

方药：桃红四物汤加炮山甲（代）、地龙、乳香、没药等。

③脉络热毒证

证候：患肢剧痛，如汤泼火灼，昼轻夜重，喜凉畏热，皮肤紫暗，渐变紫黑，浸淫蔓延，溃破腐烂，创面肉色不鲜，甚则五趾相传，波及足背，趺阳脉搏动消失；伴身热口干、便秘溲赤；舌红绛，苔黄燥，脉弦数或洪大。

治法：清热利湿，化瘀通络。

方药：四妙勇安汤加连翘、黄柏、丹参、川芎、赤芍、牛膝等。

④脉络瘀热证

证候：患肢酸胀麻木，皮色潮红或紫红，肿胀疼痛，肢端溃烂，皮肤干燥，汗毛脱落，趾（指）甲增厚变形，肌肉萎缩，趾（指）呈干性坏疽，趺阳脉搏动消失；伴口干欲饮、便秘溲赤；舌红，苔黄，脉滑数或弦涩。

治法：清热解毒，养阴活血。

方药：顾步汤加减。

⑤气阴两虚证

证候：坏死组织脱落而疮面久不愈合，肉芽暗红或淡而不鲜，脓少清稀，患肢皮肤干燥，肌肉瘦削，爪甲不荣；伴面容憔悴、形体消瘦、倦怠乏力、口渴不欲饮、五心烦热；舌淡尖红，苔薄白，脉沉细弱。

治法：益气养阴。

方药：黄芪鳖甲汤加减。

（2）外治

①外敷：可用冲和膏、红灵丹油膏外敷；亦可用附子、干姜、吴茱萸各等份研末，蜜调敷于患足涌泉穴，每日换药 1 次。

②熏洗：已溃疡面积较小者，可用金银花、蒲公英各 30g，苦参、黄柏、连翘、木鳖子各 12g，白芷、赤芍、牡丹皮、甘草各 10g，煎水熏洗，每日 1 次。

③外搽：可用红灵酒少许揉擦患肢足背、小腿，每次 20 分钟，每日 2 次。

2. 其他疗法

（1）手术疗法

①单纯坏死组织清除术：当坏死组织与正常组织已形成明显分界线，局部感染已基本控制时，可行坏死组织清除术。

②足趾坏死组织切除术：当足趾发生干性坏死，且保持干燥、界限清楚，可在局部麻醉下切除该患趾。

③截肢术：适用于病变已扩大到足踝或踝关节以上，又继发严重感染，甚至败血症难以控制者。

（2）剧烈疼痛的处理

①中药麻醉：中麻Ⅰ号 2.5 ～ 5mg（或中麻Ⅱ号 2.3mg）加氯丙嗪 25mg，用生理盐水或 25% 葡萄糖 20mL，于晚 9 时缓慢静脉推注，患者可入睡 6 ～ 8 小时，隔 2 ～ 3 日使用 1 次。治疗时患者应平卧，头侧位，去掉枕头。施术后应密切观察及护理。

②持续硬膜外麻醉：常规实施低位硬膜外麻醉，最好能达到麻醉患肢，可持续麻醉 2 ～ 3 日，能消除疼痛，改善患肢肿胀，为全身状况改善和实施手术创造条件。

【预防与调护】

1. 注意卫生，严格戒烟，患肢常用温水或肥皂清洗，适当休息，情绪稳定。

2. 注意患肢保暖，鞋袜宜宽大舒适，避免因局部摩擦、挤压而引起外伤。

3. 患者仰卧，下肢抬高 45°，维持 1 ～ 2 分钟，然后两足下垂床沿 2 ～ 5 分钟，再放置于水平面 2 分钟，此后再做两足及足趾向下、上、内、外等方向运动 10 次，再将下肢平放 2 ～ 5 分钟，每日运动 3 ～ 5 次。坏疽感染时禁用。

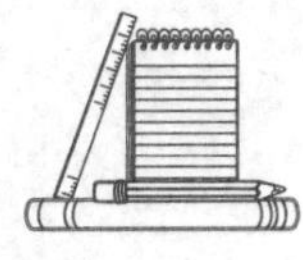

项目五　血栓性浅静脉炎

【学习目标】

1. 掌握：血栓性浅静脉炎的辨证。
2. 熟悉：血栓性浅静脉炎的治疗。
3. 了解：血栓性浅静脉炎的预防与调护。

血栓性浅静脉炎是指浅部静脉腔内有炎症伴血栓形成。其临床特点是肢体浅静脉呈条索状突起，色赤，形如蚯蚓，硬而疼痛；多发于青壮年，以四肢为多见，次为胸腹壁；发病与季节无关，男女均可患病。

本病属于中医学“赤脉”“青蛇毒”等范畴。

【病因病机】

本病由湿热之邪外侵，以致气血瘀滞、脉络滞塞不通所致。不通则痛，湿热之邪蕴阻则皮肤呈红斑水肿。

西医学认为，本病常由于化学性损伤如静脉内注射各种刺激性溶液和高渗溶液，或机械性损伤引起，也可继发于感染性疾病。

【诊断】

1. 临床表现　好发于四肢部，以下肢为多见，其次为胸腹壁等处。局部红肿疼痛，按之痛剧，有条索状硬结，肢体活动欠佳。伴发热，全身不适，苔黄腻，脉濡数或弦数。久则皮色紫暗，皮下硬条索触痛不明显；如多次反复发作，病变静脉周围有色素沉着，有隐痛坠胀感。

2. 辅助检查　血常规检查少数患者可有白细胞计数增高，部分患者可出现血沉加快。如鉴别诊断困难时，可做活体组织病理检查。

【鉴别诊断】

1. 红丝疔　多发于四肢内侧，发病急，伴高热，患肢的条索状物红热、疼痛更为明显；大多在病变附近有感染病灶或皮肤破损史；消退较快，一般不转成慢性。

2. 结节性红斑　多见于青年女性，与结核和风湿病有关，部分患者发病前有上感症状。多发于小腿，呈圆形、片状或斑片状结节，多不发生溃疡，消退后不留痕迹；常伴有疼痛、发热、乏力、关节痛、小腿浮肿。血沉增快，免疫指标多正常。

【治疗】

本病早期以清热利湿、解毒通络为主，后期以活血散结行气为主。同时积极治疗静脉曲张等原发疾病，并配合外治以提高疗效、防止复发。

辨证论治

（1）内治

①湿热证

证候：患肢红肿热痛，按之痛甚，喜冷恶热，有条索状物，肢体活动欠佳；伴微恶寒发热；苔黄腻，脉濡数或滑数。

治法：清热利湿，解毒通络。

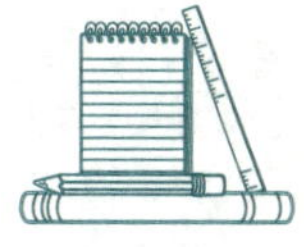

方药：龙胆泻肝汤合三妙丸加减。发于上肢者，加桑枝；发于下肢者，加牛膝；红肿热痛甚者，加五味消毒饮；红肿消退，疼痛未减者，加赤芍、泽兰、地龙、忍冬藤。

②血瘀证

证候：患肢肿胀疼痛，皮色紫暗，活动后尤甚，小腿部挤压刺痛，或见硬条索状物，触之柔韧或似弓弦；舌有瘀点、瘀斑，脉沉细或沉涩。

治法：活血化瘀，行气散结。

方药：身痛逐瘀汤加鸡血藤、忍冬藤、山甲珠（代）、乳香、没药、三棱、莪术。发于上肢者，加桂枝；发于下肢者，加牛膝。

（2）外治

①初期：用消炎软膏或金黄散软膏外敷，每日换药 1 次。局部红肿渐消时可选用拔毒膏贴敷。

②后期：可用熏洗疗法。方用当归尾 12g，白芷 9g，羌活 9g，独活 9g，桃仁 9g，红花 12g，海桐皮 9g，威灵仙 12g，生艾叶 15g，生姜 60g，水煎后熏洗，有活血通络、疏风散结之功。

【预防与调护】

1. 平时注意预防输液反应。急性期患者应卧床休息，适当抬高患肢。

2. 避免久站或久坐，鼓励患者穿弹力袜行走。

3. 饮食宜清淡，忌食辛辣鱼腥之品，戒烟。

项目六　臁　疮

【学习目标】

1. 掌握：臁疮的辨证。

2. 熟悉：臁疮的治疗。

3. 了解：臁疮的预防与调护。

臁疮是指发生于小腿下 1/3 胫骨脊两旁（臁部）肌肤的慢性溃疡。又称裤口疮，俗称老烂脚。

本病相当于西医学的小腿慢性溃疡。

【病因病机】

本病多由久站、担负重物致小腿筋脉横解，青筋显露，瘀停脉络，久而化热；或小腿皮肤破损、虫咬、湿疮等染毒，湿热下注，气滞血凝而成。

西医学认为，长期深静脉瓣膜功能不全或深静脉血栓形成后遗症造成的下肢深静脉血液回流不畅是溃疡形成的主要原因。而长期站立、腹压过高和局部皮肤损伤是溃疡发生的诱因。

【诊断】

1. 临床表现　好发于小腿下 1/3 处，踝骨上 3 寸的内、外侧。

初起多先痒后痛，焮红漫肿，继则自行破溃或抓破后糜烂，滋水淋漓，形成溃疡，日久不愈，或经常复发。

后期疮口下陷，边缘高起，形如缸口，创面肉色灰白或暗红，滋水秽浊，疮周皮肤色素沉着，或四周起湿疮而痒。患肢常伴静脉曲张，朝消暮肿，病程可延续数十年。继发感染则溃疡化脓，或并发出血。严重时溃疡可扩大，上至膝，下到足背，深达骨膜。

2. 辅助检查　血常规检查一般正常，少数患者可有白细胞计数增高。深静脉通畅试验、浅静脉和交通支瓣膜功能试验可了解小腿溃疡的发病原因；下肢静脉血管造影、多普勒超声血流检查可了解下肢静脉情况。

【鉴别诊断】

1. 结核性臁疮　有结核病史。皮损初起为红褐色丘疹，中央有坏死，溃疡较深，呈潜行性，边缘呈锯齿状，有败絮样脓水，疮周色紫，溃疡顽固，长期难愈。病程较久者可见新旧重叠的瘢痕，愈合后可遗留凹陷性色素瘢痕。

2. 臁部癌性溃疡　可为原发性皮肤癌，也可由臁疮经久不愈恶变而来。溃疡状如火山，边缘卷起，不规则，触之较硬，呈浅灰白色，基底面易出血。

3. 动脉性溃疡　肢体动脉闭塞或栓塞后造成肢体严重血运障碍而发生的溃疡或坏疽。多先发生在四肢末端，然后逐渐向近端发展，伴有肢体缺血的其他表现。

【治疗】

初期焮红灼热、滋水淋漓等明显时，一般以外治为主，兼用清热利湿剂内服；后期溃疡日久不愈，外治兼用益气和血祛瘀剂内服，外敷药物后，应再加缠缚疗法，则疗效显著。

1. 辨证论治

（1）内治

①湿热下注证

证候：多见于初期。小腿青筋怒张，局部发痒、红肿、灼痛，有水疱、糜烂，滋水淋漓，疮面腐暗；伴口渴、便秘、小便黄赤；苔黄腻，脉滑数。

治法：清热利湿，和营解毒。

方药：三妙丸合萆薢渗湿汤加减。红肿疼痛严重者，加赤芍、丹参；肢体肿胀明显者，加茯苓、泽泻。

②气虚血瘀证

证候：多见于后期。溃疡日久不愈，疮面苍白，肉芽色淡，脓水灰薄或为绿色污秽，周围皮色黑暗、板硬；伴肢体沉重、倦怠乏力；舌淡紫或有瘀斑，苔白，脉细涩无力。

治法：益气活血，祛瘀生新。

方药：补阳还五汤合四妙汤加减。

（2）外治

①初期：局部红肿，溃破渗液较多者，可用马齿苋 60g，黄柏 20g，大青叶 30g，煎水湿敷，每日 2 ～ 3 次。局部红肿，渗液量少者，宜用金黄膏外敷，每日 1 次。亦可用少量九一丹撒布于疮面上，再盖金黄膏。

②后期：皮肤乌黑，疮口凹陷，疮面腐肉不脱，时流污水者，可用七三丹麻油调后摊贴疮面，并用绷带缠缚，每周换药 2 次，夏季可隔日一换。腐肉已脱、肉芽新鲜者，可掺生肌散，外盖生肌玉红膏，隔日一换。周围有湿疹者，可用青黛膏盖贴。

2. 其他疗法　臁疮伴小腿静脉曲张严重者，可考虑行大隐静脉高位结扎剥脱和曲张静脉及结扎交通支切除术；深静脉血栓后遗症采用静脉转流、股浅静脉瓣膜代替、静脉瓣环缩手术等；同时局部控制感染，配合半暴露疗法、植皮术、患肢抬高和弹力绷带的应用等。

【预防与调护】

1. 注意休息，患肢宜抬高，不宜久立久行。

2. 疮口愈合后应注意肢体保护，常用绷带缠缚或穿医用弹性护套、医用弹力袜等，以免损伤而引起复发。

复习思考

一、单项选择题

1. 属于动脉硬化闭塞症常见临床症状的是（ ）
   A. 突发单侧肢体水肿、疼痛
   B. 下肢青筋累累
   C. 间歇性跛行
   D. 小腿臁部溃疡、渗出，经久难愈
   E. 小腿部条索突起，红硬、疼痛

2. 以下哪种病易引起肺梗塞（ ）
   A. 臁疮　B. 股肿　C. 脱疽
   D. 青蛇毒　E. 褥疮

3. 深静脉血栓形成的最大危险性是（ ）
   A. 水肿　B. 下肢坏死　C. 肺栓塞
   D. 患肢增粗　E. 浅静脉扩张

4. 运动试验是哪种周围血管病常用的检查手段（ ）
   A. 青蛇毒　B. 臁疮　C. 动脉硬化闭塞症
   D. 下肢深静脉血栓形成　E. 青蛇毒

5. 股肿之湿热下注证，选方宜（ ）
   A. 血府逐瘀汤加减　B. 桃红四物汤加减　C. 五味消毒饮加减
   D. 四妙勇安汤加减　E. 阳和汤加减

6. 桃红四物汤宜用于脱疽的哪一证型（ ）
   A. 气阴两虚证　B. 热毒伤阴证　C. 血脉瘀阻证
   D. 寒湿阻滞证　E. 湿热毒盛证

7. 参苓白术散加减可用于下列何病何证（ ）
   A. 脱疽寒湿阻络证　B. 臁疮气虚血瘀证　C. 恶脉湿热证
   D. 筋瘤劳倦伤气证　E. 股肿气虚湿阻证

8. 下肢深静脉血栓形成最常见的类型是（ ）
   A. 周围型　B. 中央型　C. 继发型
   D. 混合型　E. 原发型

9. 单纯性大隐静脉曲线最佳的治疗方案是（ ）
   A. 单纯高位结扎术　B. 穿弹力袜　C. 结扎功能不全的交通支
   D. 曲线静脉分段结扎　E. 高位结扎＋主干剥脱及交通支结扎

10. 下列哪项不是下肢静脉曲张的并发症（ ）
    A. 肿胀　B. 湿疹　C. 曲张静脉破裂出血
    D. 溃疡　E. 青蛇毒

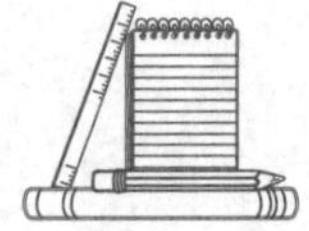

11. 脱疽的主要病因病机是（　　）

A. 脾气不健，肝肾不足，寒湿侵袭，凝滞脉络

B. 湿热蕴结，寒湿外侵，气血瘀滞，脉络滞塞

C. 湿热下注，气血壅滞，经络阻隔，脉络瘀滞

D. 肝肾不足，气血两亏，络脉闭阻，筋骨失养

E. 情志郁结，气滞血瘀，脉络闭阻，筋脉失养

12. 以下哪种疾病不属于周围血管性疾病（　　）

A. 臁疮　　B. 股肿　　C. 青蛇毒

D. 流痰　　E. 血栓性浅静脉炎

13. 股肿最严重的并发症是（　　）

A. 下肢溃疡　　B. 肺栓塞　　C. 下肢静脉曲张

D. 动脉痉挛　　E. 深静脉瓣膜功能不全

14. 以下哪项不是脱疽的主要病因（　　）

A. 脾气不健　　B. 肝肾不足　　C. 感受寒湿

D. 情志失调　　E. 湿热蕴结

15. 以下哪一项不是周围血管疾病的常见症状和体征（　　）

A. 疼痛　　B. 肿胀　　C. 发热

D. 溃疡　　E. 坏疽

16. 筋瘤的病因病机是（　　）

A. 寒湿凝滞，痰浊瘀阻

B. 长期站立，劳倦伤气

C. 长期卧床，气血运行不畅

D. 肾阳不足，寒湿之邪外侵

E. 跌仆损伤，气血凝滞

17. 不属于血栓性浅静脉炎范畴的是（　　）

A. 赤脉　　B. 恶脉　　C. 青蛇毒

D. 脉痹　　E. 黄鳅痈

18. 脱疽初起，患者足背动脉、胫后动脉的脉象多表现为（　　）

A. 弦数　　B. 洪大　　C. 结代

D. 微弱　　E. 绝

19. 在脱疽的诊断中下列哪一条是错误的（　　）

A. 20～40 岁男性多发

B. 足趾遇冷刺激后发冷、苍白变紫

C. 患侧下肢肢端疼痛，伴迁移性静脉炎或间歇性跛行

D. 患侧足背动脉搏动减弱或消失

E. 足趾持续发冷，皮肤苍白或青紫，或有干性坏疽

20. 四妙勇安汤治疗脱疽适用于（　　）

A. 寒湿阻络证　　B. 血脉瘀阻证　　C. 气血两虚型

D. 热毒伤阴证　　E. 湿热毒盛证

21. 治疗脱疽的基本原则是（　　）

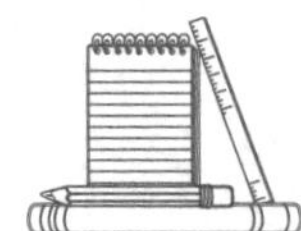

A. 活血化瘀　B. 疏风清热　C. 清热凉血
D. 疏肝行气　E. 益气活血

22. 下列哪项不是脱疽早期的表现（　　）
A. 患肢发凉　B. 患肢麻木　C. 患肢足背动脉搏动减弱
D. 间歇性跛行　E. 静止痛

23. 以下哪种疾病易引起肺梗塞（　　）
A. 臁疮　B. 脱疽　C. 股肿
D. 浅静脉炎　E. 褥疮

24. 臁疮可由下列哪些原因引起（　　）
A. 长期站立负重　B. 虫咬　C. 局部皮肤破损
D. 湿疹及过敏性皮炎　E. 外伤

25. 臁疮疮面有较多腐肉，外用药宜选（　　）
A. 红油膏　B. 七二丹　C. 九一丹
D. 白玉膏　E. 生肌玉红膏

26. 臁疮的病因病机是（　　）
A. 久病气血亏虚，不能营养肌肤
B. 气血失和，经脉阻滞，气血凝结
C. 湿热下注，瘀血凝滞经络
D. 气血失和，风寒痰浊凝聚
E. 寒湿凝聚经络，闭塞不通，气血运行不畅

27. 臁疮创面流水潮红，周围皮肤红肿痒痛，治疗宜用（　　）
A. 萆薢渗湿汤　B. 二妙丸和五神汤　C. 黄连解毒汤
D. 五神汤　E. 三妙散

28. 下列哪一项与臁疮关系最密切（　　）
A. 好发于易受压迫及摩擦的部位
B. 气血亏虚，或因局部受压，肌肤失养
C. 多由湿热下注，瘀血凝滞经络所致
D. 好发于儿童与少年
E. 痰浊凝聚，风寒侵袭是病因

29. 股肿多发生于（　　）
A. 上肢静脉　B. 下肢静脉　C. 胸壁静脉
D. 颈静脉　E. 面部静脉

30. 股肿后期的治法为（　　）
A. 和营活血，清热利湿　B. 清热利湿，活血通络　C. 益气健脾，祛湿通络
D. 凉血清热，活血通络　E. 化痰软坚，利水消肿

二、简答题

1. 简述周围血管疾病常见的症状和体征。
2. 简述股肿急性期的外治疗法。
3. 简述筋瘤的证型。
4. 简述脱疽的临床分期及各期表现。

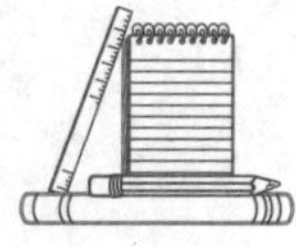

5. 简述臁疮的外治方法。
6. 臁疮溃疡发生前、后有哪些特点？
7. 简述血栓性浅静脉炎的治法。
8. 简述脱疽的病因病机。
9. 血栓性浅静脉炎临床分几种证型？代表方分别是什么？
10. 臁疮临床分几种证型？代表方分别是什么？

扫一扫，查阅复习思考题答案

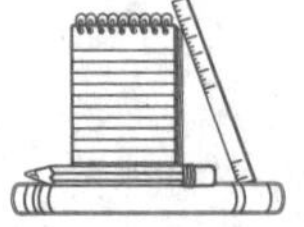

扫一扫，查阅
本模块 PPT、
视频等数字资源

模块十四 其他外科疾病

项目一 冻 疮

【学习目标】

1. 掌握：冻疮的临床表现。
2. 熟悉：冻疮的治疗。
3. 了解：冻疮的预防与调护。

冻疮病名始见于《诸病源候论》。该病是人体遭受寒邪侵袭所引起的局部性或全身性损伤，我国北方地区常见。临床上以暴露部位的局部性冻疮为最常见。局部性冻疮病情较轻，以局部肿胀发凉、麻木、瘙痒、疼痛、皮肤紫斑，或起水疱，甚则破溃成疮为主症，常根据受冻部位的不同，分别称为“水浸足”“水浸手”“冻烂疮”等，相当于西医的冻伤。全身性冻伤称为“冻死”，西医称为“冻僵”。全身性冻伤病情较重，以体温下降，四肢僵硬，甚则阳气亡绝而死亡为主要特征，若不及时救治，可危及生命。

【病因病机】

《外科正宗》谓：“冻疮乃天时严冷，气血冰凝而成。”概括地说明了冻疮的发病原因主要为寒冷。人体遭到严寒侵袭后，尤其是在潮湿、刮风、防寒设备不良、衣帽和鞋袜紧小、长时间不活动等情况下更易发生；若平素气血衰弱、疲劳、饥饿、对寒冷敏感，亦容易导致本病发生。寒邪侵袭过久，耗伤元气，以致气血运行不畅，气血凝滞而成冻疮；重者肌肤坏死，骨脱筋连，甚则阳气绝于外，荣卫结涩，不复流通而死。此外，暴冻着热、暴热着冻也可导致气血瘀滞而坏死成疮。

西医学认为，本病是因机体受低温侵袭后，体温调节中枢功能紊乱，导致血液循环障碍和细胞代谢异常；而后的复温后微循环方面的改变，则是冻伤引起组织损伤和坏死的关键病理基础。

【诊断】

1. 临床表现

（1）*局部性冻疮* 主要发生在面颊、耳郭、手足等暴露部位，多呈对称性。轻者受冻部位先有寒冷感和针刺样疼痛，皮肤呈苍白、发凉，继则出现红肿硬结或斑块，自觉灼痛、瘙痒、麻木；重者受冻部位皮肤呈灰白、暗红或紫色，并有大小不等的水疱或肿块，疼痛剧烈，或局部感觉消失。如果出现紫血疱，后必将腐烂，溃后流脓、流水，甚至形成溃疡；严重的可导致肌肉、筋骨损伤。冻疮轻症一般经 10 日左右痊愈，愈后不留瘢痕；重症患者往往需经 1 ～ 2 个

月，或气温转暖时方能痊愈。根据冻疮复温解冻后的损伤程度，可将其分为Ⅰ～Ⅳ度。

Ⅰ度（红斑性冻疮）：损伤在表皮层。局部皮肤红斑、水肿，自觉发热、瘙痒或灼痛，5～7日后开始干燥脱皮，愈后不留瘢痕。

Ⅱ度（水疱性冻疮）：损伤达真皮层。皮肤红肿更加显著，有水疱或大疱形成，疱内液体色黄或呈血性。疼痛较剧烈，对冷、热、针刺感觉不敏感。若无感染，局部干燥结痂，经2～3周脱痂愈合，少有瘢痕；若并发感染，愈合后有瘢痕。

Ⅲ度（腐蚀性冻疮）：损伤达全皮层或深及皮下组织。创面由苍白变为黑褐色，皮肤温度极低，触之冰冷，痛觉迟钝或消失。一般呈干性坏疽，坏死皮肤周围红肿、疼痛，可出现血性水疱。若无感染，坏死组织干燥成痂，脱落后形成肉芽创面，愈合后形成瘢痕。

Ⅳ度（坏死性冻疮）：损伤深达肌肉、骨骼。表现类似Ⅲ度冻疮，局部组织发生坏死。分为干性坏疽和湿性坏疽。干性坏疽表现为坏死组织周围出现炎症反应，肢端坏死脱落后可致残；并发感染后成湿性坏疽，出现发热、寒战等全身症状，甚至合并内陷而危及生命。

（2）全身性冻疮　开始时全身血管收缩，产生寒战，随着体温的下降，患者出现疼痛性发冷、发绀、知觉迟钝、头晕、疲乏无力、昏昏欲睡、打呵欠等表现。继而出现肢体麻木、僵硬，幻觉，意识模糊，呼吸浅快，视力或听力减退，知觉消失甚至昏迷，脉搏细弱。如不及时抢救，可导致死亡。

2. 辅助检查　Ⅲ度冻疮怀疑有骨坏死时，可行X线检查；出现湿性坏疽或合并肺部感染时，白细胞总数和中性粒细胞比例增加；疮面有脓液时可做脓液细菌培养及药敏试验。

【鉴别诊断】

1. 类丹毒　多见于肉类和渔业的工人。出现在其长期接触鱼类和猪肉的手部——手指和手背出现局限性深红色或青紫色斑，肿胀明显，阵发性疼痛和瘙痒，呈游走性，很少超越腕部。一般2周左右自行消退，不会溃烂。

2. 多形性红斑　多发于春、秋两季，以手足背面、手掌、足底和面部、颈旁多见，皮损为红斑或风团样丘疹，颜色鲜红或紫红，典型者中心部常发生重叠水疱，形成典型的虹膜状红斑。常伴有发热、关节疼痛等症状。

【治疗】

本病因寒盛阳虚、气血冰凝所致，故治以温通散寒、补阳活脉为原则。Ⅰ、Ⅱ度冻疮以外治为主；Ⅲ、Ⅳ度冻疮要内外合治。全身性冻疮要立即抢救复温，忌用直接火烘或暴热解冻之法，否则反失生机。

1. 辨证论治

（1）内治

①寒凝血瘀证

证候：局部麻木冷痛，肤色青紫或暗红，肿胀结块，或有水疱，发痒，手足清冷；舌淡苔白，脉沉或沉细。

治法：温经散寒，养血通脉。

方药：当归四逆汤或桂枝加当归汤加减。可加黄芪、丹参、红花。

②寒盛阳衰证

证候：时时寒战，四肢厥冷，感觉麻木，幻觉幻视，意识模糊，蜷卧嗜睡，呼吸微弱，甚则神志不清；舌淡紫苔白，脉微欲绝。

治法：回阳救脱，散寒通脉。

方药：四逆加人参汤或参附汤加味。

③寒凝化热证

证候：冻伤后局部坏死，疮面溃烂流脓，四周红肿色暗，疼痛加重；伴发热口干；舌红苔黄，脉数。

治法：清热解毒，活血止痛。

方药：四妙勇安汤加味。热盛加蒲公英、紫花地丁；气虚加黄芪；疼痛甚者加延胡索、炙乳香、炙没药等。

④气血虚瘀证

证候：神疲体倦，气短懒言，面色少华，疮面不敛，疮周暗红漫肿，麻木；舌淡，苔白，脉细弱或虚大无力。

治法：益气养血，祛瘀通脉。

方药：人参养荣汤或八珍汤合桂枝汤加减。

（2）外治

①Ⅰ、Ⅱ度冻疮：用10%胡椒酒精浸液（取胡椒粉10g，加95%酒精至100mL，浸7日后，其上清液即可外用）外涂，每日数次；或以红灵酒或生姜辣椒酊（生姜、干辣椒各60g，放入95%酒精300mL内，浸泡10日，去渣贮瓶备用）外擦，轻揉按摩患处，每日2～3次，用于红肿痛痒未溃者；或用冻疮膏或阳和解凝膏外涂。

有水疱的Ⅱ度冻疮应在局部消毒后，用无菌注射器抽出疱液，或用无菌剪刀在水疱低位剪小口放出疱液，外涂冻疮膏、红油膏或生肌白玉膏等。

②Ⅲ、Ⅳ度冻疮：用75%酒精或碘伏液消毒患处及周围皮肤，有水疱或血疱者，用注射器抽液后，用红油膏纱布包扎保暖；有溃烂时，用红油膏掺八二丹外敷；腐脱新生时，用红油膏掺生肌散外敷；局部坏死严重骨脱筋连者，可配合手术治疗；肢端全部坏死者，待界限清楚后或湿性坏疽威胁生命时，可行截肢（趾、指）术。

2. 急救和复温　严重的全身性冻疮患者须立即采取急救措施，迅速使患者脱离寒冷环境。首先应脱去冰冷潮湿的衣服、鞋袜（如衣服、鞋袜连同肢体冻结者，不可勉强，以免造成皮肤撕脱，可立即浸入40℃左右温水中，待融化后脱下或剪开）。必要时施行人工呼吸和抗休克等各种对症处理。

对冻僵患者立即施行局部或全身快速复温。可用38～42℃恒温热水浸泡伤肢或浸泡全身，使局部20分钟、全身30分钟内体温迅速提高至接近正常，以指（趾）甲床出现潮红、有温热感为止，不宜过久。复温后立即离开温水，覆盖保暖。可给予姜汤、糖水、茶水等温热饮料，亦可少量饮酒及含酒饮料，以促进血液循环，扩张周围血管。必要时静脉输入加温（不超过37℃）的葡萄糖溶液、低分子右旋糖酐、能量合剂等。

早期复温过程中严禁用雪搓、用火烤或冷水浴等。在急救时如一时无法获得热水，可将冻肢置于救护者怀中或腋下复温。

3. 西医治疗　全身性冻疮复温后出现休克者，给予心肺复苏、抗休克治疗。并根据情况给予输液、吸氧（或应用高压氧）、纠正酸碱失衡和电解质紊乱、维持营养、选用改善血循环药物等。Ⅲ度以上冻疮应注射破伤风抗毒素，并应用抗生素防治感染。严重冻伤有肌肤坏死者多采用暴露疗法，待界限清楚后切除坏死组织，较大创面可植皮，严重肢体坏疽者行截肢术。

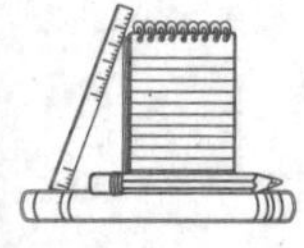

【预防与调护】

1. 普及预防知识，加强抗寒锻炼，如冷水洗脸，冷水洗足，或冬泳。

2. 在寒冷环境下工作的人员应注意防寒保暖，尤其重视对手、足、耳、鼻等暴露部位的保护。

3. 应保持服装鞋袜干燥，脚汗多者可涂 3%～5% 甲醛液。冬天户外作业静止时间不宜过长，适当活动，以促进血液循环。

4. 受冻后不宜立即着热或烘烤，防止溃烂成疮。

5. 冻疮未溃发痒时切忌用力搔抓，防止皮肤破伤感染。

项目二　烧　伤

【学习目标】

1. 掌握：烧伤的临床表现。

2. 熟悉：烧伤的治疗。

3. 了解：烧伤的预防与调护。

烧伤是由于热力（火焰、灼热的气体、液体或固体）、电能、化学物质、放射线等作用于人体所引起的一种局部或全身急性损伤性疾病。其归属于中医“水火汤烫”范畴。中医古籍又称“汤泼火伤”“火烧疮”“汤火疮”“火疮”等。早在晋代《肘后备急方》中就有“烫火灼伤用年久石灰敷之或加油调”和“猪脂煎柳白皮成膏外敷”的记载。平时或战时以火焰和热液烧伤多见；由于现代科学技术的发展，出现了化学烧伤、放射性烧伤、电击伤等。其临床特征为皮肤红肿，起水疱，或皮焦肉烂，疼痛难忍，重则昏愦不省人事，甚至死亡。故治疗烫伤必须内外同治、及时抢救。

【病因病机】

强热侵害人体，导致皮肉腐烂而成。强热主要有火焰、热水（油）、蒸气、电流、激光、放射线、化学物质和战时火器等。轻者仅皮肉损伤；重者除皮肉损伤外，因火毒炽盛，伤津耗液，损伤阳气，致气阴两伤。或因火毒侵入营血，内攻脏腑，导致脏腑失和，阴阳平衡失调，重者可致死亡。

西医学认为，高温可直接造成局部组织细胞损害，使之发生变质、坏死，甚至炭化。大面积严重烧伤可引起全身性变化，早期可因大量体液丢失和剧烈疼痛引起休克，在体液回收期和焦痂脱落期细菌感染可引起脓毒败血症。创面修复愈合后可形成大量瘢痕或形成顽固性溃疡。

【诊断】

1. 临床表现

（1）轻度烧伤　面积较小，一般无全身表现，仅有局部皮肤潮红、肿胀，剧烈疼痛，或有水疱。

（2）重度烧伤　面积大，多因火毒炽盛，入于营血，甚至内攻脏腑而出现严重的全身症状。病程一般分为 3 期。

1）早期（休克期）　往往发生在烧伤后 48 小时之内，主要为体液大量渗出和剧烈疼痛引起。表现为全身或局部出现反应性水肿，创面出现水疱、焦痂和大量体液渗出。患者烦躁不安，口渴喜饮，呼吸短促，尿少或恶心呕吐。严重者出现面色苍白，身疲肢冷，淡漠嗜睡，呼吸气

微，体温不升，血压下降，脉微欲绝或微细而数等津伤气脱、亡阴亡阳的危候。

2）中期（感染期） 烧伤后热毒炽盛，体表大面积创面存在，全身抵抗力下降，火毒内陷（细菌入侵感染），内攻脏腑，证见壮热烦渴，寒战，躁动不安，口干唇燥，呼吸浅快，甚则神昏谵语，皮肤发斑，吐血衄血，四肢抽搐，纳呆，腹胀便秘，小便短赤，舌红或红绛而干，苔黄或黄糙，或黑苔，或舌光无苔，脉洪数或弦数等。此时创面出现坏死斑或出血点，脓腐增多，脓液黄稠腥臭或淡黄稀薄，或呈绿色。有焦痂者可软化潮湿，或出现痂下积脓。

以上症状多发生在3个时期：①烧伤后3～7日的体液回流期，随着组织间液返回血管，火毒内陷（细菌进入血循环）；②烧伤后2～4周焦痂自溶脱痂期，大量焦痂脱落，出现新鲜创面，创面继发感染；③烧伤1个月后的恢复期，患者体质消耗严重，气阴两伤，正气虚损，抵抗力低下，火热余毒乘虚内陷脏腑。

3）后期（修复期） 邪退正虚，患者形体消瘦，神疲乏力，面白无华，纳谷不香，腹胀便溏，口渴心烦，低热，盗汗，口干少津；舌红或淡红，或舌光无苔，脉细或细弱无力。此期创面基本愈合，深Ⅱ度烧伤愈合后留有轻度瘢痕；Ⅲ度烧伤愈合后产生大量瘢痕或畸形愈合；若创面较大，如不经植皮，多难愈合，有时可形成顽固性溃疡。

2. 烧伤面积的计算

（1）*手掌法* 伤员五指并拢时，一只手掌的面积占其身体体表面积的1%。此法常用于小面积或散在烧伤面积的计算。

（2）*中国九分法* 将全身体表面积分为11个9等份。如成人头、面、颈部为9%；双上肢为2×9%；躯干前后包括外阴部为3×9%；双下肢包括臀部为5×9%＋1%＝46%。

（3）*儿童烧伤面积计算法* 小儿的躯干和双上肢的体表面积所占百分比与成人相似。特点是头大下肢小，随着年龄的增长，其比例也不同。计算公式如下：

头、颈、面部面积百分比：[9＋（12－年龄）]%

双下肢面积百分比：[46－（12－年龄）]%

3. 烧伤深度的评价 烧伤深度一般采用三度四分法，即Ⅰ度、Ⅱ度（又分浅Ⅱ度、深Ⅱ度）和Ⅲ度烧伤（表14-1）。

表14-1 烧伤深度的评价

分度	深度	创面表现	创面无感染时的愈合过程
Ⅰ度	（红斑）达表皮角质层	红肿热痛，感觉过敏，表面干燥	2～3日后脱屑痊愈，无瘢痕
浅Ⅱ度	达真皮浅层，部分生发层健在	剧痛，感觉过敏，有水疱，基底部呈均匀红色，潮湿，局部肿胀	1～2周愈合，无瘢痕，有色素沉着
深Ⅱ度	达真皮深层	有皮肤附件残留，痛觉消失，有水疱，基底苍白，间有红色斑点、潮湿	3～4周愈合，可有瘢痕
Ⅲ度	（焦痂）达皮肤全层，甚至伤及皮下组织、肌肉和骨骼	痛觉消失，无弹力，坚硬如皮革样，蜡白焦黄或炭化，干燥。干后皮下静脉阻塞如树枝状	2～4周焦痂脱落，形成肉芽创面，除小面积外，一般均需植皮才能愈合，可形成瘢痕和瘢痕挛缩

烧伤的深度可因时间、条件而继续发展，如在烧伤后48小时左右Ⅰ度烧伤可因组织反应继续进行而转变为Ⅱ度；深Ⅱ度烧伤处理不当可变为Ⅲ度。因此，在烧伤48小时后和创面愈合过程中应分别对损伤深度重新复核。

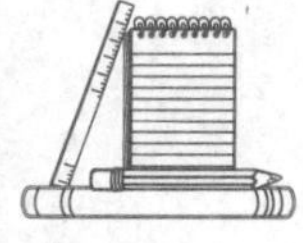

4. 烧伤严重程度的分类 烧伤的严重程度除了取决于烧伤面积、深度以外，尚与烧伤部位、

原因、体质、年龄和并发症等各种因素有密切关系。判断烧伤的严重程度我国常用下列分度法：

（1）轻度烧伤　Ⅱ度烧伤面积在 10%（小儿在 5%）以下。

（2）中度烧伤　Ⅱ度烧伤面积在 11% ～ 30%（小儿 6% ～ 15%）；或Ⅲ度烧伤面积在 10%（小儿 5%）以下。

（3）重度烧伤　总面积在 31% ～ 50%；或Ⅲ度烧伤面积在 11% ～ 20%（小儿总面积在 16% ～ 25% 或Ⅲ度烧伤在 6% ～ 10%）；或Ⅱ度、Ⅲ度烧伤面积虽达不到上述百分比，但已发生休克等并发症、严重呼吸道烧伤或有较重的复合伤或化学中毒者。

（4）特重烧伤　总面积在 50% 以上；或Ⅲ度烧伤面积在 20% 以上（小儿总面积 25% 以上或Ⅲ度烧伤面积在 10% 以上）；或已有严重并发症。

5. 辅助检查　烧伤患者必须进行的实验室及其他检查有：血、尿、大便常规，肝肾功能，电解质，二氧化碳结合率，心电图，胸透等检查。必要时可做 X 线检查。

重度烧伤早期体液丢失，血液浓缩，血常规检查红细胞计数、血红蛋白量和红细胞比容明显增高，尿比重增高；代谢性酸中毒时，二氧化碳结合力降低，非蛋白氮升高。有条件时可查血气分析，以及血清 Na^+、K^+、Cl^- 的测定，以确定有无酸中毒。脓毒败血症时，白细胞总数常在 $10×10^9$ ～ $25×10^9$/L 之间，中性粒细胞达 85% 以上，并可见中性核左移及中毒颗粒。创面分泌物及血培养加药敏试验有助于确定致病菌种类，可针对性地选择抗生素。

【治疗】

小面积轻度烧伤可单用外治法；大面积重度烧伤必须内外兼治，中西医结合治疗。内治原则以清热解毒、益气养阴为主；外治在于正确处理烧伤创面，保持创面清洁，预防和控制感染，促进愈合。深Ⅱ度创面要争取和促进痂下愈合，减少瘢痕形成；Ⅲ度创面早期保持焦痂完整干燥，争取早期切痂植皮，缩短疗程。

1. 辨证论治

（1）内治

①火毒伤津证

证候：壮热烦躁，口渴喜饮，咽干唇燥，便秘尿赤；舌红绛而干，苔黄或黄糙，或舌光无苔，脉数或弦细数。

治法：清热解毒，益气养阴。

方药：黄连解毒汤、银花甘草汤加减。口干甚者，加鲜石斛、天花粉等；便秘加生大黄；尿赤加白茅根、淡竹叶等。

②阴伤阳脱证

证候：神疲倦卧，面色苍白，呼吸短促，神识淡漠，昏昏欲睡，自汗肢冷，体温反低，尿少；全身或局部水肿，创面大量液体渗出；舌淡暗苔灰黑，或舌淡嫩无苔，脉微欲绝或虚大无力等。

治法：回阳救逆，益气护阴。

方药：参附汤合生脉散加味。冷汗淋漓加煅龙骨、煅牡蛎、黄芪、白芍、炙甘草。

③火毒内陷证

证候：壮热烦渴，汗出气粗，口干唇燥，躁动不安，大便秘结，小便短赤；舌质红或舌红绛而干，舌苔黄或黄糙，或焦干起刺，脉弦数等。若火毒传心，可见烦躁不安、神昏谵语；若火毒传肺，可见呼吸气粗，鼻翼扇动，咳嗽痰鸣，痰中带血；若火毒传肝，可见黄疸，双目上视，痉挛抽搐；若火毒传脾，可见腹胀便结，便溏黏臭，恶心呕吐，不思饮食，或有呕血、便血；若火毒传肾，可见浮肿，尿血或尿闭。

治法：清营凉血解毒。

方药：清营汤合犀角地黄汤加减。神昏谵语者，加服安宫牛黄丸或紫雪丹；气粗咳喘加生石膏、知母、贝母、桔梗、鱼腥草、桑白皮、鲜芦根；抽搐加羚羊角粉（冲）、钩藤、石决明；腹胀便秘、恶心呕吐者，加大黄、玄明粉、枳实、厚朴、大腹皮、木香；呕血、便血者，加地榆炭、侧柏炭、槐花炭、白及、三七、藕节炭；尿少或尿闭者，加白茅根、车前子、淡竹叶、泽泻；血尿加生地黄、大小蓟、黄柏炭、琥珀等。

④气血两虚证

证候：疾病后期火毒渐退，低热或不发热，神疲乏力，气短懒言，形体消瘦，面色少华，食欲不振，自汗，盗汗；创面肉芽淡红，愈合迟缓；舌质淡，苔薄白或薄黄，脉虚弱。

治法：补气养血，兼清余毒。

方药：八珍汤加减。食欲不振，加神曲、麦芽、鸡内金、薏苡仁、砂仁；余毒未清，加金银花、蒲公英、黄芪。

⑤脾虚阴伤证

证候：疾病后期，火毒已退，脾胃虚弱，阴津耗损。面色萎黄，纳呆食少，嗳气呃逆，腹胀便溏，口干少津，或口舌生糜；舌暗红而干，舌苔光亮如镜，脉细数。

治法：补气健脾，益胃养阴。

方药：益胃汤合参苓白术散加减。

（2）外治

1）清创术　清创是处理创面的第一步骤，应严格遵守无菌操作规程，尽量清除创面沾染。轻症患者可在一般条件下进行；重症患者一般在冬眠下进行；合并休克者应先行抗休克，待病情稳定后施行。

清创前可先注射镇静止痛剂。修剪创面处毛发和过长的指（趾）甲，然后用37℃左右的消毒生理盐水、1‰新洁尔灭或2‰黄柏液等冲洗创面，并用无菌纱布轻轻抹去黏附物，修去失去活力的表皮，创面大水疱用注射针将渗液吸尽，或在水疱低位刺一小孔排尽渗液，直至创面清洁。创周皮肤用碘伏或1‰新洁尔灭消毒。清创术后应肌内注射破伤风抗毒素1500～3000IU，重伤患者可在2周后再注射1次。

2）传统疗法　根据创面的大小、部位、深浅，选用不同的外治法。一般肢体部位及中小面积的烧伤创面多采用包扎疗法，头面、颈部、会阴部和大面积创面多采用暴露疗法。

初期：①小面积Ⅰ度、Ⅱ度烧伤可外涂京万红烫伤药膏、清凉膏、紫草膏等，暴露或包扎；或用地榆粉、大黄粉各等份，麻油调敷后包扎，隔日换药1次。②较大面积的Ⅱ度烧伤，皮肤无破损者，抽出疱内液体；用虎地酊喷洒创面，每日数次；疱已破者，剪去破损外皮，外涂烧伤药膏；或用液体石蜡（灭菌后）100mL加入庆大霉素80万U，调匀后外涂，每日数次。③Ⅲ度烧伤可外涂碘伏，保持焦痂干燥，防止感染。全身情况好者，于3～6日后分批多次切痂并植皮，或保痂开窗植皮；伤员情况及条件不允许切痂植皮时，可采用“蚕食脱痂”法，于伤后2～3周痂下自溶时，分批分区剪去痂皮并植皮；亦可外用水火烫伤膏、创灼膏等脱痂。

中期：创面感染者，可根据创面大小、感染性质（一般细菌感染、绿脓杆菌感染或真菌感染）的不同，采用不同的外用药。①小面积感染创面可外用黄连膏、红油膏、生肌玉红膏外敷，每日包扎换药1次；亦可用绵白糖（量要大，因细菌在高渗环境下无法生存）加九一丹少许直接外用，暴露创面，每日换药1次。②较大面积的感染创面渗液较多，可选用2%黄柏液湿敷；痂下积脓者，要尽快去痂引流，用上述药液浸泡或湿敷（应做细菌学检查以指导用药）；绿脓杆

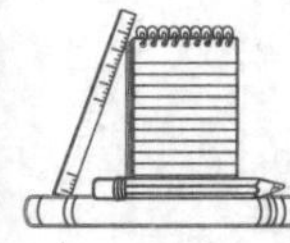

菌感染者，创面有绿色脓液，可用10%甲磺灭脓、1%庆大霉素纱布湿敷。

后期：腐脱新生时，用生肌白玉膏、生肌玉红膏或生肌散外敷。

3）烧伤湿润疗法　本疗法是以湿润烧伤膏为治疗药物，以湿润暴露疗法为治疗方法，实现原位培植皮肤组织，使深度烧伤皮肤再生，达到生理愈合。

早期（伤后1～6日）：不用任何消毒剂清创（化学烧伤除外），水疱穿刺放液，去除破损的腐皮，外涂烧伤膏0.5～1mm厚，4～6小时换药1次。

液化期（伤后6～15日）：浅Ⅱ度创面已愈合，继用烧伤膏2周，每日2次。深Ⅱ度创面经用药1周后，创面坏死组织开始液化，同时创面开始再生修复。涂药时注意无创原则，注意保护好创面上形成的脂蛋白透明膜，否则会使本应生理性愈合的创面变成病理性愈合。

修复期（伤后10～21日）：此时绝大部分坏死组织排除干净，涂药时用药厚约0.5mm，6～8小时1次。

康复期（创面愈合至完全上皮化）：温水清洗创面，早、晚各涂药1次，厚度小于0.5mm，外敷纱布包扎，12小时换药1次。

4）Ⅲ度烧伤创面的处理　Ⅲ度烧伤创面早期应用烧伤膏后可促使坏死组织液化排除，Ⅲ度浅创面可再生修复，为Ⅲ度深创面手术植皮做准备。若患者全身情况平稳后，伤后早期即可用"耕耘刀"纵横交错划开焦痂，然后立即涂用烧伤膏。

2. 现场急救

（1）保护受伤部位　迅速脱离热源，可用凉水先冲淋或浸浴以降低局部温度，避免再损伤，伤处的衣裤之类应剪开取下，不可剥脱，以减少污染，用清洁的被单、衣服等覆盖创面或简单包扎。

（2）镇静止痛　大面积烧伤患者给予口服云南白药、去痛片或三七粉等止痛药，甚至可使用杜冷丁、吗啡等；手足烧伤的剧痛可用冷浸法减轻。

（3）呼吸道的护理　必须保持呼吸道通畅。呼吸道烧伤出现呼吸困难时，应立即进行气管切开，氧气吸入；昏迷患者立即输液抢救，并将伤员头部偏向一侧，防止呕吐物、血块阻塞呼吸道。

（4）其他　呼吸、心跳停止者，立即进行人工呼吸、心脏按压；合并大出血者，立即止血；有骨折者，予以简单固定。争取在短时间内、休克未发生前送医院，如有发生休克可能者，在途中继续静脉输液。

3. 其他治疗

（1）轻度烧伤应处理创面和防止局部感染；对大面积重度烧伤者，则采取局部治疗和全身治疗并重的原则。

（2）烧伤后着重防治低血容量性休克，尽快给予输液以恢复血容量，并给予营养支持，纠正酸碱平衡失调和水、电解质紊乱。

（3）合理使用抗生素防治感染，首选青霉素和第二代、第三代头孢菌素等，或根据创面脓液细菌培养结果选用足量敏感的抗生素。

（4）伤后应及时注射破伤风抗毒血清以预防并发破伤风。

（5）Ⅲ度烧伤多联合运用手术疗法，清除痂皮，适时植皮，以降低感染率、减轻痛苦、降低残疾程度。

【预防与调护】

1. 加强工厂特别是高温作业区的安全生产教育，加强对化学药品的管理，加强安全用电宣传。

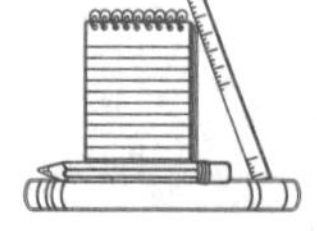

2. 严禁小孩玩火，在家庭和幼儿园中开水、热粥、热汤要放好，以免烫伤小孩。

3. 大面积烧伤患者住院后实施无菌隔离 1 ～ 2 周，病室要定时通风，保持干燥，限制人员进出，接触患者的敷料、被单、物品等注意灭菌。

4. 精心护理，勤翻身，防止创面长期受压，保持痂皮干燥和完整。

5. 鼓励患者进食，可以绿豆汤、西瓜汁、水果露、银花甘草汤等代茶频服；多食新鲜蔬菜、水果、禽蛋、瘦肉之品。忌食辛辣、肥腻、鱼腥之品。

项目三　毒蛇咬伤

【学习目标】

1. 掌握：毒蛇咬伤的辨证。

2. 熟悉：毒蛇咬伤的治疗。

3. 了解：毒蛇咬伤的预防与调护。

毒蛇咬伤是指人体被毒蛇咬伤后，毒汁经创口侵入营血、内犯脏腑导致的，以伤处红肿麻木作痛，全身出现寒热、呕恶、头痛、眩晕，甚至出血、神昏抽搐等为主要表现的中毒类疾病。在中国长江以南地区较为多见。与西医病名相同。本病若早期治疗，一般可痊愈。若拖延治疗或病情严重者，可伴有肢体瘫痪、休克、昏迷、惊厥、呼吸麻痹和心力衰竭。

本病的临床特征是局部可见较粗大而深的毒牙痕。风毒以损害神经系统为主，局部症状不显著，疼痛较轻或没有疼痛，仅感局部麻木或蚁行感，伤口出血很少，或不出血，周围不红，肿胀也不明显，常因呼吸肌麻痹而致死亡；火毒以损害血液循环系统为主，局部疼痛剧烈，肿胀明显，且迅速向肢体近心端发展，伤口有血性液体渗出，或出血不止，伤口周围皮肤出现青紫、瘀斑，或有血疱，有的伤口组织坏死形成溃疡，所属淋巴结、淋巴管红肿疼痛，常因肾衰致死；风火毒则表现为毒蛇咬伤后伤口疼痛逐渐加重，并有麻木感，伤口周围皮肤迅速红肿，并有水疱、血疱，重者伤口坏死溃烂，区域淋巴结肿大压痛。

【病因病机】

中医学认为，蛇毒系风、火二毒。风者善行数变；火者生风动血，耗伤阴津。风毒偏盛，每多化火；火毒炽盛，极易生风。风火相煽，则邪毒鸱张，必客于营血或内陷厥阴，形成严重的全身性中毒症状。

当毒蛇咬伤人体后，风火邪毒壅滞不通则痛则肿；风火之邪化热腐肌溶肉，故局部溃烂。风火相煽，蛇毒鸱张，正不胜邪，则邪毒内陷。毒热炽盛，内传营血，耗血动血，于是有溶血、出血的症状；火毒炽盛，最易伤阴，阴伤而热毒炽盛；热极生风，又有神昏谵语、抽搐等症。若邪毒内陷厥阴，毒入心包，可发生邪毒蒙闭心包的闭证，或邪热耗伤心阳的脱证。总之，风火毒邪均为阳热之邪，具有发病急、变化快、病势凶险的特点，其传变规律与温病近似，故辨证施治可借助于温病学理论为指导。

西医学认为，蛇毒是一种复杂的蛋白质混合物，含有多种毒蛋白。新鲜毒液黏稠，透明或淡黄色，含水 65%，比重 1.030 ～ 1.080，加热 65℃以上容易破坏。新鲜蛇毒呈弱酸性，腥苦味，与空气接触易生泡沫，在常温下 24 小时变性，冰箱内保存 15 ～ 30 天毒性不变，干燥蛇毒可保

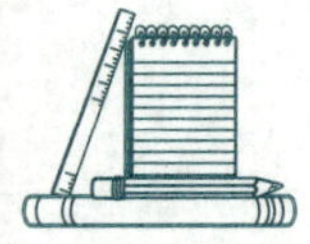

持原毒力 25 年以上。而眼镜蛇毒经 100℃加热 15 分钟仍保持部分毒力，非经久煮不能破坏。凡能使蛋白质沉淀、变性的强酸、强碱、氧化剂、还原剂、消化酶及重金属盐类均能破坏蛇毒。

蛇毒的主要成分是神经毒、血循毒和酶，各种成分的多少或有无随着蛇种而异。

1. 神经毒（风毒）　主要是阻断神经肌肉的接头引起弛缓型麻痹，终致周围性呼吸衰竭，引起缺氧性脑病、肺部感染及循环衰竭，若抢救不及时可导致死亡。

神经毒的作用有两种表现。一种作用于运动神经末梢的突触前及突触后部位，主要抑制运动终板上的乙酰胆碱受体，使肌肉内的神经介质——乙酰胆碱不能发挥其原有的去极化作用，从而导致横纹肌松弛。所以在临床上银环蛇咬伤的危重型患者的呼吸麻痹恢复较慢。眼镜蛇毒是另外一种作用，对乙酰胆碱受体的功能无影响，却有抑制运动神经末梢释放介质的作用，这种呼吸麻痹的患者用新斯的明有一定的疗效。

神经毒主要产生肌肉运动障碍，如舌肌运动障碍产生语言困难，咽缩肌运动障碍产生吞咽困难，眼外肌运动障碍产生眼球运动迟钝及复视，胸肌、肋间肌和膈肌运动障碍发生呼吸麻痹。这些症状从中医的角度看是属于风邪阻络症状，故中医学将神经毒命名为“风毒”。

2. 血循毒（火毒）　血循毒的种类很多，成分复杂，能对心血管和血液系统产生多方面的毒性作用。

（1）*心脏毒*　毒性极强，可损害心肌细胞的结构及功能。高浓度的心脏毒能引起离体的蛙心收缩期停跳，低浓度的却能产生兴奋作用。此毒素对哺乳动物心脏有极强的毒害作用，发生短暂兴奋后转入抑制，心搏动障碍，心室纤颤，心肌坏死，最后死于心力衰竭。

（2）*出血毒素*　是一种血管毒，作用于细胞的黏合物质，使其通透性增加而形态仍然完整，没有损害细胞的作用。如尖吻蝮蛇、蝰蛇等含有出血毒素，可以引起广泛性血液外渗，导致显著的全身出血，甚至心、肺、肝、肾、脑实质出血而致死亡。

（3）*溶血毒素*　有直接和间接溶血因子，间接溶血因子为磷脂酶 A，把卵磷脂水解分出脂肪酸而成溶血卵磷脂。直接溶血因子存在于眼镜蛇、蝰蛇的蛇毒中，能直接溶解红细胞。直接与间接溶血因子有协同作用，近年来研究证明直接溶血因子与心脏毒是同一物质。血循毒能导致局部肿胀，进而坏死，引起全身性出血及溶血等严重症状。中医学认为热毒壅滞则肿，热胜则肉腐，热迫血妄行则出血、衄血，故将血循毒命名为“火毒”。火毒内陷，传入心包，可出现闭、脱危重之证。

3. 酶　蛇毒中含有丰富的酶，根据国内外资料报道，已查明蛇毒中含的酶有 25 种左右，这里简单介绍常见的 4 种酶。

（1）*蛋白质水解酶*　多种蛇毒均含有此种酶。它既损害血管壁内皮细胞，增加管壁的通透性，导致血浆外渗、组织水肿，又可溶解肌肉组织，导致局部肌肉坏死，甚至深部组织溃烂。此酶相当于中医的“火毒”。

（2）*磷脂酶 A*　其毒性作用是间接溶血作用，使卵磷脂转变为溶血卵磷脂而导致严重溶血，使毛细血管通透性增加而引起出血，使机体释放组胺、5- 羟色胺、肾上腺素、缓动素等，间接干扰心血管系统的功能；对神经系统功能也有一定影响。此酶的毒性作用相当于中医学的“风火毒”。

（3）*透明质酸酶*　多数蛇毒中含有此酶。它能溶解细胞与纤维间质（结缔组织间的透明质酸酶凝胶），破坏结缔组织的完整性，促使蛇毒从咬伤局部向其周围迅速扩散、吸收。此酶亦相当于中医学的“火毒”。

（4）*三磷酸腺苷酶*　可破坏三磷酸腺苷而减少体内能量供给，影响体内神经介质、蛋白质

的合成，导致各系统的生理功能障碍。此酶相当于中医学的“风火毒”。

【诊断】

毒蛇咬伤的部位多在足部、小腿或手部，有时毒蛇从树上袭人，造成头面部咬伤。临床表现取决于毒蛇的毒腺所含毒素的性质，而症状的轻重程度则与进入体内毒素的量和毒力成正比。毒伤咬伤属于急症，必须迅速做出蛇属哪种、毒属何类的诊断，否则贻误患者的救治时机，造成严重的后果。毒蛇咬伤的诊断需要详细地问诊，仔细观察局部情况及全身症状，参考必要的理化检查，进行综合分析，以求做出正确诊断。

1. 局部症状 被毒蛇咬伤后，患部常有较大而深的毒牙痕，典型的毒牙痕是两个如针戳伤的洞，或伴有皮肤的破裂，有时还有折断而残留伤口内的毒牙，这往往是判断何种蛇咬伤的重要依据。无毒蛇咬伤的牙痕小而排列整齐，但患部如被污染或经处理，则牙痕常难辨认。

神经毒的毒蛇咬伤后局部不红不肿，无渗液，疼痛较轻，或没有疼痛而感麻木，伤口出血很少或不出血，肿胀也不明显。常易被忽视而不及时处理，但所导向的淋巴结肿大和触痛。

血循毒的毒蛇咬伤后伤口剧痛、肿胀明显，且迅速向肢体近心端发展，伤口有血性液体渗出，或出血不止，伤口周围皮肤青紫或出现瘀斑、血疱，有的伤口短期内坏死形成溃疡；所属淋巴管、淋巴结红肿疼痛。

混合毒的毒蛇咬伤后伤口疼痛，逐渐加重，伴有麻木感，伤口周围皮肤迅速红肿，可扩展至整个肢体，常有水疱、血疱，严重者伤口迅速变黑坏死，形成溃疡，区域淋巴结肿大和触痛。

2. 全身症状 神经毒的毒蛇咬伤主要表现为神经系统受损害。潜伏期较长，多在咬伤后1～6小时出现症状。轻者有头昏、头痛、出汗、胸闷、四肢无力等；严重者出现瞳孔散大、视物模糊、声音嘶哑、言语不清、流涎、牙关紧闭、吞咽困难、昏迷、呼吸减弱或停止、脉象迟弱或不整、血压下降，最终呼吸麻痹而死亡。

血循毒的毒蛇咬伤主要表现为血液系统受损害，有寒战发热，全身肌肉酸痛，皮下或内脏出血（尿血、血红蛋白尿、便血、衄血和吐血），继而可以出现贫血、黄疸等；严重者可出现休克、循环衰竭。

混合毒的毒蛇咬伤主要表现为神经和血循环系统的损害。在短期内出现全身中毒症状，出现头晕头痛、恶寒发热、烦躁口干、四肢无力、恶心呕吐、全身肌肉酸痛、瞳孔缩小、肝大、黄疸等，脉象迟或数；严重者可出现心功能衰竭及呼吸停止。

【治疗】

1. 局部常规处理 毒蛇咬伤的局部常规处理包括早期结扎、扩创排毒、烧灼、针刺、火罐排毒、封闭疗法、局部用药。

（1）早期结扎 被毒蛇咬伤后，应即刻用柔软的绳子或布带，或就近拾取适用的植物藤或茎叶等，在距伤口5～10cm近心端缚扎。缚扎松紧度以能阻断淋巴液和静脉血的回流但不妨碍动脉血流为宜。每隔15～20分钟放松1～2分钟，以免肢体因缺血而坏死。缚扎物的解除应在局部进行有效的扩创排毒、敷药和用有效的蛇药30分钟后。如咬伤已超过12小时，则不宜缚扎。

（2）扩创排毒 局部常规消毒后，用1%普鲁卡因局部麻醉，用手术刀或其他消毒小刀沿伤口牙痕纵行或做“+”字形切开，长1～2cm，深至皮下。然后用双手自近心端向远心端、由四周向伤口反复推挤，使毒血排出；或在扩创后用拔火罐或抽吸器等方法吸出毒液，随后用双氧水或1∶5000高锰酸钾溶液反复多次冲洗，使伤口蛇毒破坏，促进局部排毒，以减轻中毒，并注意取出伤口内的断牙。但必须注意，凡尖吻蝮蛇、蝰蛇咬伤后伤口流血不止，且有全身出血现

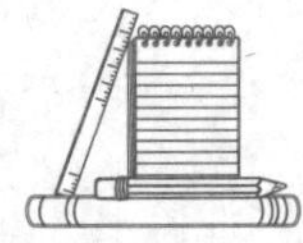

象，则不宜扩创，以免发生失血性休克。

（3）破坏蛇毒

①火柴爆烧法：用火柴头 4 ～ 6 个堆放伤口上，点燃烧灼，连续 3 ～ 5 次。

②铁钉烙法：取长约 5cm 的铁钉，烧至红透，从牙痕处垂直烙入，随即拔出，连续 3 ～ 4 次，烙入深度 0.5 ～ 1cm。

③伤口塞药法：用高锰酸钾少许塞于伤口内，数分钟后冲洗掉，或选用食盐、明矾、雄黄等塞入伤口亦可。

④伤口注药法：胰蛋白酶 200U 加入 0.5% 普鲁卡因 5 ～ 10mL 中，在牙痕周围注射，深达肌层，或于绑扎上端进行封闭；或用 0.5% 高锰酸钾注射液 3 ～ 5mL 做伤口浸润注射，一般一次即可。

⑤急救服药：伤口立即服用蛇伤成药，如上海蛇药、南通蛇药、季德胜蛇药片、广州蛇药散等，任选一种，首次剂量加倍。或急服优质白醋 100mL 左右。

（4）局部用药　经破坏蛇毒治疗后，可用 1∶5000 呋喃西林溶液或高锰酸钾溶液湿敷伤口，保持湿润引流，以防创口闭合。同时用鲜草药外敷。

外敷草药可分为两大类。一类是引起发疱草药，如生南星、野芋、鹅不食草等，可选 1 ～ 2 种捣烂，外敷伤处周围，以引发局部充血、发疱，借以拔毒外出；对创口已溃烂者不宜使用。另一类是清热解毒草药，如马齿苋、半边莲、七叶一枝花、芙蓉叶、八角莲、蒲公英等，适用于肿胀较重者，可选择 1 ～ 2 种捣烂敷于伤口周围肿胀部位。敷药时不可封住伤口，以防阻碍毒液流出，并保持药料新鲜与湿润，确保较长时间的疗效，避免局部感染。如寻找草药不方便，还可以用内服的蛇药片捣烂水调外涂。对已有水疱或血疱者，可先用消毒注射器吸出渗出液，或开小口引流，然后再以呋喃西林溶液或雷弗奴尔液湿敷。

2. 辨证论治

（1）内治　根据毒蛇咬伤的毒理、病理和症状，将毒蛇咬伤分为风毒证、火毒证、风火毒证、蛇毒内陷证进行辨证施治。

①风毒证

证候：局部伤口肿痛轻微，或有麻木、蚁行感；全身症状有头晕眼花、视物模糊、声音嘶哑、口吐涎沫、四肢麻木，甚至瘫痪、呼吸微弱、眼睑下垂、双目直视、惊厥抽搐；舌质淡红而舌颤，苔薄白，脉弦数浮散。

治法：活血通络，驱风解毒。

方药：活血驱风解毒汤（经验方）。药物有当归、川芎、红花、威灵仙、白芷、防风、僵蚕、七叶一枝花、半边莲、地丁等。

早期加车前草、泽泻、木通等利尿排毒；大便不畅，加生大黄、厚朴通便泄毒；咬伤在下肢加独活，咬伤在上肢加羌活，作为引经之药；视物模糊、瞳孔散大，加青木香、菊花；动风抽搐，加蜈蚣、蝉衣、全蝎等以搜风镇惊。

②火毒证

证候：局部灼痛，肿胀显著，蔓延迅速，常有水疱、血疱或皮肤青紫，严重者可出现伤口坏死溃烂；伴见恶寒发热、烦躁口渴、恶心呕吐，或身热夜甚、斑疹隐隐、七窍出血、胸闷心悸、胁肋胀痛、大便干结、小便短赤；舌质红，苔黄燥，脉滑数或细数。

治法：泻火解毒，凉血活血。

方药：龙胆泻肝汤合五味消毒饮加减。小便短赤、血尿者，加白茅根、茜草、车前草、泽

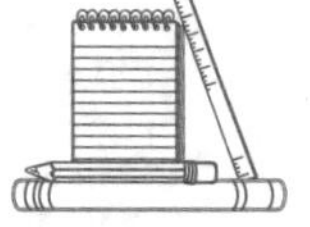

泻等利尿止血；发斑、吐血、衄血者，加犀角（水牛角代）以加强凉血化斑解毒之功；烦躁抽搐者，加羚羊角、钩藤以凉肝息风；局部肿胀甚者，加赤小豆、冬瓜皮、泽泻以利水消肿。

③风火毒证

证候：局部红肿剧痛伴有麻木，或有血疱、水疱、瘀斑、瘀点或伤处坏死溃烂；全身症状有头晕头痛、畏寒发热、胸闷心悸、恶心呕吐、大便秘结、小便短赤，眼花、眼睑下垂、视物模糊，或有复视，严重者烦躁抽搐，甚至神志昏愦；舌质红，苔白黄相兼，后期苔黄，脉弦数或洪数。

治法：清热解毒，凉血息风。

方药：黄连解毒汤合五虎追风散加减。吞咽困难加玄参、山豆根、射干以清热利咽；烦躁不安或抽搐加羚羊角、钩藤、珍珠母以镇静安神息风；瞳孔缩小、视物模糊加青木香、菊花；神志昏愦加服安宫牛黄丸。

④蛇毒内陷证

证候：毒蛇咬伤后失治、误治，出现高热不退，躁狂不安，呼吸急促，喉中痰鸣，痉厥抽搐或神昏谵语；局部伤口由红肿突然变为紫暗或紫黑，肿势反而消减；舌质红绛，脉洪数或弦数。

治法：清营凉血解毒。

方药：清营汤合犀角地黄汤加减。神昏谵语、痉厥抽搐者，加服安宫牛黄丸或紫雪丹；若正气耗散，正不胜邪，导致心阳衰微，出现面色苍白、淡漠神昏、汗出肢冷，则宜用参附汤以益气回阳。

（2）外治法

①扩创法：凡急救时未行扩创排毒处理，或虽已施行而不彻底，均宜再行扩创排毒，伤口染毒酿脓者宜切开引流。

②敷药法：可选用蛇药成药，如金黄散、双柏散，或用新鲜草药等外敷伤口周围，每日换药 1 次。肿势向上蔓延者，药敷于伤口近心端，范围达正常处。若伤口及患肢发生坏死、溃烂、腐肉不脱者，先选用八二丹或银灰膏提脓祛腐，待脓腐已尽，再选用生肌类药物生肌长皮。

③熏洗法：局部每日换药之前可用柚树叶、樟树叶各 500g 煎水熏洗。

3. 抗蛇毒血清治疗 抗蛇毒血清特异性较高，效果确切，应用越早则疗效越好。但对脑、心、肾等实质性器官已发生器质性改变者，则难以奏效。使用剂量的多少应根据该种毒蛇排毒量和血清的效价来决定。一般应大于中和排毒所需要的剂量。临床一般多用抗蝮蛇毒血清，用量为 10mL，稀释于生理盐水或 25% ～ 50% 葡萄糖溶液 20mL 中静脉注射，1 次即可。儿童用量与成人相等，不能减少。但都必须先做过敏试验，抽抗蛇毒血清 0.1mL，用等渗盐水 1.9mL 稀释，皮内注射 0.1mL，15 分钟后无红晕、蜘蛛足者为阴性。阳性者要按脱敏法处理。同时可配合使用糖皮质激素，如氢化可的松、地塞米松等。

4. 危重症抢救

（1）蛇伤肾功能衰竭

1）发病机理 蛇毒可引起溶血，溶解的血细胞可堵塞肾小球动脉，导致滤过停止。蛇毒还可直接损害肾组织。肾小管损伤后，小管腔原尿反流扩散入肾间质，造成间质水肿，加重肾的损害。蛇毒的细胞毒素破坏肌肉，使肌球蛋白释放，从血液流经肾脏，导致肾小管阻塞。

2）西医治疗 如出现血红蛋白尿则提示进入肾衰早期，可选用 20% 甘露醇或速尿加入 50% 葡萄糖溶液内，静脉推注，当尿量增多时可重复使用，严重时可应用利尿合剂。肾上腺皮质激

素有抑制抗利尿激素的作用及增加利尿和调节水、电解质平衡的效果，可选用地塞米松 20mg 加入 10% 葡萄糖溶液 250mL 中静脉滴注。同时可用低分子右旋糖酐 500mL 静脉滴注、能量合剂等，有保护和促进肾组织修复的作用，可根据情况选用。应用扩容、化栓疗法可用复方丹参注射液 10 ～ 20mL 加入 5% 葡萄糖溶液中静脉滴注。

肾衰尿少或尿闭时上述措施可继续应用。要特别注意控制输液量在每日 1000 ～ 1500mL。应防治高钾血症，一旦高钾血症出现，可应用 10% 葡萄糖酸钙或胰岛素。利尿可用速尿静脉推注，以 20mg 为起点，15 ～ 30 分钟无尿再加倍应用，最大量可一次性应用 320mg，也可以静脉滴注。

3）辨证施治

①肾衰早期：应用麻黄连翘赤小豆汤加减。组成：麻黄 10g，连翘 20g，蝉衣 20g，赤小豆 30g，防风 10g，地龙 10g，半边莲 30g，七叶一枝花 20g，栀子 6g，车前草 10g。

②肾衰少尿或无尿：用五苓散加减。组成：茯苓 15g，土茯苓 30g，泽泻 10g，萆薢 15g，肉桂末 5g（冲服），炒白术 10g，益母草 20g，石韦 30g，海金沙 10g，穿山甲（代）10g，车前草 10g，半边莲 20g。

③无尿：用疏凿饮子。组成：泽泻 10g，赤小豆 20g，商陆 6g，大腹皮 15g，羌活 10g，椒目 10g，通草 6g，槟榔 10g，秦艽 10g，茯苓皮 30g，益母草 20g，半边莲 30g。

④肾衰后期多尿：为脾不统摄、气虚不运所致，用归脾汤合补中益气汤加减。

4）人工肾　血液透析（血透）是治疗蛇伤肾衰的有效措施之一。一般常用腹膜透析疗法，但仍可参考上述中药治疗。应注意有的蛇伤肾衰患者血液呈高凝状态，这类患者行血透时往往会造成血透管血凝、阻塞，无法进行正常血透。

（2）蛇伤呼吸衰竭　一旦出现气促、呼吸困难、表浅而快等症状，应保持呼吸道通畅，持续有效给氧。

可使用高灵敏度人工呼吸机，但应注意人机对抗，避免液体负荷过重。并使用中枢兴奋药，常用尼可刹米、洛贝林、回苏灵、利他灵等。如因缺氧引起脑水肿，可选用 20% 甘露醇或 25% 山梨醇快速静脉滴注，也可用速尿，或与甘露醇交替使用。另外，肾上腺皮质激素可减轻毛细血管通透性，减少血浆外渗，从而减轻脑水肿，可给予地塞米松或氢化可的松。兴奋平滑肌可用新斯的明，兴奋横纹肌用加兰他敏。口服六神丸可芳香开窍，起到兴奋呼吸的作用。

蛇伤所致呼吸衰竭可使用中药治疗。如促进胸廓运动可用小陷胸汤宽胸开结；兴奋膈肌可用三拗汤；解神经毒药可用青木香 10g，全蝎 3g，蜈蚣 2g，七叶一枝花 15g，茜草 10g，水煎服。

（3）蛇伤循环衰竭　循环衰竭一旦诊断成立，轻症时可用氨茶碱加入 25% 葡萄糖溶液静脉缓注；严重时可用洋地黄制剂如西地兰静脉缓注；还可应用右旋糖酐，早期常用中分子右旋糖酐，中、晚期选用低分子右旋糖酐，可保护内膜、血细胞、血小板，降低血黏稠度，使微循环通畅，同时可使用肾上腺皮质激素。

当出现大而深呼吸时，可考虑是酸中毒，即用缓冲溶液（常用 5% 碳酸氢钠）纠正酸中毒。此外，根据病情给予输氧，应用促进心肌代谢药物，如三磷酸腺苷、辅酶 A、肌苷等。如血压下降，可用参脉注射液 40mg 加入 10% 葡萄糖溶液 250mL 中静脉滴注，或使用升压药如阿拉明、多巴胺。654–2 能对抗缺氧导致的内源性儿茶酚胺引起的肺血管痉挛，降低心脏后负荷及肺动脉压，一般每日可应用 20mg 静脉滴注。还可用清开灵 40 ～ 60mL 加入 5% 葡萄糖溶液中静脉滴注。

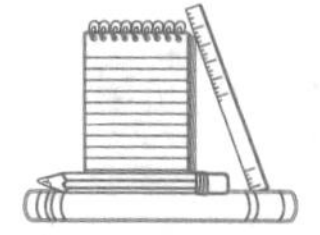

中药治疗可按卫气营血和三焦辨证。热毒在气分用黄连解毒汤合五味消毒饮，苦寒直折热

邪；热毒在营血分可用清营汤、犀角地黄汤、五味消毒饮合方；若三焦辨证为热毒证，可选用甘露消毒丹加减，另配服安宫牛黄丸或肌内注射醒消净、静脉滴注清开灵。

以上治疗方法若遇多脏器衰竭可综合应用，灵活变化。临床上只要诊断清楚，病情分析透彻，治疗措施得当，就能有效地抢救和治疗蛇伤的多脏器衰竭。

【预防与调护】

1. 搞好环境卫生，清除周围杂草，堵塞洞穴，使蛇无藏身之地。

2. 行走于山林草地蛇多出没的地方时，可用竹木棍打草驱蛇，并注意防止蛇在树上咬人。

3. 蛇咬伤后不可惊慌、奔跑，应沉着、冷静，在野外就地取材，采用各种急救措施。

4. 饮食宜清淡，禁食荤腥、油腻、辛辣之品。

5. 鼓励患者多饮水，或用半边莲、白茅根等煎汤代茶饮。

6. 局部肿胀已消退，全身症状已控制时，应鼓励患者多活动患肢，促使肢体功能早日恢复。

项目四　破伤风

【学习目标】

1. 掌握：破伤风的辨证。
2. 熟悉：破伤风的治疗。
3. 了解：破伤风的预防与调护。

破伤风是指皮肉破伤，风毒之邪乘虚侵入而引起肌肉阵发性痉挛和紧张性收缩的一种急性疾病。其特点是：起病急，发展快，病情极为严重，死亡率高；有皮肉破伤史，有一定的潜伏期；以发作时呈现全身或局部肌肉强直性痉挛和阵发性抽搐为主要特征，间歇期全身肌肉仍持续性紧张收缩；可伴有发热，但神志始终清楚；多因严重并发症而死亡。破伤风病名首见于宋代《太平圣惠方》，云“身体强直，口噤不能开，四肢颤抖，骨体疼痛，面目㖞斜，此皆损伤之处中于风邪，故名破伤风。”中医对外伤所致者，又称金创痉；产后发生者，称产后痉；新生儿断脐所致者，称小儿脐风或脐风撮口。临床上以外伤所致者最常见。

西医学亦称本病为破伤风，属特异性感染。

【病因病机】

本病是因皮肉破伤，感受风毒之邪所引起。《诸病源候论》谓“金创得风”，扼要地说明了破伤风的发生必须具备创伤和感受风毒这两个因素。创伤后皮破血损，卫外失固，在机体抵抗力下降的情况下，风毒之邪从伤口侵袭人体，由外入里，邪入经络，甚至内侵脏腑引起发病。若外伤后失于调治，流血过多，血脉虚竭，营卫空虚，风毒侵袭后可迅速发病，且病情多危重。风为阳邪，善行数变，通过经络、血脉入里传肝，肝血不足，血不养筋，则出现手足震颤，屈伸不利；若热邪劫伤津血，血不荣筋则出现牙关紧闭、角弓反张、四肢抽搐。如不及时控制，必然导致脏腑功能失和，筋脉拘急不止，甚至造成呼吸、循环衰竭和全身衰竭而危及生命。

西医学认为，本病是在特定的条件下，破伤风杆菌从伤口侵入人体内，并大量繁殖，分泌外毒素而致病。特别是窄而深、有异物、坏死组织多、引流不畅的伤口在缺氧的环境下，当机体抵抗力降低或缺乏免疫力时，细菌在伤口局部迅速繁殖，并产生大量外毒素。外毒素有痉挛

毒素和溶血毒素两种。引起症状的主要是痉挛毒素，此毒素对神经有特殊的亲和力，能引起肌肉痉挛；溶血毒素能引起局部组织坏死和心肌损伤。

【诊断】

1. 临床表现

（1）潜伏期　长短不一，一般为 4 ～ 14 日，短者 24 小时之内，长者数月或数年不等。潜伏期的长短与创伤性质、部位和伤口的早期处理方式及是否接受过预防注射等因素有关。潜伏期越短病情越严重，预后也越差，死亡率越高。

（2）前驱期　时间较短，一般 1 ～ 2 日，患者常有畏寒，低热，头痛，头晕，乏力，多汗，烦躁不安，打呵欠，下颌微感紧张酸胀，咀嚼无力，张口略感困难；创面多干陷无脓，周围皮肤暗红，有疼痛和紧张牵制感。

（3）发作期　典型的发作症状是全身或局部肌肉强直性痉挛和阵发性抽搐。

肌肉强直性痉挛首先从头面部开始，进而延展至躯干、四肢。患者起初感到咀嚼不便，咀嚼肌紧张、酸痛，而后出现面肌强直性痉挛，引起张口困难，牙关紧闭；口角向外上方牵引，前额皱纹加深，双眉举起，说话不便，形成苦笑面容；继而颈项肌痉挛，呈现颈项强直，头略向后仰，不能做点头动作；咽喉部肌肉痉挛，引起吞咽和呼吸困难；背腹肌痉挛，腰部前凸，头和足后屈，呈角弓反张状；四肢肌肉收缩时，因屈肌比伸肌有力，肢体可出现屈膝、弯肘、半握拳等姿态；膈肌和肋间肌痉挛，可出现呼吸困难，甚至窒息；直肠和膀胱括约肌痉挛，可引起便秘和尿潴留。

阵发性抽搐是在肌肉持续性痉挛的基础上发生的，轻微的刺激如光亮、声音、震动、饮水、注射等均可诱发强烈的阵发性抽搐。每次发作可持续数秒、数分钟或数十分钟不等，发作时患者呼吸急促，面色苍白，口唇紫绀，口吐白沫，磨牙，流涎，头频频后仰，四肢抽搐不止，全身大汗淋漓，表情痛苦。强烈的肌肉痉挛和抽搐有时可使肌肉出血、断裂，甚至发生骨折、脱位和舌咬伤等。

发作间歇期长短不一，在间歇期疼痛稍减，但肌肉仍不能完全松弛；可有发热，大便秘结，小便短赤或尿闭，舌红或红绛，苔黄或黄浊，脉弦数等。因喉头痉挛、呼吸道不畅、黏痰阻塞气管等，可导致肺不张、肺炎，出现高热，甚至导致窒息而死亡。

（4）后期　因长期肌肉痉挛和频繁抽搐消耗了大量体力，并引起水、电解质紊乱或酸中毒，可导致全身衰竭而死亡。或因呼吸肌麻痹引起窒息、心肌麻痹甚至休克、心搏骤停而危及生命。

2. 辅助检查　脓液培养可有破伤风杆菌生长。初期血常规检查白细胞计数一般正常或偏高，发作期白细胞总数及中性粒细胞比例增高。合并肺部感染时白细胞总数常在 15×10^9/L 以上，中性粒细胞比例可达 80% 以上。

【鉴别诊断】

1. 化脓性脑膜炎　化脓性脑膜炎与破伤风一样出现颈项强直、角弓反张等表现，但一般无咀嚼肌痉挛、阵发性抽搐。患者常有高热，剧烈头痛，喷射性呕吐，嗜睡昏迷等。脑脊液检查有压力增高，白细胞计数增多等。

2. 狂犬病　狂犬病有被疯狗、猫咬伤史，潜伏期较长。以吞咽肌肉抽搐为主，患者呈兴奋、恐惧状，听到水声或看到水立即发生咽肌痉挛，被称为“恐水症”。有剧痛，饮水不能下咽而从口角流出。可因膈肌收缩而产生犬吠声。很少出现牙关紧闭。脑脊液检查淋巴细胞增高。

3. 下颌关节炎、齿龈炎、咽喉炎、腮腺炎等　亦可有张口困难或牙关紧闭，但同时伴有局部疼痛，早期可有发热，但无颈项强直，并有炎症病灶存在。

【治疗】

破伤风是一种严重的全身性急性特异性感染，发生和发展过程甚为迅速，死亡率高，必须采取中西医结合综合治疗措施，以尽快控制病情。中医治疗以息风、解痉、解毒为原则；西医治疗应尽快消除毒素来源和中和体内毒素，保持呼吸道通畅，必要时行气管切开，不能进食者可鼻饲，并防止并发症等。

1. 辨证论治

（1）内治

①风毒在表证

证候：轻度吞咽困难和牙关紧闭，周身拘急，或只限于破伤部位局部肌肉拘急，抽搐较轻，痉挛期短，间歇期较长；舌淡红，苔薄白，脉弦数。

治法：祛风镇痉。

方药：玉真散合五虎追风散加减。抽搐严重时加地龙、蜈蚣、钩藤、葛根；新生儿破伤风内服撮风散 0.3 ～ 0.6g，日 3 ～ 4 次。

②风毒入里证

证候：角弓反张，频繁发生间歇期短的全身肌肉拘急、抽搐，牙关紧闭，高热，大汗淋漓，面色青紫，呼吸急促，痰涎壅盛，胸闷腹胀，腹壁板硬，大便秘结，小便不通；舌红绛，苔黄糙，脉弦数。

治法：祛风止痉，清热解毒。

方药：木萸散加减。可减藁本、桂枝、刺蒺藜，加蜈蚣、钩藤、白芍、地龙；高热加生石膏、黄芩、黄连、金银花；伤津烦渴加沙参、知母、生地黄、天花粉、麦冬；大便秘结加生大黄、枳实、芒硝；小便短赤加车前子、淡竹叶、生地黄、木通、甘草梢、白茅根；产后或外伤失血过多者，可加黄芪、熟地黄、当归、白芍。

③阴虚邪恋证

证候：疾病后期抽搐停止，头晕，心悸，倦怠乏力，面色苍白或萎黄，肌肉酸痛、麻木，口渴，时而汗出，牙关不适，偶有拘急或屈伸不利，或肌肤有蚁行感；舌淡红，脉细弱无力。

治法：益胃养津，疏通经络。

方药：沙参麦冬汤加减。可加金银花藤、丝瓜络、葛根、木瓜、白芍等。

（2）外治

①敷药法：在使用破伤风抗毒素 1 小时后可行清创，切除坏死组织，开放创口，用 3% 双氧水冲洗，填塞浸泡双氧水溶液的纱布，并严格消毒。创面如有残余坏死组织，可掺七三丹，红油膏盖贴；创面干净，可掺生肌散，生肌白玉膏盖贴。初起伤口结痂者，宜剪去痂皮后外敷玉真散。伤口溃烂，腐肉未尽者，宜掺七三丹，银灰膏盖贴。后期伤口久不愈合者，宜掺生肌散，生肌玉红膏盖贴。

②洗浴法：伤口深闭不通者，宜扩大伤口后用金银花、蒲公英、蝉衣、防风煎汤反复洗浴。

2. 一般处理　患者应住单人病房，环境应尽量安静，防止光、声刺激。保持呼吸道通畅，及时吸出口鼻、咽腔的分泌物。因喉头痉挛或痰涎壅盛不易吸出导致呼吸困难或窒息时，应及时行气管切开。轻症患者在发作间歇期尽量鼓励自行进食，重症患者要定时鼻饲（最好行气管切开术后放置胃管进行管饲），保证营养和水的摄入。也可行全胃肠外营养。

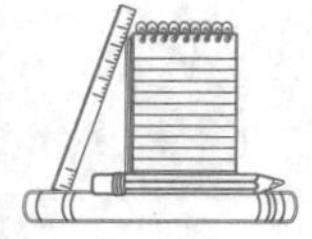

3. 西医治疗　主要采用尽快中和毒素、控制和解除痉挛、防止并发症等方法。

（1）中和游离毒素　确诊后可肌注或静滴破伤风抗毒素，亦可用人体破伤风免疫球蛋白一次性深部肌内注射。

（2）控制和解除痉挛　病情较轻时可用镇静剂和安眠药物，如安定（5mg 口服或 10mg 静脉注射），苯巴比妥（0.1～0.2mg 肌内注射），10% 水合氯醛（15mL 口服或 20～40mL 直肠灌注），以上 3 种药物可 6 小时交替应用 1 次。

病情严重者可用冬眠疗法，常用冬眠一号（氯丙嗪 50mg，异丙嗪 50mg，杜冷丁 100mg），每次用 1/3 或 1/2 剂量，4～8 小时肌内注射 1 次，病情好转后可间歇或逐渐减量。应用时要密切观察生命体征变化。若抽搐严重，可静脉注射硫喷妥钠；如不能控制痉挛，则考虑用肌肉松弛剂，如左旋筒箭毒碱、氯琥珀胆碱、氨酰胆碱等；如并发高热、昏迷，可加用肾上腺皮质激素，如氢化可的松、强的松等。

（3）防治并发症　补充水和电解质，纠正水、电解质代谢失调。必要时可输全血或血浆。应用抗生素抑制破伤风杆菌和其他细菌感染，首选青霉素和甲硝唑。不能进食者，应行静脉高营养疗法或胃饲。

4. 针灸疗法　牙关紧闭，取合谷、下关、颊车、内庭；角弓反张，取风池、风府、大椎、长强、承山、昆仑；四肢抽搐，取曲池、外关、合谷、后溪、风市、阳陵泉、申脉、太冲。一律采用泻法，留针 15～20 分钟。

【预防与调护】

1. 正确处理伤口，特别是污染的或较深的创口应及时进行彻底清创，不缝合，避免包扎过紧。

2. 预防注射破伤风类毒素可使人获得自动免疫。“基础注射”共需皮下注射 3 次，第 1 次 0.5mL，后两次每隔 3～6 周各注射 1mL。第 2 年再注射 1mL，作为“强化注射”。以后每隔 5 年重复“强化注射”1mL，能有效地预防破伤风。

3. 创口有污染时，尤其小而深的伤口，应于伤后 24 小时内常规肌注破伤风抗毒素 1500IU。若污染严重，1 周后再注射 1 次。

4. 如无抗毒素时，可用蝉衣 6～9g 研末，每次 1g，每日 3 次，黄酒送服；或玉真散 5g，每日 3 次，黄酒送服，连服 3 日，进行中药预防。

5. 患者隔离，保持环境安静，尽量避免声、光、风、震动等外界刺激，必要的治疗与护理应争取在安静下进行。

6. 为防止发生窒息，严重的患者应在上、下牙之间放置橡皮开口器，防止舌咬伤；抽搐发作时防止摔伤和骨折；吸痰器放在床边，随时吸出口腔分泌物；注意口腔及皮肤护理；患者用过的器具严格消毒，敷料予以烧毁。

项目五　肠　痈

【学习目标】

1. 掌握：肠痈的辨证。
2. 熟悉：肠痈的治疗。
3. 了解：肠痈的预防与调护。

肠痈是指发生于肠道的痈肿。临床上西医学的急性阑尾炎、回肠末端憩室炎、克隆病等均属肠痈范畴，其中以急性阑尾炎最为常见。本节所论述的肠痈则专指急性阑尾炎。其特点是：转移性右下腹疼痛，伴恶心、呕吐、发热，右下腹局限性压痛或拒按。该病可发生于任何年龄，但多见于青壮年，男性多于女性。发病率居外科急腹症的首位。

【病因病机】

1. 饮食不节　暴饮暴食，过食膏粱厚味，湿热积于肠中。或嗜食生冷、油腻，脾胃受伤，痰湿内生，扰乱肠道气机，糟粕积滞于肠道而成痈。

2. 劳累过度　如饱食后暴急奔走，或跌仆损伤，致气血瘀滞，肠道运化失司，败血浊气壅遏肠中而成痈。

3. 寒温不适　外邪侵入肠腑，郁遏气机，经络受阻，瘀积化热成痈。

4. 情志所伤　郁怒伤肝，肝失疏泄，忧思伤脾，气血郁滞，传化失职，易生食积，食积痰凝瘀积阻塞肠中成痈。

西医学认为，本病主要是阑尾管腔阻塞和胃肠道疾病的影响，导致阑尾血运障碍，细菌入侵而形成炎症。其致病菌多为肠道内的革兰阴性杆菌和厌氧菌。

【诊断】

1. 临床表现

（1）*初期*　腹痛是肠痈的主要症状。腹痛多起于上腹部或脐周，经过数小时后转移并固定于右下腹部，疼痛由隐约不定转变为持续性胀痛，并逐渐加重；但少数患者不出现典型的转移性疼痛。压痛点通常在右髂前上棘与脐连线的中、外 1/3 交界处（麦氏点）。在两侧足三里、上巨虚穴附近（阑尾穴）可有压痛。伴有微热，纳减，舌苔白腻，脉弦滑或弦紧。

老年患者常感到疼痛并不剧烈，故易被忽视或延误诊断。若患者的阑尾位置异常，腹痛的表现也异常。如盲肠后位及妊娠中晚期肠痈可发生右季胁和腰部的弥漫性疼痛；盆腔内肠痈没有腹壁痛，表现为里急后重或耻骨上部不适感。

肠痈患者均有不同程度的恶心，甚至呕吐。儿童及青少年患者呕吐甚为常见，但呕吐并不持续，绝大多数仅呕吐 1 ～ 2 次。一般呕吐在出现腹痛之后发生。

（2）*酿脓期*　当阑尾化脓，即可出现右下腹疼痛加剧，明显压痛、反跳痛，局限性腹皮挛急；或右下腹可触及包块；壮热不退，恶心呕吐，纳呆，口渴，便秘或腹泻；舌红苔黄腻，脉弦数或滑数。

（3）*溃脓期*　腹痛扩展至全腹，腹皮挛急，全腹压痛、反跳痛；恶心呕吐，大便秘结或似痢不爽；壮热自汗，口干唇燥；舌质红或绛，苔黄糙，脉洪数或细数。

（4）*变证*

①慢性肠痈：初期腹痛较轻，微热或身无寒热，发病缓慢，舌红，苔白腻，脉迟紧；或反复发作。为寒湿夹瘀血凝结所致。

②腹部包块：在发病 4 ～ 5 日后身热不退，腹痛不减，右下腹部出现压痛性包块（阑尾周围脓肿），或在腹部其他部位出现压痛性包块（肠间隙、膈下或盆腔脓肿）。为湿热瘀结、热毒结聚而成。

③湿热黄疸：发病过程中常出现高热寒战、肝肿大和压痛、黄疸（门静脉炎），延误治疗可发展为肝痈。

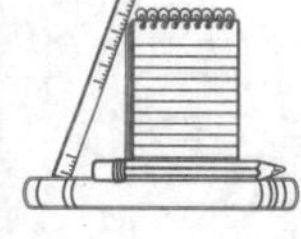

④内、外瘘形成：腹腔脓肿形成后若治疗不当，部分病例脓肿向小肠或大肠内穿溃，亦可向膀胱、阴道或腹壁穿破，形成各种内瘘或外瘘，脓液从瘘管排出。

2. 辅助检查　血常规检查初期多数患者白细胞计数及中性粒细胞比例增高；在酿脓期和溃脓期白细胞计数常升至 $18 \times 10^9/L$ 以上。盲肠后位阑尾炎可刺激右侧输尿管，尿中可出现少量红细胞和白细胞。诊断性腹腔穿刺检查和 B 型超声检查呈低回声的管状结构，对诊断有一定的意义。脓液细菌培养及药敏试验有利于确定致病菌种类，有针对性地选用抗生素。

【鉴别诊断】

1. 胃、十二指肠溃疡穿孔　患者既往多有溃疡病史。穿孔后立即感到上腹剧烈疼痛，迅速扩散至全腹，除右下腹压痛外，上腹仍具疼痛和压痛，腹肌板状强直，肠鸣音消失，可出现休克。多有肝浊音界消失，X 线透视或摄片多有腹腔游离气体。如诊断有困难，可行诊断性腹腔穿刺。当诊断不清，不能排除溃疡穿孔时，应做 X 线腹透或腹部平面检查。

2. 右侧输尿管结石　腹痛多在右下腹，多有肾绞痛及血尿，并向外生殖器部位放射，腹痛剧烈，但体征不明显。肾区叩痛，尿液检查有较多细胞。B 型超声检查表现为特殊结石声影和肾积水等。X 线摄片约 90% 的患者在输尿管走行部位可显示结石影。

3. 妇产科疾病

（1）宫外孕　出血量少的右侧宫外孕破裂时临床表现很像急性肠痈，但腹痛多在下腹部，压痛以耻骨上区最明显，消化道症状和炎症反应不明显。有停经史，妇科检查阴道内有血液，阴道后穹隆穿刺有血。

（2）卵巢囊肿蒂扭转　腹痛位置偏低，接近腹正中线，腹痛突发剧烈，而腹部体征较轻。扭转幅度大而绞窄时常出现脉数或轻度休克。盆腔检查可发现右侧与卵巢相连的囊性肿物。

（3）卵巢滤泡或黄体破裂　临床表现与宫外孕相似。

（4）急性输卵管炎　腹部检查时压痛部位比阑尾炎低，且左右两侧都有压痛，白带增多或有脓性分泌物。分泌物涂片检查可见革兰阴性双球菌。

4. 急性胃肠炎　有饮食不节、不洁饮食的病史。多以吐泻为主，吐泻先于腹痛，或重于腹痛。腹痛范围较广，压痛程度不恒定，腹部体征随时间象限变化不明显。

5. 急性肠系膜淋巴结炎　多见于儿童上呼吸道感染后。发热多在腹痛出现之前已较明显，而消化道反应轻，腹部压痛范围较广，程度轻，腹部体征随时间象限变化不明显。

【治疗】

六腑以通为用，治疗肠痈的关键是通腑泄热。而清热解毒、行气活血化瘀法的及早应用可缩短病程。初期（急性单纯性阑尾炎）、酿脓期轻证（轻型急性化脓性阑尾炎）及右下腹出现包块者（阑尾周围脓肿）采用中药治疗效果较好。对病情严重或反复发作者，应及时采取手术治疗。

1. 辨证论治

（1）内治

①气滞血瘀证

证候：转移性右下腹痛，腹痛呈持续性或阵发性加剧，右下腹有局限性压痛或反跳痛，腹肌紧张不明显，可触及局限性包块；伴微热、恶心嗳气、脘腹胀闷、纳差、便秘、尿赤；舌质淡红，苔白腻，脉弦滑或弦紧。

治法：行气化瘀，通腑泄热。

方药：大黄牡丹汤加减。气滞重者，加青皮、厚朴、枳实；瘀血重者，加丹参、红藤、赤芍；恶心加竹茹、姜半夏。

②湿热蕴结证

证候：腹痛加剧，右下腹或全腹压痛、腹膜刺激征明显，并出现反跳痛，腹肌紧张，右下腹可摸及局限性肿块，但不超出右下腹部一个象限，无扩散趋势；伴壮热、纳呆、口干欲饮、恶心呕吐、大便秘结或腹泻、小便黄赤；舌红，苔黄腻，脉弦滑数。

治法：通腑泄热，解毒透脓。

方药：大黄牡丹汤合红藤煎剂加天花粉、败酱草、蒲公英。湿重者，加薏苡仁、藿香、佩兰；热甚者，加黄连、黄芩、生石膏、蒲公英；右下腹包块加炮山甲（代）、皂角刺。

③热毒炽盛证

证候：腹痛剧烈，腹膜炎体征遍及全腹，压痛和反跳痛显著，腹肌紧张；伴高热或恶寒发热持续不退、时时汗出、烦渴欲饮、恶心呕吐、面红目赤、腹胀、唇干口臭、两眼凹陷、大便秘结或似痢不爽、小便短赤；舌红绛而干，苔黄厚干燥或黄厚腻，脉洪数或弦滑数。

治法：通腑排脓，养阴清热。

方药：大承气汤合透脓散加减。热在气分者加白虎汤，热在血分者加犀角地黄汤；腹胀加厚朴、青皮；腹痛剧烈者，加延胡索、广木香；口干舌燥者，加天花粉、生地黄、玄参、石斛；大便似痢不爽加广黄连、木香；小便不爽加车前子、白茅根。若见精神委顿，肢冷自汗或体温不升反降，舌质淡，苔薄白，脉沉细，治宜温阳健脾、化毒排脓，方用薏苡附子败酱散合参附汤加减。病情较重时易生变证，要严密观察，中药最少每日 2 剂，分 4 ～ 6 次服。若病情发展应及时手术。

（2）外治

①敷药法：无论脓已成或未成，均可选用如意金黄散、玉露散或双柏散，用水或蜜调成糊状，外敷右下腹，每日 2 次。或用消炎散加黄酒或加醋调敷；或用大蒜 30g，芒硝 30g，共捣成糊状，在右下腹部衬一层凡士林纱布后敷上大蒜芒硝糊，每日 1 次。如阑尾周围脓肿形成，可先行脓肿穿刺抽脓，注入抗生素（2 ～ 3 日抽脓 1 次），用金黄膏或玉露膏外敷。

②灌肠法：采用通里攻下、清热解毒的中药灌肠，如大黄牡丹汤、复方大柴胡汤等煎至 200mL 做保留灌肠，能使药液直达下段肠腔，加速吸收，有促进肠蠕动、通腑泄热排毒的作用。

2. 西医治疗

（1）*手术疗法* 手术治疗是目前较安全、最彻底的治疗方法。手术越早越简单安全，术后并发症越少，患者康复越快。因此，对症状较重的急性阑尾炎，包括化脓性或坏疽性阑尾炎，急性阑尾炎穿孔，并发弥漫性腹膜炎并有休克现象，小儿、妊娠妇女、老年人化脓性、坏疽性阑尾炎，慢性阑尾炎反复发作者，均应及时手术切除阑尾。对急性单纯性阑尾炎还可经腹腔镜行阑尾切除。

（2）*一般疗法*

①输液：脱水或有水、电解质紊乱者，静脉补液予以纠正。

②胃肠减压：阑尾穿孔并发弥漫性腹膜炎伴有肠麻痹者，应行胃肠减压，目的在于抽吸上消化道所分泌的液体，以减轻腹胀，并为灌入中药准备条件。

③使用抗生素：早期应用广谱抗生素或联合应用庆大霉素、氨苄青霉素及甲硝唑、头孢类抗生素。

3. 针灸疗法

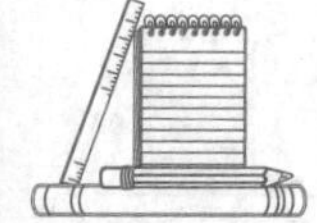

取穴：双侧足三里、阑尾穴、上巨虚。

配穴：发热加曲池、合谷；恶心呕吐加内关、中脘；痛剧加天枢；腹胀加大肠俞。

采用强刺激手法，每次留针 0.5 ～ 1 小时，每隔 15 分钟强刺激 1 次，每日 2 次。加用电针可提高疗效。

【预防与调护】

1. 注意平时预防肠道感染性疾病，节制饮食，避免餐后剧烈运动。

2. 饮食以流质、半流质为宜。后期饮食由半流质逐渐过渡到普食，且以清淡为主。

3. 平卧位卧床休息，对并发腹膜炎及阑尾周围脓肿的患者应采取有效的半卧位，防止过早下床活动，以免病情反复。

4. 为了防止复发，在临床症状和体征消失后继续服用中药 7 ～ 14 日，可明显降低复发率。

复习思考

一、单项选择题

1. 冻伤的损伤分度中，Ⅱ度冻伤的损伤部位是（　　）

A. 表皮层　　B. 真皮层　　C. 全皮层

D. 肌肉层　　E. 骨骼层

2. 全身性冻伤的早期表现不包括（　　）

A. 寒战　　B. 发绀　　C. 知觉迟钝

D. 高热　　E. 皮肤红肿

3. 冻伤急救与复温时，浸泡的水温应为（　　）

A. 20 ～ 25℃　　B. 25 ～ 30℃　　C. 38 ～ 42℃

D. 45 ～ 50℃　　E. 60 ～ 70℃

4. 冻伤内治中，寒盛阳衰证的治法是（　　）

A. 清热解毒　　B. 回阳救脱　　C. 活血化瘀

D. 益气养血　　E. 祛风散寒

5. 冻伤的预防措施中，错误的是（　　）

A. 加强抗寒锻炼　　B. 注意防寒保暖　　C. 受冻后立即用热水浸泡

D. 保持干燥，适当运动　　E. 避免长时间暴露在寒冷环境中

6. 全身性冻伤复温后出现休克者，西医治疗中不包括（　　）

A. 心肺复苏　　B. 输液、吸氧　　C. 纠正酸碱失衡

D. 高压氧治疗　　E. 使用抗生素

7. 烧伤面积估算中，手掌法适用于（　　）

A. 大面积烧伤　　B. 小面积烧伤　　C. 全身烧伤

D. 局部烧伤　　E. 深度烧伤

8. 烧伤深度的评价中，Ⅲ度烧伤的临床表现是（　　）

A. 红肿热痛　　B. 有水疱，基底苍白　　C. 痛觉消失，皮肤焦痂

D. 剧痛，创面愈合快　　E. 创面湿润，渗出明显

9. 烧伤的内治法中，火毒伤津证的治法是（　　）

A. 清热解毒，益气养阴　　B. 回阳救逆，益气护阴　　C. 清营凉血解毒

D. 补气养血，兼清余毒　　E. 祛风散寒，活血化瘀

10. 烧伤的外治法中，包扎疗法适用于（　　）

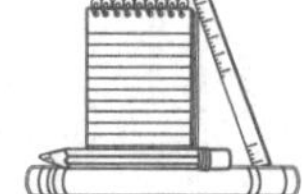

A. 头面部烧伤　B. 会阴部烧伤　C. 肢体中小面积烧伤
D. 大面积烧伤　E. 深度烧伤

11. 烧伤的外治法中，湿润烧伤膏的作用是（　　）
A. 促进创面干燥　B. 促进创面结痂　C. 促进皮肤再生
D. 防止感染　E. 减轻疼痛

12. 烧伤的内治法中，阴伤阳脱证的治法是（　　）
A. 清热解毒　B. 回阳救逆　C. 益气养血
D. 补气健脾　E. 祛风散寒

13. 毒蛇咬伤后，局部症状表现为伤口剧痛、肿胀明显，且迅速向肢体近心端发展，可能是（　　）
A. 神经毒　B. 血循毒　C. 混合毒
D. 无毒　E. 过敏反应

14. 毒蛇咬伤的内治法中，风毒证的治法是（　　）
A. 泻火解毒　B. 清热凉血　C. 活血通络，驱风解毒
D. 益气养血　E. 祛风散寒

15. 抗蛇毒血清治疗前，必须进行（　　）
A. 体温测量　B. 过敏试验　C. 血常规检查
D. 心电图检查　E. 血压测量

16. 毒蛇咬伤后，伤口周围皮肤迅速红肿，伴有麻木感，可能是（　　）
A. 神经毒　B. 血循毒　C. 混合毒
D. 无毒　E. 过敏反应

17. 毒蛇咬伤的外治法中，使用蛇药成药外敷时，应敷于（　　）
A. 伤口表面　B. 伤口近心端　C. 伤口远心端
D. 全身皮肤　E. 伤口周围

18. 毒蛇咬伤后，使用抗蛇毒血清时，儿童用量（　　）
A. 减半　B. 与成人相等　C. 根据体重调整
D. 不使用　E. 加倍

19. 破伤风的潜伏期一般为（　　）
A. 1～3天　B. 4～14天　C. 15～30天
D. 30天以上　E. 60天以上

20. 破伤风的内治法中，风毒在表证的治法是（　　）
A. 祛风镇痉　B. 清热解毒　C. 益气养血
D. 活血化瘀　E. 祛风散寒

21. 破伤风的预防措施中，错误的是（　　）
A. 正确处理伤口
B. 伤后24小时内注射破伤风抗毒素
C. 预防注射破伤风类毒素
D. 伤口深而小者无须处理
E. 保持伤口清洁

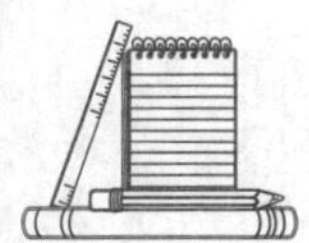

22. 破伤风的发作期典型症状是（　　）

A. 全身肌肉松弛　B. 全身肌肉强直性痉挛　C. 高热不退
D. 呼吸困难　E. 意识模糊

23. 破伤风的内治法中，风毒入里证的治法是（　　）
A. 祛风止痉，清热解毒　B. 益气养阴　C. 活血化瘀
D. 清营凉血　E. 祛风散寒

24. 破伤风的针灸疗法中，牙关紧闭可取穴位为（　　）
A. 合谷、下关、颊车　B. 风池、风府、大椎　C. 曲池、外关、合谷
D. 足三里、上巨虚　E. 内关、中脘

25. 破伤风的西医治疗中，中和游离毒素的主要目的是（　　）
A. 预防感染　B. 控制痉挛　C. 防止并发症
D. 减轻症状　E. 促进伤口愈合

26. 肠痈的主要病因是（　　）
A. 饮食不节　B. 劳累过度　C. 寒温不适
D. 情志所伤　E. 外感风邪

27. 肠痈的典型症状是（　　）
A. 上腹部疼痛　B. 右下腹疼痛　C. 转移性右下腹疼痛
D. 全腹疼痛　E. 左下腹疼痛

28. 肠痈的内治法中，气血瘀滞证的治法是（　　）
A. 行气化瘀，通腑泄热　B. 通腑泄热，解毒透脓　C. 通腑排脓，养阴清热
D. 益气养血　E. 祛风散寒

29. 肠痈的西医治疗中，首选的治疗方法是（　　）
A. 输液　B. 手术切除阑尾　C. 抗生素治疗
D. 胃肠减压　E. 针灸治疗

30. 肠痈的针灸疗法中，主穴是（　　）
A. 足三里、阑尾穴、上巨虚　B. 曲池、合谷　C. 内关、中脘
D. 天枢、大肠俞　E. 风池、风府

31. 肠痈的预防措施中，错误的是（　　）
A. 节制饮食　B. 餐后剧烈运动　C. 避免暴饮暴食
D. 注意腹部保暖　E. 保持大便通畅

32. 肠痈的内治法中，热毒炽盛证的治法是（　　）
A. 通腑排脓，养阴清热　B. 行气化瘀，通腑泄热　C. 益气养血
D. 清热解毒　E. 祛风散寒

二、简答题

1. 如何根据冻伤的损伤程度对局部性冻伤进行分度？各分度的主要临床表现是什么？
2. 对于局部性冻伤和全身性冻伤，急救与复温的具体措施有哪些？
3. 如何预防冻伤的发生？在日常生活中应注意哪些防寒保暖措施？
4. 如何估算烧伤面积和评价烧伤深度？
5. 各分度烧伤的临床表现是什么？
6. 烧伤现场急救的措施有哪些？
7. 毒蛇咬伤的内治法中，风毒证的治法和方药是什么？其适应证候有哪些？

8. 毒蛇咬伤的外治法中，局部常规处理包括哪些措施？
9. 破伤风的临床表现有哪些阶段？各阶段的主要症状是什么？
10. 破伤风的内治法中，风毒在表证的治法和方药是什么？其适应证候有哪些？
11. 破伤风的外治法中，敷药法的具体操作步骤有哪些？

扫一扫，查阅复习思考题答案

12. 破伤风的预防措施有哪些？为什么需要在伤后 24 小时内注射破伤风抗毒素？
13. 肠痈的临床表现有哪些阶段？各阶段的主要症状是什么？
14. 肠痈的内治法中，气血瘀滞证的治法和方药是什么？
15. 肠痈的预防措施有哪些？为什么需要避免餐后剧烈运动？

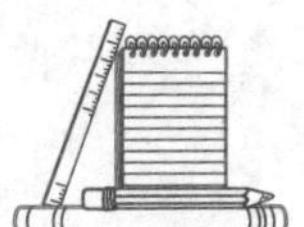

附录　中医外科学常用方剂

一　画

一号癣药水（经验方）

土槿皮 300g，大枫子肉 300g，蛇床子 300g，硫黄 150g，白鲜皮 300g，枯矾 150g，苦参 300g，樟脑 150g，50% 酒精 20000mL。将土槿皮打成粗末，大枫子肉捣碎，硫黄研细，枯矾打松，用 50% 酒精温浸，第 1 次加 8000mL；浸 2 天后倾取清液，第 2 次再加 6000mL，再浸 2 天，倾取清液，第 3 次再加 6000mL，去渣取液，将 3 次浸出之药液混合，再把樟脑用 95% 酒精溶解后加入药液中，俟药液澄清，倾取上层清液备用。

功用：杀虫止痒。用于鹅掌风、脚湿气、圆癣等。

用法：搽患处，每日 3 ～ 4 次。有糜烂者禁用。

二　画

二仙汤（经验方）

仙茅、淫羊藿、知母、黄柏、当归、巴戟天。

功用：调摄冲任。

用法：水煎服。

二母散（经验方）

贝母（去心，童尿洗）、知母各等份，生姜 1 片。

功用：清肺化痰。用于肺热咳嗽。

用法：水煎服。

二至丸（《证治准绳》）

组成：女贞子、旱莲草。

功用：调摄冲任。

用法：水煎服。

二妙散（丸）（《丹溪心法》）

苍术 180g（米泔水浸），黄柏 180g（酒炒）。共研为末，水煮面糊为丸，如梧桐子大。

功用：清热化湿。用于湿疮、臁疮等肌肤焮红，作痒出水，属于湿热内盛者。

用法：每服 9g，淡盐汤送下。

二陈汤（《太平惠民和剂局方》）

陈皮、半夏、茯苓各 6g，甘草 3g。

功用：燥湿化痰。治疮疡痰浊凝结之证。

用法：水煎服。

十全流气饮（《外科正宗》）

组成：陈皮、赤苓、乌药、川芎、当归、白芍、香附、甘草、青皮、木香、生姜、大枣。

功用：疏肝解郁，健脾理气。

用法：水煎服。

十全大补汤（《医学发明》）

组成：党参、白术、茯苓、炙甘草、当归、川芎、熟地黄、白芍、黄芪、肉桂。

功用：益气补血。用于疮疡气血虚弱，溃疡脓液清稀者。

用法：水煎服。

丁桂散（经验方）

组成：肉桂、丁香。研极细末。

功用：活血温经，散寒止痛。用于一切阴证肿疡。

用法：掺油膏或膏药上，敷贴患处。

八二丹（经验方）

煅石膏 8 份，升丹 2 份。研极细末。

功用：排脓提毒。用于一切溃疡，脓流不畅，腐肉不化。

用法：将药粉掺入疮口中，或黏附于药线上插入疮口中。

八正散（《太平惠民和剂局方》）

组成：木通、瞿麦、萹蓄、滑石、炙甘草、栀子、大黄、车前子。

功用：清利湿热，通淋排石。用于泌尿系结石、前列腺肥大等属湿热者。

用法：水煎服。

八宝丹（《疡科大全》）

珍珠 9g，牛黄 1.5g，象皮、琥珀、龙骨、轻粉各 4.5g，冰片 0.9g，炉甘石 9g。研极细末。

功用：生肌收口。用于溃疡脓水将尽，阴证、阳证都可通用。

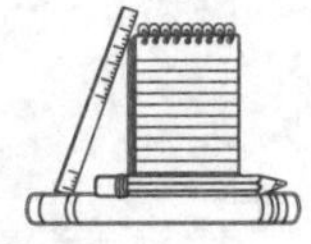

用法：掺于患处。

八珍汤（《正体类要》）

组成：人参、白术、茯苓、甘草、当归、白芍、地黄、川芎。

功用：益气补血。

主治：用于疮疡、皮肤病之属于气血两虚者。

用法：水煎服。

八将丹（《药蔹启秘》）

腰黄（飞）12g，冰片 1.2g，蝉衣（去翅、足）6g，蜈蚣（炙）10 条，全蝎（炙）10 个，五倍子（炙）24g，穿山甲（代用品，炙）9g，麝香 0.9g。研极细末。

功用：消肿解毒，提脓祛腐。治痈疽疔疮，不论已溃、未溃，皆可使用。

用法：掺在膏药或药膏上贴之。

人参养荣汤（《太平惠民和剂局方》）

组成：党参、白术、炙黄芪、炙甘草、陈皮、肉桂心、当归、熟地黄、五味子、茯苓、远志、白芍、大枣、生姜。

功用：补益气血，宁心安神。用于疮疡溃后气血虚弱，久不收敛者。

用法：水煎服。

七三丹（经验方）

熟石膏 7 份，升丹 3 份。共研细末。

功用：提脓祛腐。用于流痰、附骨疽、瘰疬、有头疽等。

用法：掺于疮口上，或用药线蘸药插入疮中，外用膏药或油膏盖贴。

七星丹（经验方）

朱砂 9g，煅石膏 31g，银珠 9g，硼砂 9g，寒水石 31g，轻粉 9g，冰片 9g。共研极细末。

功用：提脓拔毒，化腐生肌。用于一切溃疡脓已尽或未尽者。

九一丹（《医宗金鉴》）

熟石膏 9 份，升丹 1 份。共研极细末。

功用：提脓祛腐。用于一切溃疡流脓未尽者。

用法：掺于疮口中，或用药线蘸药插入，外盖膏药或药膏，每日换药 1 ～ 2 次。

九华膏（经验方）

组成：滑石 600g，龙骨 120g，月石 90g，川贝、冰片、朱砂各 10g。

功用：消肿止痛，生肌润肤。用于内、外痔发炎，内痔术后。

用法：共研细末，以凡士林调配成 20% 的软膏外用。

三 画

三石散（经验方）

组成：制炉甘石 90g，熟石膏 90g，赤石脂 90g。共研细末。

功用：收湿生肌。用于一切皮肤病滋水浸淫，日久不止；烫伤腐肉已化，新肌不生者。

用法：干扑或麻油、凡士林调搽患处。

三妙丸（《医学正传》）

组成：苍术 180g，黄柏 120g（酒炒），牛膝 60g。共研细末，面糊为丸。

功用：清热化湿。用于湿疮、臁疮等属于湿热内盛者。

用法：每次 9g，淡盐汤送下。

三金排石汤（经验方）

组成：海金沙、金钱草、鸡内金、石韦、冬葵子、滑石、车前子。

功用：利尿排石。

用法：水煎服。

三品一条枪（《外科正宗》）

组成：白砒 45g，明矾 60g，雄黄 7.2g，乳香 3.6g。

制法：将砒、矾二物研成细末，入小罐内，煅至青烟尽白烟起，片时，约上下通红，放置一宿，取出研末，约可得净末 30g；再加雄黄、乳香二药，共研成细末，厚米糊调稠，搓条如线，阴干备用。

功用：祛腐蚀瘘。用于瘰疬、痔疮、肛漏等。

用法：将药条插入患处。

三黄洗剂（经验方）

组成：大黄、黄柏、黄芩、苦参片各等份，共研细末。以上药 10 ～ 15g 加入蒸馏水 100mL，医用石炭酸 1mL。

功用：清热、止痒、收涩。治一切急性皮肤病及疖病有红肿焮痒出水者。

用法：临用时摇匀，以棉花蘸药汁搽患处，每日 4 ～ 5 次。如用于皮肤病瘙痒剧烈者，可加入薄荷脑 1g（即 1% 薄荷三黄洗剂）。

10% 土槿皮酊

组成：土槿皮粗末 10g，90% 酒精 100mL。按渗漉法制成即可。

功用：杀虫止痒。用于鹅掌风、脚湿气、紫白癜风等病。

用法：外搽患处，每日 3 ～ 4 次；手足部糜烂或皲裂者禁用。

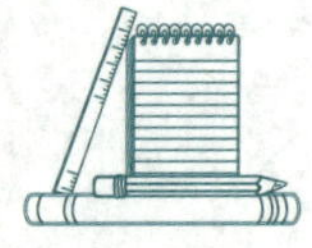

大补阴丸（《丹溪心法》）

组成：熟地黄、龟板各180g，黄柏、知母各120g。共为末，将猪脊髓蒸熟，炼蜜同捣和为丸，如梧桐子大。

功用：滋阴降火，补肾水。用于流痰、红斑狼疮、肾岩等阴虚火旺者。

用法：每次6g，每日2次，空腹时淡盐汤送下。

大承气汤（《伤寒论》）

组成：生大黄（后下）、枳实、厚朴、芒硝（冲服）。

功用：泄热攻下。用于疮疡、皮肤病、急腹症里热实证。

用法：水煎服。

大黄牡丹汤（《金匮要略》）

组成：大黄、牡丹皮、桃仁、冬瓜仁、芒硝。

功用：清热祛瘀，通下。用于肠痈（急性阑尾炎）、急性腹膜炎。

用法：水煎服。

万灵丹（《医宗金鉴》）

组成：茅术240g，何首乌、羌活、荆芥、川乌、乌药、川芎、甘草、川石斛、全蝎（炙）、防风、细辛、当归、麻黄、天麻各30g，雄黄18g。共研细末，炼蜜为丸，朱砂为衣，每丸重9g。

功用：解表发汗，祛风理湿，温通经络。用于附骨疽风寒湿邪初袭，恶寒发热，筋骨疼痛，以及麻风初起麻木不仁等症。

用法：每服1丸，葱头、豆豉煎汤或温酒送下。

千金散（经验方）

组成：煅白砒、制没药、制乳香、飞朱砂、赤石脂、轻粉、炒五倍子、煅雄黄、醋制蛇含石。

功用：蚀恶肉，化疮腐。治一切恶疮顽肉死腐不脱者，以及寻常疣、肉刺、痔瘘等。

用法：将药粉掺入患处，或黏附于纸线上插入疮中。

千捶膏（经验方）

组成：蓖麻子肉150g，嫩松香粉300g（在冬令制后研末），轻粉30g（水飞），铅丹60g，银朱60g，油48g（冬天须改为75g），须在大伏天配制。先将蓖麻子肉入石臼中捣烂，再缓入松香末，俟打匀后再缓入轻粉、铅丹、银朱，最后加入茶油，捣数千锤成膏。

功用：消肿止痛，提脓祛腐。用于一切阳证，如痈、有头疽、疖、疔等。

用法：隔水炖烊，摊于纸上，盖贴患处。

小升丹

组成：水银30g，白矾24g，火硝21g。

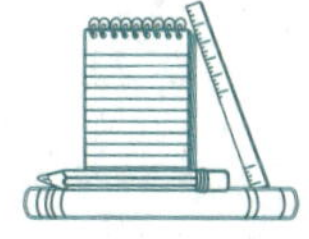

制法：先将硝、矾研成粗末，再入水银，共研细末，以不见水银星为度（不研细末也无妨）；然后放于生铁锅内，再用粗料大瓷碗一只盖合（事先需用生姜普遍擦过，以防止因高温而致碎裂），用上浆的纸条（即以棉纸裁成3cm宽的纸条，加上面浆搓成绳状）结实地嵌塞缝口，再用煅石膏细末醋调封固，务使不令泄气。再将黄沙铺压碗旁，露出碗底，碗底内置棉花一团，上用铁锤压紧，将锅子移置火炉上烧40～60分钟，以碗底棉花焦黑为度。取下待冷约1小时，除去砂泥及烧成焦炭样的棉纸，缓缓揭开瓷碗，则锅底中为三药的渣滓，此为升药底；在碗内所升之药为黄色或红色的如霜物质，即升丹。此时将升药刮下，以色红者为红升丹，色黄者为黄升丹。收贮备用。此外，一料所得升药的数量可有57～81g不等，这需要炼制者经常看火候确定。

功用：具有提脓祛腐的作用，能使疮疡内蓄之脓毒得以早日排出和腐肉迅速脱落，凡溃疡脓栓未落、腐肉未脱，或脓水不净、新肌未生的情况，均可使用。

用法：疮口大者，可掺于疮口上；疮口小者，可黏附于药线上插入；亦可掺于膏药、油膏上盖贴。纯粹升丹因药性太猛，在临床应用时须加赋形药使用，阳证一般用10%～20%、阴证一般用30%～50%的升丹含量。凡对升丹有过敏者则必须禁用，在唇部、眼部附近的溃疡也宜慎用。升丹如能陈久应用，则可使药性缓和而减少疼痛。

小金丹（《外科证治全生集》）

组成：白胶香、草乌头、五灵脂、地龙、马钱子（制）各45g，乳香（去油）、没药（去油）、当归身各22.5g，麝香9g，墨炭3.6g。各研细末，以糯米粉和糊打千锤，待融合后为丸，如芡实大，每料250粒左右。

功用：消痰化坚，活血止血。用于流注初起及一切痰核、瘰疬、乳岩等。

用法：每服1丸，每日2次，陈酒送下。孕妇禁用。

马齿苋合剂（经验方）

组成：马齿苋、紫草、败酱草、大青叶。

功用：清热化湿，祛瘀解毒。用于疣湿热血瘀证。

用法：水煎服。

马勃散（经验方）

组成：马勃20g，凡士林80g。

功用：生肌收口，用于疮疡久不收口。

用法：马勃研末高压消毒后，用凡士林调成油膏。

四　画

开郁散（《外科秘录》）

组成：柴胡、当归、白芍、白芥子、白术、全蝎、郁金、茯苓、香附、天葵草、炙甘草。

功用：疏肝解郁，化痰散结。治乳癖、乳痨等。

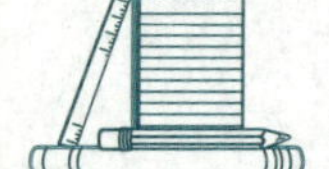

用法：水煎服。

天麻钩藤饮（《杂病证治新义》）

组成：天麻、钩藤、生石决明、桑寄生、杜仲、牛膝、栀子、黄芩、益母草、夜交藤、茯神。

功用：平肝息风。用于肝阳上亢引起肝风内动的眩晕、头痛、震颤、失眠等症。

用法：水煎服。

五子衍宗丸（《摄生众妙方》）

组成：枸杞子、菟丝子、五味子、覆盆子、车前子。共为细末，炼蜜为丸，如梧桐子大。

功用：填精补髓，益肾种子。

用法：水送服或淡盐汤送下，或者入汤剂水煎服。

五五丹（经验方）

组成：熟石膏 5 份，升丹 5 份。共研细末。

功用：提脓祛腐。用于流痰、附骨疽、瘰疬等溃后腐肉难脱、脓水不净者。

用法：掺于疮口中，或用药线蘸药插入，外盖膏药或油膏，每日换药 1 ～ 2 次。

五仁汤（《世医得效方》）

组成：杏仁、柏子仁、郁李仁、瓜蒌仁、火麻仁。

功用：润肠通便。用于内痔属燥热便秘者及痞结型肠梗阻等。

用法：水煎服。

五虎追风散（《晋南史全恩家传方》）

组成：蝉衣 30g，南星 6g，天麻 6g，全蝎 7 个（带尾），僵蚕 7 条（炒）。

功用：散风热，开郁结，化痰滞。用于破伤风。

用法：水煎服。

五味消毒饮（《医宗金鉴》）

组成：金银花、野菊花、紫花地丁、天葵子、蒲公英。

功用：清热解毒。用于疔疮初起，壮热憎寒。

用法：水煎服。

五神汤（《外科真诠》）

组成：金银花、茯苓、车前子、牛膝、紫花地丁。

功用：清热利湿。治委中毒、附骨疽等由湿热凝结而成者。

用法：水煎服。

五倍子汤（《疡科选粹》）

组成：五倍子、朴硝、桑寄生、莲房、荆芥各 30g。

功用：消肿止痛，收敛止血。用于痔疮、脱肛等肛门病。

用法：煎汤熏洗患处。

五倍子散（《医宗金鉴》）

组成：五倍子、轻粉、冰片。

功用：收敛固涩。用于内痔脱出肿痛难忍。

用法：五倍子大者一个，凿一孔，用阴干车前草揉碎，填入五倍子内，用纸塞孔，湿纸包，煨片时，取出待冷去纸，研为细末。按每药末 3g 加轻粉 0.9g、冰片 0.15g，共研极细。干搽痔上。

太乙膏（《外科正宗》）

组成：玄参、白芷、归身、肉桂、赤芍、大黄、生地黄、土木鳖各 60g，阿魏 9g，轻粉 12g，柳槐枝各 100 段，血余炭 30g，铅丹（别名东丹）1200g，乳香 15g，没药 9g，麻油 2500g。除铅丹外将余药入油煎，熬至药枯，滤去渣滓，再加入铅丹（一般每 500g 油加铅丹 195g），充分搅匀成膏。

功用：消肿清火，解毒生肌。适用于一切疮疡已溃或未溃者。

用法：隔火炖烊，摊于纸上，随疮口大小敷贴患处。

止痒扑粉（经验方）

组成：绿豆 50g，氧化锌 5g，樟脑 1g，滑石粉加至 100g。将绿豆、氧化锌、滑石粉研细后，再加入樟脑，研匀即成。

功用：清热、收涩、止痒。用于痱子等。

用法：干扑患处，每日 3 ～ 5 次。

止痛如神汤（《医宗金鉴》）

组成：秦艽、桃仁、皂角、苍术、防风、黄柏、当归、泽泻、槟榔、熟大黄。

功用：清热、祛风、利湿。用于痔核肿胀疼痛者。

用法：水煎服。

内疏黄连汤（《医宗金鉴》）

组成：黄连、栀子、黄芩、桔梗、木香、槟榔、连翘、芍药、薄荷、甘草、归身、大黄。

功用：通二便，除里热。用于痈疽热毒在里，壮热烦渴，腹胀便秘，苔黄腻或黄糙，脉沉数有力者。

用法：水煎，食前服。

牛蒡解肌汤（《疡科心得集》）

组成：牛蒡子、薄荷、荆芥、栀子、连翘、牡丹皮、石斛、玄参、夏枯草。

功用：祛风清热，化痰消肿。治头面颈项痈毒，因风火痰热所致者。

用法：水煎服。

化坚二陈丸（《医宗金鉴》）

组成：陈皮、半夏、白茯苓、生甘草、川黄连、炒黄连、炒白僵蚕、薄荷。共为细末，水泛为丸，如梧桐子大。

功用：清热化痰散结。

用法：每次 2 丸，水送服，每日 3 次，或者入汤剂水煎服。

化斑解毒汤（《医宗金鉴》）

组成：升麻、石膏、连翘（去心）、牛蒡子（研炒）、人中黄、黄连、知母、玄参。

功用：清热解毒。用于内发丹毒。

用法：加用竹叶 20 片，水煎服。

丹栀逍遥散（《校注妇人良方》）

组成：炙甘草、炒当归、芍药（酒炒）、茯苓、炒白术、柴胡、牡丹皮、炒栀子。

功用：清肝解郁。治瘾疹、红斑狼疮属于肝郁化火者。

用法：水煎服。

六一散（《伤寒标本》）

组成：滑石 60g，甘草 10g。

功用：清暑利湿。

用法：每次 9g，或入汤剂包煎。

六味地黄丸（《小儿药证直诀》）

组成：熟地黄 240g，山萸肉、干山药各 120g，牡丹皮、白茯苓、泽泻各 90g。上药为末，糊丸如梧桐子大。

功用：补肾水，降虚火。

用法：每日服 9g，淡盐汤送下，或水煎服。

六磨汤（《世医得效方》）

组成：大槟榔、沉香、木香、乌药、枳壳、大黄等份。

功用：理气止痛，通腑泄热。用于气滞腹急、大便秘涩而有热者。

用法：水煎服。

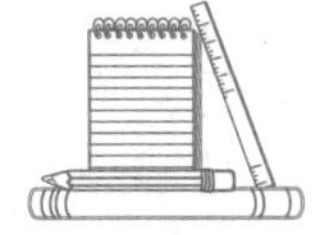

五 画

玉女煎（《景岳全书》）

组成：石膏、熟地黄、麦门冬、知母、牛膝。

功用：补肾阴，泄胃热，止虚火牙痛。

用法：水煎服。

玉真散（《外科正宗》）

组成：生白附 360g（漂净），防风 30g，白芷 30g，生南星 30g（漂净，姜汁炒），天麻 30g，羌活 30g。以上 6 味共研细粉过筛，混合均匀即得。密闭藏。

功用：祛风镇痉，止血止痛。用于跌打损伤、金疮出血、破伤风、疯犬咬伤等。

用法：外用冷开水调敷患处。或内服 0.9 ～ 1.5g，每日 2 次，热酒一盅调服，或遵医嘱。孕妇忌内服。

玉露散（经验方）

组成：芙蓉叶不拘多少，去梗茎，研成极细末。

功用：凉血、清热、退肿。用于一切阳证疮疡。

用法：可用麻油、菊花露或凡士林调敷患处。

玉露膏

组成：用凡士林 80%，玉露散 20%，调匀成膏（每 300g 油膏中可加医用石炭酸 10 滴）。

功用：清热解毒。用于丹毒、疮痈等。

用法：外敷。

左归丸（《景岳全书》）

组成：熟地黄、淮山药、枸杞子、鹿角胶、龟板胶、牛膝、菟丝子、山茱萸。

功用：补肝肾，益精血。治肝肾精血虚损所致形体消瘦、腰膝酸软、眩晕、遗精等。

用法：每服 3g，淡盐水送服。

右归丸（《景岳全书》）

组成：熟地黄、淮山药、枸杞子、杜仲、鹿角胶、当归、附子、肉桂、菟丝子、山茱萸。

功用：温肾阳，补精血。用于肾阳不足、命门火衰所致畏寒肢冷、阳痿、滑精、腰膝酸软等症。

用法：每服 6g。

右归饮（《景岳全书》）

组成：熟地黄、山茱萸、炒山药、枸杞子、杜仲、炙甘草、肉桂、制附子。

功用：温肾填精。治肾阳不足所致腰膝酸痛、气怯神疲、大便溏薄、小便频数、手足不温、阳痿遗精等。

龙胆泻肝汤（《古今医方集成》）

组成：龙胆草、栀子、黄芩、柴胡、生地黄、木通、泽泻、车前子、当归、甘草。

功用：清肝火，利湿热。治肝胆经实火湿热，胁痛耳聋，胆溢口苦，小便赤涩，如乳头破碎、乳发、蛇串疮、阴肿等。

用法：水煎服。

平胬丹（《外科诊疗学》）

组成：乌梅肉（煅存性）、月石各 4.5g，轻粉 1.5g、冰片 0.9g。研极细末。

功用：有轻度腐蚀平胬之功。用于疮疡有胬肉凸出，影响排脓者，用之可使胬肉平复。

用法：掺疮口上，外盖膏药。

四妙汤（《外科说约》）

组成：黄芪、当归、金银花、甘草。

功用：扶正托毒。

用法：水煎服。

四物汤（《太平惠民和剂局方》）

组成：熟地黄、当归、白芍、川芎。

功用：补血调血。用于疮疡血虚之证。

用法：每天 1 ～ 2 次，每次 9g，也可水煎服。

四逆汤（《伤寒论》）

组成：附子 5 ～ 10g，干姜 6 ～ 9g，炙甘草 6g。

功用：回阳救逆。

用法：附子先煎 1 小时，水煎温服。

四神丸（《内科摘要》）

组成：肉豆蔻、补骨脂、五味子、吴茱萸为末，用水 1 碗煮生姜 120g，红枣 50 枚，水干后取枣肉共为丸，如梧桐子大。

功用：温肾暖脾，涩肠止泻。用于命门火衰、脾肾虚寒所致纳差便溏、五更泄泻、肚腹作痛。

用法：每服 50 ～ 70 丸，空心服。

四黄散、膏（经验方）

组成：黄连、黄柏、黄芩、大黄、乳香、没药各等量，研细末。

功用：清热解毒，活血消肿。用于阳证疮疡。

用法：水或金银花露调成厚糊状敷于疮面上。或做围敷，或以上药末20%加80%凡士林调成油膏摊敷。

四君子汤（《太平惠民和剂局方》）

组成：人参、茯苓、白术（土炒）、甘草。

功用：补元气，益脾胃。用于疮疡中气虚弱、脾失运化者。

用法：加生姜3片，大枣2枚，水煎服。

四妙勇安汤（《难方新编》）

组成：玄参、当归、金银花、甘草。

功用：清热解毒，活血滋阴。用于脱疽（血栓闭塞性脉管炎）溃烂，局部红肿热痛。

用法：日服1剂。水煎取汁，分3～4次服。

四物消风散（《医宗金鉴》）

组成：生地黄、当归、荆芥、防风、赤芍、川芎、白鲜皮、蝉蜕。

功用：养血祛风。用于瘾疹、牛皮癣等血虚风燥者。

用法：水煎服。

四海舒郁丸（《疡医大全》）

组成：青木香15g，陈皮、海蛤粉各6g，海带、海藻、昆布、海螵蛸各60g。共研细末，为丸，如梧桐子大。

功用：理气解郁，软坚消肿。用于气瘿。

用法：每用9g，日服1～2次，水、酒送下均可。

四逆加人参汤（《伤寒论》）

组成：甘草60g（炙），附子1枚（生，去皮，剖成8片），干姜45g、人参30g。

功用：回阳救脱。用于阳虚血脱证。

用法：水煎服。

生肌玉红膏（《外科正宗》）

组成：当归60g，白芷15g，白蜡60g，轻粉12g，甘草36g，紫草6g，血竭12g，麻油500g。先将当归、白芷、紫草、甘草四味入油内浸3日，大勺内熬微枯，细细滤清，复入勺内煎滚，入血竭化尽，次入白蜡，微火化开。用茶盅4个，预放水中，将膏分作4处，倾入盅内，候片时，下研细轻粉，每盅投3g，搅匀。

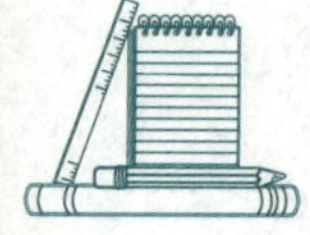

功用：活血祛腐，解毒镇痛，润肤生肌。用于一切疮疡溃烂脓腐不脱，疼痛不止，新肌难生者。

用法：将膏匀涂纱布上，敷贴患处，并依溃疡局部情况，可掺提脓祛腐药于膏上同用，效果更佳。

生肌白玉膏（经验方）

组成：尿浸石膏 90%，制炉甘石 10%。石膏必须尿浸半年（或用熟石膏），洗净，再漂净 2 个月，然后煅熟研粉，再加入制炉甘石粉和匀，以麻油少许调成药膏，再加入黄凡士林（配制此膏时用药粉约 30%，油类约 70%）。

功用：润肤、生肌、收敛。用于溃疡腐肉已尽，疮口不敛者。

用法：将膏少许匀涂纱布上，敷贴患处，并可掺其他生肌药粉于药膏上同用，效果更佳。

生肌散（经验方）

组成：制炉甘石 15g，滴乳石 9g，滑石 30g，琥珀 9g，朱砂 3g，冰片 0.3g。研极细末。

功用：生肌收口。用于痈疽溃后脓水将尽者。

用法：掺疮口中，外盖膏药或药膏。

生脉散（《内外伤辨惑论》）

组成：人参 3 ～ 9g，麦冬 12g，五味子 3 ～ 9g。

功用：益气养阴，敛汗，生脉。

用法：日服 1 剂，水煎取汁，顿服。

失笑散（《太平惠民和剂局方》）

组成：蒲黄、五灵脂。为细末。

功用：活血行瘀止痛。

用法：水冲服或煮水煎服。

仙方活命饮（《医宗金鉴》）

组成：穿山甲（代）、皂角刺、当归尾、天花粉、陈皮、甘草、金银花、赤芍、乳香、没药、防风、贝母、白芷。

功用：清热散风，行瘀活血。治一切痈疽肿疡、溃疡等。

用法：水煎服。

白降丹（《医宗金鉴》）

组成：朱砂、雄黄各 6g，水银 30g，硼砂 15g，火硝、食盐、白矾、皂矾各 45g。

制法：先将雄黄、皂矾、火硝、明矾、食盐、朱砂研匀，入瓦罐中，微火使其烊化，再和入水银调匀，待其干涸。然后用瓦盆 1 只，盆下有水，将盛干涸药料的瓦罐覆置于倒覆的瓦罐上，约过 3 炷香（约 3 小时）即成。火冷打开看，盆中即有白色药粉。

功用：腐蚀平胬。治溃疡脓腐难去，或已成漏管，肿疡成脓不能自溃，及赘疣、瘰疬等。

用法：疮大者用 0.15 ～ 0.18g，小者用 0.03 ～ 0.06g，以清水调涂疮头；亦可和米糊为条插入疮口中，外盖膏药。

白屑风酊（经验方）

组成：蛇床子 40g，苦参片 40g，土槿皮 20g，薄荷脑 10g。

制法：将蛇床子、苦参片、土槿皮共研成粗粉，先用 75% 酒精 80mL 将药粉浸透，放置 6 小时后加入 75% 酒精 920mL，依照渗漉分次加入法，取得酊剂约 1000mL（不足之数可加入 75% 酒精补足），最后加入薄荷即成。

功用：祛风止痒。用于白屑风。

用法：外擦患处，每日 3 ～ 5 次。

瓜蒌牛蒡汤（《医宗金鉴》）

组成：瓜蒌、牛蒡子、天花粉、黄芩、陈皮、生栀子、皂角刺、金银花、青皮、柴胡、甘草、连翘。

功用：疏泄厥阴，清解邪热。用于乳痈初起，寒热往来；表证重者可加荆芥、防风。

用法：水煎服。

六　画

托里透脓散（《医宗金鉴》）

组成：人参、白术、当归、甘草、穿山甲（代）、白芷、升麻、黄芪、皂角叶、青皮。

功用：滋补气血，托里透脓。用于肿疡脓成不溃者。

用法：水煎服。

托里消毒散（《医宗金鉴》）

组成：人参、川芎、当归、白芍、白术、金银花、茯苓、白芷、皂角刺、甘草、桔梗、黄芪。

功用：补益气血，托毒消肿。用于疮疡体虚邪盛，脓毒不易外达者。

用法：水煎服。

百合固金汤（《慎斋遗书》）

组成：熟地黄、生地黄、归身、白芍、甘草、桔梗、玄参、贝母、麦冬、百合。

功用：滋肾保肺，止咳化痰。用于肾水不足，虚火上炎，肺阴受伤，喘嗽痰血等症。

用法：水煎服。

百部酊（经验方）

组成：百部 10 ～ 25g，75% 酒精 100mL。每日震荡数次，1 周后去渣备用。

功用：祛风杀虫止痒。用于瘙痒性皮肤病。

用法：直接外涂皮损处。

灰皂散（经验方）

组成：新出窑石灰、楠皂自然水（石碱）、黄丹（京丹）。楠皂不拘量，放在室内通风的地方，使其自行吸收空气中的水分，慢慢溶化出液体，即称自然水。渗出多少取多少，用玻璃瓶装好备用。

功用：有腐蚀性作用，能使痔核发生干性坏死。

用法：用时先取石灰粉（不拘量）放于小杯中，加上黄丹少许，调匀后加入楠皂自然水，调成糊状，不宜过硬，也不宜过稀，调成后稍等几秒钟将药涂于痔核面上。因此，药调成糊状后会很快变成干硬，如发现过于干硬时，可立即加入一些楠皂水调匀，使之保持一定的稀度，所以必须随时调用。如果调好后超过 10 分钟以上，便会失去效力。

至宝丹（《太平惠民和剂局方》）

组成：人参 30g，朱砂 30g，麝香 3g，制南星 15g，天竺黄 30g，水牛角 30g，冰片 3g，牛黄 15g，琥珀 30g，雄黄 30g，玳瑁 30g（原方还有安息香、金箔、银箔三药，而无人参、天竺黄、制南星）。研细末，和匀，加炼蜜 20% ～ 40% 为丸。生料成丸 240 粒。

功用：开窍，镇痉。用于卒中后昏迷，内闭外脱；外感热病，痰热阻塞清窍，神昏；小儿急惊，神昏痉厥。

用法：日服 1 ～ 2 丸，用凉开水化服，分 2 次服。

当归四逆汤（《伤寒论》）

组成：当归、桂枝、白芍、细辛、甘草、通草、大枣。

功用：温经散寒，养血通脉。

用法：水煎服。

当归饮子（《济生方》）

组成：当归、白芍、川芎、生地黄、白蒺藜、防风、荆芥穗、何首乌、黄芪、甘草。

功用：养血润燥，祛风止痒。用于各种血虚致痒的皮肤病。

用法：水煎服。

回阳玉龙膏（《外科正宗》）

组成：草乌（炒）、干姜（煨）各 90g，赤芍（炒）、白芷、南星（煨）各 30g，肉桂 15g。研成细末。

功用：温经活血，散寒化痰。用于一切阴证疮疡。

用法：热酒调敷，亦可掺于膏药内贴之。

竹叶石膏汤（《伤寒论》）

组成：竹叶、石膏、麦冬、人参（党参）、半夏、粳米、甘草。

功用：清热养胃，生津止渴。

用法：水煎服。

竹叶黄芪汤（《温病条辨》）

组成：人参、黄芪、煅石膏、半夏、麦冬、白芍、川芎、当归、黄芩、生地黄、甘草、竹叶、生姜、灯心草。

功用：滋阴生津清热。用于有头疽阴液不足，热甚口渴者。

用法：水煎服。

血府逐瘀汤（《医林改错》）

组成：当归、生地黄、桃仁、红花、枳壳、赤芍、柴胡、甘草、桔梗、川芎、牛膝。

功用：活血祛瘀，理气止痛。

用法：水煎服。

冲和膏（《外科正宗》）

组成：紫荆皮（炒）150g，独活 90g，赤芍 60g，白芷 30g，石菖蒲 45g。研成细末。

功用：疏风活血，定痛消肿，祛寒软坚。用于疮疡半阴半阳证。

用法：葱叶、陈酒调敷。

冰硼散（《外科正宗》）

组成：冰片 1.5g，朱砂 1.8g，玄明粉 1.5g，硼砂 1.5g。为极细末。

功用：清热解毒，消肿止痛。用于咽喉疼痛，牙龈肿痛，口舌生疮，舌肿木硬，小儿鹅口白斑。

用法：吹搽患处，甚者日搽 5 ～ 6 次。

羊睾丸汤（经验方）

组成：阳起石 20g，仙茅、淫羊藿、肉苁蓉、生地黄、熟地黄 15g，菟丝子、枸杞子、五味子、山茱萸、巴戟天各 10g，附子 9g，羊睾丸 1 对。

功用：温补肾阳，益肾填精。用于男子不育肾阳虚衰证。

用法：水煎服。

羊蹄根散（《医宗金鉴》）

组成：羊蹄根（土大黄）24g，枯白矾 6g。各研细末，和匀。

功用：杀虫收涩止痒。用于牛皮癣。

用法：用醋调擦患处。

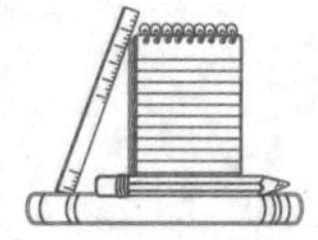

安宫牛黄丸（《温病条辨》）

组成：牛黄、郁金、犀角（水牛角代）、黄芩、黄连、雄黄、栀子、朱砂、冰片、麝香、珍珠。共为极细末，炼蜜为丸，每丸3g，金箔为衣。

功用：清热解毒，豁痰开窍。用于疔疮走黄及疮疡毒邪内陷，神昏谵语，狂躁，痉厥抽搐者。

用法：每服1丸，成人病重体实者每日服2次。小儿服半丸，不知，再服半丸。

异功散（《太平惠民和剂局方》）

组成：人参、白术、茯苓、炙甘草。

功用：健脾、和胃、理气。

用法：水煎服。

阳和汤（《外科全生集》）

组成：熟地黄、白芥子、炮姜炭、麻黄、甘草、肉桂、鹿角胶（烊化冲服）。

功用：温阳通脉，散寒化痰。用于流痰、附骨疽和脱疽的虚寒证。

用法：水煎服。

阳和解凝膏（《外科正宗》）

组成：鲜牛蒡子根叶梗1500g，鲜白凤仙梗120g，川芎120g，川附、桂枝、大黄、当归、川乌、肉桂、草乌、地龙、僵蚕、赤芍、白芷、白蔹、白及、乳香、没药各60g，续断、防风、荆芥、五灵脂、木香、香橼、陈皮各30g，苏合油120g，麝香30g，菜油5000g。白凤仙熬枯去渣，次日除乳香、没药、麝香、苏合油外，余药俱入锅煎枯，去渣滤净，秤准斤两，每500g油加黄丹（烘透）210g，熬至滴水成珠、不黏指为度，撤下锅来，将乳、没、麝、苏合油入膏搅和，半个月后可用。

功用：温经和阳，祛风散寒，调气活血，化痰通络。用于一切疮疡阴证（如贴于背脊上第三脊骨处，可治疟疾）。

用法：摊贴患处。

阳毒内消散（《药蔹启秘》）

组成：麝香、冰片各6g，白及、南星、姜黄、炒甲片（代）、樟冰各12g，轻粉、胆矾各9g，铜绿12g，青黛6g。研极细末。

功用：活血止痛，消肿，化痰解毒。用于一切阳证肿疡。

用法：掺膏药内敷贴。

阴毒内消散（《药蔹启秘》）

组成：麝香3g，轻粉9g，丁香6g，牙皂6g，樟冰12g，腰黄9g，良姜6g，肉桂3g，川乌9g，炒甲片（代）9g，胡椒3g，制乳没各6g，阿魏（瓦上炒去油）9g。研极细末。

功用：温经散寒，消坚化痰。用于一切阴证肿疡。

用法：掺膏药内贴之。

防风秦艽汤（《外科正宗》）

组成：防风、秦艽、当归、川芎、生地黄、白芍、赤茯苓、连翘、槟榔、甘草、栀子、地榆、枳壳、槐角、白芷、苍术。

功用：祛风解毒，清肠止血。

主治：痔疮便血，肛门坠重作痛。

用法：水煎服。

防风通圣散（《宣明论方》）

组成：防风、荆芥、连翘、麻黄、薄荷、川芎、当归、白芍（炒）、白术、栀子、大黄（酒蒸）、黄硝各15g，石膏、黄芩、桔梗各30g，甘草6g。共研细末。

功用：解表通里，散风清热，化湿解毒。用于内郁湿热、外感风邪，表里同病，属气血实者。

用法：每服6g，开水送下，或用饮片，水煎服（剂量可用现代常用量）。

如圣金刀散（《外科正宗》）

组成：松香210g，生白矾、枯矾各45g。研极细末。

功用：收敛，止血。用于金疮出血不止。

用法：掺于患处，纱布紧扎。

红灵丹（经验方）

组成：雄黄18g，乳香18g，煅月石30g，青礞石9g，没药18g，冰片9g，火硝18g，朱砂60g，麝香3g。除冰片、麝香外，共研细末，最后加冰片及麝香，瓶装封固，不出气，备用。

功用：活血止痛，消坚化痰。用于一切痈疽未溃者。

用法：掺膏药或油膏上，敷贴患处。

红油膏（经验方）

组成：凡士林300g，九一丹30g，东丹（广丹）4.5g。先将凡士林烊化，然后徐徐将两丹调入，和匀成膏。

功用：防腐生肌。用于溃疡不敛。

用法：将药膏匀涂纱布上，敷贴患处。

红藤煎（经验方）

组成：红藤6g，地丁草3g，乳香9g，没药9g，连翘12g，大黄4.5g，玄胡6g，牡丹皮6g，甘草3g，金银花12g。

功用：通腑清热，行瘀止痛。用于肠痈初起未化脓者。

用法：水煎服。

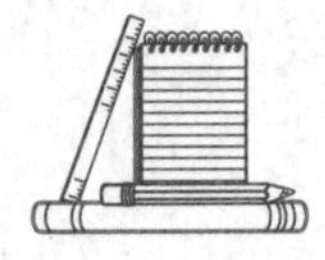

七　画

芩部丹（经验方）

组成：百部 5500g，丹参沉淀粉 3600g，百部浸膏 2500g。将百部浸膏拌入药粉内成颗粒，轧片，每片含生药 0.3g。

功用：清热杀虫。用于皮肤结核、流痰、瘰疬等病。

用法：成人每日 2 ～ 3 次，每次 5 片，温开水送服。

苏合香丸（《太平惠民和剂局方》）

组成：白术、青木香、乌犀屑、香附子、朱砂、诃黎勒、白檀香、安息香、沉香、麝香、丁香、荜茇各 60g，龙脑、冰片、苏合香油各 30g，乳香 30g。朱砂水飞或粉碎成极细粉，麝香、冰片、犀角研细，其余除苏合香外均粉碎成细粉，与上述粉末配研，过筛，混匀。再将苏合香炖化，加适量炼蜜制成蜜丸，阴干。

功用：芳香开窍，行气止痛。用于中风、中气或感受时行瘴疠之气而突然昏倒，牙关紧闭，不省人事；或中寒气闭，心腹猝痛，甚则昏厥；或痰壅气阻，突然昏倒。

用法：每服 1 丸，日 1 ～ 2 次。

辛夷清肺饮（《外科正宗》）

组成：辛夷、生甘草、石膏（煅）、知母、栀子（生研）、黄芩、枇杷叶（去毛）、升麻、百合、麦冬。

功用：清肺胃，解热毒。用于鼻息肉及热疮等。

用法：水煎服。

沙参麦冬汤（《温病条辨》）

组成：沙参、玉竹、生甘草、冬桑叶、天花粉、麦冬。

功用：清养肺胃，生津润燥。主治燥伤肺胃阴分，咽干口渴，或热或干咳少痰。

用法：水煎服。

补中益气汤（《脾胃论》）

组成：黄芪、人参、炙甘草、归身、橘皮、升麻、柴胡、白术。

功用：补中益气。治疮疡元气亏损，肢体倦怠，饮食少思，内痔脱垂和脱肛等。

用法：共研细末，水煎服。

补骨脂酊（《赵炳南临床经验集》）

组成：补骨脂 180g，75% 酒精 360mL。将补骨脂捣碎，置于酒精内，浸泡 7 昼夜，去渣。

功用：调和气血，活血通络。用于白驳风、扁瘊、油风、牛皮癣。

用法：用棉球蘸药涂于患处，并摩擦 5 ～ 15 分钟。

附子理中汤（《三因极一病证方论》）

组成：附子、干姜、人参、白术、炙甘草。

功用：温补脾肾。治疮疡脾肾阳衰，神疲纳呆，便泄肢冷者。

用法：水煎服。

八 画

青吹口散（经验方）

组成：煅石膏 9g，煅人中白 9g，青黛 3g，薄荷 0.9g，黄柏 2.1g，川连 1.5g，煅月石 18g，冰片 3g。先将煅石膏、煅人中白、青黛各研细末，和匀，水飞（研至无声为度），晒干，再研细，又将其余 5 味各研细后和匀，用瓶装，封固不出气。

功用：清热解毒，止痛。用于口、舌、咽喉疼痛之疳疮。

用法：漱净口腔，用药管吹敷患处。

青吹口散油膏

组成：青吹口散 6g，凡士林 30g。先将凡士林烊化冷却，再将散徐徐调入即成。

功用：同青吹口散。

用法：将油膏涂于纱布上贴之，每天换药 2 ～ 3 次。

青蒿鳖甲汤（《温病条辨》）

组成：青蒿、鳖甲、生地黄、知母、牡丹皮。

功用：养阴清热。用于疮疡、肛漏、肛周脓肿等见夜热早凉，热退无汗，热自阴来者。

用法：水煎服。

青黛散（经验方）

组成：青黛 60g，石膏 120g，滑石 120g，黄柏 60g。各研细末，和匀。

功用：收湿止痒，清热解毒。用于一般皮肤病焮肿痒痛出水者。

用法：干掺，或麻油调敷患处。

青黛膏

组成：青黛散 75g，凡士林 300g。先将凡士林烊化冷却，再将药粉徐徐调入即成。

功用：同青黛散，兼有润肤作用。

苦参汤（《疡科心得集》）

组成：苦参 60g，蛇床子 30g，白芷 15g，金银花 30g，菊花 60g，黄柏 15g，地肤子 15g，大菖蒲 9g。

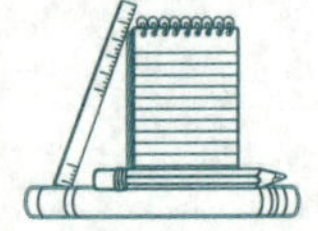

功用：祛风除湿，杀虫止痒。用于阴痒、阴蚀、白疕、麻风等病。

用法：水煎去渣外洗，临床亦可加猪胆汁 4 ～ 5 滴，一般洗 2 ～ 3 次即可。

肾气丸（又名金匮肾气丸）（《金匮要略》）

组成：熟地黄 250g，山药、山茱萸各 125g，茯苓、牡丹皮、泽泻各 90g，附子 1 枚（炮），桂枝 30g。共研细末，炼蜜为丸，如梧桐子大。

功用：温补肾阳。用于肾阳不足证。

用法：每服 6g，日 2 次。

知柏地黄丸（《医宗金鉴》）

组成：知母、黄柏、熟地黄、山药、山茱萸、茯苓、泽泻、牡丹皮。上药为末，炼蜜为丸。

功用：温补肾阳。用于肾阳不足证。

用法：每服 6g，日 2 次。

金黄散（《医宗金鉴》）

组成：大黄、黄柏、姜黄、白芷各 2500g，南星、陈皮、苍术、厚朴、甘草各 1000g，天花粉 5000g。共研细末。

功用：清热除湿，散瘀化痰，止痛消肿。用于一切疮疡阳证。

用法：可用葱汁、酒、醋、麻油、蜜、菊花露、银花露、丝瓜叶捣汁调敷。

金黄膏

组成：用凡士林 80%、金黄散 20% 调匀成膏。

功用：同金黄散。

用法：将药膏摊敷料上，贴患处，或涂患处。

炉甘石洗剂

组成：炉甘石粉 10g，氧化锌 5g，石炭酸 1g，甘油 5g，水加至 100mL。

功用：燥湿止痒。用于瘙痒性皮肤病。

用法：用前必须摇匀，每天至少搽 5 ～ 6 次。

泄热汤（《外科证治全生集》）

组成：黄连、黄芩、连翘、甘草、木通、当归尾。

功用：清热解毒，利湿消肿。

用法：水煎服。

治瘊方（经验方）

组成：熟地黄、何首乌、杜仲、赤芍、白芍、牛膝、桃仁、红花、赤小豆、白术、穿山甲（代）。

功用：养血活血。

用法：水煎服。

参附汤（《世医得效方》）

组成：人参、附子（炮）。

功用：回阳、益气、救脱。用于阳气暴脱，上气喘急，汗出肢冷，头晕气短，面色苍白，脉微欲绝。

用法：水煎取汁，顿服。病情严重者用量可酌加。

参苓白术散（《太平惠民和剂局方》）

组成：白扁豆450g（姜汁浸，去皮，微炒），人参（或党参）、白术、白茯苓、炙甘草、山药各600g，莲子肉、桔梗（炒令深黄色）、薏苡仁、缩砂仁各300g。

功用：健脾补气，和胃渗湿。用于脾胃虚弱，饭食不消，或吐或泻，形体虚羸等症。

用法：用枣汤调服。

九　画

荆防败毒散（《医宗金鉴》）

组成：荆芥、防风、柴胡、前胡、羌活、枳壳、炒桔梗、茯苓、川芎、甘草、人参、生姜或薄荷。

功用：解表达邪。用于风寒相搏，邪气在表，肤生疮疡，头痛，无汗，恶寒重发热轻者。

用法：水煎，食后缓缓温服。

茵陈蒿汤（《伤寒论》）

组成：茵陈蒿、栀子、大黄。

功用：清利湿热。用于湿热型的粉刺、风疹块、白屑风、急性胆囊炎、胆石症等。

用法：水煎服。

枯痔液（经验方）

组成：明矾（硫酸铝钾）6g，石炭酸（酚）1g，黄连2g，普鲁卡因1g，枸橼酸钠1.5g，甘油20mL，蒸馏水加至100mL。

配制方法：

（1）将黄连用蒸馏水洗净，煎熬3次，合并煎液过滤备用，得溶液①。

（2）将酚溶液加于甘油中得到溶液②。

（3）取适量的蒸馏水加热，将明矾溶于水中，再加入枸橼酸钠及普鲁卡因，得溶液③。

（4）将溶液②缓缓不断加热搅拌下加入溶液③，得溶液④。

（5）最后将溶液①与④合并加蒸馏水至全量过滤，再用3号玻璃球滤过，装瓶封口，普通蒸汽消毒30分钟备用。

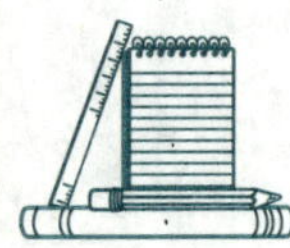

溶液应呈金黄色透明液体，pH为3.5。

功用：使内痔硬化或坏死脱落。

用法：注射于痔核内。

枯痔散（经验方）

组成：白砒 60g，白矾 60g，硫黄 6g，雄黄 6g。

配制方法：上列各药分别研成细末，除硫黄外，其他各药混合，装入砂罐内，将罐用纸封闭，中间剪一直径为 1.5cm 的小孔。将砂罐置于炭火上煅制，不久即有黄烟从小孔中冒出，罐内也发出大小不均的响声。待黄烟变成青烟，烟量较少，罐中声响均匀后（即罐中药物全部熔化），再从小孔中放入硫黄粉末，并将火力略为减小。待罐中声响消失，青烟出尽后，将砂罐取下，冷却，倒出，置阴凉处约 2 个月，退尽火毒后，研成粉末，即可应用。

功用：腐蚀。一般用于内痔。

用法：将药粉掺涂于患处。

枸橘汤（《外科证治全生集》）

组成：枸橘、川楝子、秦艽、陈皮、防风、泽泻、赤芍、甘草。

功用：疏肝理气，化湿清热。

用法：水煎服。

咬头膏（经验方）

组成：铜绿、松香、乳香、没药、生木鳖、蓖麻子（去尖）、杏仁各 3g，巴豆 6g，白砒 0.3g。捣成膏，为丸如绿豆大。

功用：有腐蚀之功。用于疮疡已成脓而不能自破者。

用法：每用 1 粒，放于膏药上，贴于疮疡中心。

香贝养荣汤（《医宗金鉴》）

组成：香附、贝母、人参、茯苓、陈皮、熟地黄、川芎、当归、白芍、白术、桔梗、甘草、生姜、大枣。

功用：养营化痰。用于瘰疬、乳岩、石疽等。

用法：水煎服。

香砂六君子汤（《时方歌括》）

组成：人参、茯苓、白术、炙甘草、制半夏、陈皮、木香、砂仁。

功用：和胃畅中。治脾胃虚弱，脘腹隐痛。或见胸闷嗳气，呕吐；或见肠鸣便溏等。

用法：水煎服。

复方土槿皮酊（经验方）

组成：10% 土槿皮酊 40mL，苯甲酸 12g，水杨酸 6g。75% 酒精加至 100mL（将苯甲酸、水杨酸加酒精适量溶解，再加入 10% 土槿皮酊混匀，最后将酒精加至适量）。

功用：杀虫止痒。用于鹅掌风、脚湿气等病。

用法：搽患处，每日 3 ～ 4 次。手足部糜烂或皲裂者禁用。

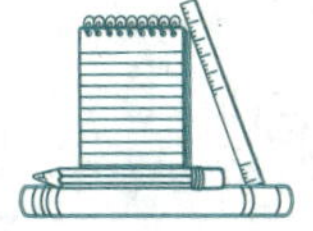

复方大柴胡汤（《医学资料选编》）

组成：柴胡、黄芩、枳壳、川楝子、大黄、玄胡、白芍、蒲公英、木香、丹参、甘草。

功用：和解表里，清泄热结。用于肠痈、溃疡病穿孔缓解后腹腔感染。

用法：水煎服。

复方斑蝥酊（经验方）

组成：斑蝥 12 个，全蝎 16 个，乌梅肉 30g，皮硝 12 个，75% 酒精 480mL。

功用：杀虫止痒，软坚散结。用于牛皮癣、痒风、白疕、紫癜风、油风等。

用法：直接搽患处。

独活寄生汤（《备急千金要方》）

组成：独活、桑寄生、人参、茯苓、川芎、防风、桂心、杜仲、牛膝、秦艽、细辛、当归、白芍、地黄、甘草。

功用：温经散寒，祛风化湿，益肝肾，补气血。用于风、寒、湿三气侵袭筋骨而体质较虚者。

用法：水煎服。

疯油膏（经验方）

组成：轻粉 4.5g，东丹（广丹）3g，朱砂 3g。上药研细末，先以麻油 120g 煎微滚，入黄蜡 30g 再煎，以无黄沫为度，取起离火，再将药末渐渐投入，调匀成膏。

功用：润燥、杀虫、止痒。用于鹅掌风、牛皮癣等皮肤皲裂、干燥作痒者。

用法：涂擦患处。如加热烘疗法疗效更好。

疯杨膏

组成：疯油膏 100g 中加水杨酸 5g 调匀即成。

功用：同疯油膏。

用法：同疯油膏。

养阴清肺汤（《重楼玉钥》）

组成：生地黄、玄参、麦冬、川贝母、牡丹皮、白芍、甘草、薄荷。

功用：养阴清肺，清咽解毒。用于白喉、慢性咽喉炎及阴虚燥咳证。

用法：水煎服。

前列腺汤（经验方）

组成：丹参、泽兰、桃仁、红花、赤芍、乳香、没药、王不留行、青皮、川楝子、小茴香、白芷、败酱草、蒲公英。

功用：活血化瘀，行气导滞。

用法：水煎服。

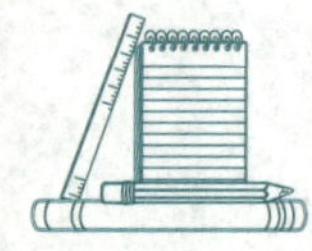

活血散瘀汤（《外科正宗》）

组成：当归尾、赤芍、桃仁（去皮尖）、大黄（酒炒）、川芎、苏木、牡丹皮、枳壳（麸炒）、瓜蒌仁、槟榔。

功用：活血逐瘀。用于瘀血流注及委中毒等。

用法：水煎服。

济生肾气丸（《济生方》）

组成：干地黄、山药、山茱萸、泽泻、茯苓、牡丹皮、桂枝、炮附子、牛膝、车前子。

功用：温肾利水。用于泌尿系结石、前列腺肥大属肾阳虚者。

用法：水煎服。

除湿胃苓汤（《医宗金鉴》）

组成：苍术（炒）、厚朴（姜炒）、陈皮、猪苓、泽泻、赤茯苓、白术（土炒）、滑石、防风、栀子（生研）、木通、肉桂、甘草（生）。

功用：清热燥湿，理气和中。用于蛇串疮、湿疮属湿阻中焦者。

用法：水煎服。

十　画

真武汤（《伤寒论》）

组成：茯苓、生姜、白术、附子、芍药。

功用：温补脾肾。用于脾肾阳虚的红蝴蝶疮。

用法：水煎服。

桂枝汤（《伤寒论》）

组成：桂枝、芍药、甘草、生姜、大枣。

功用：解肌发表，调和营卫。用于风疹块等因风寒外袭、营卫不和所致者。

用法：水煎服。

桂枝加当归汤（经验方）

组成：桂枝、芍药、甘草、生姜、大枣、当归。

功用：养血和营，温通经络。用于脱疽、冻疮等。

用法：水煎服。

桂麝散（《药蔹启秘》）

组成：麻黄 15g，细辛 15g，肉桂 30g，牙皂 9g，生半夏 24g，丁香 30g，生南星 24g，麝香

1.8g，冰片 1.2g。研极细末。

功用：温化痰湿，消肿止痛。用于一切阴证疮疡未溃者。

用法：掺膏药内贴之。

桃仁承气汤（《伤寒论》）

组成：桃仁、桂枝、甘草、大黄、芒硝。

功用：祛瘀清热，破血逐瘀。用于瘀血实证。

用法：水煎服。

桃红四物汤（《医宗金鉴》）

组成：地黄、当归、川芎、白芍、桃仁、红花。

功用：活血调经。用于瘀血所致的肿块。

用法：水煎服。

桃花散（《先醒斋医学广笔记》）

组成：白石灰 500g，大黄片 45g。先将大黄煎汁，白石灰用大黄汁泼成末，再炒，以石灰变成红色为度，将石灰筛细备用。

功用：止血。用于疮口出血。

用法：掺于患处，纱布紧扎。

顾步汤（《外科真诠》）

组成：黄芪、石斛、当归、牛膝、紫花地丁、人参、甘草、金银花、蒲公英、菊花。

功用：益气养阴，和营清热。用于脱疽火毒型初起。

用法：水煎服。

柴胡清肝汤（《医宗金鉴》）

组成：当归、生地黄、川芎、白芍、柴胡、黄芩、天花粉、栀子、防风、牛蒡子、连翘、甘草。

功用：清肝解郁。治痈疽疮疡由肝火而成者。

用法：水煎服。

逍遥散（《太平惠民和剂局方》）

组成：当归、白芍、柴胡、茯苓、白术、甘草、生姜、薄荷。

功用：疏肝解郁，调和气血。治肝郁不舒所致的乳癖、失荣、瘰疬等。

用法：水煎服。

逍遥蒌贝散（经验方）

组成：瓜蒌、贝母、半夏、柴胡、当归、白芍、白术、茯苓、南星、生牡蛎、山慈菇。

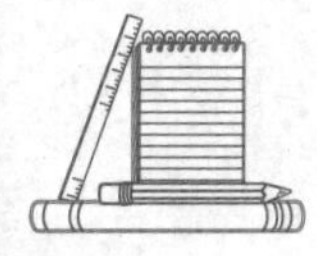

功用：疏肝理气，化痰散结。治乳癖、瘰疬、乳岩等。

用法：水煎服。

氧化锌软膏（经验方）

组成：氧化锌 15g，凡士林适量。

功用：遮光防晒。用于日晒疮。

用法：取少许搽于患处。

透脓散（《外科正宗》）

组成：当归、生黄芪、炒山甲（代）、川芎、皂角刺。

功用：透脓托毒。用于痈疽诸毒内脓已成、不易外溃者。

用法：水煎服。

按：本方一般适用于实证，因此使用时亦可去黄芪，以免益气助火。

脏连丸（《证治准绳》）

组成：黄连 240g（研净末），公猪大肠（肥者一段，长 1.2 尺）。将黄连末装入大肠内，两头以线扎紧，放砂锅内，下酒 1250mL，慢火熬之，以酒干为度。将药酒取起，共捣如泥。如嫌湿，再晒 1 小时许，复捣为丸，如梧桐子大。

功用：清化大肠湿热。用于痔疮无论新久，便血作痛，肛门重坠。

用法：每服 3 ～ 9g，空心温开水送下。

凉血地黄汤（《外科大成》）

组成：当归、地榆、槐角、黄连、天花粉、生甘草、赤芍、升麻、枳壳、黄芩、荆芥。

功用：清热凉血。治内痔便血。

用法：水煎服。

凉血消风散（《朱仁康临床经验集》）

组成：生地黄 30g，当归 90g，荆芥 9g，蝉衣 6g，苦参 9g，知母 9g，生石膏 30g，生甘草 6g。

功用：祛风清热。用于血热生风生燥所致白屑风、瘾疹、风热疮。

用法：水煎服。

益胃汤（《温病条辨》）

组成：沙参、麦冬、细生地、玉竹、冰糖。

功用：养胃益阴。治疮疡胃阴不足者。

消风散（《医宗金鉴》）

组成：当归、生地黄、防风、蝉蜕、知母、苦参、胡麻、荆芥、苍术、牛蒡子、石膏、木通、甘草。

功用：疏风清热祛湿。用于湿疮、牛皮癣属风热者。

用法：水煎服。

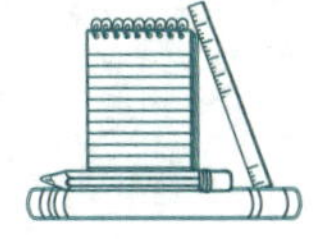

消炎散（《赵炳南临床经验集》）

组成：大黄、黄连、黄柏、乳香、没药。

用法：研细末和匀，麻油调涂于患处。

消疬丸（《外科真诠》）

组成：玄参、牡蛎、川贝母。

功用：软坚化痰。治阴虚火旺所致之瘰疬。

用法：每服9g，温开水送下。

消痔散（经验方）

组成：煅田螺30g，煅咸橄榄核30g，冰片1.5g。共研细末，和匀。

功用：消痔退肿止痛。

用法：用油调敷痔上。

消痔膏

组成：凡士林80%，消痔散20%，调匀成膏。

用法：搽患处，纱布盖贴。

海藻玉壶汤（《医宗金鉴》）

组成：海藻（洗）、陈皮、贝母、连翘（去心）、昆布、半夏（制）、青皮、独活、川芎、当归、甘草、海带（洗）。

功用：化痰、消坚、开郁。用于肉瘿、石瘿。

用法：水煎服。

润肠汤（《证治准绳》）

组成：当归、甘草、生地黄、麻仁、桃仁泥。

功用：养血清热润肠。用于疮疡阴虚内热、肠燥便结者。

用法：水煎服。

通络活血方（《朱仁康临床经验集》）

组成：归尾、赤芍、桃仁、红花、香附、青皮、王不留行、茜草、泽兰、牛膝。

功用：活血祛瘀，通经活络。用于结节性红斑、硬红斑、下肢结节病。

用法：水煎服。通窍活血汤（《医林改错》）

组成：赤芍、川芎、桃仁、老葱、生姜、红枣、麝香（绢包）。

功用：活血化瘀，通窍活络。用于斑秃、酒齄鼻、荨麻疹（血瘀型）。

用法：水煎服。

十一画

理中汤（丸）（《伤寒论》）

组成：党参、干姜、白术、炙甘草。

功用：温中祛寒，补气健脾。治脾胃虚寒证。

用法：水煎服或温水送丸服。

黄连油（经验方）

组成：黄连 30g、香油适量。

功用：清热解毒，除湿止痒。用于湿疹、小面积烫伤等。

用法：外搽患处，每日 3 ～ 4 次。

黄连解毒汤（《外台秘要》引崔氏方）

组成：黄连、黄芩、黄柏、栀子。

功用：泻火解毒。用于疔疮及一切火毒热毒所致发热、汗出、口渴等实证。

用法：水煎服。

黄连膏（《医宗金鉴》）

组成：黄连 9g，当归 15g，黄柏 9g，生地黄 30g，姜黄 9g，麻油 360g，黄蜡 120g。上药除黄蜡外，浸入麻油内，1 天后用文火熬煎至药枯，去渣滤清，再加入黄蜡，文火徐徐收膏。

功用：润燥、清热、解毒、止痛。用于痔疮、烫伤，疮疡焮红作痛者。

用法：将膏匀涂于纱布上，敷贴患处。

黄柏溶液（2% ～ 10%）（经验方）

组成：黄柏流浸膏 2 ～ 10mL，蒸馏水 10mL，尼泊金 0.05g。

配制方法：将黄柏捣碎成粗末，用 75% 酒精渗漉，收集渗滤液，回收酒精，即得流浸膏，每 1mL 流浸膏等于生药 1g。最后取流浸膏 2 ～ 10mL，加蒸馏水至 100mL，加尼泊金 0.05g，稀释即成。

功用：清热解毒，祛腐止痛。用于烫伤糜烂及痈、疽等疮疡溃后脓腐不脱，疼痛不止，疮口难敛者。

用法：用消毒纱布或棉球蘸溶液洗创面，或湿敷疮上。

萆薢化毒汤（《疡科心得集》）

组成：萆薢、归尾、牡丹皮、牛膝、防己、木瓜、薏苡仁、秦艽。

功用：清热利湿。用于湿热所致疮疡，如内踝疽等。

用法：水煎服。

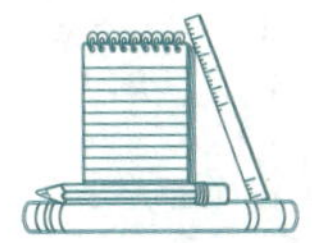

萆薢分清饮（《医学心悟》）

组成：萆薢、石菖蒲、黄柏、茯苓、车前子、莲子心、白术。

功用：清热利湿，分清化浊。用于膏淋、白浊。

用法：水煎服。

萆薢渗湿汤（《疡科心得集》）

组成：萆薢、薏苡仁、黄柏、赤苓、牡丹皮、泽泻、滑石、通草。

功用：清利湿热。用于脚湿气、下肢丹毒及湿疮等。

用法：水煎服。

银花甘草汤（《外科十法》）

组成：甘草、金银花。

功用：清热解毒。治疮疡有热毒者。

用法：水煎服。

银翘散（《温病条辨》）

组成：金银花、连翘、鲜竹叶、荆芥、防风、淡豆豉、牛蒡子、薄荷、桔梗、生甘草、鲜芦根。

功用：疏风清热。治疮疡焮红肿痛，邪气在表，头昏少汗，发热重，恶寒轻者。

用法：水煎服。

麻黄汤（《伤寒论》）

组成：麻黄、桂枝、杏仁、甘草。

功用：发汗解表，宣肺平喘。

用法：水煎服。

麻黄桂枝各半汤（《伤寒论》）

组成：麻黄、桂枝、杏仁、甘草、白芍、生姜、大枣。

功用：散风祛寒，调和营卫。

用法：水煎服。

清咽利膈汤（《证治准绳》）

组成：玄参、升麻、桔梗（炒）、甘草（炒）、茯苓、黄连（炒）、牛蒡子（炒，杵）、防风、芍药（炒）各等份。

功用：清咽利膈。用于心脾蕴热，咽喉腮舌肿瘤。

用法：水煎服。

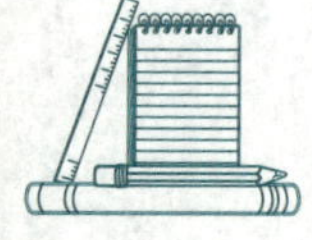

清骨散（《证治准绳》）

组成：银柴胡、鳖甲、炙甘草、秦艽、青蒿、地骨皮、胡黄连、知母。

功用：养阴清热。用于流痰溃久，骨蒸潮热者。

用法：水煎服。

清营汤（《温病条辨》）

组成：水牛角（磨粉冲服）、生地黄、玄参、竹叶心、金银花、连翘、黄连、丹参、麦冬。

功用：清营解毒，泄热养阴。用于有头疽、发颐、丹毒等有热邪内陷之象者。

用法：水煎服。

清暑汤（《外科全生集》）

组成：连翘、天花粉、赤芍、甘草、滑石、车前子、金银花、泽泻、淡竹叶。

功用：清暑、利尿、解毒。治暑疖、脓疱疮等。

用法：水煎服。

清瘟败毒饮（《疫疹一得》）

组成：生石膏、生地黄、犀角（水牛角代）、川连、生栀子、桔梗、黄芩、知母、赤芍、玄参、连翘、竹叶、甘草、牡丹皮。

功用：泻火解毒，凉血救阴。用于一切火热之证，表里俱盛者。

用法：水煎服。

蛋黄油（经验方）

组成：鸡蛋黄 3 ～ 4 枚，放入锅内用文火煎熬，炸枯去渣备用。

功用：润肤生肌。用于乳头破碎、奶癣等病。

用法：外搽患处。

十二画

葱归溻肿汤（《医宗金鉴》）

组成：独活、白芷、当归、甘草各 9g，葱头 7 个。

功用：疏导腠理，通调血脉。用于痈疽初肿之时。

用法：以上药加水至 3 大碗，煎至汤液浓厚时滤去渣，以棉条蘸汤热洗，如凉再易之。

硫黄软膏（5% ～ 10%）（经验方）

组成：硫黄 5 ～ 10g，凡士林 90 ～ 95g。将硫黄研细，与凡士林调匀即成。

功用：杀虫止痒。用于疥疮、玫瑰糠疹、白秃疮、肥疮等。

用法：搽患处。

紫金锭（《外科正宗》）

组成：山慈菇、五倍子各 60g，大戟 45g，千金霜 30g，麝香、雄黄、朱砂各 9g。研粉制成锭剂。

功用：辟秽解毒。

用法：醋磨或冷开水调成糊状涂患处，每日 1 ～ 2 次。

紫草油（经验方）

组成：紫草 50g，香油 250g。

功用：活血化瘀，润肤生肌。用于轻度烫伤、烧伤、慢性溃疡。

用法：外敷患处。

紫草膏（经验方）

组成：紫草 50g，当归、防风、生地黄、白芷、乳香、没药各 15g。

功用：清热凉血，生肌止痛。用于烫伤，疮疡已溃，疼痛不止。

用法：取适量摊于纱布上，敷患处或外涂患处，每隔 1 ～ 2 日换药 1 次。

紫雪丹（《太平惠民和剂局方》）

组成：黄金、寒水石、石膏、滑石、磁石、升麻、玄参、甘草、水牛角、羚羊角、沉香、丁香、朴硝、硝石、辰砂、青木香、麝香。

功用：清心开窍，镇惊安神。用于内外烦热不解、发斑、发黄、瘴毒、疫毒，以及小儿惊痫、疮疡内陷、疔毒走黄、神志昏迷等。

用法：每次 0.9 ～ 1.5g，日 2 ～ 3 次，温开水送服。孕妇忌服，小儿遵医嘱用。

黑豆馏油（经验方）

组成：黑豆经火熏烤流出之油。

功用：润肤、收敛、止痒。用于湿疮、神经性皮炎及各种慢性皮炎。

用法：外搽患处。

黑豆馏油软膏（经验方）

组成：黑豆馏油 10g，凡士林 90g。

功用：消炎、收敛、止痒。用于湿疮、白疕、牛皮癣。

用法：外涂患处。

黑虎丹（《外科诊疗学》）

组成：磁石（醋煅）4.5g，母丁香、公丁香（炒黑）各 3g，全蝎 7 只（约 4.5g，炒过），炒僵蚕 7 只（约 2.1g），炙甲片 9g，炙蜈蚣 6g，蜘蛛 7 只（炒炭），麝香 1.5g，西黄 0.6g，冰片 3g。研成细末。

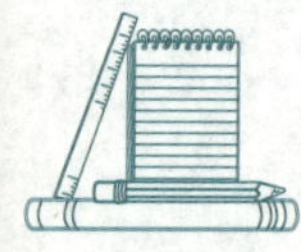

功用：消肿提脓。用于痈、疽、瘰疬、流痰等，溃后脓腐不净，亦可用于对升丹过敏者。

用法：掺少许在疮头上，外盖太乙膏，隔日换药 1 次。

黑退消（经验方）

组成：生川乌、生草乌、生南星、生半夏、生磁石、公丁香、肉桂、制乳没各15g，制甘松、硇砂各9g，冰片、麝香各6g。上药除冰片、麝香外，各药研细末后和匀，再将冰片、麝香研细后加入和匀，用瓶装，不要使出气。

功用：行气活血，驱风逐寒，消肿破坚，舒筋活络。用于一切阴证疮疡未溃者。

用法：疮大者用0.15～0.18g，小者用0.03～0.06g，以清水调涂疮头上；亦可和米糊为条，插入疮口中，外盖膏药。

鹅掌风浸泡方（经验方）

组成：大枫子肉9g，烟膏9g，花椒9g，五加皮9g，皂荚1条，地骨皮9g，龙衣1条，明矾12g，鲜凤仙花9g。将上药均浸入500～750g米醋内一昼夜。

功用：疏通气血，杀虫止痒。用于鹅掌风、灰指甲。

用法：上药与醋放在砂锅内先浸一夜，次日煮沸待温，用塑料袋1个，将药汁倾入，患手伸入袋中后扎口，浸6～12小时或每天浸1～2小时，每日1～2次，连续7天。

痤疮洗剂（经验方）

组成：硫黄6g，樟脑酮10g，西黄芪胶10g，石灰水加至100mL。

功用：减少皮脂溢出，消炎。用于粉刺。

用法：外擦，每日3～4次，擦药前先用热水洗净患处。

犀角地黄汤（《备急千金要方》）

组成：水牛角屑（水磨更佳）、生地黄（捣烂）、牡丹皮、芍药。

功用：凉血清热解毒。用于一切疮疡热毒内攻，热在血分者。

用法：水煎服。

十三画以上

槐角丸（《太平惠民和剂局方》）

组成：槐角500g，地榆、当归、防风、黄芩、炒枳壳各250g。将以上各药共研细末，炼蜜为丸。

功用：清肠止血，驱湿毒。用于肠风下血、肛门肿痛。

用法：每日1～2次，每次9g，白开水送服。

豨莶丸（经验方）

组成：豨莶草不拘多少，用黄酒拌，九蒸九晒，研细粉，炼蜜为丸，如梧桐子大。

功用：祛风胜湿。用于白驳风等。

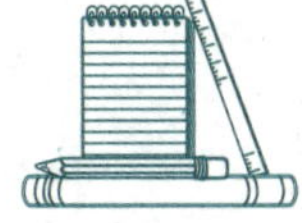

用法：每服 9g，空腹陈酒或水送下。

膈下逐瘀汤（《医林改错》）

组成：牡丹皮 6g，当归 9g，赤芍 6g，五灵脂（炒）9g，川芎 6g，香附 3g，枳壳 5g，甘草 9g，桃仁 9g，红花 9g，乌药 6g，延胡索 3g。

功用：活血祛瘀，行气止痛。

用法：水煎服。

增液汤（《温病条辨》）

组成：玄参、麦冬、生地黄。

功用：养阴增液。用于疮疡、皮肤病阴液受损者。

用法：水煎服。

熨风散（《疡科选粹》）

组成：羌活、防风、白芷、当归、细辛、芫花、白芍、吴茱萸、官桂各 3g。研成细末。

功用：温经祛寒，散风止痛，用于流痰、附骨疽等。

用法：取赤皮葱连须 240g，捣烂，同药末和匀，醋炒热，布包，热熨患处。

颠倒散（《医宗金鉴》）

组成：大黄、硫黄各等份。将上药研细调匀，茶水调涂。

功用：清热化毒。用于酒齄鼻、粉刺、紫白癜风。

用法：茶水调搽，紫白癜风用醋调搽。

颠倒散洗剂（经验方）

组成：硫黄、生大黄各 7.5g，石灰水 100mL。将硫黄、大黄研极细末后，加入石灰水（将石灰与水搅浑，待澄清后取中间清水）100mL 混合即成。

功用：清热散瘀。用于酒齄鼻、粉刺等病。

用法：在应用时先将药水充分振荡，再搽患处，每日 3 ～ 4 次。

橘叶散（《外科正宗》）

组成：橘叶、柴胡、川芎、栀子、青皮、陈皮、石膏、黄芩、连翘、甘草。

功用：疏肝清热，理气散结。用于妇人乳结肿痛，寒热交作，甚者恶心呕吐。

用法：水煎服。

橘核丸（《济生方》）

组成：橘核、海藻、昆布、海带、川楝子、桃仁、厚朴、木通、枳实、延胡索、桂心、木香。

功用：疏肝理气，散瘀消肿。

用法：水煎服

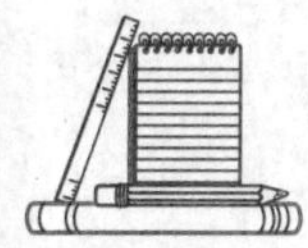

蟾酥合剂（5% ~ 10%）（经验方）

组成：酒化蟾酥、腰黄、铜绿、炒绿矾、轻粉、乳香、没药、枯矾、干蜗牛各3g，麝香、血竭、朱砂、煅炉甘石、煅寒水石、硼砂、灯草灰各1.5g。研细末，和匀。蟾酥另以烧酒化开为糊，徐徐和入药末，混合研匀，晒干，研成极细末，收贮备用。

功用：驱毒、消肿、化腐。用于疔疮、白喉、走马牙疳等。

用法：红肿初起时，用上药（亦可用煅石膏为赋形剂，配成30% ～ 50%蟾酥合剂），以烧酒调涂患处，外敷贴太乙膏。至红肿消失，腐肉与健康组织起一裂缝时，改用10%蟾酥合剂（即上药1份，煅石膏9份）。至腐肉脱落阶段，再改用5%蟾酥合剂（即上药1份，煅石膏9份，煅炉甘石5份，海螵蛸5份）。亦可用吹药器将药喷入口腔、咽喉患处。

主要参考书目

1. 李曰庆 . 中医外科学［M］. 北京：中国中医药出版社，2002.
2. 刘克龙 . 中医外科学［M］. 北京：中国中医药出版社，2006.
3. 陈红风 . 中医外科学［M］.2 版 . 北京：人民卫生出版社，2012.
4. 李灿东 . 中医诊断学［M］.4 版 . 北京：中国中医药出版社，2016.
5. 郑洪新 . 中医基础理论［M］.4 版 . 北京：中国中医药出版社，2016.
6. 钟赣生 . 中药学［M］.4 版 . 北京：中国中医药出版社，2016.
7. 赵辨 . 中国临床皮肤病学［M］. 南京：江苏凤凰科学技术出版社，2017.
8. 张学军，郑捷 . 皮肤性病学［M］.9 版 . 北京：人民卫生出版社，2018.
9. 陈红风 . 中医外科学［M］.5 版 . 北京：中国中医药出版社，2021.
10. 何清湖 . 中医外科学［M］.4 版 . 北京：人民卫生出版社，2021.
11. 陈红风 . 中医外科学［M］.11 版 . 北京：人民卫生出版社，2021.
12. 李斌，陈达灿 . 中西医结合皮肤性病学［M］. 北京：中国中医药出版社，2023.

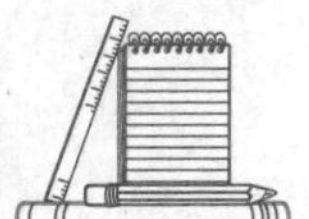

教材目录

注：凡标☆者为“十四五”职业教育国家规划教材。

序号	书名	主编		主编所在单位	
1	医古文	刘庆林	江　琼	湖南中医药高等专科学校	江西中医药高等专科学校
2	中医药历史文化基础	金　虹		四川中医药高等专科学校	
3	医学心理学	范国正		娄底职业技术学院	
4	中医适宜技术	肖跃红		南阳医学高等专科学校	
5	中医基础理论	陈建章	王敏勇	江西中医药高等专科学校	邢台医学院
6	中医诊断学	王农银	徐宜兵	遵义医药高等专科学校	江西中医药高等专科学校
7	中药学	李春巧	林海燕	山东中医药高等专科学校	滨州医学院
8	方剂学	姬水英	张　尹	渭南职业技术学院	保山中医药高等专科学校
9	中医经典选读	许　海	姜　侠	毕节医学高等专科学校	滨州医学院
10	卫生法规	张琳琳	吕　慕	山东中医药高等专科学校	山东医学高等专科学校
11	人体解剖学	杨　岚	赵　永	成都中医药大学	毕节医学高等专科学校
12	生理学	李开明	李新爱	保山中医药高等专科学校	济南护理职业学院
13	病理学	鲜于丽	李小山	湖北中医药高等专科学校	重庆三峡医药高等专科学校
14	药理学	李全斌	卫　昊	湖北中医药高等专科学校	陕西中医药大学
15	诊断学基础	杨　峥	姜旭光	保山中医药高等专科学校	山东中医药高等专科学校
16	中医内科学	王　飞	刘　菁	成都中医药大学	山东中医药高等专科学校
17	西医内科学	张新鹏	施德泉	山东中医药高等专科学校	江西中医药高等专科学校
18	中医外科学☆	谭　工	徐迎涛	重庆健康职业学院	山东中医药高等专科学校
19	中医妇科学	周惠芳		南京中医药大学	
20	中医儿科学	孟陆亮	李　昌	渭南职业技术学院	南阳医学高等专科学校
21	西医外科学	王龙梅	熊　炜	山东中医药高等专科学校	湖南中医药高等专科学校
22	针灸学☆	甄德江	张海峡	邢台医学院	渭南职业技术学院
23	推拿学☆	涂国卿	张建忠	江西中医药高等专科学校	重庆三峡医药高等专科学校
24	预防医学☆	杨柳清	唐亚丽	重庆三峡医药高等专科学校	广东江门中医药职业学院
25	经络与腧穴	苏绪林		重庆三峡医药高等专科学校	
26	刺法与灸法	王允娜	景　政	甘肃卫生职业学院	山东中医药高等专科学校
27	针灸治疗☆	王德敬	胡　蓉	山东中医药高等专科学校	湖南中医药高等专科学校
28	推拿手法	张光宇	吴　涛	重庆三峡医药高等专科学校	河南推拿职业学院
29	推拿治疗	唐宏亮	汤群珍	广西中医药大学	江西中医药高等专科学校

序号	书名	主编		主编所在单位	
30	小儿推拿	吕美珍	张晓哲	山东中医药高等专科学校	邢台医学院
31	中医学基础	李勇华	杨频	重庆三峡医药高等专科学校	甘肃卫生职业学院
32	方剂与中成药☆	王晓戎	张彪	安徽中医药高等专科学校	遵义医药高等专科学校
33	无机化学	叶国华		山东中医药高等专科学校	
34	中药化学技术	方应权	赵斌	重庆三峡医药高等专科学校	广东江门中医药职业学院
35	药用植物学☆	汪荣斌		安徽中医药高等专科学校	
36	中药炮制技术☆	张昌文	丁海军	湖北中医药高等专科学校	甘肃卫生职业学院
37	中药鉴定技术☆	沈力	李明	重庆三峡医药高等专科学校	济南护理职业学院
38	中药制剂技术	吴杰	刘玉玲	南阳医学高等专科学校	娄底职业技术学院
39	中药调剂技术	赵宝林	杨守娟	安徽中医药高等专科学校	山东中医药高等专科学校
40	药事管理与法规	查道成	黄娇	南阳医学高等专科学校	重庆三峡医药高等专科学校
41	临床医学概要	谭芳	向军	娄底职业技术学院	毕节医学高等专科学校
42	康复治疗基础	王磊		南京中医药大学	
43	康复评定技术	林成杰	岳亮	山东中医药高等专科学校	娄底职业技术学院
44	康复心理	彭咏梅		湖南中医药高等专科学校	
45	社区康复	陈丽娟		黑龙江中医药大学佳木斯学院	
46	中医养生康复技术	廖海清	艾瑛	成都中医药大学附属医院针灸学校	江西中医药高等专科学校
47	药物应用护理	马瑜红		南阳医学高等专科学校	
48	中医护理	米健国		广东江门中医药职业学院	
49	康复护理	李为华	王建	重庆三峡医药高等专科学校	山东中医药高等专科学校
50	传染病护理☆	汪芝碧	杨蓓蓓	重庆三峡医药高等专科学校	山东中医药高等专科学校
51	急危重症护理☆	邓辉		重庆三峡医药高等专科学校	
52	护理伦理学☆	孙萍	张宝石	重庆三峡医药高等专科学校	黔南民族医学高等专科学校
53	运动保健技术	潘华山		广东食品药品职业学院	
54	中医骨病	王卫国		山东中医药大学	
55	中医骨伤康复技术	王轩		山西卫生健康职业学院	
56	中医学基础	秦生发		广西中医学校	
57	中药学☆	杨静		成都中医药大学附属医院针灸学校	
58	推拿学☆	张美林		成都中医药大学附属医院针灸学校	